Ramiro Salazar Irigoyen

Microbiología Médica

Ramiro Salazar Irigoyen

Microbiología Médica

Tomo II

Editorial Académica Española

Imprint

Any brand names and product names mentioned in this book are subject to trademark, brand or patent protection and are trademarks or registered trademarks of their respective holders. The use of brand names, product names, common names, trade names, product descriptions etc. even without a particular marking in this work is in no way to be construed to mean that such names may be regarded as unrestricted in respect of trademark and brand protection legislation and could thus be used by anyone.

Cover image: www.ingimage.com

Publisher:
Editorial Académica Española
is a trademark of
Dodo Books Indian Ocean Ltd., member of the OmniScriptum S.R.L Publishing group
str. A.Russo 15, of. 61, Chisinau-2068, Republic of Moldova Europe
Printed at: see last page
ISBN: 978-620-3-03496-7

MICROBIOLOGIA MÉDICA

Dr. Ramiro Salazar Irigoyen

Primera Edición
Quito Ecuador

Desde la misma aparición de las enfermedades en el ser humano, la humanidad se preocupó de conocer sus causas para evitarlas o procurar su curación y para ello tuvo como una de sus opciones encontrar en los líquidos biológicos del paciente la causa de sus males.

Los exámenes rudimentarios de los fluidos del cuerpo humano se remontan a la época del médico griego Hipócrates alrededor del año 300 aC pero no fue sino hasta 1896 en que se describe el primer laboratorio clínico, una habitación de cuatro metros por cuatro metros en el Hospital Johns Hopkins. Con el paso de los años y a pesar de las dificultades que la religión y las creencias propias de la época imponían-se pensaba que las enfermedades eran castigos divinos- algunos científicos con mucho afán buscaban en los propios líquidos del organismo el origen de las enfermedades a través de pruebas incipientes como el estudio de la sangre y la orina principalmente.

Pero los impedimentos no solo eran religiosos sino también instrumentales, la falta de equipos, hacían casi imposible convencer a los científicos de la época de la existencia de microrganismos por ejemplo. El invento casi casual del microscopio por parte de Van Leeuwenhoek a mediados del siglo XVII permitió avizorar la presencia de "animálculos" en orina o semen y elucubrar al menos que éstos podían ser causa de enfermedad.

La Microbiologìa es un referente del estudio laboratorial cuando Louis Pasteur en 1882 proclama a la comunidad científica europea la necesidad de encontrar los microorganismos porque éstos existen y son la verdadera causa de las infecciones, conclusión a la que llega luego de varios años de profundo estudio hasta llegar a concluir que no existe la "generación espontànea" y que gérmenes microscópicos se hallan en ambientes y el mismo cuerpo acechando al ser humano para causarle enfermedades.

Robert Koch, un eminente Médico inglés toma la posta de este reto y se dedica con afán a encontrar estos gérmenes y no tarda en hacerlo gracias a sus conocimientos vastos de la medicina y describe al bacilo causal de la tuberculosis en un incipiente pero bien fundamentado estudio laboratorial: el estudio del esputo y la inoculación en animales de experimentación a fin de reproducir la enfermedad en éste, y luego de sacrificarlo buscar en el animal el microbio a través de coloraciones incipientes.

El doctor Alexander Gram se inventa la manera de colorear las bacterias y distinguirlas en dos grandes grupos, lo que se convierte en un importante aporte para el control de infecciones.

Entre los años 1882 y 1900 aproximadamente se describen la mayoría de gérmenes causales de enfermedad y con ello su manera de identificarlos mediante coloraciones, cultivos en medios de una alga semisólida e inoculaciones en animales. Se considera esta época a los años dorados de la Microbiologìa y es uno de los pilares del inicio del laboratorio como ayuda diagnóstica en la clínica.

El descubrimiento de los agentes causales provocó un cambio de actitud de los médicos de la época, y a inicios del siglo XX, la Microbiología comenzaba a ser conocida como una Rama del Laboratorio.

A inicios del siglo pasado, Metchnikov se cuestiona el porqué los microorganismos causan enfermedades en unas personas y otras no? E inicia entonces el estudio sistemático de la inmunología y con ello la búsqueda en sangre y otros líquidos de los factores que justifiquen estas inquietudes y pronto se identifican proteínas y células protectoras mediante instrumentos básicos que a través de complejas técnicas permite identificar y en ocasiones hasta cuantificar estos elementos.

En 1.937, Alexander Fleming de una manera causal descubre el primer antimicrobiano eficaz contra la mayoría de bacterias, a partir de un hongo llamado penicillum notatoe, a la cual se le denomina penicilina, provocado una verdadera revolución en el mundo de la medicina, por los espectaculares efectos benefactores. Luego, surgen otros antimicrobianos, como las sulfas, las penicilinas semisintéticas, etc..

En el Ecuador, indudablemente, quien destaca nítidamente, en el estudio permanente y científico de las enfermedades es Eugenio Espejo, que se destaca por ser un convencido de que las enfermedades eran causadas por microorganismos, y se adelanta a los descubrimientos de Pasteur, casi un siglo.

Y así llegamos a nuestra época con una Especialidad consolidada e imprescindible en la Medicina actual: la Microbiología cada vez más cambiante por lo que su actualización en el campo de los microorganismos, su identificación y la sensibilidad a los antibacterianos es fundamental para salvar vidas a través de un diagnóstico oportuno y un tratamiento eficaz.

CURRICULUM VITAE

NOMBRE: Eduardo Ramiro Salazar Irigoyen

LUGAR Y FECHA DE NACIMIENTO: Quito, 1 de Junio 1.953

DOMICILIO: Francisco Casanova N3586 y Portugal

TELEFONOS: 3324790   0998024765

CORREO ELECTRONICO: salazaririgoyen@hotmail.com

ESTUDIOS REALIZADOS:

TITULO:

- Doctor en Medicina y Cirugía: Universidad Central del Ecuador
- ESPECIALISTA EN PATOLOGIA CLINICA.- Universidad Central del Ecuador
- Diplomado en Enfermedades Infecciosas y Parasitarias. Brasilia-Brasil.

EXPERIENCIA PROFESIONAL:

- Médico del Instituto Nacional de Higiene: 1979-1988
- Médico Patólogo Clínico del Dispensario El Batán del IESS: 1988-1998
- Médico Jefe del Servicio de Laboratorio Clínico del Hospital Carlos Andrade Marín del IESS: 1998 -2013.

EXPERIENCIA DOCENTE

- Profesor Auxiliar a Medio Tiempo de la Escuela de Medicina de la Universidad Central: 1983-1999. Cátedras: Microbiología y Parasitología
- Profesor Principal a Medio Tiempo: Escuela de Medicina de la Universidad Central del Ecuador: 1.999 - 2018. Cátedras: Microbiología, Parasitología y Medicina Tropical.

- Profesor Auxiliar de Microbiología. Escuela de Medicina. Pontificia Universidad Católica del Ecuador. 2000-2008
- Coordinador del Postgrado de Patología Clínica: 2000-2002 y 2004-2007
- Profesor Postgrado de Patología Clínica 2000 a la fecha

LIBROS PUBLICADOS

- Tratado de Microbiología Médica : 1.997
- Consideraciones clínicas, epidemiológicas y diagnósticas de la Leishmaniasis 1998
- Uso racional de Antibióticos 2008
- Medicina de Laboratorio 2013

DEDICATORIA

Para Valentina y Ariana

De la Torre Salazar

Con muchísimo amor

TABLA DE CONTENIDOS

CAPITULO 8

BACTERIAS GRAM POSITIVAS

BACILOS GRAM POSITIVOS

Aerobios formadores de esporas:
- *Bacillus anthracis*
- *B. cereus*

Aerobios no formadores de esporas:
- *Corynebacterium*
- *Arcanobacterium*
- *Nocardia*
- *Rhodococcus*
- *Listeria monocytogenes*
- *Lactobacillus*
- *Erysipelothrix rhusiopathiae*

Anaerobios
- *Clostridium*
- *Actinomyces*

AEROBIOS FORMADORES DE ESPORAS

BACILLUS ANTHRACIS

Bacillus anthracis es un bacilogrampositivo aeróbico esporulado. La palabra anthracis proviene del griego y significa "carbón" y se lo adoptó debido al color negro de las lesiones cutáneas en el hombre.En 1877 Robert Koch logró su cultivo y el descubrimiento del fenómeno de esporulación.La bacteria fue identificada por primera vez por AloysPollender, en Alemania, y en Francia por Pierre Rayer y Casimir Davaine al mismo tiempo y en investigaciones separadas.

MORFOLOGIA: *Bacillus anthracis* es un bacilo grampositivo inmóvil, encapsulado. La endospora de Bacillus es de forma redondeada y de ubicación central. Cada célula mide entre 1 y 6 μm. El B. anthracis tiene al menos 89 cepas conocidas, algunas altamente virulentas y otras cepas benignas Las cepas difieren por la presencia y actividad de varios genes, que determinan la virulencia y la producción de antígenos y toxinas. Las esporas son muy resistentes a la temperatura y a los desinfectantes químicos. En condiciones de estrés ambiental, las bacterias de *B. anthracis* producen endosporas y una vez en la tierra pueden sobrevivir por muchos años. Las esporas suelen encontrarse en suelos alcalinos. Cuando las endosporas son ingeridas por vacas, ovejas u otros herbívoros, la bacteria se reproduce dentro del animal vivo y aún después de muerto. Cuando los nutrientes se agotan se producen nuevas esporas y el ciclo de vida se repite .Las endosporas se convierten a la forma vegetativa en medios favorables como la sangre y otros tejidos biológicos, ya sea animales o humanos.

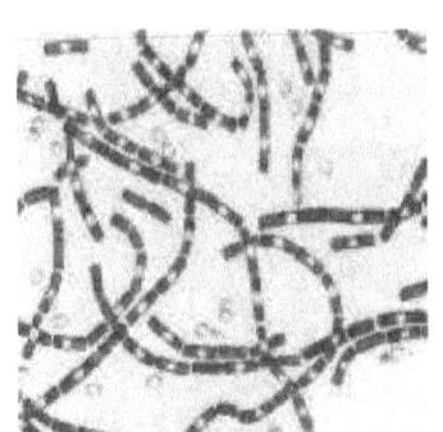

PATOGENIA: *Bacillus anthracis* produce el ántrax, también conocido como carbunco bacteriano, afecta especialmente al ganado y otros vertebrados herbívoros menores, los seres humanos pueden contagiarse si entran en contacto con animales infectados.El contagio de persona a persona es muy improbable. Las bacterias penetran a través de heridas (carbunco cutáneo), vía oral (carbunco gastrointestinal) o por inhalación (carbunco inhalatorio), éste último es el más grave. Una vez dentro del huésped, las bacterias se difunden y se multiplican en los ganglios linfáticos hasta que alcanzan el torrente sanguíneo.

La acción patógena del *Bacillus anthracis* está mediada por dos factores de virulencia:

- ✓ Cápsula: polipéptido compuesto por polímeros de ácido D-glutámico. Tiene propiedades antifagocíticas, por lo que evade la ingestión por las células inmunológicas y promueve la invasión bacteriana. Se ha demostrado que las cepas que no tienen cápsula no son virulentas.
- ✓ Exotoxinas proteicas responsables de la sintomatología conformada por tres constituyentes proteicos: el antígeno protector (PA), el factor edematoso (EF) y el factor letal (LF)

El antigeno protector sirve como puerta de entrada a los otros dos antígenos, El PA cuando se une al EF provoca la producción de una adenilciclasa dependiente de la calmodulina que aumenta las concentraciones de adenosínmonofosfato cíclico (AMPc) que altera la homeostasis del agua y causa edema. El LF promueve la actividad de la metaloproteasa de cinc y estimula la liberación de factor de necrosis tumoral, interleucinas y citosinas proinflamatorias. Cada una de estas proteínas, antígeno protector (PA), factor del edema (EF) y factor letal (LF) no son tóxicas de por sí, pero dan lugar a unas potentes toxinas cuando se combinan. Tanto LF como EF inhiben el sistema inmunitario del organismo anfitrión. El factor A antigénico carece de importancia inmunológica ya que no genera anticuerpos.

Estas proteínas son codificadas por el plásmido pXO1 (182 kb) y el plásmido pXO2 (95 kb). El plásmido pXO1 contiene los genes lef, cya y pag, que codifican para el factor letal, factor edematoso y el antígeno protector. El plásmido pXO2 contiene los genes capA, capB y capC, necesarios para la formación de la cápsula. Si uno o varios de estos elementos proteicosno están presentes en el germen reducen su virulencia y esto explica la diversidad de cepas y vi lencia.

El ser humano se contagia por *B. anthracis* por una de las tres vías siguientes:

- INOCULACIÓN
- INGESTIÓN
- INHALACIÓN

A través de la inoculación se produce aproximadamente el 95% de las infecciones de carbunco en el ser humano. *B. anthracis* ingresa a través de piel expuesta, contacto con tierra contaminada o productos animales infectados.Los productos animales contaminados y la tierra pueden contener durante años esporas viables por la capacidad de este microorganismo de formar esporas resistentes a todo tipo de ambiente y sustancias desinfectantes y antisépticas.

ANTRAX CUTANEO: se inicia con una pápula indolora en el lugar de la inoculación que se transforma rápidamente en una úlcera rodeada de vesículas para convertirse posteriormente en una escara necrótica (área negra en el centro). Pueden aparecer signos sistémicos, linfadenopatías dolorosas y edema masivo. Los síntomas aparecen entre uno y siete días después de la exposición y en raros casos períodos prolongados de hasta 12 días. La tasa de mortalidad en los pacientes con carbunco cutáneo no tratado es del 20%.

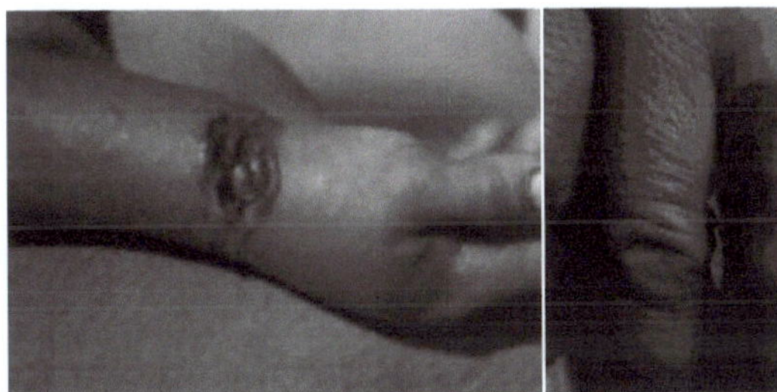

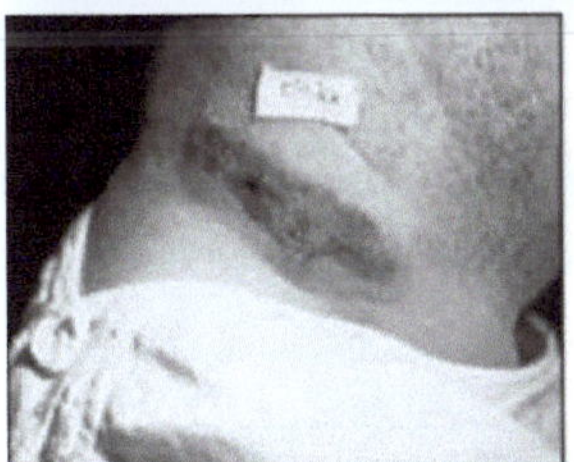

Foto: CDC, USA

ANTRAX RESPIRATORIO: las esporas ingresan por vía inhalatoria desde animales contaminados o tierra que contiene estas esporas. Las esporas pueden permanecer en estado de latencia en las fosas nasales o alcanzar las vías respiratorias inferiores donde los macrófagos

alveolares fagocitan las esporas inhaladas y la transportan a los ganglios linfáticos mediastínicos. Los síntomas clínicos iniciales de la entidad son inespecíficos: fiebre, disnea, tos, cefalea, vómitos, escalofríos y dolor abdominal y torácico y duran de tres a cinco días. La segunda fase de la enfermedad es de rápida evolución con un empeoramiento de la fiebre y presencia de edema; a nivel pulmonar y por las toxinas antes descritas se produce una adenopatía mediastínica que origina el ensanchamiento mediastínico.   En casi un 50% de los pacientes se aprecian signos meníngeos. Casi todos los casos evolucionan rápidamente a shock y muerte a no ser que exista sospecha de la enfermedad y se instaure un tratamiento de forma inmediata. La mortalidad es elevada por agotamiento del oxígeno y muerte celular, el paciente fallece por fallo cardíaco y respiratorio.

ANTRAX GASTROINTESTINAL: se da por la ingesta accidental de esporas contenidas en alimentos contaminados o productos de animales infectados. Los síntomas experimentados son la fiebre, náuseas, dolores abdominales, vómitos sanguinolentos y diarrea severa. La tasa de mortalidad fluctúa entre el 25% y el 60%. Cuando los microorganismos se hallan en la porción superior del tubo digestivo se forman úlceras en la boca o el esófago con   linfadenopatías regionales, edema y septicemia. Cuando el microorganismo invade el ciego o el íleon terminal el cuadro evoluciona rápidamente a una enfermedad sistémica.

DIAGNÓSTICO: Las infecciones por *B. anthracis* se confirman mediante estos exámenes laboratoriales:

Coloración Gram: de muestras tomadas en heridas, ganglios linfáticos y sangre, es un examen de buena sensibilidad y especificidad porque hay una muy elevada concentración de microorganismos en estas muestras. Los microorganismos aparecen en forma de bacilos Gram positivos delgados y largos que se disponen de forma independiente o formando cadenas de gran longitud.

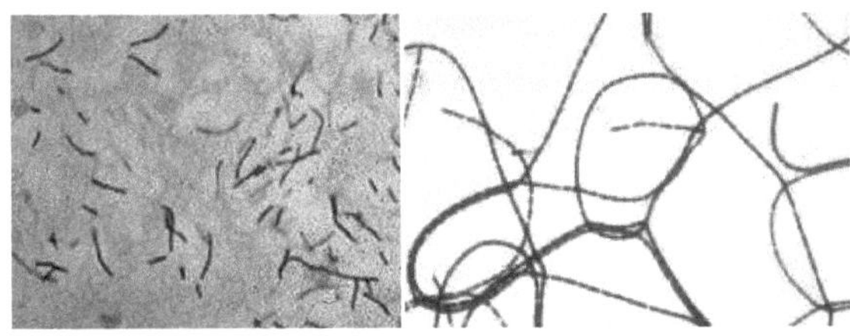

Las esporas no son visualizadas en estas muestras clínicas sino tan sólo en cultivos incubados en atmósfera pobre en C02 y para su correcta visualización se requiere de coloraciones especiales como verde malaquita. La cápsula puede ser observada por medio de una tinción de contraste como la tinta china, la tinción de azul de metileno o una prueba con un anticuerpo fluorescente directo (DEA) frente al polipéptido capsular; sin embargo hay que considerar que las bacterias sintetizan su cápsula en condiciones in vivo, pero no en los cultivos.

Cultivo: las mismas muestras clínicas se deben sembrar en medios de cultivo con nutrientes ordinarios (agar sangre) en condiciones tanto aeróbicas como anaeróbicas y las colonias que crecen luego de 24 horas de incubación a 37°C son de gran tamaño, carecen de pigmentación y presentan una superficie seca de «vidrio molido» y bordes irregulares con proyecciones a lo largo de las estrías de inoculación de la muestra en la placa.   Las colonias no son hemolíticas y negativas a pruebas de motilidad. El diagnóstico laboratorial suele ser relativamente sencillo y se realiza en cualquier laboratorio de Microbiología, pero la identificación definitiva de microorganismos inmóviles no hemolíticos semejantes a *B. anthracis* se efectúa en un laboratorio de referencia mediante la demostración de la producción de cápsula (microscopía) y lisis de la bacteria con un fago gamma o resultados positivos en una prueba de DAF frente a un polisacárido específico de la pared celular de *B. anthracis*.

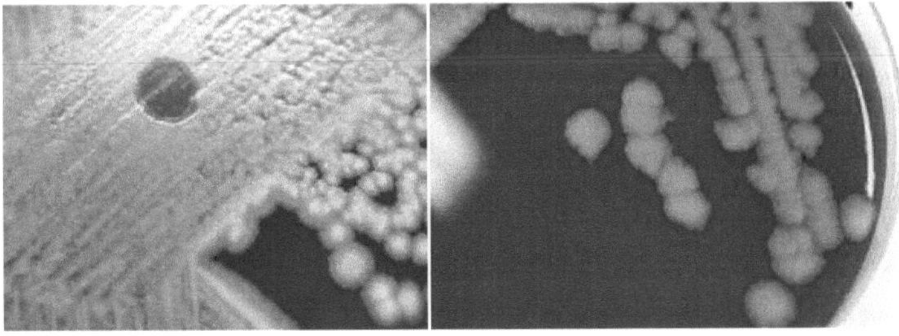

TRATAMIENTO: *B. anthracis* es sensible a penicilina por lo que se ha considerado tradicionalmente como el tratamiento de elección ante una sospecha de infección; sin embargo en los últimos años se consideran más efectivas a las quinolonas (Ciprofloxacina)por períodos que pueden variar entre 20 días y 60 días . La doxiciclina también se utiliza para el tratamiento. *B.anthracis* es resistente a las sulfamidas y a las cefalosporinas.

PREVENCIÓN: La erradicación completa del carbunco es poco probable ya que las esporaspueden existir durante muchos años en el suelo. La alternativa válida es entonces la vacuna, ya existe una vacuna aprobada contra el ántrax para usarse en los seres humanos y se estima que es eficaz en 93% de los casos para la protección contra ántrax.   Es una vacuna filtrada para eliminar las células, lo que significa que en la preparación no se usa bacteria viva ni muerta.La vacunación a los animales también constituye una medida eficaz de control.

La vacuna en seres humanos solo está indicada en casos específicos y no se recomienda la vacunación universal. Las personas que deben ser vacunadas son:

- residen en las zonas donde la enfermedad es endémica.
- trabajan con productos animales vacunos u ovinos
- laboran en camales o sitios de sacrificio de animales vacunos y ovinos
- trabajan en laboratorios y están expuestas a la bacteria.
- En caso de mujeres embarazadas solo se recomienda la vacunación si es imprescindible

La inmunización consiste de tres dosis de inyecciones subcutáneas cada dos semanas, seguidas por tres dosis de inyecciones subcutáneas adicionales cada 6, 12, y 18 meses. Se recomienda la aplicación de inyecciones de refuerzo cada año.

Los efectos secundarios de la vacuna son: reacciones locales leves 30% con poco dolor y enrojecimiento en el lugar de inyección. Las reacciones locales graves son poco frecuentes y consisten en una hinchazón extrema del antebrazo además de la reacción local.

Bacillus cereus

Es un bacilo Gram positivo, formador de esporas, anaerobio facultativo, móvil. La espora es ovoidea y central. Hidroliza la lecitina de la yema del huevo y no fermenta el manitol. Las temperaturas de crecimiento: mínima están entre 15°C a 20°C y la máxima es entre 40°C a 45°C con un óptimo de 37ºC. Morfológicamente es muy parecido a B. anthracis pero a diferencia de éste, es móvil. Se encuentra en el polvo y en el aire, siendo vehiculizadas desde estos lugares a otros hábitats y contaminar alimentos secos como condimentos, leche en polvo y es uno de los gérmenes responsables de intoxicaciones alimentarias.

FACTORES DE VIRULENCIA:

Produce enterotoxinas que son toxinas termoestables y termolabiles lo que le permite crecer aún a temperaturas extremas sin desnaturalizar de la bacteria. Este microorganismo produce siete tipos de toxinas: la cereulida (toxina emética) tres enterotoxinas (hemolisina BL o HBL, no-hemolítica o NHE y enterotoxina T o EntT), toxinas que son responsable de dos síndromes: el emético y el diarreico. La enterotoxina no sobreviviría al ambiente extremo que encuentran en el estómago, por lo que se plantea que es la espora que se encuentra en los alimentos la que si atraviesa el estómago, llega al intestino delgado, germina y da lugar a la célula vegetativa la cual durante su crecimiento secreta la enterotoxina. Las cepas con capacidad enterotóxica tendrían esporas con apéndices que permitirían su adherencia a la luz intestinal para evitar su arrastre.

PATOGENESIS:

Bacillus cereus causa intoxicaciones alimentarias a causa de la ingesta de alimentos contaminados con las enterotoxinas o las esporas de esta bacteria. Existe mayor riesgo cuando los alimentos son preparados y mantenidos sin refrigeración durante horas antes de ser consumidos. Se considera que el alimento debe contener al menos 103 bacterias por ml. de agua o alimento contaminado.

El síndrome emético está caracterizado por náuseas agudas y vómitos y se asocia frecuentemente con la ingesta de arroz frito contaminado, tiene un período de incubación corto de 1 a 6. Estos síntomas se desarrollan por la acción de la toxina preformada- lo que justifica la rapidez con que aparecen los síntomas- La toxina es un dodecadepsipéptido llamado cereulida que provoca emesis al estimular la vía vagal aferente a través de su unión con el receptor de la serotonina. Por el tiempo de incubación y los síntomas puede ser confundida con intoxicación alimentaria por *S.aureus*.

El síndrome diarreico se caracteriza por diarrea del tipo secretor producida por la perturbación del movimiento del agua y los electrolitos a través del epitelio del intestino delgado, tiene como causa la ingesta de alimentos contaminados con esporas de la bacteria e inadecuadamente refrigerados y resultan de la producción de una enterotoxina diferente de la anterior, con un período de incubación más largo de alrededor de 10 y 12 horas y los síntomas son dolor abdominal, diarrea acuosa profusa, tenesmo y nauseas que generalmente duran 12-24 hrs. y en algunos casos excepcionales se prolongan hasta 2 a 10 días. Se puede confundir con intoxicación por

Clostridiunperfringens.

A diferencia del síndrome emético, las enterotoxinas preformadas o extracelulares en el alimento no son la causa de la patogénesis de *B. cereus*, incluso, las células vegetativas tampoco jugarían un papel importante porque no sobreviven en el pH ácido del estómago. En cambio las esporas si soportan un pH tan bajo y logran llegar al intestino sorteando la barrera gástrica, por lo que se argumenta que el síndrome diarreico se produce por la germinación de la espora, el crecimiento de la bacteria y la producción simultánea de la enterotoxina.

DIAGNÓSTICO MICROBIOLÓGICO:

La búsqueda e identificación de *B. cereus* se realiza mediante coprocultivo, acompañada de el análisis del alimento para poder confirmar el agente etiológico. El aislamiento de un número significativo de unidades formadoras de colonias en el alimento y la recuperación de la misma cepa en heces de los pacientes durante la fase aguda de la enfermedad dan la confirmación de la enfermedad o el brote. Sin embargo, en la práctica clínica es muy raro que estas dos muestras se puedan obtener al mismo tiempo, y adicionalmente es difícil aislar el microorganismo en heces. Por este motivo, aparentemente la incidencia da la enfermedad es baja y más aún si por similitud clínica se confunde con intoxicaciones alimentarias por *S. aureus* o *C. perfringes*

Otra alternativa diagnóstica es la determinación de enterotoxinas por técnicas de inmunoensayos comerciales, pero la toxina emética al ser pobremente antigénica es difícil de detectar por métodos de inmunoquímica.

TRATAMIENTO:

La intoxicación alimentaria por *Bacillus cereus* es autolimitada y no requiere tratamiento antibacteriano, el tratamiento es sintomático y consiste en rehidratar al paciente.Solo para casos extremos-muy raros- de esta enfermedad se usan antibacterianos, y se conoce que las cepas de B. cereus son sensibles a cloranfenicol, clindamicina, vancomicina, gentamicina, eritromicina y son usualmente resistentes a los b-lactámicos incluidas las cefalosporinas de 3ra. generación, por producción de betalactamasas y penicinilasas .

PREVENCIÓN:

La principal medida preventiva es el manejo adecuado de los alimentos: se conoce que en los alimentos que se preparan en temperaturas entre 30 y 50 grados podrían proliferar las formas vegetativas y cuando el alimento se enfría de forma lenta, las esporas se multiplican y elaboran la toxina. Así mismo, las esporas resistentes al calor sobreviven a la ebullición y germinan como sucede con ciertos alimentos como el arroz, y también la fritura rápida o el recalentamiento breve a temperaturas bajas no son adecuados para destruir la toxina termoestable preformada. Con estos conocimientos se recomienda:

• Cocer los alimentos antes de servirlos a 75 $^{\circ}$ C o hasta cocer al vapor caliente.
• Calentar los alimentos a una temperatura que inhiba la toxina y refrigerarlos si no van a ser consumidos de manera inmediata para evitar el desarrollo de la bacteria.
• Refrigerar los alimentos no susceptibles de cocción debajo de 4 $^{\circ}$ C para prevenir la producción de la toxina.

AEROBIOS NO FORMADORES DE ESPORAS

Corynebacterium diphtheriae

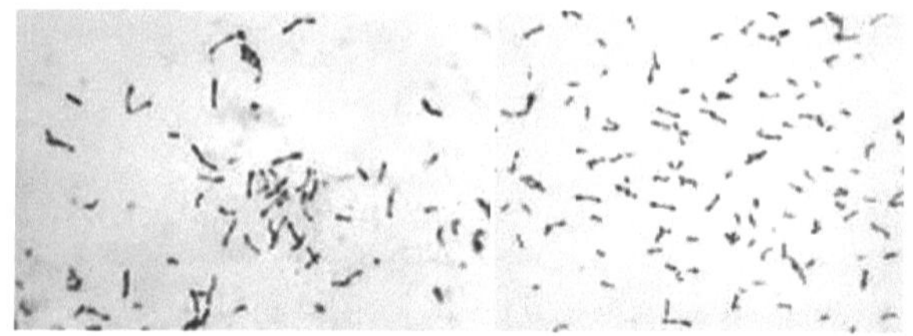

Corynebacterium diphtheriae o bacilo de Klebs-Löffler fue descubierta por Edwin Klebs y Friedrich Löffler en 1883, su nombre significa en griego KORYNEE o garrote y DIPHTHERIA: piel de cuero, por la apariencia clínica de la lesión de mucosas orales, es una bacteria Gram positiva, de forma de bastón recto o ligeramente curvado, no esporulado, no encapsulado, no mótil, catalasa positiva, aerobia, mide de 1 a 8 μm de largo y de 0,3 a 0,8 μm de diámetro, se agrupan formando ángulos agudos entre si, como en "letras chinas" , presentan dilataciones regulares características de uno de sus polos lo cual le da una apariencia de palillo de tambor. Distribuidos de manera irregular dentro del bacilo se encuentran los cuerpos de Babes-Ernst o gránulos metacromàticos los que se tiñen más intensamente con los colorantes (azul de metileno) que el resto del bacilo, dando una apariencia de rosario.

Corynebacterium diphtheria es el causante de la difteria por la producción de una exotoxina en amígdalas o herida de piel. La exotoxina puede entrar al torrente sanguíneo y causar taxonemia.

CLASIFICACIÓN:

En base a la morfología diferente de las colonias en agar telurito , las reacciones de fermentación y el tipo de hemólisis la bacteria se subdivide en tres tipos :

- vargravis : colonias no hemolíticas, grandes , grises e irregulares .
- varmitis : colonias hemolíticas, pequeñas, negras, lustrosas y convexas .

• intermedius : colonias no hemolíticas, pequeñas que comparte características de color de las dos anteriores .

FACTORES DE VIRULENCIA:

El principal factor de virulencia de esta bacteria es la producción de exotoxinas. Las cepas toxigénicas producen esta potente exotoxina, por conversión lisogénica cuando la bacteria es infectada por un virus bacteriófago. Esta toxina proteica se produce en el lugar de la infección Inhibiendo la síntesis proteica y destrucción celular causando lesiones en las vías respiratorias, la oro faringe, el sistema nervioso y los riñones.

La toxina diftérica es un polipèptido termolábil mortal en dosis de 0.1 ug/kg. Al fragmentar sus enlaces disulfuro puede desdoblarse en dos fragmentos:

✓ Fragmento a es el copulador, situado en el extremo terminal tiene como función adherir la toxina a la célula, carece de actividad independiente, pero es indispensable para el transporte del fragmento b hacia el interior de la célula.

✓ Fragmento b es el fragmento tóxico, inhibe la elongación de la cadena polipeptidica mediante la ribosilaciòn del ADP e inhibe así la síntesis de proteínas. Las células miocárdicas y nerviosas periféricas se muestran especialmente susceptibles a esta toxina.

La toxigenicidad se encuentra bajo el control del gen fago, mientras que la virulencia (invasividad) se encuentra bajo el control del gen bacteriano.

PATOGENESIS:

La vía de entrada de *C. diphtheria* es respiratoria a partir de portadores, en general, asintomáticos, el hombre es el único reservorio conocido de *C. diphtheria*. Se presenta en dos fases:

• Fase local: al ingreso del germen a persona susceptible se produce una colonización de la mucosa, seguida de la multiplicación bacteriana, producción y liberación de la toxina que inhibe la síntesis proteica y destruye las células epiteliales provocando una reacción inflamatoria local y la formación de una pseudomembrana que puede impedir el paso del aire a través las vías respiratorias. Comienza con síntomas inespecíficos (fiebre, dolor de garganta, mialgias, artralgias), pude haber adenopatías cervicales y en los casos más graves, edema local. Puede afectar a la zona anterior de las fosas nasales con secreciones serosanguinolentas y formación de la pseudomembrana de características similares a la faringoamigdalina, que de igual manera impide el paso del aire. La difteria laríngea y traqueo bronquial obstruye estas vías de manera completa y puede ocasionar la muerte en horas. El período de incubación suele estar entre dos y cinco días.

- Fase general. Cuando La infección es por cepas toxigénicas, la toxina se disemina y produce una toxemia y por su propio tropismo y la sensibilidad particular se ven afectados el miocardio, nervios, riñones, etc. manifestándose con hipotensión, colapso periférico, síntomas neurológicos, renales y miocarditis. Esta sintomatología se produce por inflamación, necrosis, degeneración parenquimatosa y fallo multiorgánico que puede llevar a la muerte por insuficiencia respiratoria.

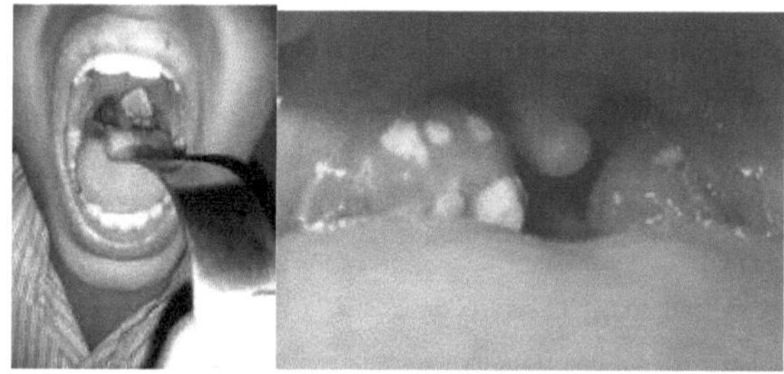

La difteria cutánea, es muy rara y se produce por el ingreso del germen desde vías respiratorias altas de portador faríngeo a una herida abierta, se caracteriza por úlceras cubiertas por una membrana grisácea, inflamación alrededor de la úlcera, eritema, dolor, no suele haber signos de toxemia y se ve afectada fundamentalmente la piel . Esta forma de presentación de la difteria es más típica de países tropicales.

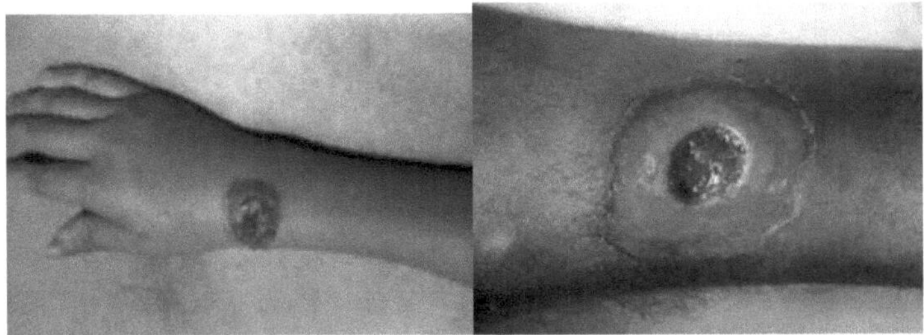

DIAGNÓSTICO MICROBIOLÓGICO:

La identificación de la bacteria se lo realiza buscándole en las pseudomembranas y *C. diphteriae* crece en forma aerobia en la mayor parte de cultivos ordinarios, pero se utiliza medio de suero coagulado de Loeffler, y agar sangre telurito en donde crecen mucho más rápido que otros organismos patógenos del aparato respiratorio , el aspecto de las colonias en el medio de Loeffler es típico, pero igual se confirma con pruebas bioquímicas (producen ácido pero no gas a partir de algunos carbohidratos) y la morfología del germen en frotis.

La detección de la toxina, examen que no se usa en la rutina clínica, se realiza por inmunodifusión (test de Elek) o PCR.

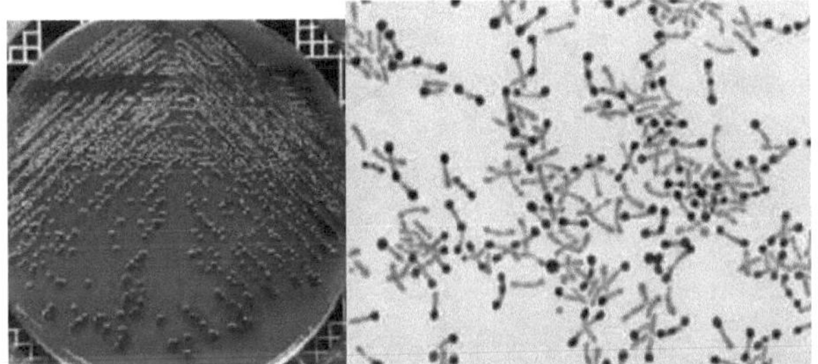

TRATAMIENTO:

El tratamiento busca de manera prioritaria neutralizar la toxina mediante la administración de antitoxina diftérica y al mismo tiempo administrar antibacterianos para erradicar la bacteria, *C. diphtheriae* es sensible a muchos antibióticos, como los macrólidos- de elección- o la Penicilina

G Procaína.

PREVENCIÓN:

En la actualidad la infección por *C. diphtheriae* está prácticamente erradicada de los países industrializados y supone un problema de salud exclusivamente en países en vías de desarrollo. La vacunación con toxoide junto con las vacunas del tétanos y tos ferina se encuentra incluida en el calendario de vacunación obligatorio en la mayoría de países y se inicia a los seis meses de vida con refuerzos periódicos y es necesario mantener una estrecha vigilancia epidemiológica y revacunar a los 6 y 14 años de edad como de forma periódica (cada 10 años) durante la edad adulta.

OTRAS BACTERIAS CORINEFORMES:

Existen otras bacterias de la familia, sin mucha importancia médica en humanos, entre las que destacan:
C. minutissium: forma parte de la flora normal de la piel y es el agente etiológico del eritrasma.
En casos raros se han aislado en bacteriemias y endocarditis.

C. jeikeium: es causa muy excepcional de septicemias e infecciones hospitalarias o en pacientes inmunocomprometidos.
C urealyticum: causante de infecciones urinarias en orinas alcalinas con fuerte componente de cistitis.

ARCANOBACTERIUM

Arcanobacterium se clasifica en *A. pyogenes* y el *A. haemolyticum* que son muy parecidos morfológicamente y hay pocos métodos suficientemente fiables para distinguir entre las dos especies, hasta hace poco tiempo, ambas especies se clasificaron dentro del género Actinomices y sólo recientemente han sido agrupados en un nuevo género.

A. haemolyticum

Es un bacilo Gram positivo pequeño, pleomórfico, no mótil, no esporulado, catalasa negativo, anaerobia facultativa, Arcanobacterium haemolyticum, está involucrado en un amplio espectro de enfermedades en humanos siendo la más frecuente, la faringoamigdalitis.

FACTORES DE VIRULENCIA:

Arcanobacterium haemolyticum produce toxinas solubles, incluyendo hemolisina, neuraminidasa y fosfolipasa D que le ayudarían para adherirse e invadir las células humanas; sin embargo no se han descrito a profundidad los mecanismos patogénicos de esta bacteria.

PATOGENESIS:

El *A. haemolyticum* es un patógeno oportunista que se presenta casi exclusivamente en pacientes sintomáticos, y no se presenta en personas sanas. Arcanobacterium haemolyticum ha sido involucrado en cuadros de faringitis exudativa clínicamente indistinguible de la faringitis estreptocócica, la enfermedad con frecuencia se acompaña de linfadenopatía cervical o submandibular. El grupo etario en el cual se presentan con mayor frecuencia las infecciones por este germen es de 10 a 30 años. La transmisión se da por vía aérea, por la transferencia de partículas de saliva de una persona infectada a una sana. Los síntomas son similares a la faringitis por estreptococos β-hemolíticos: odinofagia, amígdalas purulentas, eritematosas e incluso puede semejar difteria por la presencia de membranas en mucosas orales. Se puede acompañar en algunos casos de fiebre, tos y exudados tonsilares blanquecinos o grisáceos, con una distribución en parches o confluentes. La duración de los síntomas oscila desde 1 hasta 14 días.

Las infecciones faríngeas pueden en algunos casos asociarse con manifestaciones cutáneas después de uno a cuatro días del inicio de los síntomas faríngeos se presenta un exantema eritematoso maculopapular, escarlatiniforme, en las extremidades, y de manera inusual en el pecho y la espalda, se puede observar ocasionalmente una descamación en las palmas de las manos y las plantas de los pies y prurito en menos de la mitad de los casos. Otras infecciones atribuidas a esta bacteria son celulitis y abscesos en tejido blando, bacteriemia, sinusitis, celulitis orbital, abscesos cerebrales, infecciones en heridas, osteomielitis y endocarditis.

DIAGNÓSTICO MICROBIOLÓGICO:

La bacteria crece bien en medios enriquecidos con sangre (agar sangre y agar chocolate) a 37°C y en una atmósfera aerobia con 5 - 10% de CO2. Tras 48 horas de incubación, se obtienen colonias pequeñas, circulares, opacas, planas, con hemólisis total a su alrededor; sin embargo el crecimiento de esta bacteria puede dificultarse porque en la muestra faríngea existe una abundante flora comensal y ésta crecería con mayor prontitud por su adaptación metabólica al sitio.   La identificación definitiva se basa en la capacidad de hidrolizar la gelatina, la fermentación de la D-xilosa, la producción de beta-glucuronidasas y la reacción positiva frente a anticuerpos contra Streptoccocus del grupo G y una débil reacción frente a anticuerpos contra Streptococcus del grupo B. La tinción de Gram puede ser de utilidad si existen bacilos Gram positivos cortos, pleomórficos, no esporulados y abundantes leucocitos polimorfonucleares en frotis faríngeo de persona sintomática.No existen en la actualidad pruebas basadas en la detección de anticuerpos.

TRATAMIENTO:

Arcanobacterium presenta in vitro un nivel de susceptibilidad elevado a diversos antibióticos beta-lactámicos, eritromicina y vancomicina. A. haemolyticum es capaz de invadir y sobrevivir intracelularmente y la eritromicina es capaz de actuar de manera intracelular, mientras que la penicilina no lo hace,   lo que explica, al menos en parte, la tolerancia que A. haemolyticum ha desarrollado a la penicilina.

ARCANOBACTERIUM PYOGENES

Arcanobacterium pyogenes es un bacilo gram positivo, anaerobio, no formador de esporas, catalasa negativo y es parte de la flora habitual de muchos animales domésticos en quienes produce infecciones como neumonías, artritis sépticas o mastitis Las infecciones por Arcanobacterium pyogenes son extremadamente infrecuentes en humanos. Arcanobacterium pyogenes es un patógeno oportunista en animales domésticos, donde forma parte de la flora habitual de los tractos respiratorio alto, urogenital y gastrointestinal y no forma parte de la flora habitual en el ser humano y la vía de transmisión desde los animales se desconoce, aunque se ha involucrado- sin confirmación aún- un tipo de moscas orientales como posible vector.

Nocardia

Nocardia descrito por Edmond Nocard en 1888 es un género de bacterias Gram-positivas, filamentosas y ramificadas, catalasa positiva, se encuentra en la tierra y en la materia orgánica en descomposición. La familia Nocardiaceae pertenece al suborden Corynebacteriaceae del orden Actinomycetales. Nocardia ingresa al ser humano por inhalación de la bacteria o a través de traumatismos y algunas especies son patogénicas y causan nocardiosis. La infección puede diseminarse hacia el cerebro y la piel. Puede comprometer ocasionalmente otros órganos como riñones, articulaciones, corazón, ojos y huesos.La infección pulmonar por *Nocardia* es poco frecuente y afecta fundamentalmente a pacientes inmunodeprimidos, y en raras ocasiones a inmunocompetentes.

CLASIFICACIÓN

El género Nocardia comprende varias especies:

* *N. brasiliensis,*
* *N. Transvalensis*
* *N. pseudobrasielinsis,*
* *N. otitidiscavarium*
* *N. asteroides*

Nocardia asteorides era considerado como el patógeno más común en el hombre, pero estudios recientes afirman que muy raramente esta especie podía asociarse a enfermedades del ser humano, en cambio, *N. brasiliensis* es hoy considerado el agente causal más importante de la enfermedad en inmunocompetentes.

FACTORES DE VIRULENCIA:

Nocardia es una bacteria patogénica de baja virulencia. Los factores de virulencia descritos son:

* enzimas catalasa y superóxidodismutasa

- un "factor de cordón" o Factor CORD que interfiere con la fagocitosis de los macrófagos.

PATOGENESIS:

La nocardiosis afecta habitualmente a pacientes inmunocomprometidos y más aún a aquellos con afectación de la inmunidad celular: trasplantados, pacientes oncológicos, HIV positivos y personas que reciben tratamientos prolongados con corticoides. Son también factores predisponentes de la infección los procesos que afectan las defensas pulmonares: enfermedad pulmonar obstructiva crónica (EPOC), bronquiectasias, tuberculosis pulmonar, et.).

 La forma más común es la nocardiosis pulmonar, que es una neumonía subaguda o crónica, cuyos síntomas comunes incluyen tos, fiebre, esputos purulentos y en algunas ocasiones hemoptoicos, astenia, anorexia y pérdida de peso. Puede propagarse a la pleura o a la pared torácica, y dependiendo de la afectación inmunológica del paciente todos los órganos pueden verse afectados incluyendo el sistema nervioso central con encefalitis y abscesos cerebrales. Puede causar adicionalmente infecciones cutáneas, trastornos linfocutáneos, celulitis y abscesos subcutáneos, así como actinomicetomas.

Las imágenes radiológicas son variadas y van desde infiltrados algodonosos, placas subpleurales, consolidaciones multilobares, abscesos e infiltrados reticulares e incluso en algunos casos derrame pleural. Por estas variaciones imagenológicas y por la variedad de síntomas inespecíficos ni la clínica ni la radiología permiten solas ni asociadas las dos afinar el diagnóstico, y debe realizarse entonces un diferencial con tuberculosis, neoplasia pulmonar o micosis pulmonar.

DIAGNÓSTICO MICROBIOLÓGICO:

Siendo la clínica y la radiología inespecíficas el diagnóstico de nocardiosis se basa en el aislamiento de Nocardia en esputo y mejor aún en lavado bronquioalveolar que mejora mucho la sensibilidad. Se siembran en medios de cultivo no selectivos: agar enriquecido con extracto de levadura y carbón activado (BCYE), en ambientes estrictamente aerobios y crecen en un amplio rango de temperaturas, son organismos de crecimiento lento (las colonias se hacen visibles en 3-5 días y en casos extremos solo crecen luego de períodos de incubación de 2-3 semanas).

Las colonias son de aspecto variable, dependiendo del medio y tiempo de incubación, tienen un olor característico a tierra húmeda y se observan como fragmentos de tiza blanca, salmón o rosada.

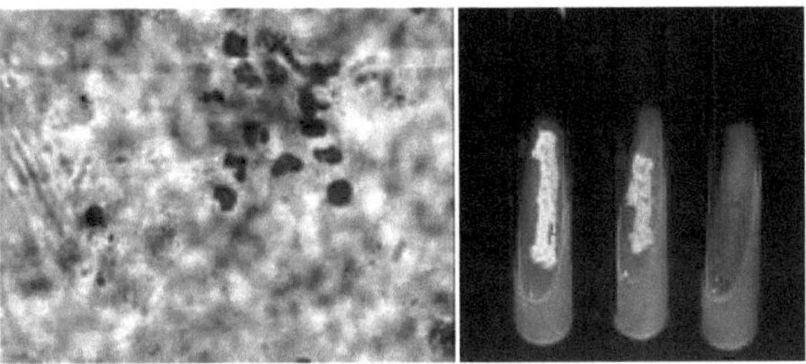

En coloración de Gram se presentan como bacterias Gram-positivas, filamentosas y ramificadas, siendo su morfología muy similar al Actinomyces, del cual se diferencia con la tinción de Kinyoun, en donde a Nocardia se lo visualiza total o parcialmente ácido resistente.

Los test serológicos en busca de antígenos o anticuerpos no se utilizan en la práctica clínica debido a la escasa especificad por la reactividad cruzada con otras bacterias y no se disponen en la actualidad de pruebas cutáneas.

TRATAMIENTO:

El tratamiento se realiza con trimetropinsulfametoxazol durante 6 semanas a 12 meses dependiendo del cuadro clínico y el estado inmunitario del paciente. Otros fármacos utilizados frente a nocardia son el Imipenem, la amikacina, la minociclina y las cefalosporinas de 3era. generación. En la actualidad ya se describen casos de resistencia a las sulfas.

Rhodococcus equi

Rhodococcus equi (antes *Corynebacterium equi*), pertenece ahora al orden Actinomycetales, familia Nocardiaceae por la composición de su pared celular y a la homología del DNA. Es un cocobacilo aerobio estricto, Gram-positivo, parcialmente alcohol-ácido-resistentes, no motiles, crecen bien a temperaturas de 30 a 37°C. *R. equi* es la especie relacionada con patologías respiratorias en seres humanos y otras especies a úlcera corneal, endolftalmitis postquirúrgica, peritonitis o nódulos subcutáneos, pero han sido identificados esencialmente como microorganismos oportunistas. Rhodococcus se encuentran ampliamente distribuidos en suelos, reservorios de agua, ríos y otros ambientes acuáticos.

FACTORES DE VIRULENCIA:

Esta bacteria se considera patógena con pobre poder virulento y causa enfermedad casi exclusivamente aprovechando la inmunodepresión celular de cualquier etiología de la persona y éste es el factor de riesgo principal para contraer la infección. Entre los factores de virulencia estudiados se encuentran:

- Cápsula polisacárida: a pesar de que hasta el momento no se ha encontrado ninguna relación entre el serotipo infectante y su virulencia, se cree que la cápsula ayudaría en la adherencia de la bacteria a las células del huésped.
- Enzima colesterol-oxidasa: colabora en la destrucción de la célula y sería la causa de lesiones cavitadas con abundantes bacterias intracelulares.
- Pared celular: conformada por ácido micólico, ácido glutámico y alanina, que podría hacer al microorganismo resistente a los oxidantes intracelulares del fagocito, facilitando la supervivencia de la bacteria dentro de la célula.

PATOGENESIS:

La infección pulmonar es la forma de presentación clínica más frecuente en los pacientes inmunodeprimidos, mientras que las infecciones extrapulmonares, de diferente localización se ven en inmunocompetentes. La puerta de entrada principal de *R. equi* es por medio de la inhalación y en menor proporción otras puertas de entrada, serían la inoculación directa en heridas en la piel o mucosas, la ingestión de alimentos contaminados o en algunos casos el contacto con animales de granjas y domésticos, por inhalación de heces contaminadas o contacto directo con lesiones de piel de estos animales. Excepcionalmente se han sido descritos como infecciones asociadas a la atención en salud (IAAS).

La neumonía tiene un comienzo insidioso y en el transcurso de dos a cuatro semanas tiende a la cavitación, especialmente en el lóbulo superior del pulmón, por lo general, se inicia con fiebre, tos productiva o no, dolor pleurítico, hemoptisis y disnea. La neumonía focal nodular o cavitada se puede complicar con empiema, derrame pleural, neumotórax o granulomas endobronquiales. Los procesos infecciosos extra pulmonares: abscesos subcutáneos, linfangitis, endolftalmitis, artritis séptica, osteítis, pericarditis, abscesos renales, sepsis, meningitis y abscesos cerebrales son muy infrecuentes.

DIAGNÓSTICO MICROBIOLÓGICO:

La búsqueda de la bacteria se lo hace en muestras de esputo o lavados bronquiales mediante coloración de Gram y cultivos. En coloración de Gram es muy sugestivo de infección por R. equi la presencia de cuerpos de Michaelis-Gutmann y micro abscesos necrosantes asociados a la presencia de cocos Gram positivos intracelulares.

Se siembra la muestra en agar sangre y agar tripticasa soja con 5% de sangre bovina en donde crece sin dificultad a 37 °C . A las 48-72 h forman colonias redondas e irregulares, lisas, semitransparentes, brillantes, mucosas y coalescentes, que pueden confluir entre sí aparentando un tamaño mayor. Los cultivos pueden tener un olor a tierra húmeda. Luego de cuatro días y respondiendo a su nombre (Rhodococcus.= coco de color rojo) las colonias pueden aparecer de color salmón o ligeramente rojas. Debido a su pleomorfismo y variabilidad en los cultivos, *R. equi* puede ser confundido con micobacterias atípicas de crecimiento rápido o Acinetobacter

TRATAMIENTO:

La sensibilidad in vitro no siempre se correlaciona con la eficacia in vivo por su condición de patógeno intracelular y el éxito del tratamiento depende de la utilización de antibióticos lipófios que penetren en los macrófagos en donde hay bajas concentraciones de oxígeno y pH ácido. Se recomienda un tratamiento combinado que incluya un antibiótico con actividad intracelular. Las combinaciones más eficaces son las que incluyen a la vancomicina. Otras combinaciones eficaces son: eritromicina y rifampicina; eritomicina y minociclina; rifampicina y minociclina; e imipenema y amicacina. La asociación de la gentamicina con la rifampicina o la eritromicina es antagónica in vivo por lo que no se recomienda su asociación.

Listeria monocytogenes

Es un bacilo grampositivo, corto, no ramificado, facultativo, no encapsulado, no esporulado y motil porque posee flagelos perítricos, pero es inmóvil a 37 °C, temperatura a la cual sus flagelos se inactivan. Crece en un amplio rango de temperaturas (1 °C a 45 °C) y una elevada concentración de sal. Es catalasa positiva. En ocasiones da la apariencia de diplococo similar a un neumococo o tomar la forma de Corynebacterium. *Listeria monocytogenes* se encuentran en animales salvajes y domésticos, al igual que en el agua o los suelos y es la única especie del género Listeria que produce infección en humanos, aunque es un patógeno poco frecuente y afecta principalmente a recién nacidos y ancianos, embarazadas e inmunosuprimidos. En la mayor parte de los casos la bacteria se adquiere por consumo de alimentos contaminados, debido a que es capaz de generar biopeliculas en alimentos que se encuentren en refrigeración, porque sobrevive y crece en temperaturas de hasta 4 °C.

FACTORES DE VIRULENCIA

L. monocytogenes es un patógeno facultativo intracelular que es capaz de sobrevivir y crecer en los macrófagos, las células epiteliales y los fibroblastos para lo cual utiliza varios factores de virulencia:

- Proteínas de superficie que favorecen la entrada de la bacteria mediante fagocitosis y son las conocidas como invasinas o Internalinas A y B, que interactúan con receptores celulares de transmembrana del huésped.
- Listeriolisina O y fosfolipasas C que destruye el fagosoma mediante hidrolización de los lípidos de su membrana, evitando de esta manera ser encapsulado por el fagocito. La listeriolisina está codificada por el gen hly.
- Act A, que permite movilizar a la bacteria dentro del fagocito mediante filamentos de actina celulares

PATOGENESIS:

Listeria Monocytogenes ingresa al ser humano por vía digestiva eludiendo la barrera gástrica, es fagocitada por las células del epitelio intestinal, una vez en el interior de la célula Listeria expresa la proteína Listeriolisina O, que le permite escapar desde la vacuola hacia el citoplasma. Luego de la división expresa Act A y llega a los extremos celulares e induce ser fagocitado por otra célula vecina, manteniendo el ciclo mientras la bacteria se mantiene oculta para el sistema inmunológico del huésped sin presencia extracelular.

La listeriosis en individuos inmunocompetentes no es invasora y ocasiona un cuadro clínico similar a una gastroenteritis febril auto limitada, mientras que en embarazadas, inmunocomprometidos, neonatos y ancianos adquiere una forma invasora y puede producir un cuadro clínico grave. Siempre se encuentra el antecedente de consumo de un alimento contaminado. La gastroenteritis febril tiene un período de incubación de 24 horas en promedio y requiere de un gran inóculo bacteriano en los alimentos para su patogenicidad; es habitual que los brotes se asocien al consumo leche o lácteos no pasteurizados, especialmente quesos blandos, pero también se ha descrito brotes asociados a consumo de carnes, pescados y vegetales, se manifiesta con nauseas, vómitos, diarrea y fiebre durante dos a tres días y es auto limitante con recuperación completa. Se presenta en individuos inmunocompetentes.

La infección en mujer embarazada puede tener graves consecuencias para el feto, si es al comienzo del embarazo puede provocar un aborto espontáneo, si las infecciones se producen a finales del embarazo pueden conducir a la muerte del bebé al cabo de unas pocas horas de nacido o las bacterias pueden atravesar la placenta e infectar al feto. En los bebés, los síntomas de listeriosis se pueden observar en los primeros días de vida y pueden abarcar: incapacidad de succión, letargo, ictericia, dificultad respiratoria y shock.

La infección del SNC ocurre especialmente en neonatos infectados de más de tres días de nacido, lo que se conoce como listeriosis neonatal tardía, también ocurre en ancianos y en inmunocomprometidos o trasplantados, puede manifestarse con signos meníngeos o con compromiso de pares craneanos, ataxia, hemiplejia, convulsiones y sordera; puede ser de curso agudo o subagudo.

En cambio la embarazada tendrá una infección clínicamente leve o asintomática, aunque puede cursar con bacteriemia transitorias con fiebre, escalofríos, o un cuadro tipo gripal moderado. La bacteriemia sin foco evidente se manifiesta con fiebre, mialgias, diarrea y náuseas. El período de incubación varía entre 6 horas y 90 días, con un promedio de 15 días y es la manifestación más frecuente en inmunocomprometidos.

DIAGNÓSTICO MICROBIOLÓGICO:

En sospecha de infección por *Listeria monocytogenes* y basándose en el cuadro clínico las muestras a analizar son:

En meningitis el LCR puede tener variantes de aspecto macroscópico (turbio o claro), 100% de mononucleares o 100% de polimorfonucleares, proteínas moderadamente elevadas y glucosa normal o baja; cuando hay predominio de mononucleares con predominio de linfocitos y glucosa normal se debe pensar en Listeria monocytogenes. La tinción de Gram es de baja sensibilidad y aporta poco en el diagnóstico de meningitis y solo en pocos casos es visible la bacteria y se presenta como bacilos Gram variable.

Los hemocultivos se estudian en sepsis y tiene mejor sensibilidad que el LCR. Las dos muestras se deben sembrar en agar sangre y agar bilis esculina en donde la bacteria crece bien a temperaturas entre 1,5 y 45° C. Las colonias son pequeñas, blanco grisáceo y rodeadas de una delgada zona de hemólisis.

La prueba de CAMP se utiliza para la confirmación de L. monocytogenes: la prueba consiste en sembrar en agar sangre una estría en forma horizontal de L. monocytogenes y una perpendicular de S. aureus. L. monocytogenes genera el factor CAMP el mismo que produce un sinergismo con la beta lisina producida por *Staphylococcus aureus* sobre los eritrocitos generando una lisis eritrocitaria.

También se puede sospechar de listeriosis por pruebas inmunológicas ya que al ser una bacteria intracelular obligatoria altera la respuesta innata y adaptativa. La respuesta innata se manifiesta de manera inmediata e involucra a monocitos y macrófagos, con producción de interleuquina 1

(IL-1), IL-6 y factor de necrosis tumoral alfa (TNF alfa). La respuesta inmune adaptativa, que se manifiesta una semana después de la infección genera lisis de las células afectadas e inducir la producción de interferón (INF) gamma, que evita la diseminación de la bacteria y controla la replicación. Es usual entonces que en listeriosis están elevados estos marcadores: IL1, IL6, TNF alfa e INF gamma.

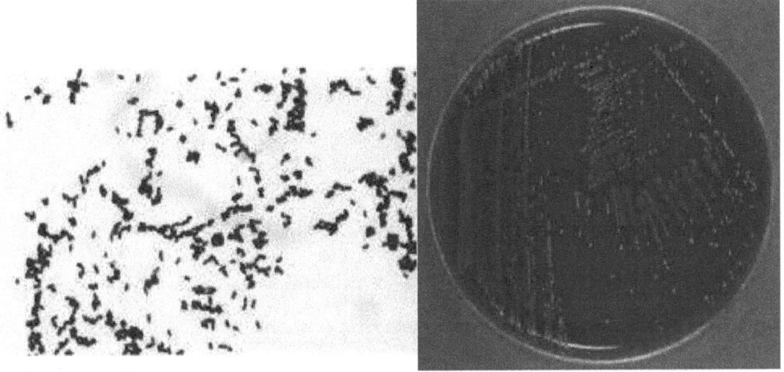

TRATAMIENTO:

Si bien *Listeria monocytogenes* es sensible a muchos antibióticos y la resistencia es rara, la vida intracelular de L. monocytogenes y la formación de granulomas en los tejidos dificulta una rápida respuesta al tratamiento antibacteriano, y se requieren generalmente de altas concentraciones del fármaco. Se recomienda la combinación de dos antibióticos de efecto sinérgico: ampicilina o penicilina más gentamicina. Una alternativa a la penicilina- por hipersensibilidad- es cotrimoxazol; en embarazadas se podría utilizar vancomicina o meropenem.

L. monocytogenes es naturalmente resistente a las penicilinas naturales (penicilina G, penicilina V), penicilinas resistentes a β-lactamasas (meticilina, nafcilina, isoxazoilpenicilina, oxacilina, cloxacilina y dicloxacilina) y a las cefalosporinas de tercera generación, debido a la presencia de una proteína ligadora de penicilina (PBP-3) que no interactúa con las cefalosporinas. Pero es susceptible a las penicilinas de espectro ampliado.

PREVENCIÓN:

Las recomendaciones mínimas indispensables para prevenir o minimizar las infecciones por Listeria Monocytogenes son:

✓ Almacenar las comidas a temperaturas menores a 4° C.

✓ Cocer en forma adecuada los productos derivados de vacunos, aves y peces.

✓ Lavar frutas y verduras antes de consumirlas.

✓ No consumir lácteos no pasteurizados.

✓ Mantener separados los distintos tipos de alimento en el refrigerador.

✓ Mantener las superficies de cocina y utensilios limpios.

Lactobacillus

Los *Lactobacillus* o lactobacilos o bacterias del ácido láctico son bacilos Gram positivas anaerobias aerotolerantes, la mayoría de sus miembros convierte a la lactosa y otros monosacáridos en ácido láctico, microaerófilos y catalasa negativos, tienen una alta tolerancia al peróxido de hidrógeno, inmóviles, estos organismos forman ácido láctico como producto principal de la fermentación de los azúcares y promueven un ambiente ácido lo que inhibe el crecimiento de bacterias patógenas, por lo que algunas especies se usan para la producción de yogur y otros alimentos fermentados. Habitualmente se consideran no patógenas y habitan en el tracto gastrointestinal y en la vagina, sin embargo algunos estudios consideran que cumplen un rol fundamental en la caries dental una vez que ésta se inicia.

CLASIFICACIÓN: se han identificado varias especies de lactobacilos, entre los que destacan:

- *L. acidophilus*
- *L. bulgaricus*
- *L. casei*
- *L. delbrueckii*
- *L. fermentum*
- *L. gasseri*
- *L. johnsonii*
- *L. lactis*
- *L. paracasei*
- *L. plantarum*
- *L. Reuteri*

- *L. rhamnosus*
- *L. salivarius*

Los lactobacilos homofermentativos dan lugar a ácido láctico como producto principal de fermentación, mientras que los Lactobacilos heterofermentativos producen además de ácido láctico, dióxido de carbono, etanol y otros productos volátiles.

FACTORES DE VIRULENCIA: no se reconocen factores de virulencia a este género bacteriano.

PATOGENESIS:

Al ser una bacteria no patógena no se han descrito casos de enfermedad causada por este género, sino en raros casos se ha relacionado la presencia de *Lactobacilos* con procesos patológicos como endocarditis y enfermedad febril, y en raras veces pueden relacionarse con caries dentales al comprobarse que el número de *Lactobacillus* existentes en la saliva aumenta durante la caries activa, y que el desarrollo de la caries se interrumpe al suprimir los azúcares de la dieta, pero también al suprimir los *lactobacilos* de la saliva. Estas observaciones indicarían el papel causal de los lactobacilos en la descalcificación de la caries, siempre y cuando otras bacterias hayan iniciado el proceso de la caries.

BENEFICIOS DE LOS LACTOBACILOS:

Al no reconocerse como una bacteria patógena para el ser humano, la importancia de su estudio más bien radica en los beneficios que puede aportar su presencia en el hombre considerando que el atributo más importante de esta bacteria es su capacidad para adherirse a las células del intestino, colonizar el tracto gastrointestinal, permanecer vivo y activo en alimentos, tolerar las condiciones del tracto digestivo y mejorar el balance de la microbiota intestinal. Con estas propiedades se ha demostrado que   algunos lactobacilos que forman parte de algunos alimentos tendrían estos beneficios – al menos transitorios- en el ser humano:

✓ Prevención y tratamiento de algunos tipos de diarrea.

✓ Reparación de la membrana mucosa intestinal dañada luego de un proceso infeccioso bacteriano o parasitario y restituir la barrera inmune de la membrana mucosa.

✓ Acelerar la recuperación de la mucosa por alergia a la leche y reducir los síntomas atópicos.

✓ Inhibir enzimas bacterianas y bloquear la introducción de bacterias patógenas, por la producción de una sustancia antimicrobiana: piroglutamato.

✓ Regular la permeabilidad de la pared intestinal

✓ Mejorar la digestión de la lactosa.

✓ Reducir la destrucción de vellosidades ocasionada por la administración de antibióticos

✓ Aumentar la secreción de inmunoglobulinas por la mucosa intestinal.

✓ Aumentar la flora intestinal luego de la administración oral de vacunas o antibacterianos

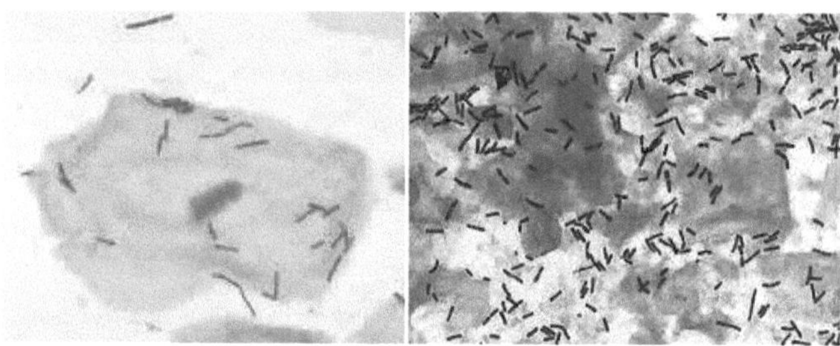

Erysipelothrix rhusiopathiae

Erysipelothrix rhusiopathiae, es un bacilo grampositivo, pleomórfico, no motil, no esporulado, no encapsulado y anaerobio facultativo. Ampliamente distribuida en el mundo, puede ser saprofita o patógeno para una gran variedad de animales vertebrados e invertebrados. Los casos de infección en el hombre – Eripeloide o erisipeloide- son muy raros y están asociados a la exposición ocupacional por contacto con animales infectados, sus secreciones, residuos o productos, o materia orgánica contaminada. Es todavía más infrecuente la bacteremia y entre los factores predisponentes están el alcoholismo, la inmunosupresión, las enfermedades crónicas debilitantes y la drogadicción endovenosa.

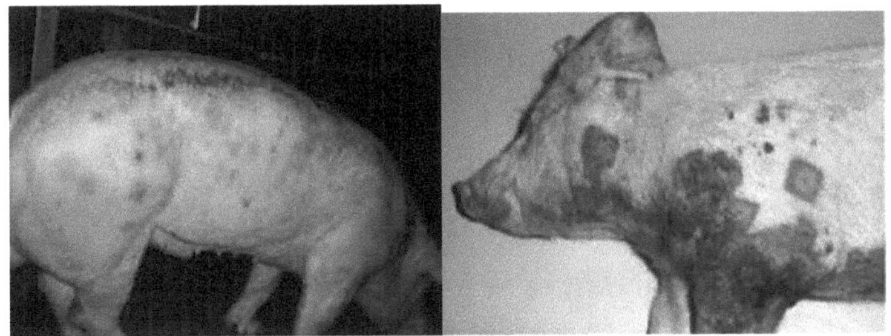

FACTORES DE VIRULENCIA:

E. rhusiopathiae posee varios factores de virulencia:

- Capsula: que dificulta la fagocitosis por las células del huésped
- Proteínas de superficie: implicadas en la adherencia inicial y en el primer paso de la formación de biofilm.
- Hialuronidasa: facilita la invasión y diseminación dentro de los tejidos humanos.
- Neuraminidasa : produce la escisión del ácido siálico, molécula que se encuentra en la superficie de las células humanas y podría servir como un requerimiento nutricional para Erysipelothrix.

PATOGENESIS:

E. rhusiopathiae produce una enfermedad ocupacional en el hombre, en especial carniceros, veterinarios, agricultores, pescadores y cocineros que manipulan pescado o carne cruda contaminada. La transmisión de animal a hombre es básicamente por contacto cutáneo. La bacteria penetra por la piel a través de abrasiones o punciones

Las infecciones causadas por *E. rhusiopathiae* se presentan comúnmente como una mancha cutánea rojiza denominada erisipeloide de Rosenbach que evoluciona a celulitis. Muy pocas veces se complica con infecciones cutáneas generalizadas. La bacteriemia y endocarditis son secuelas muy poco frecuentes.

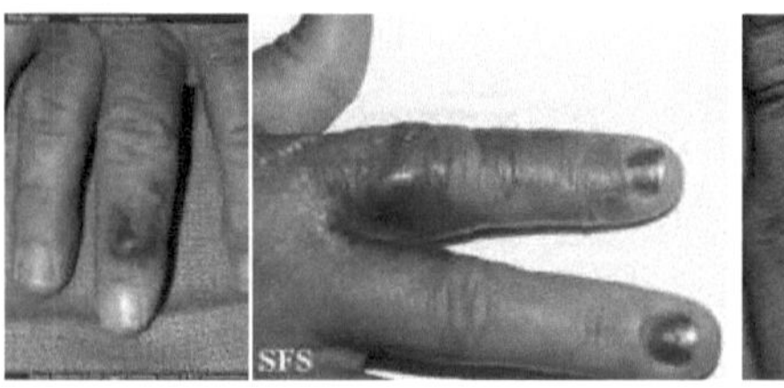 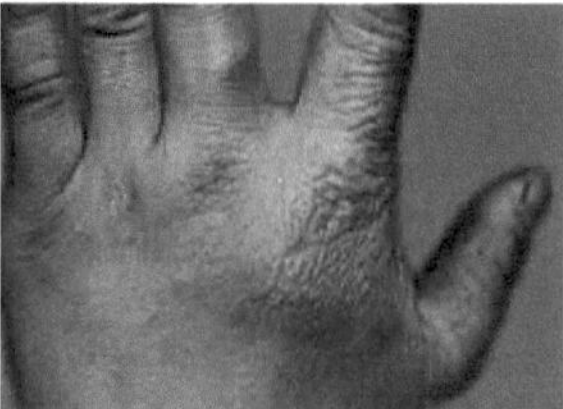

DIAGNÓSTICO MICROBIOLÓGICO:

En los casos de erisipeloide cutáneo, se requiere una biopsia en el borde de la lesión. Los hisopados no suelen tener una alta sensibilidad y no suele detectarse la presencia del patógeno. Es necesario el cultivo y en agar sangre, a las 24 horas las colonias de E. rhusiopathiae son diminutas y generalmente a partir de las 48 se pueden observar dos tipos de colonias: una colonia lisa (S) y otra tipo rugosa (R). Al realizar coloración Gram de las colonias se observan como bacilos grampositivos pequeños, rectos o ligeramente curvados con extremos redondeados. La identificación se basa en sus propiedades bioquímicas, en particular catalasa negativo y la producción de H2S para así diferenciar de *Listeria spp, Corynebacterium spp* y *Enterococcus spp.* con quienes mantiene un cierto parecido morfológico. En el caso de bacteriemia o endocarditis se aísla en hemocultivos tradicionales.

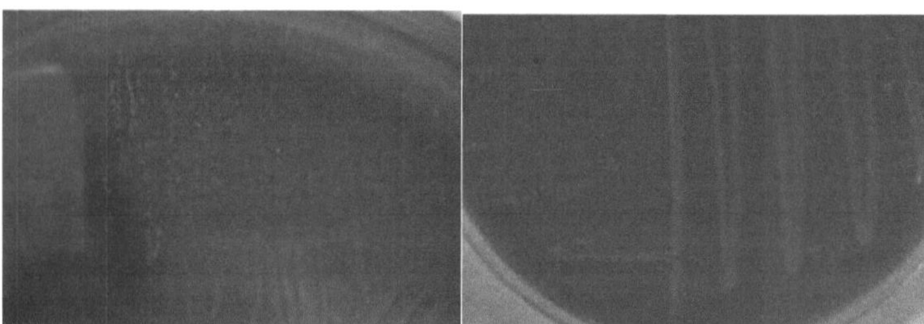

TRATAMIENTO:

Erysipelothrix rhusiopathiae es sensible a beta lactámicos, macrólidos, clindamicina, tetraciclinas y quinolonas; siendo la droga de elección la penicilina. E. rhusiopathiae es naturalmente resistente a la vancomicina y a los aminoglucósidos.

Clostridium

Clostridium toma su nombre del griego "Klostro"(palillo de tambor o huso de hilar) es un género de bacilos grampositivos, anaerobios estrictos, algunas especies producen cápsula, son esporulados, con esporas esféricas u ovaladas, centrales o terminales o subterminaes, muy resistentes a factores físicos y químicos, son móviles por presentar flagelos peritricos. -con la excepción de C. perfringens- . Crecen a temperatura de 37 °C y pH entre 7 y 7,4, por lo que son fácilmente inactivadas a pH ácido como el ácido estomacal. Las especies de Clostridium están ampliamente distribuidas en el ambiente, habitando el tracto gastrointestinal tanto de humanos como animales.

Las especies patógenas más importante son *Clostridium tetani* productor del tétanos, el *Clostridium botulinum* del botulismo, *Clostridium perfringens,* *C. novyi, C. septicum, C. histolyticum* productores de la gangrena gaseosa y *Clostridium difficile* involucrado en la colitis pseudomembranosa.

Clostridium tetani

Clostridium tetani (de tetani, que significa rigidez) es un bacilo grampositivo, no encapsulado, móvil, esporulado, las esporas se sitúan en un extremo dándole un aspecto de raqueta de tenis o palillo de tambor. El microorganismo en fase de espora se encuentra en el suelo, heces animales y humanas. Las esporas pueden sobrevivir varios años en ambientes hostiles y son resistentes al agua hervida –solo se destruye a 170°C en calor seco o 121°C en calor húmedo-y a varios desinfectantes químicos. Las células vegetativas al contrario son fáciles de destruir por factores ambientales, físicos y químicos y son sensibles a varios antibióticos.

La bacteria produce a personas no inmunizadas o a personas inmunizadas que no han renovado su vacunación, el tétanos, una enfermedad caracterizada por un desorden neurológico que aumenta el tono muscular y provoca espasmos por la acción de una toxina producida por el Clostridium tetani, la tetanospasmina, La enfermedad llega a ser mortal sobre todo en niños y ancianos.

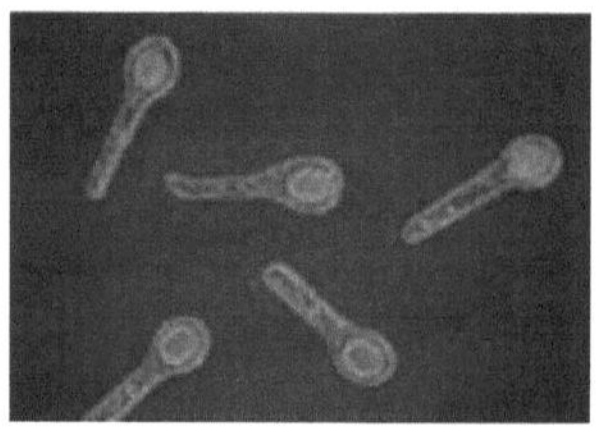 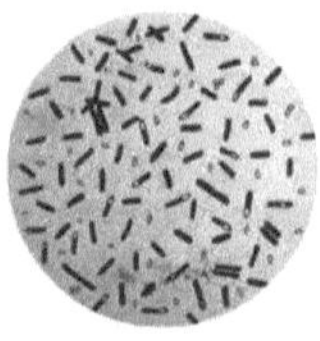

FACTORES DE VIRULENCIA:

El principal factor de virulencia de *C. tetani* es la tetanoespasmina, una neurotoxina termolábil, que bloquea la liberación de neurotransmisores inhibidores de la contracción muscular, provocando una contracción continua y dolorosa: contracción tetánica. La tetanoespasmina sintetiza exclusivamente la célula vegetativa bajo el control de un plásmido, es un polipèptido mono catenario, que una vez liberado experimenta una autolisis pasando a ser un heterodímero de dos cadenas, una pesada que le sirve para unirse a los receptores de las células nerviosas, y otra ligera que bloquea los neurotransmisores. La toxina producida en las heridas se une a los terminales de las neuronas motoras periféricas, entra en el axón y es transportada a la médula espinal y al cerebro a través del cuerpo de la neurona.

Su acción es ejercida sobre todo en la médula espinal, alterando el control del arco reflejo y suprimiendo la inhibición mediada por las neuronas internunciales. Al no haber inhibición la neurona motora inferior aumenta el tono muscular y produce rigidez y espasmo simultáneo de los músculos agonistas y antagonistas. La toxina actúa a nivel de la sinapsis inhibiendo la liberación de glicina y de ácido g-aminobutírico (GABA).

MANIFESTACIONES CLINICAS:

Las esporas se encuentran en la mayor parte de los suelos y el riesgo de contraerla es por: una herida corto punzante, ya sea por la mordedura de un perro u otro animal en contacto con alimentos del suelo o por inoculación directa de tierra que flanquee la barrera principal de defensa, la piel, como en el caso de fracturas expuestas por traumatismos.

La contaminación con esporas del germen de heridas profundas -con bajo potencial de oxido reducción-, que incluya   tejidos desvitalizados, cuerpos extraños o infecciones asociadas, se consideran de riesgo para tétanos, ya que solo en estas condiciones se produciría la germinación y la producción de toxinas. C. tetani por sí misma no produce inflamación y la zona de penetración permanece asintomática a menos que exista otra infección.

Existen algunas variedades de tétanos en el ser humano:

Tétanos local: sólo los nervios que inervan los músculos afectados están implicados, es una forma poco frecuente y el pronóstico suele ser bueno.

Tétanos generalizado: las primeras manifestaciones se presentan en periodos variables desde el ingreso de la espora que puede ir tan temprano como a los 3 días y hasta los 14 días. Los primeros síntomas suelen ser inquietud, dolor y rigidez de la espalda, cuello, muslos y abdomen, dificultad para la masticación y la deglución. Un signo precoz con el que se inicia la enfermedad en más de la mitad de los casos es el trismo o dificultad para abrir la boca. Las manos y los pies no suelen verse afectados. La contracción sostenida de los músculos faciales ocasiona un rictus parecido a una sonrisa: sonrisa sardónica y contracción de los músculos de la espalda, provocando concavidad del dorso u opistótonos, fiebre puede ser causada por el mismo germen o por neumonía por aspiración-complicación frecuente del tétanos-. Estímulos súbitos: luz o ruidos, pueden desencadenar crisis con aumento y profundidad de espasmos musculares, sobre todo diafragmáticos, intercostales, glóticos o laríngeos, que pueden provocar paro respiratorio.

La enfermedad no diagnosticada o tratada oportunamente puede complicarse con alguno o varios de estos eventos:

* neumonía por aspiración
* asfixia por espasmo laríngeo y de la musculatura respiratoria
* trombosis venosas por la inmovilidad del paciente
* hipertensión o hipotensión o alteraciones del ritmo cardiaco como consecuencia de la inestabilidad del sistema nervioso simpático
* úlceras por decúbito
* fracturas vertebrales y de huesos largos por espasmos musculares sostenidos.

El diagnóstico diferencial debe realizarse con patologías que también producen trismo: abscesos alveolares o tetania hipocalcemia; las fenotiazinas y la metoclopramida pueden causar trismo, en individuos susceptibles o en sobredosis; o enfermedades que transcurran con rigidez de la nuca: meningitis o encefalitis. El envenenamiento con estricnina puede simular inicialmente tétanos por aumento de la excitabilidad neuronal.

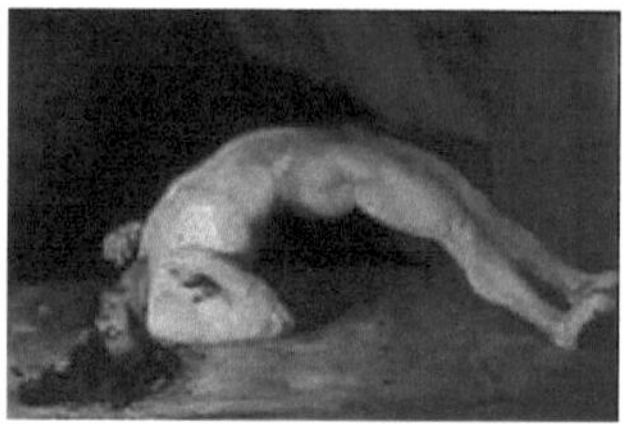
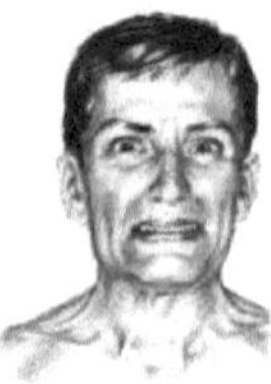

Tétanos neonatal: es una enfermedad aguda del recién nacido que aparece entre el nacimiento y los veintiocho días de edad, caracterizada por espasmos generalizados, dificultad para la succión, inquietud, irritabilidad, rigidez muscular y convulsiones tónicas que se presentan cuando se estimula al recién nacido con luz o ruidos. La contractura de músculos abdominales, rigidez de músculos faciales (el trismo) y la risa sardónica son menos frecuentes. El tétanos neonatal tiene una estrecha relación con una atención inadecuada del parto, con contaminación del muñón umbilical al momento del corte con instrumental no estéril o parcialmente esterilizado o contaminación posterior del muñón con tierra u otros elementos orgánicos y adicionado a condiciones de anaerobiosis.

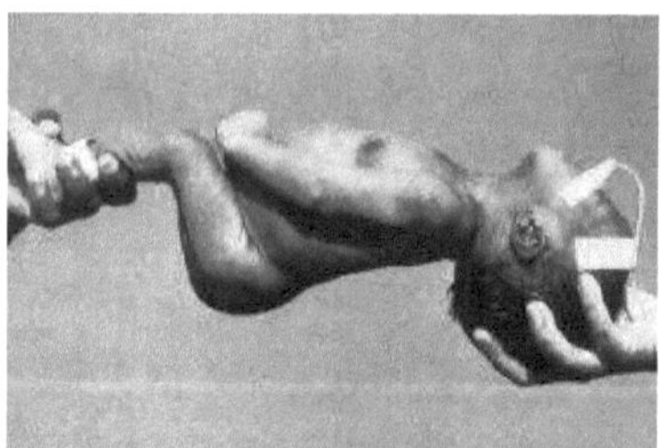

Tétanos cefálico: es muy poco frecuente y se presenta después de una herida profunda en la cabeza o en la oreja. Se requiere que reúna condiciones que faciliten la germinación de la espora que ingresó: bajo potencial de oxidoreducción, contaminación asociada, tejidos desvitalizados, etc. Luego de un corto período de incubación- 2 a 7 días- se observa trismo y disfunción del séptimo par craneal. El pronóstico es malo y la mortalidad es elevada.

DIAGNÓSTICO MICROBIOLÓGICO:

El diagnóstico de tétanos es netamente clínico, basado en la anamnesis y la exploración física y muy poco ayuda el laboratorio de Microbiología en esta entidad y solo en casos excepcionales se encuentra el *Clostridium tetani* a nivel de la puerta de entrada.

En algunos casos hay leucocitosis y los electromiogramas muestran descargas continuas de las unidades motoras con ausencia de silencios después de un potencial de acción.

TRATAMIENTO

El tratamiento del tétanos consiste en: eliminar la fuente de la toxina, neutralizar la toxina libre y prevenir los espasmos musculares para lo cual se realiza:

- ✓ Curación cuidadosa de la herida sospechosa de contener esporas de C. tetani, que incluya limpieza con peróxido de hidrógeno y desbridación, procurando mantener la herida en condiciones de aerobiosis

- ✓ Administración de antitoxina para neutralizar la toxina libre. La antitoxina es una gammaglobulina humana antitetánica, cuya dosis óptima no es bien conocida y se han reportado que de 500 a 1.000 unidades son suficientes para neutralizar la toxina en dosis única por la larga semivida de la gammaglobulina. La antitoxina puede ser inyectada en las proximidades de la herida para mejorar su eficiencia. La toxina ya fijada al tejido nervioso no es afectada por la antitoxina inyectada por cualquier vía.

- ✓ Antibacteriano: la eliminación de las formas vegetativas se realiza con la penicilina y de manera alternativa con metronidazol. Pueden también ser activos contra el germen eritromicina y clindamicina.

Este tratamiento debe ser complementado con medidas de sostén indispensables como son: tratamiento antiespasmódico: para contrarrestar los espasmos tetánicos, dolorosos y peligrosos con diazepam, una benzodiacepina agonista del GABA y tener prevista en casos extremos ventilación asistida.

PREVENCIÓN:

La vacunación es el mejor método preventivo para el tétanos y consiste en tres dosis que se inicia a los dos meses de vida junto con la prevención de difteria y tosferina (vacuna DPT o triple) entre la primera y la segunda se deja transcurrir un plazo de 4 a 8 semanas y la tercera es administrada a los 6-12 meses después de la segunda. Cada 10 años se refuerza a partir de los 35 años. No se han reportado casos de tétanos en individuos correctamente vacunados, sino en casos excepcionales.

Clostridium botulinum

C. botulinum (de la palabra botulus: salchicha), descubierta y aislada en 1896 por Emile van Ermengem, es un bacilo Gram positivo, anaerobio, productor de una toxina alimenticia causante del botulismo. Las bacterias forman esporas ovaladas, subterminales y deformantes. Es móvil por flagelos perítricos, no tiene cápsula y es proteolítico y lipolítico.

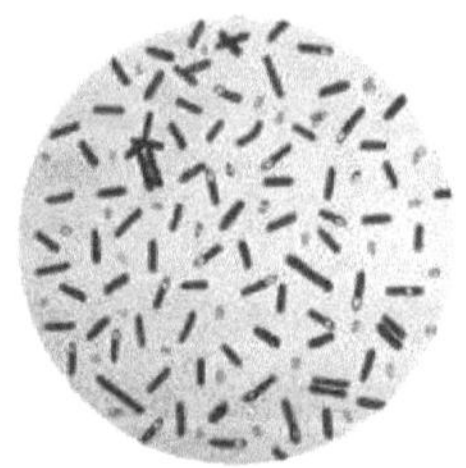

FACTORES DE VIRULENCIA:

El factor de virulencia más importante de *C. botulinum* es la producción de la toxina botulínica que afecta al sistema nervioso impidiendo la síntesis de acetilcolina, una sustancia esencial para la contracción de los músculos esqueléticos y produce una parálisis flácida. Las toxinas entran inactivas en el organismo y se activan por la acción de proteasas endógenas del huésped. Hay ocho tipos de toxinas botulínicas designadas por las letras A hasta la H; todas ellas son resistentes a las altas temperaturas. Los subtipos C y D no son patógenos humanos.La bacteria produce la toxina botulínica únicamente en ambientes anaerobios, altamente deficientes de oxígeno y pH mayor de 4.6, por lo cual la enfermedad es más frecuente cuando hay el antecedente de ingesta de alimentos enlatados.

MANIFESTACIONES CLINICAS:

Se reconocen tres tipos de botulismo de acuerdo a los síntomas producidos:

<u>Botulismo por ingesta</u>: los síntomas empiezan entre 6 horas a 2 semanas (más comúnmente entre 12 y 36 horas) luego de la ingesta de alimentos contaminados por la toxina, y son: boca seca, debilidad muscular, diplopía (visión doble), párpados caídos, náuseas, vómitos, dolor abdominal tipo cólico, dificultad para respirar y dificultad para tragar.

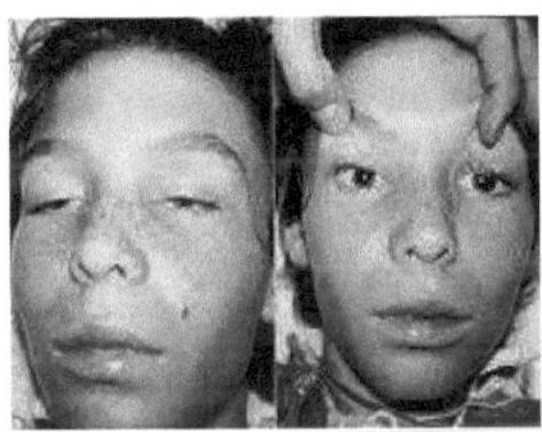

Tomado de es.slideshare.net

<u>Botulismo infantil</u>: entidad poco frecuente y se relaciona con la ingesta de miel envasada en condiciones de anaerobiosis, copando todo el envase en su integridad o en un número pequeño de lactantes susceptibles quienes hospedan *Clostridium botulinum* en su tracto intestinal. El

período de incubación y los síntomas son similares que en adultos, y en niños más pequeños además de éstos se presenta: dificultad para mantener la cabeza erguida, llanto débil, Irritabilidad, dificultad para succionar o respirar.

<u>Botulismo de las heridas:</u> se produce cuando las heridas están infectadas por Clostridium botulinum que secreta la toxina, la mayoría de pacientes son drogadictos parenterales con heridas crónicas en mal estado. Los síntomas son muy parecidos a los que se presentan por vía digestiva, pero pueden aparecer de forma más brusca y progresar más rápidamente a parálisis respiratoria. En todos los casos la acción patógena la ejerce la toxina y no la bacteria.

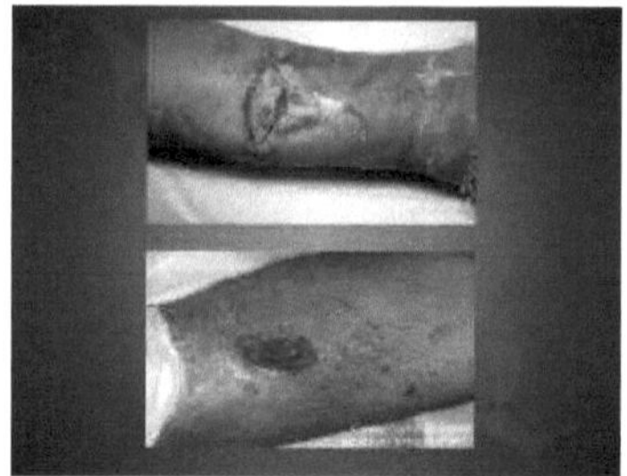

Tomado de es.slideshare.net

La complicación más frecuente en todos los tipos de botulismo es que la parálisis de los músculos respiratorios que puede llevar a la muerte   a menos que se proporcione asistencia para la respiración con ventilación mecánica.

En los últimos años se ha usado la toxina de Clostridium botulinum con fines médicos para la preparación de Botox, que inyectado de manera local paraliza los músculos y temporalmente elimina las arrugas o en el tratamiento del dolor facial severo por neuralgia del trigémino.

DIAGNÓSTICO:

Al igual que en tétanos, el diagnóstico de botulismo es esencialmente clínico, la entrevista clínica y la exploración del paciente son esenciales para un diagnóstico precoz. La sospecha de botulismo se inicia con el antecedente de haber consumido comida en conserva sospechosa. Las latas de conserva deformadas que sueltan gas al abrirse son altamente sospechosas de portar *C. botulinum*. La comida infectada no huele mal ni tiene mal aspecto, por lo que a veces es de difícil identificación. El botulismo infantil l se relaciona en la mayoría de casos con haber comido miel.

Se puede detectar la toxina botulínica en la sangre, vómitos o heces de la persona enferma, pero su análisis es complejo y tardío por lo que no se utiliza en la práctica clínica, también se puede analizar el alimento contaminado para detectar la toxina o la bacteria que la produce, pero tampoco es práctico porque en la mayoría de veces no se identifica el alimento por los días transcurridos desde su ingesta.

TRATAMIENTO:

La antitoxina botulínica es la medida más importante y se debe administrar lo antes posible tras el diagnóstico clínico y dependiendo de la gravedad del cuadro incluir ventilación mecánica, que puede extenderse durante semanas. Los antibacterianos no son necesarios, a excepción de botulismo por heridas.

PREVENCIÓN:

No existe una vacuna para prevenir la infección, por lo que las medidas más importantes son aquellas que evitan la contaminación de los alimentos, entre las cuales podemos citar:

- Acidificar los alimentos que sean susceptibles de estos métodos
- Proporcionar a los alimentos una alta concentración de azúcar, altos niveles de oxígeno y poca humedad.
- Los alimentos envasados deben esterilizarse a temperaturas mayores de 110ºC
- Si una lata está abollada sin haber recibido golpes, está hinchada o suena a gas en su interior , no debe ser consumida
- Evitar dar miel natural a los bebés.
- Programas de higiene de jeringuillas entre los adictos a drogas por vía intravenosa

Clostridium perfringens

Clostridium perfringens es una bacteria anaeróbica Gram-positiva, forma de bastón, no motil y formadora de esporas, ampliamente distribuida en el medio ambiente y en el intestino de los humanos y varios animales domésticos y salvajes. Sus esporas son muy resistentes y sobreviven en el suelo, agua o en los alimentos (carnes no cocidas o poco cocinadas). Crece rápidamente en tejidos y es hemolítico. Las esporas solo se destruyen con temperaturas superiores a 121°C en calor húmedo. Muchas especies del género Clostridium tienen capacidad de producir potentes exotoxinas que pueden causar enfermedades como la enteritis necrótica o la gangrena gaseosa.

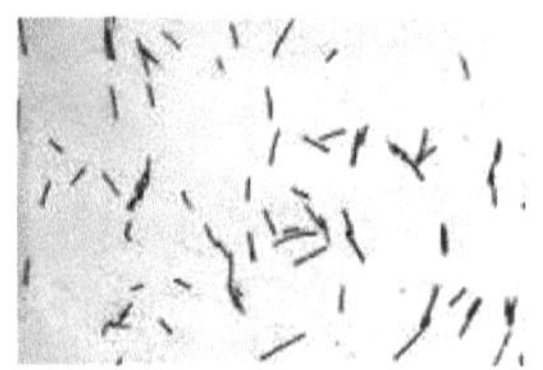

FACTORES DE VIRULENCIA:

C. perfringens además de producir potentes toxinas puede causar enfermedades por la capacidad de sobrevivir en condiciones ambientales adversas por la formación de esporas y porque puede crecer rápidamente en un ambiente rico en nutrientes y privado de oxígeno.

Sintetiza toxinas potencialmente letales: alfa, beta, épsilon e iota, las mismas que permiten subdividir a las cepas en cinco tipos (de A a E)

Clostridium perfringens A.

Clostridium perfringens B.

Clostridium perfringens C.

Clostridium perfringens D.

Clostridium perfringens E.

<u>Toxina alfa</u>: producida por todos los tipos de C. perfringens, es una lectinasa capaz de lisar eritrocitos, plaquetas, leucocitos y células endoteliales. Provocaen el ser humano destruccion tisular, hemólisis masiva y hemorragia.

Toxina beta: es la causante del estasis o parálisis intestinal, destrucción de la mucosa y lesiones necróticas responsables de la enteritis necrosante.

Toxina iota: provoca necrosis y aumento de la permeabilidad vascular.

Enterotoxina: sintetizada principalmente por la cepa A, termolábil. Es un superantígeno que estimula la actividad de los linfocitos T. Al ser un potente antígeno provoca la formación de anticuerpos específicos detectables en pruebas de laboratorio que son interpretados como exposición previa a la bacteria, pero no confieren protección.

C. perfringens tipo A origina la mayoría de las infecciones en el ser humano, incluyendo las infecciones de tejidos blandos, las intoxicaciones alimentarias y la septicemia. Las cepas tipo B a E no sobreviven en el suelo y *C. perfringens* tipo C es el agente etiológico de la enteritis necrosante.

PATOGENESIS:

La enfermedad puede ser endógena o exógena, siendo ésta última la más importante y se inicia cuando la bacteria ingresa por vía oral por la ingesta de carne de res, carne de aves o jugos de las carnes, especialmente, las infecciones de *C. perfringens* con frecuencia suceden cuando se preparan alimentos en grandes cantidades y luego se mantienen calientes durante un largo tiempo antes de servirlos, ya que la cocción mata las células germinales que se están cultivando y que causan intoxicación alimentaria, pero no destruye las esporas que se pueden convertir en células nuevas. Si los alimentos cocidos no se sirven o se refrigeran de inmediato, las esporas pueden crecer y producir células nuevas, de allí que los brotes están generalmente relacionados con eventos con gran cantidad de comensales o restaurants institucionales o sitios de alta circulación como cárceles, ancianatos, escuelas, etc.

Hay dos variedades de enfermedad causadas por ingerir alimentos contaminados con esta bacteria: el envenenamiento alimentario y la enteritis necrótica o enfermedad pig-bel, que es más severa pero menos frecuente y es causada exclusivamente por las cepas del tipo C.

- El envenenamiento alimentario: se caracteriza por intensos calambres abdominales y diarrea, que inician luego de un período de incubación de 6 a 22 horas de haber ingerido alimentos conteniendo este microorganismo. Esta enfermedad suele ser auto limitante y finaliza luego de las 24 horas de iniciados los síntomas; sin embargo, en ciertas personas, algunos síntomas pueden persistir por una a dos semanas más. El envenenamiento es causado mayoritariamente por C. perfringens tipo A que habita el aparato digestivo del ser humano, y está distribuido principalmente en el agua contaminada por heces.

- La enteritis necrótica (pig-bel), se inicia como resultado de la ingesta de un gran número de bacterias productoras de la toxina tipo C que llevan a una rápida enteritis necrótica y septicemia. Esta enfermedad es poco frecuente, pero generalmente mortal.
- En ambos casos la enfermedad es una infección causada por los alimentos; y sólo en raros casos ha implicado la posibilidad de una intoxicación por la toxina preformada.

Además de las enfermedades por ingerir alimentos, diversas infecciones de piel y tejidos blandos están asociadas con especies de Clostridium, destacando por su gravedad la mionecrosis por Clostridium o gangrena gaseosa y la celulitis por Clostridium o celulitis crepitante.

La gangrena gaseosa o mionecrosis: es una enfermedad causada por el ingreso del clostridio a través de heridas traumáticas o cirugías con tejidos necróticos, poco oxígeno y riego sanguíneo comprometido, creándose un ambiente ideal para la proliferación de Clostridium perfringens: en estos casos la bacteria germina desde su estado de espora y libera exoenzimas específicas que atacan los tejidos: fosfolipasas, hemolisinas, colagenasas y proteasas que provocan la putrefacción del tejido acompañada de producción de gas: "gangrena gaseosa". Frecuentemente se considera como una infección mixta en donde el clostridio se encuentra junto a otras bacterias anaerobias o facultativas. Su gravedad es la misma que la de otras infecciones polimicrobianas, y varía dependiendo de determinados factores del huésped, como diabetes o cáncer, insuficiencia vascular y tratamiento con inmunosupresores o múltiples antibióticos.

La gangrena gaseosa es de evolución rápida y a menudo devastador caracterizado por necrosis muscular y compromiso sistémico: taquicardia, fiebre de bajo grado y ansiedad. El periodo de incubación suele ser de 1 a 4 días, y se inicia con un fuerte dolor en el sitio del trauma o quirúrgico, y en pocas horas se puede observar alrededor una piel edematosa y con una palidez marmórea que puede ir cambiando a color bronce y bullas hemorrágicas y enfisema subcutáneo. Se acompaña de un exudado marrón, serosanguinolento, el olor típico es dulzón y se puede palpar gas u observarlo por radiografía o escáner.

Una rara forma de gangrena que se produce de forma espontánea, sin una puerta de entrada externa y obvia de la infección está producida por *C. septicum* y el origen puede estar en el colon en personas con carcinoma de colon, diverticulitis, cirugía gastrointestinal, enterocolitis necrosante o ileítis distal. En estos casos se produciría el acceso de la bacteria a la sangre y, de aquí, a los tejidos sanos. En la gangrena gaseosa espontánea por *C. septicum* el paciente debe ser sometido a estudios del tracto gastrointestinal para descartar patología de base como las citadas, principalmente carcinoma de colon.

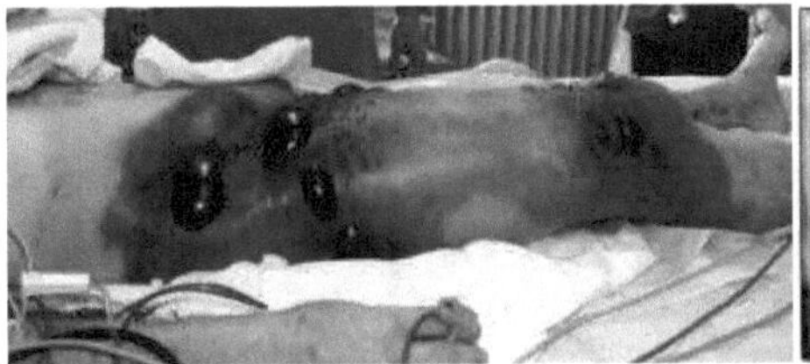
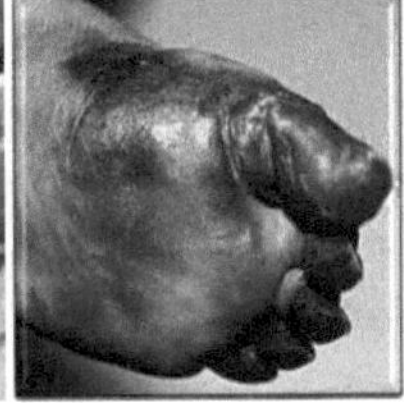

Celulitis crepitante: infección que afecta, característicamente, a los tejidos subcutáneos o retroperitoneales; sin que se involucre el músculo mayormente. En el lugar de la infección se encuentra crepitación a la palpación por la presencia de gas, inclusive mayor que en la gangrena gaseosa, mínimo dolor, edema, ligera decoloración de la piel y exudado oscuro, maloliente, como la mayoría de infecciones anaeróbicas.

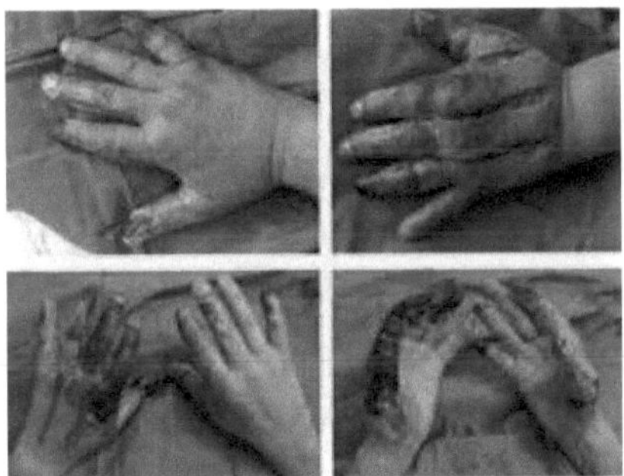

Otras infecciones que involucran a clostridios y se presentan con baja frecuencia son:

o Infecciones biliares: la colecistitis por Clostridium se diferencia de colecistitis por otras bacterias porque generalmente es complicación de cirugía biliar y la bacteria proviene de pared abdominal y la característica principal clínica es que la colecistitis es de tipo enfisematoso (en la radiografía o TAC del tracto biliar se observa gas.) Es considerada una emergencia y requiere una rápida intervención quirúrgica y tratamiento antimicrobiano. Es más frecuente en varones diabéticos.

o Infecciones intrabdominales: peritonitis, abscesos intrabdominales o infecciones de sitio quirúrgico abdominales se describen de manera excepcional y generalmente son polimicrobianas y uno de los gérmenes involucrados es C. perfringes y en menor grado C. septicum

o Bacteriemia: se produce principalmente en pacientes con carcinoma intestinal, leucemia y sida y Son particularmente graves con cuadros de hemólisis intravascular y shock.

o Infecciones del tracto genital femenino: las bacterias del género Clostridium pueden causar excepcionalmente infecciones genitales, principalmente abscesos tubo-ováricos o pélvicos. La gangrena gaseosa uterina es una complicación después de un aborto séptico y de manera excepcional es una complicación postparto o después de otras cirugías o técnicas obstétricas. *Clostridium sordelli* es el germen que con mayor frecuencia ha sido involucrado en estas patologías.

DIAGNÓSTICO MICROBIOLÓGICO:

El envenenamiento es diagnosticado principalmente por sus síntomas y período de incubación y es confirmado al detectar la presencia de la toxina en las heces de los pacientes. También, se puede confirmar la infección al encontrar las bacterias causantes en los alimentos implicados o en las heces de los pacientes. En infecciones de tejidos o abscesos con superficie intacta, la toma de muestra para recuperar el germen se efectúa por punción percutánea y aspiración, previo lavado y desinfección, es imprescindible evitar el ingreso de aire durante la toma y transporte de muestras.

En heridas abiertas, previa limpieza del orificio del drenaje con solución salina estéril tomar la muestra por aspiración de la parte más profunda de la herida. En la mionecrosis las muestras procedentes del desbridamiento quirúrgico y por aspiración de las burbujas o ampollas que se forman en la piel son adecuadas para el diagnóstico. El material obtenido debe enviarse en condiciones de anaerobiosis de manera urgente al laboratorio. El Laboratorio puede recuperar bacterias del género Clostridium a partir de muestras clínicas en medios como el agar sangre para anaerobios. La tinción de Gram de las heridas suele mostrar células bacterianas típicas: bacilo grampositivo grande, corto y grueso, con forma de ladrillo y abundantes neutrófilos. Generalmente no se observan esporas y si se ven son redondas y subterminales. En cuanto a los cultivos *C. perfringes* forma colonias en 18-24 h con halo de doble hemólisis, una interna de hemólisis completa (ß-hemólisis) debida a la toxina theta y otra externa, más grande, de hemólisis incompleta (a-hemólisis) debida a la toxina alfa.

La utilización de pruebas bioquímicas, el estudio de la producción de lecitinasa y lipasa en agar yema de huevo, la hidrólisis de la gelatina y de la urea y la producción de indol son ayudas para la identificación de C. perfringes. La determinación de los productos metabólicos por cromatografía líquido-gaseosa o el análisis de los ácidos grasos de la pared son métodos definitivos de identificación, pero solo se realizan en laboratorios de referencia microbiológica. En menor proporción y con mayor dificultad se han aislado otras especies como C. novyi, C. histolyticum, C. sordelli, C. bifermentans o C. tertium en casos de gangrena gaseosa.

TRATAMIENTO:

Para el envenenamiento alimentario y la necrosis entérica no hay un tratamiento específico o una cura establecida para las toxinas de Clostridium perfringens y se utilizan cuidados de apoyo como los fluidos intravenosos y el control sintomático de fiebre y el dolor.

En las infecciones piel y tejidos blandos el tratamiento con antitoxinas, antibióticos y profilaxis quirúrgica suele ser muy efectivo y ha reducido significativamente los casos de amputación y de muerte. Las medidas a tomar recomendadas son: Desbridamiento quirúrgico de heridas y uso de oxigeno hiperbárico.

En cuanto al uso de antibacterianos los antibióticos activos frente a bacterias anaerobias también lo son para la mayoría de cepas de Clostridium, en especial la penicilina; sin embargo se ha detectado un aumento de la resistencia a la penicilina en *C. perfringens*, pero no se ha demostrado la producción de ß- lactamasas, lo cual llevaría a pensar que la resistencia es por disminución en la afinidad por las proteínas fijadora de penicilina (PBP). Se han reportado algunos casos de resistencia a la clindamicina en cepas de *C. perfringens, , C. difficile, C. tertium, C. subterminale, C. butyricum, y C. innocuum. Clostridium tertium* es resistente a los ß-lactámicos, clindamicina y metronidazol.

PREVENCIÓN:

No hay vacuna contra *C. perfringens* y los otros clostridios causales de infecciones. Para prevenir la enfermedad intestinal se deben tomar las siguientes medidas:

- Los alimentos luego de cocinados, en especial las carnes de res, de aves, las salsas de carne, etc. deben mantenerse a una temperatura mayor de 60° C o menor de 5°C. para evitar que las esporas de C. perfringens se reproduzcan.
- Los alimentos sobrantes deben refrigerarse dentro de las 2 primeras horas
- Los recipientes grandes de comida deben dividirse en pequeñas porciones antes de refrigerarse. Los alimentos sobrantes refrigerados deben recalentarse a 74°C o más antes de volver a servirse.

Clostridium difficile

C. difficile (llamado así porque es difícil su aislamiento y cultivo) fue descrito por primera vez en 1935 como parte de la microbiota normal de los neonatos. Es gram positivo, anaerobio estricto y esporulado, siendo sus esporas resistentes a muchos desinfectantes y sobreviven fuera del colon durante mucho tiempo. C. difficile es el agente etiológico de la colitis seudomembranosa y el factor predisponente para desarrollar diarrea se da por alteración de la flora colónica por administración de antibióticos de amplio espectro. C. difficile está presente en las heces de adultos sanos en un porcentaje cercano al 30%.

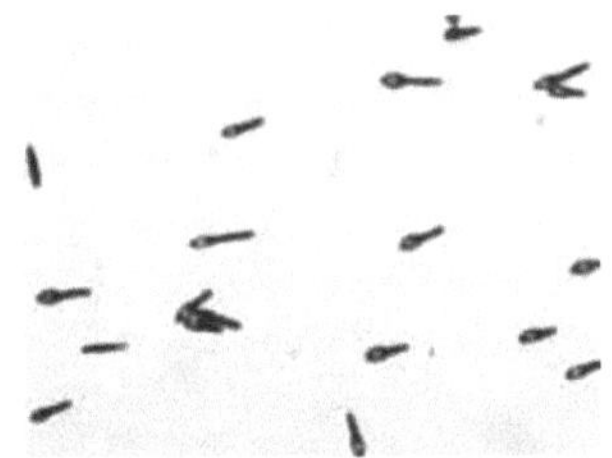

FACTORES DE VIRULENCIA:

C. difficile produce 2 toxinas llamadas toxina A (TcdA) y toxina B (TcdB), estas toxinas alteran el citosqueleto de las células del epitelio intestinal provocando cambios morfológicos, inhibición de la división celular y de la función normal de la membrana celular producto de lo cual ocasiona una destrucción del epitelio intestinal. Otros factores que favorecerían la patogenicidad de la bacteria serían la producción de paracresol, una sustancia bacteriostática que inhibiría la recolonización del intestino por la microbiota comensal aún después de la suspensión del tratamiento antibacteriano y la producción por Clostridium de distintos factores de adhesión.

PATOGENESIS:

Cuando se altera la microbiota intestinal por la administración de antibióticos, en especial Clindamicina, fluroquinolonas y cefalosporinas de segunda y tercera generación, las esporas de *C. difficile* germinan y colonizan el tracto gastrointestinal, las bacterias germinales producen toxinas que generan una respuesta inflamatoria y daño del epitelio intestinal. También contribuyen a la diarrea algunos factores del huésped como la hospitalización, la edad (niños menores de dos años y personas de la tercera edad), la inmunodepresión, antecedente de cirugía gastrointestinal y, obviamente y como factor primordial la administración previa de antibióticos. Excepcionalmente infección por *C. difficile* puede presentarse en ausencia de tratamiento previo con antibióticos, en pacientes sometidos a quimioterapia o inmunosupresores.

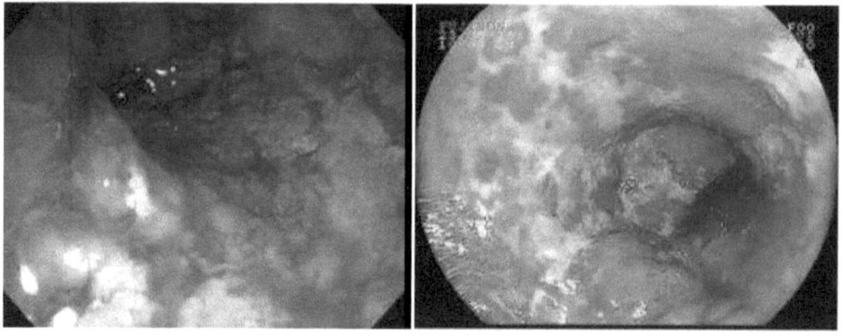

La clínica de la infección por *C. difficile* es variable y puede ir desde ser portador asintomático, diarrea leve, una colitis sin pseudomembrana, una colitis pseudomembranosa o una colitis fulminante. Las formas leves suelen acompañase de diarreas y dolor abdominal tipo cólico sin sintomatología sistémica. Las colitis moderadas y graves se presentan con diarrea profusa, dolor y distensión abdominal y en algunos casos hemorragia digestiva evidente u oculta detectado por el laboratorio. Hay habitualmente   síntomas de enfermedad sistémica como fiebre, náuseas, anorexia y malestar general. Si la afectación predominante es del ciego y el colon derecho puede haber dolor abdominal pero no diarrea. La diarrea también puede estar ausente en pacientes con colitis pseudomembranosa grave con megacolon tóxico e íleo paralítico.

DIAGNÓSTICO MICROBIOLÓGICO:

Al no existir una prueba diagnóstica de laboratorio ideal con alta sensibilidad y especificidad, la sospecha clínica es clave para establecer el diagnóstico.En las biometrías suelen encontrarse leucocitosis y aumento de la proteína C reactiva que sugiere junto con el cuadro clínico y el antecedente de administración de antibacterianos la presencia de C. difficile. La confirmación diagnóstica se realiza por: cultivo, la determinación directa de toxinas, la detección de antígeno de C. difficile, la detección del efecto citopático de las toxinas en un medio de cultivo celular y las técnicas de amplificación de ácidos nucleicos.

El cultivo de C. difficile se realiza en heces fecales en agar sangre para anaerobios, pero por la dificultad de mantener condiciones de anaerobiosis en la toma, transporte y procesamiento de la muestra es una prueba con muchos falsos negativos y no se utiliza de manera rutinaria en la práctica clínica.

Para detectar TcdA y TcdB se necesita una muestra de materia fecal y la detección de las toxinas es por ELISA. Este análisis es rápido, relativamente fácil de realizar, sin embargo su sensibilidad es baja.

Detección de antígeno de C. difficile: se realiza igual por técnica de inmunoanálisis en heces, pero igual su sensibilidad no es muy alta y requiere para su detección altas cantidades de antígeno en la muestra que se analiza.

El análisis de citotoxicidad celular es el patrón oro para el diagnóstico de *C. difficile*. La técnica consiste en inocular un filtrado de heces en un medio de cultivo celular y observar si existe efecto citopático de las toxinas, que se manifiesta por la rotura del esqueleto celular. Es una prueba muy sensible y puede detectar concentraciones de toxina no detectadas por ELISA; el inconveniente práctico de la técnica es que los resultados pueden demorar hasta 3 días.

PCR para detectar los genes de la toxina en heces fecales es un examen sensible y específico, pero solo se realiza en laboratorios de especialidad.

El diagnóstico debe ayudarse con pruebas de imagen en donde puede aparecer dilatación del colon, engrosamiento de las paredes colónicas, el signo del acordeón o la ascitis no explicada por otras causas en las placas simples de abdomen y en la tomografía computarizada (TC) abdominal; en caso de colitis fulminante se observa íleo, megacolon tóxico e incluso perforación. Los hallazgos endoscópicos son inespecíficos y se observan edema, eritema y friabilidad de la mucosa; sin embargo la presencia de placas amarillentas sobre elevadas adheridas a la mucosa es patognomónica de colitis pseudomembranosa.

TRATAMIENTO:

El tratamiento de la colitis tiene como objetivos fundamentales mejorar la sintomatología del paciente e impedir que la infección por *Clostridium* se propague a otros pacientes. Las primeras medidas a implementar son: hidratación con un aporte adecuado de líquidos y electrolitos, no usar antidiarreicos, de ser médicamente posible suspender el tratamiento del antibiótico causante de la colitis y aislar al paciente.

Tratamiento con antibacterianos:

Colitis no grave: metronidazol oral (si puede usar medicación oral)

Colitis grave: vancomicina y/o metronidazol parenteral

Estudios recientes han demostrado que el tratamiento con probióticos como adyuvante de la terapia antibiótica para el manejo de la colitis por *Clostridium* no mejoró el cuadro clínico ni disminuyó el tiempo de tratamiento antibacteriano.

Actinomyces

Los *Actinomyces* proviene del término actinomiceto es tomado del griego y significa" hongo de rayos", es un género de bacterias gram-positivas, filamentosas no mótiles, no forman esporas, anaerobios o anaerobios facultativos, no acidorresistentes. Los *Actinomyces* son patógenos oportunistas de los seres humanos particularmente en la cavidad bucal y cavidad vaginal. De manera infrecuente estas bacterias pueden cursar con abscesos en la boca, los pulmones, o el aparato gastrointestinal, que se conoce como actinomicosis.

Actinomyces israelii es el agente patógeno del ser humano y A. bovis de los animales, *A naeslundii* y *Arachnia propionica (Actinomyces propionicus)* son también patógenos ocasionales para el hombre. A. socranski es un colonizador normal de la vagina, colón y boca. A diferencia de la nocardiosis o el actinomicetoma, la actinomicosis es una enfermedad endógena, ya que los microorganismos causales se hallan como parte de la flora normal en la mucosa de la cavidad bucal, las criptas amigdalianas y genitales femeninas.

FACTORES DE VIRULENCIA:

Los *Actinomyces* tienen bajo o ningún potencial de virulencia. La enfermedad por actinomicetos se produce cuando el ser humano presenta barreras mucosas alteradas, por trauma, cirugía o inflamación–infección, que permite que la bacteria ingrese sin impedimento desde su hábitat normal.

PATOGENESIS:

Actinomyces israelii es el agente causal más importante en el ser humano y son clasificadas en base al sitio anatómico de la lesión: bucal, vaginal o torácico.

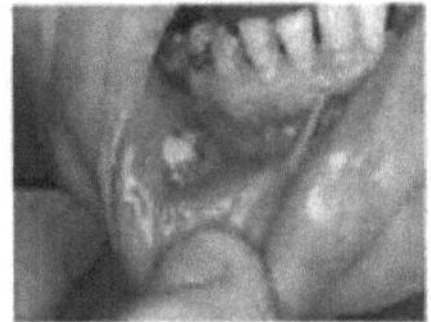

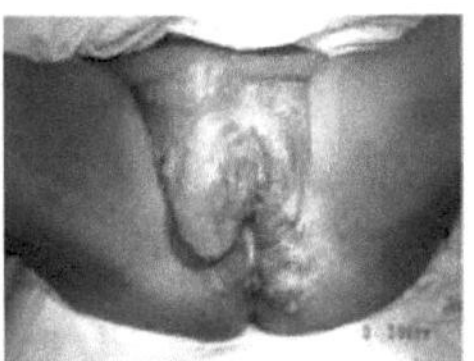

Tomado de: sciencopen.com

La actinomicosis bucal se produce por el ingreso de la bacteria por rotura de la barrera mucosa causada por procedimientos dentales o traumatismos orales o infección. Una vez dentro del tejido la bacteria causa una protuberancia o absceso de color rojo intenso en la mandíbula, "mandíbula abultada". El absceso irrumpe a través de la superficie de la piel y supura a través de un conducto sinusal. Se acompaña de pocos síntomas como fiebre y dolor mínimo o inexistente en el sitio de la infección. La linfadenopatía es poco frecuente.

En raras ocasiones puede llegar a cronificarse si no ha sido tratada adecuadamente en su fase aguda y la fase crónica se caracteriza por un lento crecimiento de la protuberancia que puede alternar entre la curación espontánea y la recurrencia. La fase crónica se presenta como inflamaciones induradas únicas o múltiples que suelen hacerse blandas y fluctuantes, y que después presentan supuración como gránulos de azufre, con neutrófilos y un conglomerado de bacterias. Es característica la producción de masas con paredes fibrosas "leñosas" y se extienden fístulas desde los abscesos hacia la piel o los huesos.

La infección también puede afectar a mujeres con dispositivo intrauterino (DIU) en donde puede cursar con endometritis, enfermedad pélvica inflamatoria (EPI) que se manifiestan con menorragias, leucorrea, fiebre, dispareunia y dolor abdominal o pélvico. Las complicaciones si no recibe tratamiento pueden ser infecciones sobreañadidas como candidiasis, abscesos intraperitoneales, formación de fístulas, infección pélvica, absceso subfrénico y en casos extremos esterilidad por inflamación y obstrucción tubárica.

La patología torácica, se produce por la aspiración de A. israelii desde la orofaringe o A. meyerii en el 50% de los casos los síntomas son dolor en el pecho, fiebre y pérdida de peso y úlceras que drenan en la piel, por lo que puede confundirse con una neoplasia, ya que forma una masa que se extiende a la pared torácica, u otras bacterianas (tuberculosis, nocardiosis), micóticas (histoplasmosis, blastomicosis).

El período de incubación de las actinomicosis es irregular, puede durar muchos años en los tejidos orales, y días o meses después del trauma desencadenante y de la penetración en los tejidos en actinomicosis vaginal o torácica.

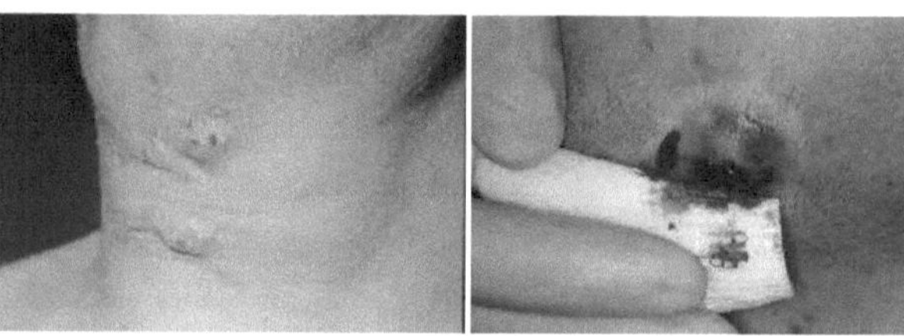

Tomado de: microbiologybook.org

DIAGNÓSTICO MICROBIOLÓGICO:

El diagnóstico clínico se confirma con tinción de Gram de material purulento, en donde se demostrará la presencia de ramificaciones de hifas grampositivas en un "gránulo", acompañados de neutrófilos. No se colorea con el método de Ziehl. El diagnóstico diferencial debe hacerse con la presencia de infecciones en las que existan formas filamentosas como: *Candida, Aspergillus, Nocardia, Leptothrix* y *bacilos de Döderlein* filamentosos.

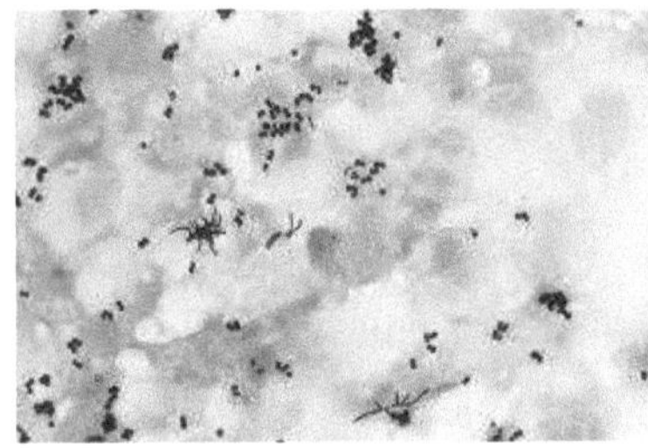

Los cultivos en medios ordinarios permiten el crecimiento de colonias características de color rojo azufre.

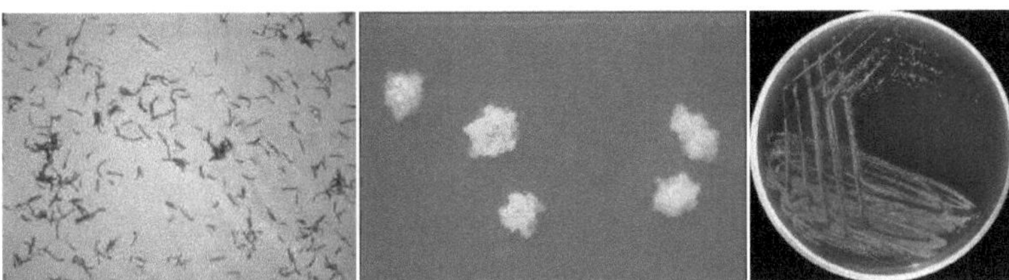

TRATAMIENTO:

El tratamiento de la actinomicosis la combina el desbridamiento quirúrgico de los tejidos afectados y la administración prolongada de antibióticos. Los *Actinomyces* son sensibles a penicilina (antibiótico de elección), la eritromicina y la clindamicina. La mayoría de las especies de actinomices son resistentes a metronidazol y las tetraciclinas tienen una actividad variable. La oxacilina, dicloxacilina, cefalexina, y los aminoglicósidos dan poco resultado, al menos in vitro, por lo que no se utilizan en el manejo terapéutico de los pacientes. Si la infección vaginal está relacionada con un DIU, el dispositivo se debe retirar de manera obligatoria.

PREVENCIÓN:

La pobre higiene oral, la gingivitis y las caries dentales son factores predisponentes para la infección por lo que la buena higiene oral y las visitas regulares al odontólogo pueden ayudar a prevenir algunas formas de actinomicosis.

BIBLIOGRAFIA:

- Murray P, Baron E. Jorgensen J, Landry M, Pfaller M, editors. Manual of Clinical Microbiology, 9th edition. Washington DC: ASM Press: 2007.
- Jawetz, Melnick y Adelberg . Microbiología Médica, 25va Edición –Editorial: Mc.Graw.-.Hill Edición: 25ª Año: 2010
- Washington C. Winn / Stephen D. Allen / William M. Janda / Elmer W. Koneman / Gary W. Procop / Paul C. Schrenckenberger / Gail L. Woods Koneman. Diagnóstico microbiológico Médica Panamericana; Edición: 6ª. 2008
- H.G. Schlegel. Microbiología General 7a Ed.- 1997. Ediciones Omega
- B. C. MIMS. Microbiología Médica. 2ª Edición. 2002. Mosby (Elsevier Science).
- Romero Cabello. Microbiología y Parasitología Humana. Editorial Panamericana, 3° Ed. 2007
- Soc. Esp. de Enf. Infec. y Microbiol. Clín. Tratado SEIMC de Enfermedades Infecciosas y Microbiología Clínica. 2006
- Tortora, Funke, y Case. Microbiología. Editorial Panamericana, 9ª Ed. 2007.
- Pratt-Rippin K, Pezzlo M. Identification of commomly isolated aerobic gram positive bacteria. En: Isenberg HD (ed). Clinical Microbiology procedures handbook. American Society for Microbiology, Washington DC1992.
- Kotiranta A, Lounatmaa K, Haapasalo M. Epidemiology and pathogenesis of Bacillus cereus infections. Microb Infect. 2000.
- Mckillip JL. Prevalence and expression of enterotoxins in Bacillus cereus and other Bacillus spp., a a literature review. Antonie van Leeuwenhoek. 2000.
- Altayar M, Sutherland AD. Bacillus cereus is common in the environment but emetic toxic producing isolates are rare. J Appl Microbiol. 2006.
- Ehling Schulz M, Svensson B, Guinebretiere MH, Lindback T, Schultz A. Emetic toxic formation of Bacillus cereus is restricted to a single evolutionary lineage of clearly related strains. Microbiol. 2005.
- Sorrell TC, Mitchell DH, Iredell JR, Chen SC-A. Nocardia species. In: Mandell GL, Bennett JE, Dolin R, eds. Principles and Practice of Infectious Diseases. 7th ed. Philadelphia, Pa: Elsevier Churchill Livingstone;2009.
- Southwick FS. Nocardiosis. In: Goldman L, Schafer AI, eds. Cecil Medicine. 24th ed. Philadelphia, Pa: Saunders Elsevier; 2011.

- Scotton PG, Tonon E, Giobbia M, Gallucci M, Rigoli R, Vaglia A. Rhodococcus equi nosocomial meningitis cured by levofloxacin and shunt removal. Clin Infect Dis 2000.

- Weinstock DM, Brown AE. Rhodococcus equi: an emerging pathogen. Clin Infect Dis 2002.

- Torres-Tortosa M, Arrizabalaga J, Villanueva JL, Gálvez J, Leyes M, Valencia E, Flores J, Peña JM, Pérez-Cecilia E, Quereda C. Prognosis and clinical evaluation of infection caused by Rhodococcus equi in HIV-infected patients. A multicenter study of 67 cases. Chest 2003.

- Baltimore RS. Listeria monocytogenes. In: Kliegman RM, Behrman RE, Jenson HB, Stanton BF, eds. Nelson Textbook of Pediatrics. 19th ed. Philadelphia, Pa: Saunders Elsevier; 2011.

- Bennett L. Listeria monocytogenes. In: Mandell GL, Bennett JE, Dolin R, eds. Principles and Practice of Infectious Diseases. 7th ed. Philadelphia, Pa: Elsevier Churchill Livingstone; 2009.

- Reboli AC, Farrar WE. Erysipelothrix rhusiopathiae. In: Mandell GL, Bennett JE, Dolin R (eds). Principles and practice of infectious diseases. 5th ed. Philadelphia: Churchill Livingstone, 2000.

- Khan AA, Zahidie A, Rabbani F. Interventions to reduce neonatal mortality from neonatal tetanus in low and middle income countries--a systematic review. BMC Public Health. 2013.

- Hassel B. Tetanus: pathophysiology, treatment, and the possibility of using botulinum toxin against tetanus-induced rigidity and spasms. Toxins (Basel). 2013 Jan 8;5(1):73-83.

- Cook TM, Protheroe RT, Handel JM. Tetanus: a review of the literature. Br J Anaesth. 2001.

- Arnon SS. Botulism (Clostridium botulinum). In: Kliegman RM, Behrman RE, Jenson HB, Stanton BF, eds. Nelson Textbook of Pediatrics. 19th ed. Philadelphia, PA: Saunders Elsevier; 2011.

- Reddy P, Bleck TP. Clostridium botulinum (botulism). In: Mandell GL, Bennett JE, Dolin R, eds. Principles and Practice of Infectious Diseases. 7th ed. Philadelphia, PA: Churchill Livingstone Elsevier; 2009.

- Mangels JI. Anaerobic bacteriology. En: Isenberg HD (ed). Clinical Microbiology Procedures

- Handbook, 2ª ed. Washington DC: ASM Press, 2004.

- Lorber B. Gas gangrene and other Clostridium associated diseases. En: Mandell GL,Bennett JE, Dolin R (eds). Principles and practice of infectious diseases, 5ª ed.Philadelphia: Churchill- Livingstone, 2000.
- Pérez Trallero E, Cueto M, Miranda C. Bacilos grampositivos. En: de la Rosa M, Prieto J (eds). Microbiología en Ciencias de la Salud. Conceptos y aplicaciones, 2ª ed. Madrid: Elsevier, 2003.
- Croft AC, Woods GL. Specimen collection and handling for diagnosis of infectious diseases. In: McPherson RA, Pincus MR, eds. Henry's Clinical Diagnosis and Management by Laboratory Methods. 22nd ed. Philadelphia, PA: Saunders Elsevier; 2011.
- Brook I. Actinomycosis. In: Goldman L, Schafer AI, eds. Goldman's Cecil Medicine. 24th ed. Philadelphia, Pa: Elsevier Saunders; 2011.
- Russo TA. Agents of actinomycosis. In: Mandell GL, Bennett JE, Dolin R, eds. Mandell, Douglas, and Bennett's Principles and Practice of Infectious Diseases. 7th ed. Philadelphia, Pa: Elsevier Churchill Livingstone; 2009.

COCOS GRAMPOSITIVOS

Catalasa positiva:

- ✓ **Staphylococcus:**

Catalasa positiva y Coagulasa positivo:

- ✓ Staphylococcus aureus

Catalasa positiva ,Coagulasa negativos y Novobiovina sensible:

- ➢ Staphylococcus epidermidis.
- ➢ Staphylococcus hominis.
- ➢ Staphylococcus haemoliticum.
- ➢ Staphylococcus lugdunensis.

Catalasa positiva,Coagulasa negativos y Novobiovina resistente:

- ✓ Staphylococcus saprophyticus.

Catalasa negativos:

- ✓ **Streptococcus:**

 Beta-Hemolíticosy PYR positivo:

- • Grupo A (Streptococcus pyogenes).

Beta-Hemolíticos, PYR negativos e Hipurato positivo:

- • Grupo B (Streptococcus agalactiae).

Beta-Hemolíticos, PYR negativos e Hipurato negativo:

- • Grupo C.
- • Grupo F.
- • Grupo G.

Alfa-Hemolíticos, Optoquina sensible:

- ✓ Streptococcus pneumoniae.

Alfa-Hemolíticos y Optoquina resistente:

- ✓ Streptococcus del grupo viridans:
- • S. mutans.
- • S. sanguis.

- S. mitis.
- S. salivarius.
- S. anginosus.

<u>Gamma-Hemoliticos</u>:

- Streptococcus bovis.
- Streptococcus milleri.
- Streptococcus anaerobios.

Cocos no Streptococcus Optoquina resistentes:

- Enterococcus.

Telurito positivo:

- E. faecalis.

Telurito negativos:

- E. faecium.

STHAPYLOCOCCUS

Staphylococcus del griego staphylē, que significa "racimo de uvas" ykókkos, "gránula" es un género de bacterias estafilococáceas de la clase Cocci. Son microorganismos presentes de manera normal en la mucosa y en la piel de los humanos y en otros mamíferos y aves.

Los Staphylococcus comprenden al menos 35 especies y 17 subespecies, y las que se asocian con más frecuencia a las enfermedades en humanos son Staphylococcus aureus, Staphylococcus epidermidis, Staphylococcus saprophyticus, y Staphylococcus haemolyticus.

MORFOLOGIA: los Staphylococcus son cocos grampositivos, anaerobios facultativos,productores de coagulasa, catalasa, inmóviles y no esporulados.

PATOGENIA: Producen una amplia gama de enfermedades, que van desde relativamente benignas como las infecciones cutáneas y mucosas, tales como foliculitis, forunculosis o conjuntivitis, hasta enfermedades moderadamente graves y muy graves como celulitis, abscesos profundos, osteomielitis, meningitis, sepsis, endocarditis o neumonía. Puede afectar al aparato gastrointestinal, ya sea por presencia física de Staphylococcus aureus o por la ingesta de la enterotoxina estafilocócica secretada por la bacteria.

En la actualidad, este microorganismo se considera el principal causante de las Infecciones Asociadas a la Atención en Salud (IAAS), antes llamadas nosocomiales. El ingreso de la bacteria al personal de salud o pacientes hospitalizados se ve favorecida por el hecho de que al ser parte de la flora normal de mucosas y piel permite que a través de las heridas quirúrgicas pueda penetrar en el torrente sanguíneo del paciente por medio del contacto directo o indirecto con el personal sanitario, con un objeto contaminado o a través de las manos.

CLASIFICACIÓN: Los Staphylococcus tienen varias clasificaciones, pero la que más se utiliza en el diagnóstico Médico se refiere a la producción o no de coagulasa y la resistencia o sensibilidad a la Novobiocina, y así tenemos:

Coagulasa positivo:
- ✓ Staphylococcus aureus

Coagulasa negativos y Novobiovina sensible:
- ➢ Staphylococcus epidermidis.
- ➢ Staphylococcus hominis.
- ➢ Staphylococcus haemoliticum.
- ➢ Staphylococcus lugdunensis.

Coagulasa negativos y Novobiovina resistente:
- ➢ Staphylococcus saprophyticus.

STAPHYLOCOCCUS AUREUS

Descrito por primera vez en el año 1880, en Aberdeen (Escocia), por el cirujano Alexander Ogston en el pus que drenaba de un absceso infectado. En 1884, Friederich Julius Rosenbachlo llamó con el nombre binomial como hasta hoy se conoce. En 1903, Loeb realiza el descubrimiento de la función de la enzima coagulasa.

Staphylococcus aureus forma parte de la microbiota normal en mucosa nasal, mucosa faringoamigdalina, pliegues intertriginosos, perineo, axilas, vagina,piel de manos, etc. Entre el 30 y el 50% de los adultos sanos están colonizados, y entre el 10 y el 20% se mantienen colonizadospermanentemente. Losprincipales grupos de riesgo para pasar de colonizados a infectados son los pacientes hospitalizados, inmunocomprometidos, usuarios de drogas intravenosas, pacientes con hemodiálisis, quemados, presencia de cuerpos extraños, etc.

El personal de salud es uno de los principales vectores biológicos de diseminación de esta bacteria. Se ha visto un incremento en la incidencia de infecciones nosocomiales por Staphylococcus aureus desde 1970 y los manipuladores de alimentos contribuyen a diseminar Staphylococcus aureus enterotoxigénicos.

MORFOLOGIA: S. aureus es un coco grampositivo, inmóvil, de 0,5 a 1 µm de diámetro, que se divide en tres planos para agruparse de manera semejante a racimos de uvas. En extendidos de fluidos biológicos los cocos pueden aparecer solos, en pares, en racimos o en cadenas cortas. Los racimos irregulares son característicos de extendidos tomados de cultivos que se desarrollan en medios sólidos, mientras que en cultivos líquidos son frecuentes las formas de diplococos y en cadenas cortas. Pocas cepas producen una cápsula que incrementa la virulencia del microorganismo. S. aureus es un microorganismo grampositivo pero las células viejas y los microorganismos fagocitados se tiñen como gramnegativos.
Staphylococcus aureus crece en todos los medios, fermentan lentamente los carbohidratos y específicamente el manitol que es una de sus características diferenciales y no produce gas, produce pigmentos que varían desde un color blanco hasta un amarillo intenso y es anaerobio facultativo.

FACTORES DE VIRULENCIA: S. aureus se caracteriza por tener varios factores de virulencia, entre los que podemos citar:

<u>Cápsula</u>: existen algunas cepas de S. aureus que se encuentran recubiertas por una capa de

polisacáridos externos, la cápsula mucoide, que tiene como funciones específicas incrementar su capacidad de adherencia, evitar ser reconocido y reforzar el efecto antifagocítico; se han identificado 11 serotipos capsulares, de los cuales 1 y 2 no se asocian con enfermedad. Los serotipos 5 y 7 son los responsables de la mayor parte de las infecciones humanas y específicamente el serotipo 5 está involucrado en laresistencia a la Oxacilina.

La cápsula facilita la adherencia a las células del huésped y diferentes objetos protésicos, como catéteres, injertos y prótesis plásticas.

Ácidosteicoicos y péptidoglicanos: los ácidos teicóicos actúan en la adherencia específica de S. aureus a las superficies mucosas y presenta afinidad por lafibronectina.Estos factores adhesivos permiten que S. aureus pueda unirse a fibronectina, fibrinógeno, elastina y colágeno.

El peptidoglucano tiene una actividad tipo endotoxina y estimula la quimiotaxis de neutrófilos, lo que contribuye a la formación de abscesos.Acidosteicoicos y peptidoglucanos juntos son inmunógenos: estimulan una respuesta de tipo humoral, activan el complemento y activan la producción de interleucina 1

Catalasa: cataliza la destrucción de peróxido de hidrógeno (H2O2) en oxígeno y agua, y evita la formación de radicales tóxicos formados por el sistema de la mieloperoxidasa en las células fagocíticas. La catalasa es propia de los estafilococos y no es producida por estreptococos por lo que constituye una prueba rápida y de fácil realización para diferenciar entre estos dos grupos bacterianos.

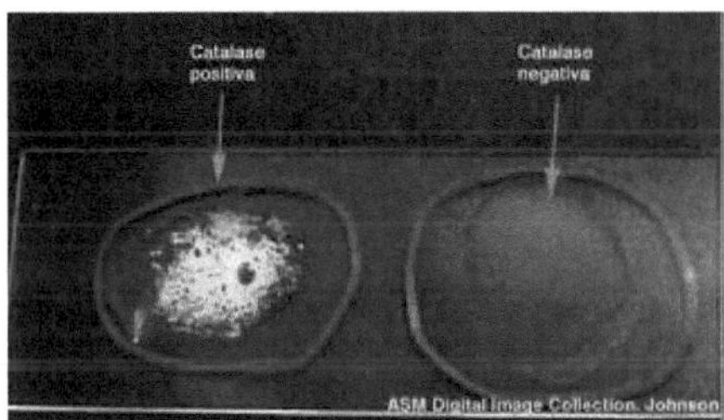

Coagulasa: es una proteína activadora de protrombina y está presente en la mayoría de las cepas de S. aureus, representa un importante factor de virulencia, llamada también factor de agregación. La coagulasa se une al fibrinógeno y lo convierte en fibrina insoluble, con lo cual se forman depósitos donde los estafilococos se agregan y forman grupos. La coagulasa es una prueba muy sensible y específica que se utiliza en el laboratorio para distinguir entre S. aureus (produce coagulasa) y otros estafilococos (que no producen coagulasa). La presencia de coagulasa en el caso del S. aureus es patognomónica.

S. aureus produce dos tipos de coagulasa, una ligada a la membrana y otra libre. La coagulasa libre, a diferencia de la ligada, no cataliza la reacción directa de fibrinógeno a fibrina, su papel es modificar el factor de reacción con la coagulasa a estafilotrombina, un producto semejante a la trombina. Estafilotrombina es el factor que cataliza la conversión de fibrinógeno a fibrina insoluble. Esta coagulasa provoca que se forme una capa de fibrina alrededor del absceso, con el propósito de aislaral sitio de infección y evitar de esta manera la fagocitosis.

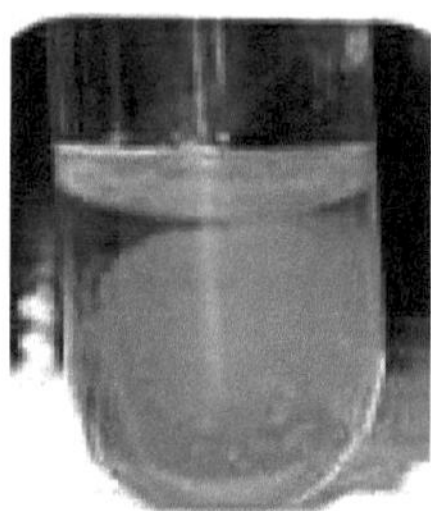

Proteína A: esta proteína se acopla a la capa de peptidoglucano o a la membrana citoplasmática. Tiene afinidad por la fracción Fc de las inmunoglobulinas IgG (subtipos IgG1, IgG2, IgG4) y al fijarse a esta Ig evita ser opsonizado y fagocitado. Esta proteína es inmunógena y se encuentra en el suero de pacientes infectados de manera sistémica por S. aureus. También se puede determinar anticuerpos anti proteína A en los mismos individuos.

S. aureus causa varias enfermedades por la capacidad de producir toxinas, las mismas que se dividen en 4 tipos: citotoxinas, enterotoxinas, toxinas exfoliativas y toxinas del choque tóxico.

Citotoxinas: es una toxina citolítica que daña la membrana celular de las células del huésped, se han aislado hasta el momento 5 toxinas: toxina-α, toxina-β, toxina-γ, toxina-δ y la leucocidina de Panton-Valentine (P-V).

La toxina alfa llamada también hemolisina alfa es un polipeptido de 33 kDa que afecta la membrana citoplasmática de eritrocitos, hepatocitos, leucocitos, miocitos y plaquetas; la presencia de esta toxina provoca la formación de poros en la membrana por donde escapa K+ y la posterior entrada de Na+ y Ca++ lo que causa un desequilibrio osmótico y lisis celular. Es especialmente neurotóxica ya que causa la degeneración de la vaina de mielina.

<u>La toxina beta</u> o hemolisina beta es una esfingomielinasa, también conocida como esfingomielinasa C, está presente en la mayoría de las cepas de S. aureus. Esta enzima es termolabil. Es tóxica para distintas células como eritrocitos, fibroblastos, leucocitos y macrófagos.

<u>La toxina delta</u> o hemolisina delta producido por cepas de S. aureus, aunque no es exclusivo, ya que también es producido por algunas cepas de Staphylococcus epidermidis y Staphylococcus haemolyticus, esta toxina actúa como un surfactante intercalándose en la membrana de las células en general, pero en especial a eritrocitos.

<u>La toxina gama</u> o hemolisina g está constituída por dos subunidades estructuralmente similares: la subunidad S (Slow-elution) es una proteína de elusión lenta y la subunidad F (Fast-elution) es una proteína de elusión rápida. Ambas tienen actividad hemolítica y actúan igual a la toxina alfa, es decir formando poros en la membrana celular con aumento de la permeabilidad de cationes, desequilibrio osmótico y lisis celular.

<u>La leucocidinaPanton-Valentine (PVL):</u> Es leucotóxica, pero no hemolítica. Se halla en menos del 5% de las cepas de S. aureus resistente a la oxacilina (ORSA) intrahospitalarias y casi en todas las cepas ORSA comunitarias. La producción de PVL está prácticamente limitada a S. aureus productor de forúnculos, abscesos cutáneos, e infecciones graves de la piel necrótica.

<u>Las enterotoxinas</u> : son un grupo heterogéneo de proteínas solubles en agua. Están asociadas a intoxicaciones alimentarias, son producidas por el 30% de S.aureus. Las enterotoxinas estafilocócicas son termorresistentes, y algunas pueden mantenerse estables a más de 100 °C durante 30 minutos en los alimentos y soportan la hidrólisis por enzimas gástricas y pancreáticas. Su mecanismo de acción es actuar como superantígenosactivando una gran cantidad de linfocitos con una producción masiva de citocinas y por apertura de canales y muerte de enterocitos que se va a manifestar por diarreas, vómito y náuseas. Se conocen 7 serotipos enterotoxigénicos diferentes: A, B, C1, C2 C3, D y E.

La enterotoxina A es la que con mayor frecuencia causa intoxicaciones alimentarias. La enterotoxina B produce colitis pseudomembranosa y se encuentra con regularidad en infecciones intrahospitalarias. Las enterotoxinas C y D se hallan en mayor proporción en productos lácteos contaminados.

Las toxinas exfoliativas: proteasas de serina que catalizan la destrucción de la proteína desmogleína-1, que se encarga de mantener adheridos a los queratinocitos del estrato granuloso en la epidermis. Están presentes en menos del 10% de los estafilococos. A estas toxinas se las relaciona con el síndrome de piel escaldada. Existen dos tipos de toxinas exfoliativas: toxina exfoliativa A (ETA) y toxina exfoliativa B (ETB). ETA es codificada por un gen cromosómico y es termoestable y ETB es codificada por un plásmido y es termolabil.

La toxina del síndrome de shock tóxico (TSST-1): toxina termoestable y resistente a proteólisis que produce el síndrome de shock tóxico al actuar como un superantígeno. Esta enfermedad está asociada con la infección de una herida por S. aureus.

La expresión de los factores de virulencia está regulada por varios sistemas que constan de dos componentes, una cinasa sensora y un regulador de respuesta que detectan cambios ambientales y funciona por medio de cascadas de fosforilación . Se han estudiado varios sistemas reguladores en S. aureus que incluyen a los genes agr, saeRS, srrAB, arlSR y lytRS.17

El gen agr es esencial en el control de la expresión genética, especialmente de adhesinas de superficie (proteína A, coagulasa, proteína fijadora de fibronectina, etc.) y también en la producción de toxinas, como TSST-1

ENZIMAS: Los estafilococos producen varias enzimas que facilitan la diseminación de la infección a los tejidos adyacentes.

Hialuronidasa: Cataliza la destrucción del ácido hialurónico en el tejido conjuntivo y de esta manera ayuda a la diseminación del germen por los tejidos del huésped.

Fibrinolisina: enzima que ayuda a disolver coágulos de fibrina.

Lipasas: facilita la hidrolisis de lípidos para que S. aureus se disemine en el tejido cutáneo y subcutáneo.

Endonucleasas: promueve la Hidrólisis de DNA.

PATOGENIA: Staphylococcus aureus causa diversos procesos infecciosos que van desde patologías leves como lasinfecciones cutáneas hasta enfermedades sistémicas mortales. Las infecciones por estafilococo pueden contagiarse de una persona a otra a través de manos, gotitas de saliva, o ropa de cama, sábanas, toallas, etc.Al ser un germen ubicuo las infecciones afectan a todos los seres humanos en cualquier tipo de clima, aunque los ambientes cálidos y húmedos pueden favorecer las infecciones.

Alguna de las infecciones leves supurativas causadas por S. aureus son:

<u>Absceso cutáneo</u>: Es una acumulación de pus preferentemente en piel y mucosas, aunque también se da en diferentes órganos: pulmón, hígado, riñón y cerebro, etc. por diseminación por sangre.

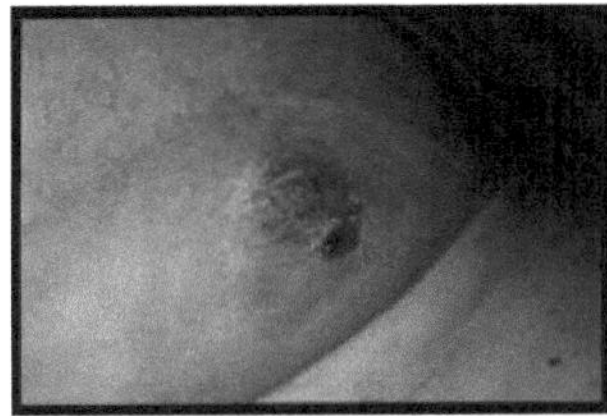

<u>Impétigo</u>: Infección cutánea localizada que se presenta como vesículas purulentas sobre base eritematosa. Se da preferentemente en niños y en zonas expuestas como la cara.

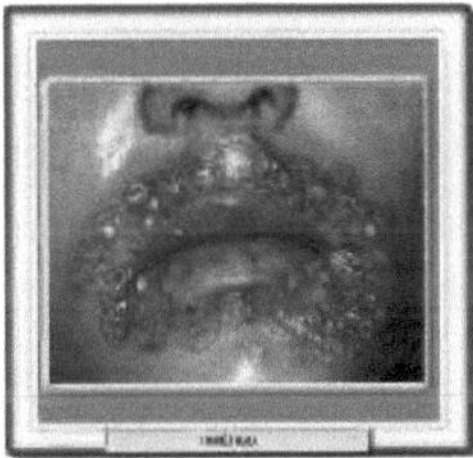

Tomado de: www.iqb.es

<u>Foliculitis</u>: infección de los orificios de los folículos pilosos y se caracteriza por la presencia de lesiones dolorosas, rojizas y pequeñas. No se acompaña de síntomas sistémicos.

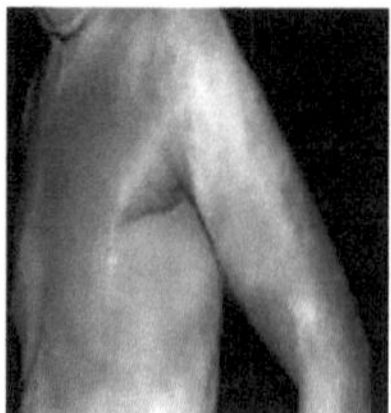

<u>Forunculosis</u>: piodermas profundos que se presentan como lesiones elevadas, firmes, dolorosas y con centros necróticos que contienen material purulento.

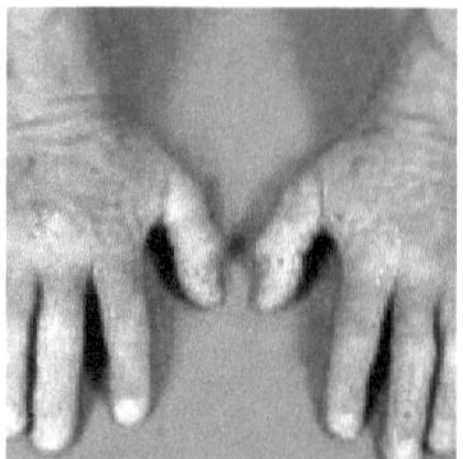

<u>Celulitis de cara y cuello</u>: edema, dolor, eritema local y fiebre, generalmente es subsecuente a celulitis localizada en esta área.

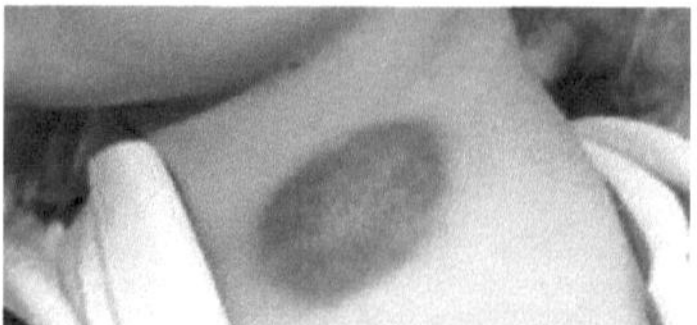

<u>Mastitis</u>: infección de glándulas mamarias posterior a parto y lactancia. Se encuentra edema, tumefacción, dureza y eritema doloroso en las mamas.

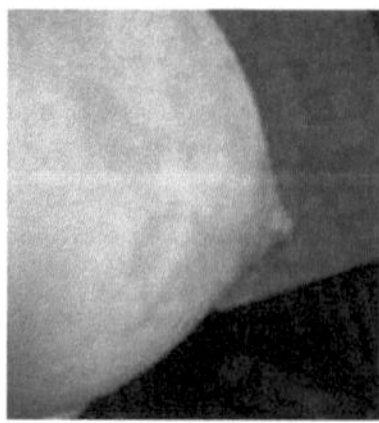

<u>Infección de sitio quirúrgico:</u> puede aparecer en el periodo postoperatorio temprano o tardío y se manifiesta como eritema, tumefacción, dolor y drenaje sanguinolento o purulento.

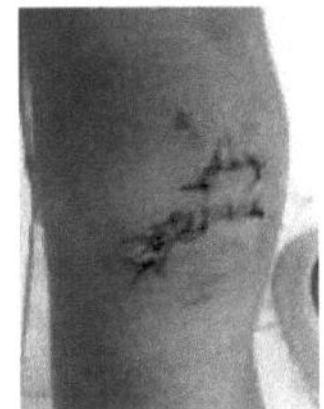

Enfermedades mediadas por toxinas: el S. aureus también produce enfermedades mediadas por sus toxinas y sin que necesariamente exista la presencia del germen y éstas pueden ser:

Síndrome de la piel escaldada: descamación diseminada del epitelio de recién nacidos y lactantes, sin la presencia del germen en las ampollas.

Intoxicación alimentaria: Diarrea, vómitos intensos y dolor abdominal tipo cólico que se inician entre 2 y 6 horas después de la ingesta de alimentos que contiene la toxina termoestable; es autolimitante y su resolución es rápida, en menos de 24 h.

Síndrome de choque tóxico estafilocócico: es una Intoxicación multisistémica caracterizada por fiebre, hipotensión, exantema maculo-eritematoso, vómito, diarrea, fallo multiorgánico. Aunque sin confirmación cierta se cree que estaría asociada al uso frecuente de tampones femeninos hiperabsorbibles

Enfermedaes graves por S. aureus:este germen también puede causar enfermedades graves y hasta mortales, como son:

Bacteriemia o sepsis: Es la diseminación de bacterias por la sangre, secundaria a una infección localizada en algún órgano o tejido o por acceso directo por catéteres, terapia intravenosa, extracción de sangre venosa o arterial o jeringas compartidas en drogadicción. Una vez en sangre S. aureus puede contaminar cualquier órgano o tejido interno con consecuencias a menudo fatales si no es tratada a tiempo la infección.

Endocarditis: Es la principal complicación de la bacteriemia. El germen provoca daños en el revestimiento endotelial del corazón y las válvulas cardíacas.

Neumonía: Se da por aspiración o por la bacteriemia. La neumonía por aspiración suele ser secundaria a infección por otro agente etiológico. Más frecuente en pacientes ancianos o inmunodeprimidos.

Osteomielitis: Infección ósea, en especial de la metáfisis de los huesos largos de los niños y la columna vertebral en adultos mayores. La bacteria puede llegar por vía directa a través de traumatismos por exposición del hueso o vía sanguínea.

<u>Artritis séptica</u>: articulación eritematosa, dolorosa con material purulento en el espacio articular.

<u>Meningitis</u>: Infección del sistema nervioso, se presenta en pacientes con antecedentes de traumatismos, cirugías del sistema nervioso central, inmunodeficiencia, neoplasias malignas e hidrocefalia.

<u>Peritonitis</u>: Infección del peritoneo, el grupo de riesgo son los pacientes que reciben diálisis peritoneal ambulatoria.

<u>Pericarditis:</u>Infección del pericardio. Sucede como complicación de la endocarditis estafilocócica o por trauma penetrante en el tórax.

<u>Piomiositis</u>: es la infección de los músculos esqueléticos, en general, secundaria a trauma o diseminación de infecciones subcutáneas. Aunque es un evento inicialmente descrito en forma más frecuente en áreas tropicales puede presentarse en cualquier zona climática e involucra la incapacidad funcional de la extremidad.

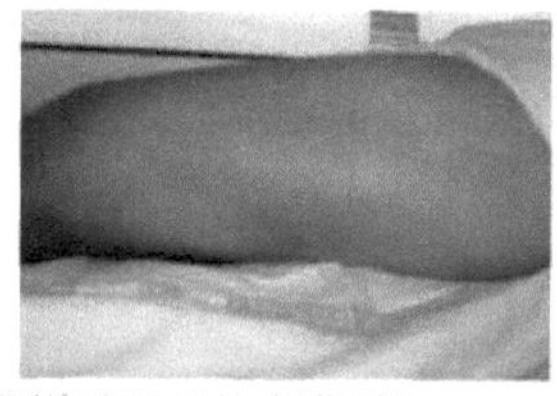

Figura 1. Inflamación y eritema centrales de la articulación del codo afecto

<u>Síndrome de coagulación intravasculardiseminada:</u>mediada por las coagulasas estafilocócicas. Es una complicación de la toxina de choque estafilocócico potencialmente mortal.

RESPUESTA DEL HUÉSPED

Los principales mecanismos de defensa contra las infecciones causadas por S. aureus son: la integridad de la barrera cutánea y un sistema fagocíticointacto. Si el germen logra atravesar la barrera cutánea la segunda línea defensiva lo consituyen los polimorfonucleares y el sistema mononuclear.

Para que exista movilización de las células fagocitariashacia las bacterias se requiere la elaboración de señales tanto del germen como del huésped. El fagocito reconoce al S. aureus a través de receptores para el fragmento Fc de la IgG, por sus receptores para lasubunidad C3b del complemento, y posiblemente por otros receptores del complemento. Entonces paraser fagocitado, debe estar opsonizado por C3b o IgG.Cuando el estafilococo tiene cápsula se necesitan anticuerpos anticápsula para lograr la opsonificación.

Adicionalmente las células fagocitarias debe oponerse a la acción dela proteína A, que tiene una importante función antifagocítica. Si logra ser fagocitadoel S. aureus son rápidamente destruidos y degradados dentro de la vacuola fagocítica; sin embargo se ha demostrado que una pequeña cantidad de gérmenes pueden soportar las acciones bioquímicas que ejerce dentro de la célula el fagocito y mantenerse viable y esto explicaría la recurrencia de algunas infecciones por S. aureus. También durante la infección estafilocócica se producen varios anticuerpos contra distintosantígenos de la pared celular bacteriana, así como contra varias toxinas, pero éstos anticuerpos y antitoxinas no logran una protección completa y duradera contra posteriores infecciones por el mismo germen.

DIAGNÓSTICO DE LABORATORIO:

Las muestras para identificación de S. aureus se obtienen dependiendo de la ubicación del proceso infeccioso: pus de la superficie en caso de abscesos y otras lesiones dérmicas supurativas, sangre, esputo, aspirado traqueal, orina, líquido cefalorraquídeo,etc. En sospecha de enfermedades causadas por toxinas como la gastroenteritis por S. aureus no es necesario el coprocultivo porque la bacteria está ausente y son las toxinas previamente ingeridas las causales de la sintomatología.

Microscopía: se debe realizar frotis de la muestra en que se sospeche la presencia de S.aureusy colorear con el método de Gram. Los estafilococos aparecen como cocos grampositivos con diámetros de 0,5 hasta casi 1,5 µm., con forma de racimos de uvas cuando crecen en agar y aparecen solos, en pares, en cadenas cortas, en pequeños grupos o incluso dentro de polimorfonucleares cuando se aíslan de muestras clínicas. Los cocos jóvenes son intensamente gram-positivos; al envejecer o cuando la bacteria está sometida a antibacterianos muchas células pueden aparecer comogramnegativas. La sensibilidad de la prueba depende de la toma de muestra, la coloración y la experiencia del observador. Cuando el estafilococo pierde su agrupación normal en racimos y se agrupan en pares o cadenas en los frotis directos no pueden diferenciarse de streptococcus, y obligadamente se debe confirmar con el aislamiento de S. aureus en cultivo

Cultivo: los estafilococos crecen rápidamente en casi todos los medios bacteriológicos bajo condiciones aerobias o microaerofílicas. Las muestras clínicas se cultivan en medios de agar enriquecidos con sangre.

Los Medios diferenciales para S.aureus son: manitol-salino o Chapman y otros medios diferenciales comerciales permiten la visualización de colonias con colores diferentes para una mejor exposición: CHROMagarStaph aureus tiñe las colonias de color malva y S. aureus ID agar que tiñe las colonias de color verde. La temperatura óptima de crecimiento es de 35 a 40 °C y el pH oscila entre 7,0 y 7,5. Soportan tasas de hasta un 15%.decloruro sódico.

Las colonias de S.aureus son grandes, lisas, enteras, grises y en ocasiones con tonalidades que van del amarillo a naranja; en caldos no produce pigmento, consistencia cremosa.Cuando el paciente es tratado con antibióticos, las colonias suelen ser pequeñas y no pigmentadas, Algunas cepas de S. aureus presentan β-hemolisis, especialmente en cultivos con incubación prolongada.

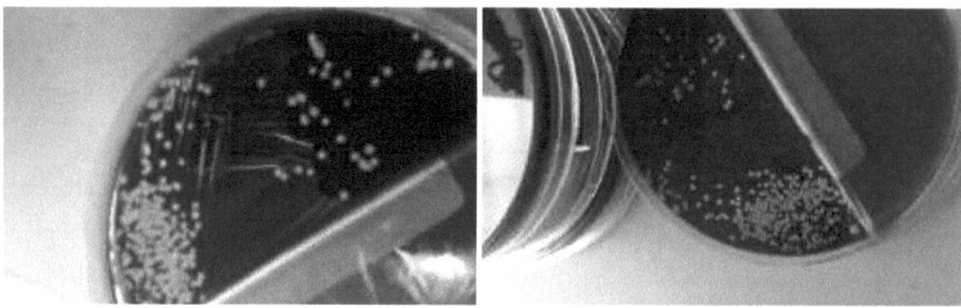

Pruebas bioquímicas: para la confirmación de S. aureus se realizan algunas pruebas bioquímicas, entre las que destacan:

Coagulasa: es la prueba más confiable para la identificación de Staphylococcus aureus .Es una técnica sencilla con alta especificidad. La prueba se basa en la búsqueda del factor de aglutinación, se lleva a cabo con la adición de 1 a 4 colonias sospechosas de S. aureus a plasma fresco-mejor si es de conejo- con EDTA, al cabo de unas horas podrá verse la formación de un coagulo (prueba positiva) y se interpreta con gran especificidad que es S. aureus. La ausencia de formación de coagulo al cabo de 4 horas (prueba negativa) descarta que sea aureus. La aglutinación en látex y la Hemaglutinación pasiva son alternativas para detectar el factor de agregación.

Desoxirribonucleasa (DNasa): esta enzima que produce exclusivamente S. aureus es detectable en el medio del mismo nombre. Su uso es principalmente como confirmación diagnóstica y no es usado en la práctica rutinaria laboratorial.

Catalasa: Los estafilococos y los micrococos se diferencian de los estreptococos y los enterococos por la producción de esta enzima por lo que se utiliza más como diagnóstico diferencial entre estos grupos bacterianos. Esta prueba detecta la presencia de enzimas-citocromo oxidasa y se realiza mezclando una gota de peróxido de hidrógeno y las colonias a identificar en un portaobjetos de vidrio. Es positiva si se observa un burbujeo intenso.

TRATAMIENTO:

Staphylococcus aureus ha desarrollado en las últimas décadas varios mecanismos para sobrevivir a los β-lactámicos y otros antibacterianos. Los estafilococos aislados de infecciones comunitarias no poseen muchos genes de resistencia salvo la producción de penicilinasa. Sin embargo, hoy podemos ver con más frecuencia cepas comunitarias resistentes a oxacilina. En cambio, los aislamientos de origen nosocomial, presentan un elevado porcentaje de resistencia antibacteriana y fundamentalmente resistencia a oxacilina, asociada a aminoglucósidos, macrólidos y quinolonas. El surgimiento de cepas de S. aureus multirresistentes es una respuesta a la presión selectiva impuesta por la terapia antimicrobiana indiscriminada de los últimos años. Pero también se da por la acumulación y la diseminación de intercambio de determinantes de resistencia pre-existentes en elementos genéticos móviles (plásmidos, transposones (Tn) y secuencias de inserción).

Cuando apareció la penicilina el tratamiento de elección en infecciones graves estafilocócicas era este antibiótico y así tenemos que en 1941, todas las infecciones estafilocócicas eran erradicadas por penicilina; sin embargo en 1945, Sprink Ferris reportó la primera cepa de S. aureus resistente a la penicilina, para 1959, año en que apareció la oxacilina (una penicilina semisintética), 60% de las cepas ya eran resistentes a penicilina y en 1961, Jevons ya reportó de la existencia de un Staphyloccocus aureus resistente a oxacilina.

La presión ejercida por el amplio e indiscriminado uso de la penicilina hizo que las cepas productoras de β-lactamasas se hicieran cada vez más frecuentes. En la actualidad, en el Ecuador más del 90% de las cepas de S. aureus han desarrollado resistencia a penicilina.

Debido a la resistencia a penicilina, se introdujeron cefalosporinas estables a penicilinasas y penicilinas semisintéticas. Entre éstas estuvo la meticilina u oxacilina. La meticilina es un derivado semisintético de la penicilina introducido en Europa en 1959 y comercializado en América con el nombre de oxacilina. En 1960, es decir un año después de su aparecimiento se detectó la primera cepa S. aureus meticilina resistente (MRSA) o S. aureus oxacilin resistente (ORSA).

Los mecanismos de resistencia a los antibióticos β-lactámicos en S. aureus se dan esencialmente por:

<u>Presencia de enzimas inactivadoras (penicilinasas o β-lactamasas)</u>: la producción de penicilinasas (β-lactamasas) es codificada por un plásmido (en ocasiones se puede encontrar a nivel cromosómico como un elemento transponible) que hidroliza y por lo tanto inactiva a la penicilina G, ampicilina, carboxipenicilinas y ureidopenicilinas. La penicilina y sus análogos favorecen la producción de una proteína antirrepresora el mismo que inhibe el gen represor de la betalactamasa y aumenta la síntesis de penicilinasa. La penicilinasa a su vez puede ser inactivada por los inhibidores de β-lactamasas (ácido clavulánico, sulbactam y tazobactam). Las cefalosporinas no son hidrolizadas por esta enzima.

 Más del 90% de los aislamientos de S. aureus produce este tipo de enzimas y parte de la enzima que se produce es excretada al medio externo y parte permanece adherida a la membrana celular. Algunas cepas de S. aureus producen de manera constitutiva una gran cantidad de betalactamasasdenominadahiperproducción de β-lactamasas y esto le da la capacidad de hidrolizar lentamente a las penicilinas y penicilinasa-resistentes.

En los últimos años además de la resistencia a los β-lactámicos se ha comprobado una tolerancia a la acción bactericida de estos antibióticos que implica que para la lisis y muerte del microorganismo se requieren concentraciones de antibiótico mucho más elevadas porque los β-lactámicos fallan en la activación de las enzimas autolíticas en cepas tolerantes de S. aureus, lo que lleva a un efecto bactericida más lento.

<u>Modificación de las Proteínas de unión a penicilinas (PBPs)</u>: consiste en la producción de una nueva proteína fijadora de penicilina (PBP), llamada PBP2a o PBP2', que tiene una afinidad disminuida por la mayoría de los β-lactámicos y cefalosporinas. Es una transpeptidasaque se encarga de la síntesis de la pared cuando las otras PBPs están inactivas por estar ligadasal beta

lactámico. Esta resistencia está codificada y regulada por una serie de genes que se encuentra en la región del cromosoma de S. aureus llamada Staphylococcalcassettechromosomemec (SCCmec, casete cromosómico estafilocócico). El gen mecA, parte de SCCmec codifica la proteína fijadora de penicilina PBP2a

El S. aureus portador del gen mecA expresa tanto PBP sensible como PBP2 resistente. Cuando está en contacto con un antibacteriano β-lactámico, se inactivan las PBP sensibles, pero siguen funcionando las PBP resistentes permitiendo que se mantenga la síntesis de peptidoglucano. Cuando una cepa es resistente a oxacilina significa que la cepa es resistente a todos losantibióticosque contienen un anillo β-lactámicos en su estructura (penicilinas, cefalosporinas y carbapenems), y usualmente a aminoglucósidos, eritromicina, clindamicina, tetraciclinas, sulfamidas, quinolonas y rifampicina.

En ausencia de mecA, la resistencia a oxacilina puede deberse a la producción excesiva de β-lactamasas, denominándose a ellas cepas con resistencia borderline (BorderlineresistantStaphyloccccus aureus-BORSA) (resistencia fronteriza o resistencia de bajo nivel). Estas cepas producen altas cantidades de enzima mediadas por plásmidos presentando una resistencia límite a oxacilina con concentración inhibitora mínima (CIM) de hasta 8 µg/ml. Se ha confirmado esta resistencia por la ausencia de PBP2a en la pared.
Se ha especulado que la acción de resistencia no es sólo se debería a una hiperproducción, sino también a una nueva β -lactamasa cuyo gen sigue en estudio sin haber sido ya identificado.

Una misma cepa puede tener más de un mecanismo de resistencia y adicionalmente puede expresar el fenómeno de tolerancia, por disociación de las acciones inhibitoria y bactericida de los antibióticos β-lactámicos.

Resistencia a otros antibacterianos: S. aureus no solo ha demostrado amplia resistencia a B-lactámicos sino también a un amplio grupo de otros antibacterianos.

Resistencia a macrólidos: En S. aureus la resistencia a la eritromicina tiene dos fenotipos: el primero es producido por genes que se encuentran en plásmidos y en el cromosoma que codifican enzimas constitutivas o inducibles provocando una modificación del rRNA blanco que resulta en una disminución de la unión a los macrólidos y a las lincosaminas.

El segundo fenotipo se produce por un gen localizado en un plásmido que codificauna bomba de eflujo ATP-dependiente.

Resistencia a aminoglucósidos: S. aureus puede ser resistente a los aminoglucósidos por tres fenómenos diferentes:
1. Mutación cromosómica que codifica una alteración del sitio de acción en el ribosoma.
2. Transporte inefectivo del fármaco con una resistencia de bajo nivel.
3. Producción de enzimas modificadoras codificadas a nivel de transposones localizados en plásmidoso en el cromosoma.

Resistencia a quinolonas: es mediada por mutaciones puntuales localizadas en el gen gyrA cromosómico, el gen estructural de la subunidad A de la DNA girasa, lo que conlleva a una actividad disminuida de la girasa. Una mutación puntual en otro gen, el norAproduce que el fármaco no pueda acumularse dentro de la célula y sus niveles disminuidosno cumplen su papel de bactericida.

Resistencia a glicopéptidos: la vancomicina se ha mostrado como muy activa frente a todo tipo de estafilococos, sin embargo se ha descrito en aislamientos clínicos deestafilococos coagulasa negativos con sensibilidad disminuida e incluso en algunos países se han reportado ya aislamientos con cepas resistentes o intermedias a vancomicina de S. aureus.

S. aureus resistente a vancomicina: vancomycin-resistant S. aureus (VRSA) desarrolla resistencia al adquirir el gen resistencia van de los enterococos y/o el gen mecA de resistencia oxacilina.

S. aureus intermedio a vancomicina: Vancomicin-intermediate Staphylococcus aureus (VISA,) ha sido aislado en muchos países. La resistencia intermedia podría darse en tratamientos prolongados con vancomicina. Esta resistencia se relaciona con un cambio en la síntesis de la pared celular y no es de origen genético, como en la resistencia total.

Resistencia a oxazolidinonas: el desarrollo de resistencia a linezolid se debe a la mutación puntual del gen 23S del RNA (G2576T). Se ha demostrado que el S. aureus presenta tasas muy bajas de resistencia y en algunos casos ésta se debe a tratamientos prolongados con el fármaco; sin embargo, aún sin la exposición al fármaco se han visto pocos casos de resistencia y puede deberse al uso de otros antibióticos como el cloranfenicol que probablemente produce mutaciones en el gen 23S, lo que induce resistencia cruzada a linezolid.

Resistencia a agentes físicos y químicos: S. aureus es muy resistente a las condiciones ambientales normales: frío, calor, humedad o desecación. Solo es destruido a temperaturas mayores de 60 °C por una hora. En cuanto a los agentes químicos, es sensible a la mayoría de los desinfectantes y antisépticos, incluyendo el jabón que lo matan en pocos minutos.

PERFILES DE RESISTENCIA

S. aureus puede tener resistencia a uno o más grupos de antibacterianos, pero en general se considera que existen tres perfiles de resistencia.

- ✓ Cepas sensibles a oxacilina, pero resistentes a penicilina en más del 90% de los casos porque son cepas productoras de penicilinasa y, en la mayoría de veces resistentes a macrólidos.
- ✓ Cepas resistentes a oxacilina sin resistencia a otro grupo de antibióticos. Este perfil se le denomina S. aureus oxacilin-resistente perfil comunitario (SACOSR), ya que se empezó a detectar principalmente en cepas de origen comunitario aunque actualmente ya se detecta a nivel hospitalario.
- ✓ cepas multirresistentes que poseen resistencia a oxacilina, asociada a resistencia a aminoglucósidos, quinolonas y macrólidos, donde prácticamente la única opción terapéutica es la vancomicina. Este tipo de cepas son mayoritariamente de infecciones de origen nosocomial.

MEDIDAS PREVENTIVAS:

S. aureus es un microorganismo con características particulares de virulencia y resistencia a los antibióticos. Las infecciones por este germen son más frecuentes en pacientes hospitalizados y tienen una alta posibilidad de letalidad. Además, la diseminación de la resistencia antimicrobiana entre cepas de S. aureus obliga a tomar medidas para prevenir la transmisión horizontal de estafilococos de una persona a otra y la medida más eficiente, barata y fácil es el correcto lavado de manos, acompañada de otras acciones como la cobertura de las superficies de piel expuestas y la responsabilidad en el uso de antibacterianos para evitar la presión selectiva.

Staphylococcus epidermidis

Staphylococcus epidermidis pertenece al género Staphylococcus y familia Staphylococcaceae, consistente en cocos Gram-positivos arreglados en grupos. Es parte de flora normal de la piel y mucosas.Descrito por Rosenbach en 1884, fue originalmente llamada Staphylococcus albus. No producen la enzima coagulasa Staphylococcus epidermidis, es anaerobio facultativo, mesófilo, no esporulado, no fermenta el manitol y no produce hemólisis, catalasa positivo Es sensible al antibiótico Novobiocina, lo que le permite distinguirle en el laboratorio de otros estafilococos coagulasa negativa como S. saprophyticus.Crece en todos los medios de cultivos generales como colonias pequeñas de aproximadamente 1.2 milímetros de diámetro y no hemolíticas en agar sangre.

Virulencia: La capacidad de formar biofilms en los dispositivos de plástico es el más importante factor de virulencia de Estafilococo epidermidis, probablemente- aún no ha sido dilucidado-por la capacidad de unirse a las proteínas de superficie y proteínas de matriz extracelular, a través de la cápsula, un polisacárido de adhesión intercelular (PIA). Esto facilitaría que otras bacterias se unan a la biopelícula ya existente, creando una biopelícula multicapa. Estas biopelículas disminuyen la actividad metabólica de las bacterias haciendo que sea más difícil para los antibióticos combatir con eficacia la infección, porque impide la penetración de los antibióticos y al tener metabolismo disminuido se pierde la eficacia antibacteriana que requiere bacterias en metabolismo activo para su acción antibacteriana.

PATOGENIA:

El Staphylococcus epidermidis no suele ser patógeno, pero pacientes con sistemas inmunes comprometidos u hospitalizados pueden desarrollar una infección, ésta puede ser el resultado de un uso continuo de antibióticos y desinfectantes en los hospitales, lo que lleva a la presión selectiva hacia cepas más virulentas y resistentes.
La bacteria Staphylococcus epidermidis puede causar infección en cualquier órgano o tejido del cuerpo y algunos síntomas pueden ser comunes a todas las infecciones que incluyen fiebre, dolor o sensibilidad en el lugar del implante, respiración rápida, taquicardia y sudoración.
Staphylococcus epidermidis es también causa de infección en personas con catéteres u otros

implantes quirúrgicos, por la formación de biopelículas que crecen en estos dispositivos.

DIAGNÓSTICO DE LABORATORIO:

La búsqueda de Staphylococcus epidermidis en el laboratorio se realiza de idéntica manera que Staphylococcus aureus, es decir, la muestra va a depender del sitio de la infección, en caso de sepsis o endocarditis la búsqueda se realiza en sangre; en contaminación de catéteres si es posible retirarlos será en el dispositivo que se busque la bacteria y así sucesivamente. Las pruebas adicionales que se realizan para la confirmación del germen son el manitol- en epidermidis es negativo- y Novobiocina- S. epidermidis es sensible-.
 En todos los casos es necesario interpretar el resultado del hallazgo de Staphylococcus epidermidis con la sintomatología para establecer si se trata de infección o contaminación o colonización.Un hemocultivo o cultivo de orina con presencia de S. epidermidis no son suficientes para diagnosticar sepsis o infección de vías urinarias, respectivamente. Son necesarias muestras seriadas para descartar o confirmar la infección.

TRATAMIENTO:

Staphylococcus epidermidis tiene una alta tasa de resistencia a múltiples antibióticos. Ha desarrollado resistencia a todas las penicilinas, carbapanems, las cefalosporinas, oxacilina, clindamicina y otros antibacterianos comunes, por lo que habitualmente se utiliza la vancomicina para tratar esta infección. Siempre es necesario realizar antibiograma para establecer la sensibilidad o resistencia. Sin embargo, se ha demostrado que los antibióticos son ineficaces en la limpieza de las biopelícula. El tratamiento para estas infecciones es eliminar o reemplazar el implante infectado.

PREVENCIÓN:

La higiene de manos ha demostrado ser la medida más importante para reducir la propagación de la infección por Staphylococcus epidermidis.

Otros estafilococos coagulasa negativo y Novobiocina sensibles son:

Staphylococcushominis.

Staphylococcushaemoliticum.

Staphylococcuslugdunensis.

Estas bacterias fueron tradicionalmente consideradas colonizantes de piel y solo a partir de fines del siglo pasado se les atribuyó el rol de patógenos potenciales: Staphylococcus haemolyticus, ha sido involucrada como causal de infecciones urinarias; y Staphylococcus lugdugnens, estaría implicada en infecciones asociadas al uso de catéteres y heridas.

Staphylococcus saprophyticus

Staphylococcus saprophyticus es similar en morfología y características bioquímicas a otros estafilococos coagulasa negativos, y solo se diferencian de estos últimos por su resistencia a la Novobiocina, no fermenta la glucosa, coagulasa negativa, catalasa y ureasa positiva, anaerobio facultativo, no formador de cápsula, no formador de espora e inmóvil.Su hábitat normal no se conoce con exactitud.

FACTORES DE VIRULENCIA:

 No son conocidos a profundidad los factores de virulencia pero si se ha establecido con certeza la capacidad de adherirse a las células epiteliales del tracto urogenital.

PATOGENIA:

Staphylococcus saprophyticus es el agente causal de infecciones agudas del tracto urinario (UTI) en mujeres en etapa sexual activa y algunos estudios lo consideran como el segundo agente más frecuente de UTI en esta población, después de Escherichiacoli. También se lo menciona como causal de uretritis en varones.

DIAGNÓSTICO MICROBIOLÓGICO:

A Staphylococcus saprophyticus se lo debe buscar en orina de mujeres sexualmente activas con síntomas de UTI y en varones en secreción uretral siguiendo los mismos parámetros de otros estafilococos, es decir, siembra en medios ordinarios enriquecidos, prueba de manitol- siempre es negativa- coagulasa- siempre es negativa- y Novobiocina- este germen es resistente a este antibacteriano-, lo que permite su identificación y diferenciación con otros estafilococos.

TRATAMIENTO:

En general las cepas de esta bacteria no producen betalactamasa y la resistencia a la oxacilina está muy limitada. La resistencia a las sulfamidas y a los furanos tampoco es importante. Sin embargo, S. saprophyticus es la única especie de estafilococos que resiste de manera natural a la fosfomicina. Con relación a quinolonas existen algunos estudios que afirman de una cada vez más creciente resistencia a la norfloxacina. Es decir, el tratamiento de ITU en mujeres o uretritis en varones causadas por S. saprophyticus, no debería ofrecer mucha dificultad, pero siempre es aconsejable el antibiograma a fin de determinar con precisión la terapia más idónea a seguir.

STREPTOCOCCUS

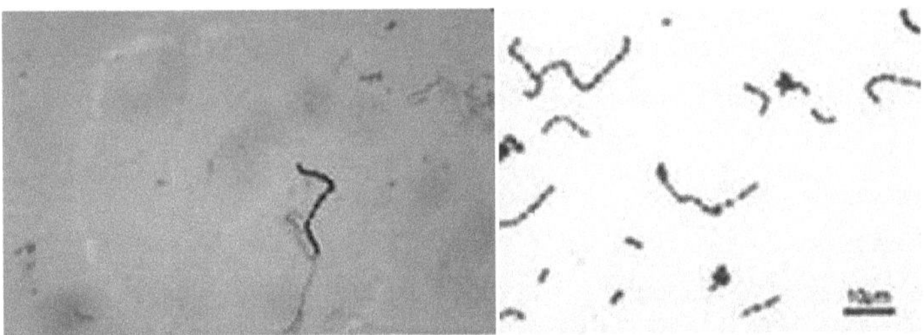

El género Streptococcus es un grupo formado por diversos cocos grampositivos dispuestos en parejas o en cadenas. La mayoría de estas especies son anaerobios facultativos no formadores de esporas, catalasa negativa e inmóvil.

Clasificación: No existe un sistema único de clasificación para diferenciar este heterogéneo grupo de microorganismos, depende de una combinación de características: patrón de hemólisis en agar sangre, composición antigénica, características de crecimiento, reacciones bioquímicas, análisis genético, etc. La tecnología de hibridación del DNA ha puesto de manifiesto que los enterococos son diferentes al resto de los estreptococos y constituyen un nuevo género, ubicado dentro de la familia Enterococcaceae.

Sin embargo, la mayoría de autores utilizan tres sistemas diferentes de clasificación:

- propiedades serológicas: grupos de "Lancefield"
- propiedades hemolíticas: basado en la hemólisis
- propiedades bioquímicas (fisiológicas)

Clasificación Serológica : en función de los   polisacáridos de pared celular la doctora Rebeca Lancefield estableció el sistema de agrupación llamado de "Lancefield" para Streptococcus beta hemolíticos en grupos: A,B,C,F , G.

 Y en base a los lipoteicoicos de pared celular en grupo D y especies de Enterococcus.

Clasificación Hemolítica: en función de su hemólisis por la presencia de las enzimas extracelulares estreptolisinas que destruyen los eritrocitos se clasifica en:

• Streptococcus Beta Hemolíticos: hemólisis total
• Streptococcus Alfa Hemolíticos: hemólisis parcial
• Streptococcus Gama Hemolíticos: sin presencia de hemólisis

Clasificación Bioquímica: en base a los dos parámetros anteriores y en respuesta a la reacción a pruebas fisiológicas como catalasa, PYR, Hipurato, optoquina, etc. se clasifican en:

Catalasa negativos:

Streptococcus:

 Beta-Hemolíticos y PYR positivo:

- Grupo A (Streptococcus pyogenes).

Beta-Hemolíticos, PYR negativos e Hipurato positivo:

- Grupo B (Streptococcus agalactiae).

Beta-Hemolíticos, PYR negativos e Hipurato negativo:

- Grupo C.
- Grupo F.
- Grupo G.

Alfa-Hemolíticos, Optoquina sensible:

Streptococcus pneumoniae.

Alfa-Hemolíticos y Optoquina resistente:

Streptococcus del grupo viridans:

- S. mutans.
- S. sanguis.
- S. mitis.
- S. salivarius.
- S. anginosus/millerii

Gamma-Hemoliticos:

- Streptococcus bovis.
- Streptococcus anaerobios.

Cocos no Streptococcus Optoquina resistentes:

- Enterococcus.

Telurito positivo:

- E. faecalis.

Telurito negativos:

- E. faecium.

Streptococcus pyogenes

Streptococcus pyogenes es una bacteria Grampositiva, catalasa negativa, anaerobia facultativa, mesófila, no esporulada, puede ser encapsulado por lo que es resistente a la fagocitosis, inmóvil. Expresa el Antígeno grupo A de la clasificación de Lancefield que es un dímero de N-acetilglucosamina y de ramosa y tiene hemólisis del tipo beta cuando se cultiva en agar sangre. El nombre de Streptococcus pyogenes deriva de raíces griegas: un grano o baya flexible, por el aspecto de largas y flexibles cadenas de cocos, productor de pus.

S. pyogenes es el causante de muchas enfermedades: faringitis, infecciones de piel (celulitis, erisipelas, impétigos, fascitis necrotizante). Otras enfermedades menos frecuentes son la bartolinitis y síndrome de shock tóxico. También puede causar enfermedad de manera indirecta a través de la reacción del sistema inmune: la fiebre reumática y la glomerulonefritis postestreptocócica.

FACTORES DE VIRULENCIA:

S. pyogenes tiene varios atributos morfológicos y fisiológicos que lo hacen virulento:

Cápsula: conformada por ácido hialurónico, que le protege de la fagocitosis y además es de gran importancia ya que por esta composición es imposible diferenciarla a nivel antigénico del ácido hialurónico del tejido conjuntivo del ser humano. No todas las cepas tienen cápsula, pero las cepas encapsuladas son las responsables de las infecciones sistémicas graves.

Proteína M: es una proteína que forma parte de la pared celular que incrementa la virulencia por facilitar la adherencia y la invasión de las células huésped, se compone de dos cadenas polipeptídicas que forman una alfa hélice, está asociada a una mayor virulencia porque protege a la bacteria de la fagocitosis al unirse al factor H del complemento y favorecer la degradación del factor del complemento C3b.

Las proteínas M se subdividen en dos tipos: moléculas de clase I y moléculas de clase II. Se le asocia a los estreptococos poseedores de la molécula clase I con la fiebre reumática porque así como inducen al huésped a la producción de anticuerpos protectores que promueven la fagocitosis, también estos anticuerpos pueden reaccionar con estructuras localizadas en los tejidos del huésped, que es la fisiopatología de la fiebre reumática. Las proteínas M son únicas en cada cepa y su identificación puede usarse clínicamente para confirmar el germen causante de una infección.

Hay varias toxinas y enzimas que contribuyen a la virulencia de S. pyogenes:

Estreptolisina O: es un potente inmunógeno y causa una respuesta inmune en el huésped: los anticuerpos antiestreptolisina O (ASTO), la detección en suero de estos anticuerpos puede usarse clínicamente para confirmar una reciente infección.

Estreptolisina S: hemolisina adherida a la célula, no inmunogénica, pero si es capaz de lisar eritrocitos, leucocitos y plaquetas cuando están en las mucosas oro faríngeas.

Toxina Pirogénica: propias de las cepas de S. pyogenes responsables de la fiebre escarlatina y del síndrome de shock tóxico estreptocócico.

Estreptoquinasa: activa enzimáticamente al plasminógeno, una enzima proteolítica plasmática que digiere a la fibrina y otras proteínas.

Hialuronidasa: rompe el ácido hialurónico, componente del tejido conectivo del huésped, facilitando la expansión del germen.

Estreptodornasa: es una ADNasa que despolimeriza el ADN de las células del huésped, provocando que produzca anticuerpos contra esta enzima, los mismos que pueden ser detectados en suero y utilizados como ayuda diagnóstica en infecciones por Streptococcus pyogenes.

PATOGENESIS:

S. pyogenes es capaz de producir en el ser humano enfermedades supurativas y no supurativas.

ENFERMEDADES ESTREPTOCOCICAS SUPURATIVAS

FARINGITIS:

Es una infección de la faringe con mucosas eritematosas y con presencia frecuente de exudados y linfadenopatía cervical. La faringitis tiene un período de incubación entre 2 a 4 días, con inicio brusco de dolor de garganta, fiebre, malestar general y cefalea. Es difícil distinguir la faringitis estreptocócica de la faringitis viral, especialmente en niños pequeños que presentan faringitis exudativa y tienen un proceso viral. Por otra parte la presencia de S. pyogenes no siempre es sinónimo de enfermedad estreptocócica ya que los estreptococos del grupo A colonizan la orofaringe de los niños sanos y de los adultos jóvenes hasta en un 15 al 20%, esta colonización es transitoria, condicionada por la capacidad de la persona para desarrollar una inmunidad específica frente a la proteína M, y/o la presencia de microorganismos competitivos en la mucosa oro faringea. Otras bacterias propias de la mucosa faríngea como los estreptococos a-hemolíticos y no hemolíticos son capaces de producir unas sustancias de tipo anticuerpo conocidas como bacteriocinas, que inhiben el crecimiento de los estreptococos del grupo A. Por esto se considera que la faringitis está producida por cepas de adquisición reciente antes que se produzcan anticuerpos específicos o que sean capaces de proliferar los microorganismos competitivos. La faringitis producida por S. Pyogenes es una enfermedad fundamentalmente de niños entre 5 y 15 años, muy rara antes de los tres años de edad y poco frecuente en adolescentes y adultos. El patógeno se extiende de persona a persona a través de gotitas respiratorias.

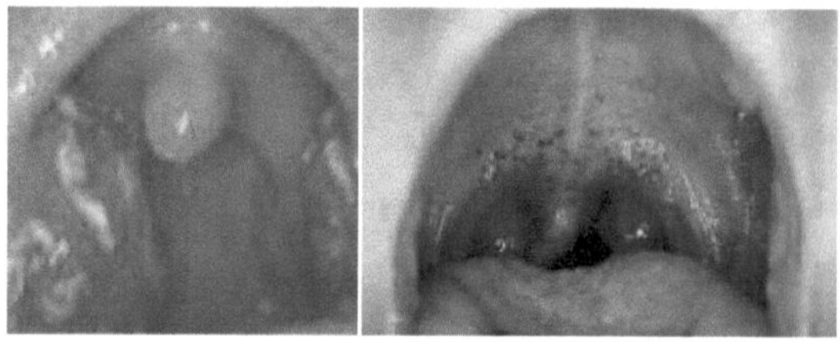

ESCARLATINA: es una complicación de la faringitis estreptocócica que se produce cuando S. pyogenes es lisogenizada por un bacteriófago templado que estimula la producción de una exotoxina pirógena. Luego de 1 o 2 días del inicio de faringitis, aparece un exantema eritematoso difuso, inicialmente en la parte superior del tórax y luego se extiende a las extremidades, respeta la zona aledaña de la boca (palidez peribucal) así como las palmas de manos y plantas de pies, la lengua está de un color rojo intenso e inflamada "lengua de frambuesa". El exantema desaparece a los 5 a 7 días y aparece una descamación.

Sin tratamiento antimicrobiano las complicaciones de la faringitis estreptocócica – extremadamente raras-son abscesos periamigdalinos, retrofaríngeos, así como diseminación de las infecciones al cerebro, el corazón, los huesos y las articulaciones.

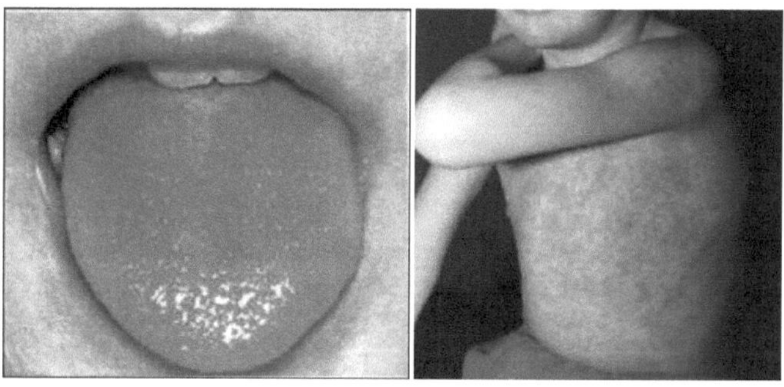

PIODERMA: infección cutánea localizada con presencia de vesículas que se trasforman en pústulas para posteriormente romperse y formar costras, sin indicios de enfermedad sistémica, afecta fundamentalmente a las zonas expuestas de piel (cara y extremidades). La infección se inicia cuando la piel se contamina por S. Pyogenes después de un contacto directo con una persona o fómite infectado, el microorganismo se introduce en los tejidos subcutáneos e través de una solución de continuidad: arañazo, lastimado o picadura de insecto. Puede haber linfadenopatía regional.

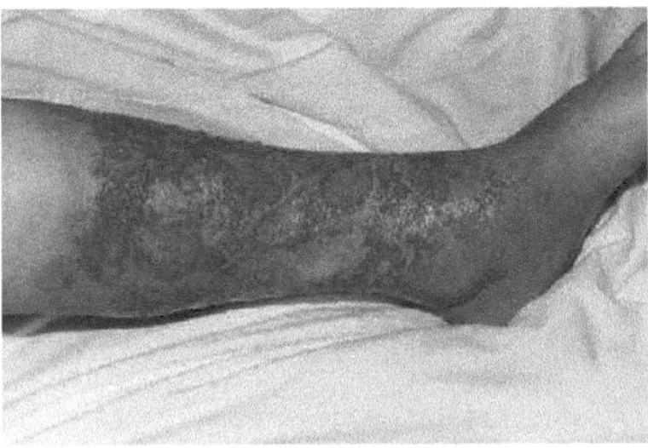

ERISIPELA: infección cutánea dolorosa, inflamada, con adenopatías, escalofríos y fiebre, la piel está sobre elevada. La erisipela es más frecuente en niños pequeños o ancianos. S. Pyogenes ingresa a la piel a través de objetos cortopunzantes pequeños como agujas o por las uñas contaminadas con la bacteria. Es más frecuente en cara y extremidades.

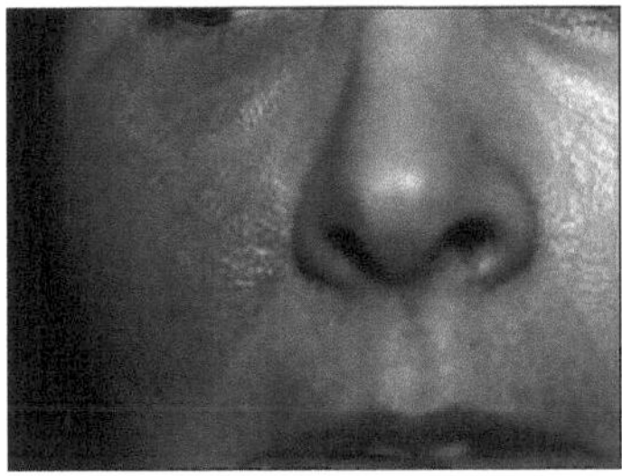

Tomado de: health.bwmc.umms.org

CELULITIS: Infección cutánea que afecta a la piel y los tejidos subcutáneos, igual que en la erisipela, hay una infección local y síntomas sistémicos, pero al contrario de lo que ocurre en la erisipela no se puede distinguir entre la piel infectada y la piel no infectada. La celulitis puede ser causada por otros gérmenes, además de S. pyogenes por lo que es necesaria la identificación precisa del microorganismo causal antes de proceder al tratamiento antibacteriano.

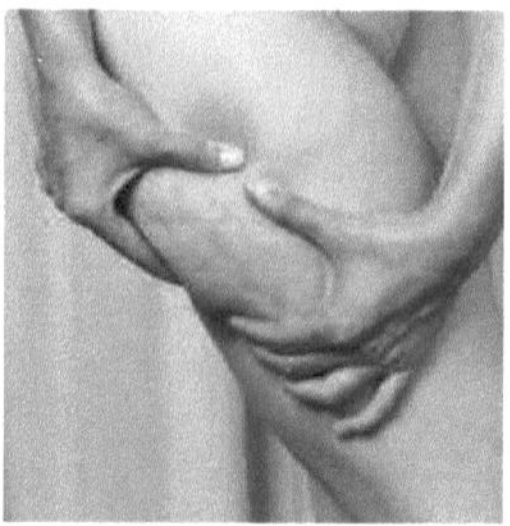

Tomado de: www.ojeada.herobo

FASCITIS NECROSANTE: infección que afecta a la zona profunda del tejido subcutáneo, se extiende a las fascias y una extensa destrucción de los músculos y del tejido adiposo. El microorganismo se introduce a la piel   a través de una solución de continuidad por pequeños cortes o traumatismos, vesículas de origen viral, quemaduras o heridas de sitio quirúrgico. Al inicio parece celulitis, después se forman ampollas y aparece la fascitis y destrucción tisular intensa: "bacteria come carne". La mortalidad es superior al 50% por toxicidad sistémica y fallo multiorgánico.

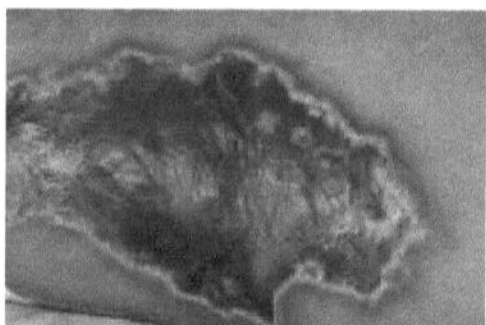

Tomado de: webdelprofesor.ula.ve

SINDROME DE SHOCK TOXICO ESTREPTOCÓCICO: infección sistémica, de características semejantes al síndrome del shock tóxico estafilocócico provocado por Staphylococcus aureus. Se presenta inicialmente con inflamación y dolor de tejidos blandos y síntomas inespecíficos como fiebre, escalofríos, malestar general, náuseas, vómitos y diarrea. El dolor se intensifica conforme la enfermedad progresa hasta el shock y el fallo multiorgánico, se diferencia de la estafilococia porque los pacientes con enfermedad estreptocócica suelen presentar bacteriemia e indicios de fascitis. Hay un riesgo más elevado de esta enfermedad en pacientes con infección por virus VIH, cáncer, sometidos a quimioterapia, diabetes, adictos a drogas por vía parenteral y los alcohólicos. Las cepas de S. Pyogenes causantes del síndrome de shock tóxico son diferentes de las cepas que produce faringitis, se diferencian porque sus serotipos son tipo M1 o 3 y muchas tienen cápsulas prominentes de mucopolisacárido y ácido hialurónico. Adicionalmente producen exotoxinas pirógenas.

ENFERMEDADES ESTREPTOCOCICAS NO SUPURATIVAS

FIEBRE REUMATICA: es una complicación no supurativa que se caracteriza por inflamación de corazón: pancarditis (endocarditis, pericarditis y miocarditis), de las articulaciones, de los vasos sanguíneos y los tejidos subcutáneos y se asocia con frecuencia a nódulos subcutáneos. Provoca una lesión crónica y progresiva de las válvulas cardíacas. Las inflamaciones articulares pueden ir desde artralgias hasta una artritis franca, con afectación multiarticular de patrón migratorio –se afectan diversas articulaciones, pero no simultáneamente-. Estos daños están mediados por generación de anticuerpos inicialmente dirigidos contra la proteína M de los estreptococos y luego contra los propios tejidos del huésped: enfermedad autoinmune. La fiebre reumática está asociada con la faringitis estreptocócica pero no con otras infecciones cutáneas causadas por S. pyogenes. Es más frecuente en escolares y adolescentes sin predilección por el sexo. La fiebre reumática se presenta con más frecuencia en pacientes con faringitis estreptocócica grave, pero también se han visto casos en pacientes con infección leve o asintomática.

GLOMERULONEFRITIS AGUDA: es la inflamación aguda de los glomérulos renales con edema, hipertensión, hematuria y proteinuria. Constituye la segunda complicación no supurativa de la enfermedad estreptocócica. Se asocian con esta enfermedad las cepas nefritogénicas específicas de los estreptococos del grupo A, que son diferentes a las cepas faríngeas. El diagnóstico es esencialmente clínico, apoyado por valores elevados de ASTO, en algunas ocasiones, y la evidencia de una infección reciente por S. Pyogenes. Los pacientes jóvenes suelen recuperarse sin complicaciones, pero en los adultos se ha observado deterioro de la función renal progresiva e irreversible.

DIAGNÓSTICO MICROBIOLÓGICO:

La coloración de Gram solo tiene utilidad en muestras provenientes de enfermedades cutáneas para realizar un diagnóstico rápido y preliminar con el fin de iniciar un tratamiento oportuno. Se observa como cocos grampositivos en cadenas, y si están asociados con leucocitos el resultado es relevante ya que los estreptococos no colonizan la superficie cutánea; en muestras faríngeas la coloración Gram no tiene importancia diagnóstica ya que otros estreptococos son parte de la microbiota normal de la orofaringe y se presentan igual como cocos grampositivos en cadenas.

Para la confirmación diagnóstica de S. pyogenes la prueba "goldstandar" sigue siendo el cultivo de muestra obtenida mediante hisopado de amígdala y faringe posterior. También pueden realizarse cultivos tisulares y hemocultivos procedentes de pacientes con fascitis necrosante. Si el cultivo es positivo puede detectarse el germen a partir de las 18 horas, pero si es negativo no puede confirmarse la negatividad sino hasta transcurridas 48horas. Las ventajas del cultivo son la facilidad de realizar antibiograma   para valorar la resistencia a macrólidos, ya que no hay S.pyogenes resistentes a penicilina y además el cultivo permite distinguir entre los distintos Streptococcus ß-hemolíticos.

S. pyogenes tiene un crecimiento óptimo en un medio de agar sangre enriquecida, después de 24 horas de incubación se observan colonias blancas de 1 a 2 mm con grandes zonas de Beta hemólisis. Las cepas encapsuladas pueden presentar una apariencia mucoide, mientras que las colonias no encapsuladas son pequeñas y brillantes. La confirmación de grupo A se realiza mediante la prueba de bacitracina, que presenta un halo de inhibición exclusivamente en estreptococos del grupo A.

En faringitis, se han desarrollado test de detección rápida de Streptococcus grupo A (TRDA) basados en la detección del antígeno carbohidrato específico de la pared celular de Streptococcus ß-hemolítico exclusivamente del grupo A. Existen varias técnicas como las de coaglutinación y aglutinación con partículas de látex con una buena especificidad (90-99%), pero una insuficiente sensibilidad (75-90%). Las técnicas de enzimoinmunoanálisis e inmunoanálisis óptico presentan una precisión diagnóstica muy próxima a la del cultivo (84 a 99% de sensibilidad y 95 a 99% de especificidad), además de disponer del resultado en 5-10 minutos.
Para evitar resultados erróneos se recomienda una toma de muestra óptima que consiste en un toque en cada amígdala con giro del hisopo de 180° y un tercero en faringe posterior con la misma maniobra, evitando el contacto del hisopo con mucosas oral y lingual y con la saliva; una mala muestra puede ser causa de falsos negativos, la cantidad de antígeno recogida por hisopado condiciona más los resultados del TRDA que los del cultivo tradicional.

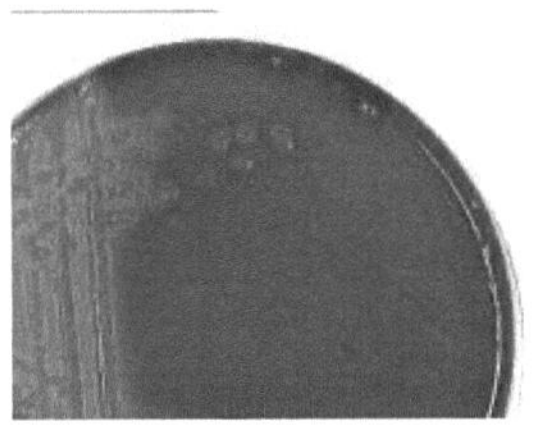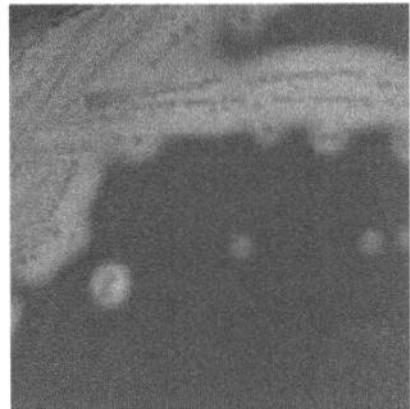

La identificación definitiva de Streptococcus pyogenes se da mediante la complementaridad de: demostración del antígeno A (carbohidrato del grupo), su susceptibilidad hacia la bacitracina en las colonias betahemolíticas del cultivo y por la presencia de su enzima L-pirrolidonil-arilamidasa (PYR).

Detección de anticuerpos: los pacientes con enfermedad por S. pyogenenes suelen tener anticuerpos dirigidos contra la estreptolisina O y la proteína M. Los anticuerpos contra la estreptolisina O (ASTO) pueden ser detectados tempranamente (entre 3 y 4 semanas) con la prueba ASLO (Anti-StreptoLysin-O) que es útil para confirmar el diagnóstico de fiebre reumática o glomerulonefritis aguda derivadas de una infección estreptocócica reciente. Los pacientes con piodermitis desarrollan pocos anticuerpos contra estreptolisina-O.

Tratamiento: S. pyogenes es siempre sensible a penicilina, no se han reportado cepas de esta bacteria con resistencia a la penicilina, en caso de alergia puede usarse eritromicina o una cefalosporina oral, la azitromicina y claritromicina no han demostrado ser más eficaces que eritromicina .

 En los últimos años se han detectado cepas resistentes a macrólidos y uno de los mecanismos involucrados en la resistencia es la dimetilación inducible o constitutiva de la metilasa que actúa sobre la subunidad 23S ribosomal, que también afecta a lincosamidas y estreptograminas B.
Otro mecanismo de resistencia de los macrólidos descrito en S. pyogenes es el de eflujo activo, por el cual las moléculas de macrólidos son expulsadas activamente del interior de las bacterias.

También se han descrito distintos mecanismos de resistencia a tetraciclinas en estreptococos beta-hemolíticos, así tenemos la protección ribosomal, mediada por genes y la presencia de un mecanismo de eflujo activo. De igual manera S. pyogenes ha demostrado resistencia a cloranfenicol por un mecanismo de inactivación de la droga por diacetilación.

Los pacientes con fiebre reumática requieren una profilaxis antibiótica prolongada con penicilina de depósito para prevenir la recidiva de la enfermedad.

Prevención: en términos generales las medidas de prevención para evitar infecciones estreptocócicas son: medidas de higiene, NO a la automedicación, manejo médico especializado de lesiones de piel y mucosas, privilegiar el tratamiento por vía sistémica y tratar a los portadores faríngeos.

Streptococcus agalactiae

El Streptococcus agalactiae o estreptococo ß-hemolítico del grupo B (EGB) es un coco Gram positivo, encapsulado, catalasa y oxidasa negativo, anaerobio facultativo, que se presenta formando cadenas de longitud variable y de acuerdo con el polisacárido de su cápsula, se puede clasificar en 7 serotipos: Ia, Ib, II, III, IV, V, VI. El EGB presenta el antígeno polisacárido común que le caracteriza como perteneciente al grupo B de Lancefield.

Comúnmente se puede encontrar en los aparatos digestivo, urinario y genital de los adultos, sin ocasionar problemas a las mujeres sanas antes del embarazo; sin embargo puede ser causa de una enfermedad grave en la madre y el bebé durante la gestación y después del parto. Durante los últimos años el Streptococcus agalactiae también ha demostrado ser el causante de un amplio espectro de infecciones en adultos susceptibles (diabéticos, alcohólicos, oncológicos, etc).

FACTORES DE VIRULENCIA:

al ser una bacteria encapsulada la virulencia se atribuye a una toxina polisacárida capsular, en especial al ácido siálico, que disminuye la activación de la vía alterna del complemento. La composición de la estructura capsular de los diversos serotipos puede tener características distintas de virulencia y/o invasividad.

RESPUESTA DEL HUESPED:

La respuesta inmune contra el S. agalactiae del ser humano incluye: la activación de la vía clásica del complemento, la opsonización, la fagocitosis por neutrófilos, presencia de anticuerpos contra el polisacárido.

En los neonatos la infección se ve favorecida por la inmadurez del sistema inmune que incluye alteraciones en la fagocitosis y de la inmunidad humoral.

PATOGENIA:

La principal vía de trasmisión de EGB es el canal del parto colonizado en partos vía vaginal, aunque también en casos esporádicos se puede contaminar por infección intrauterina y adquisición nosocomial postparto.

En mujeres embarazadas puede causar corioamnionitis (infección de las membranas placentarias) endometritis, fiebre postparto y bacteremia, además de infecciones del aparato urinario que pueden inducir el trabajo de parto y provocar un parto prematuro o pretérmino.

En alrededor del 75 por ciento la enfermedad causada por EGB en recién nacidos los primeros síntomas se presentan en la primera semana de vida y se ha determinado que los prematuros son más susceptibles a la infección que los que nacen a término. Las enfermedades más frecuentes en neonatos son: neumonía, sepsis y meningitis con una alta mortalidad.

La infección por EGB en neonatos puede dejar graves secuelas: ceguera, sordera, parálisis cerebral y retraso en el aprendizaje.

En adultos inmunocomprometidos las manifestaciones más comunes son infecciones de la piel y los tejidos blandos, y en algunos casos bacteriemia, neumonía, peritonitis, meningitis, artritis séptica y endocarditis.

DIAGNÓSTICO MICROBIOLÓGICO

El diagnóstico microbiológico de infección por EGB requiere la demostración del estreptococo mediante cultivo de sangre o líquido cefalorraquídeo (LCR). En recién nacidos, el aislamiento del microorganismo en mucosas, aspirado gástrico, orina o muestras cutáneas, no siempre es sinónimo de infección ya que no permite distinguir entre colonización e infección.

El cultivo se realiza en caldos de enriquecimiento selectivos, con posterior subcultivo en agar sangre e identificación del EGB a partir de las colonias aisladas, mediante pruebas bioquímicas como el CAMP-test, la hidrólisis del hipurato y la resistencia a discos de bacitracina y cotrimoxazol. aunque ninguna de ellas es específica.la detección de antígeno o por la prueba CAMP.

La detección de antígeno en sangre, LCR u orina como ayuda diagnóstica en infección neonatal solo sirve para descartar la enfermedad por su alto valor predictivo negativo, pero por su poca especificidad no es utilizada como prueba definitoria para el diagnóstico etiológico.

TRATAMIENTO

En caso de detectar la infección de vías urinarias o vaginitis durante el embarazo, se realiza un tratamiento antimicrobiano en cualquier edad gestacional, reforzado con tratamiento preventivo durante el trabajo de parto. La penicilina G es el antibiótico de elección en combinación con un aminoglucósido, generalmente la gentamicina. Se ha demostrado en los últimos años un aumento de la resistencia del EGB a los macrólidos y la clindamicina, lo que limita la profilaxis antibiótica en las gestantes alérgicas a los ß-lactámicos.

PROFILAXIS

La prevención de la infección prenatal se realiza mediante la detección de madres portadoras a partir exclusivamente de cultivos de muestras de los fluidos vaginal y anorectal y de orina- no es aconsejable para determinar la colonización por el EGB en las gestantes, el empleo de técnicas de detección de antígeno directamente sobre exudados vaginales o rectales por la elevada frecuencia de resultados falsos negativos -.En caso de cultivo positivo se procederá al tratamiento antibacteriano específico, más la administración endovenosa de penicilina intraparto a las gestantes portadoras de EGB. En caso de alergia a los ß-lactámicos, se utiliza clindamicina o macrólidos i.v.

Sin embargo, algunos autores consideran que la administración de antibióticos durante la gestación es insuficiente para erradicar la colonización vaginal ya que vuelve a colonizarse la mucosa vaginal a partir del recto, por lo que la administración de medicación antibacteriana intraparto es imprescindible en la profilaxis de infecciones por EGB.

Otros estreptococos beta-hemolíticos

Streptococcus BETA hemolíticos del grupo C

- S. equisimilis
- S. zooepidimicus
- S. equi
- S. dysgalactiae
- S. equisimilis:

Streptococcus del grupo D

- S. equinus
- S. bovis

Streptococcus BETA hemolíticos del grupo F

- S. miller
- S. anginosus
- S. constellatus
- S. intermedious

Streptococus beta hemoliticos del grupo G

- S. canis
- S. porcinus
- S. iniae:
- S. intestinalis:
- S. Phocoae

<u>ESTREPTOCOCOS ALFA HEMOLITICOS</u>

Streptococcus pneumoniae

El Streptococcus pneumoniae, llamado también neumococo es una bacteria Gram positiva de 1,2-1,8 µm de longitud, de forma oval y extremo distal lanceolado, en forma de diplococo, inmóvil, no forma endosporas, alfa-hemolítico, microaerófilo, catalasa negativo. Streptococcus pneumoniae es el agente causal de una gran variedad de infecciones benignas como otitis media y sinusitis agudas, e infecciones severas como septicemia, meningitis y neumonía, patologías de elevada morbilidad y letalidad, particularmente en ancianos, niños y personas inmunodeprimidas. Es el principal germen causal de neumonía adquirida en la comunidad (NAC). El hábitat natural de neumococo son las mucosas orales y nasales del ser humano.

S pneumoniae permanece como la principal causa de enfermedad y muerte infantil. En América Latina, las infecciones por este germen causan 1,6 millones de casos en niños y provocan 18.000 muertes al año. El tratamiento de las infecciones por neumococo se ha complicado en los últimos años por la aparición de cepas resistentes a la penicilina y otros antibióticos.

FACTORES DE VIRULENCIA:

Adherencia: S. pneumoniae se adhiere a las células del huésped al establecer interacción con el mucus del tracto respiratorio y dañar el epitelio respiratorio para posteriormente adherirse a la superficie de las células epiteliales. Algunos estudios consideran que algunas proteínas llamadas proteínas de superficie pspA y psaA participarían en la adherencia inicial a la célula blanco.

Cápsula: Griffith en 1928, puso de manifiesto que la cápsula es el principal factor de virulencia del neumococo. Comprobó que ratones inoculados con neumococos encapsulados morían, mientras que los ratones inoculados con cepas no encapsuladas no provocaban patología y eran inocuos.

La cápsula está compuesta por polisacáridos que rodean a la célula y que se mantienen unidos a la superficie de la bacteria mediante enlaces covalentes. Existen al menos 90 serotipos capsulares distintos con una composición química compleja y variable, en donde los polisacáridos le confieren las propiedades inmunogénicas y los componentes no sacarídicos el carácter antigénico.

La cápsula no parece tener participación alguna en la adherencia- lo que si ocurre en otras bacterias- la invasión o la inflamación, pero en cambio es esencial para la virulencia de la bacteria por su capacidad para bloquear el reconocimiento de neumococo por parte del huésped, dificultando de esta manera ser fagocitado.

La composición antigénica de la cápsula permite agrupar al S. pneumoniae en más de 90 diferentes serotipos. La identificación de cada serotipo se realiza por pruebas de reacción antígeno-anticuerpo utilizando antisueros específicos, provocando una hinchazón de la cápsula si el anticuerpo reacciona específicamente contra ese antígeno fenómeno conocido como "quellung" (hinchazón). Los serotipos 1 y 5 son más frecuentes en regiones de menor desarrollo socio-económico.

La inmunidad es serotipo específica por lo que los anticuerpos formados son específicos contra el serotipo causante de la infección y no afecta a los otros serotipos, lo que significa en teoría que una persona puede tener más de 90 infecciones neumocócicas diferentes.

Algunas cepas pueden experimentar una transformación o cambio de serotipo, fenómeno que tiene importancia en cepas con resistencia a los antimicrobianos y asociadas a colonización e infecciones en niños. Estos cambios de serotipo ocurren por mecanismo de recombinación genética, pero también y por cambios genéticos cepas sin cápsula, y por ende no virulentas, pueden transformarse en cepas capsuladas y naturalmente virulentas.

Proteasa Anti IgA: es una enzima que hidroliza e inactiva la inmunoglobulina A1 presente en las mucosas, lo que impide la acción defensiva del huésped y facilita de esta manera la adherencia y colonización inicial del germen.

Neuraminidasa: es una enzima que hidroliza las glucoproteínas y los glucolípidos celulares disminuyendo la viscosidad del mucus del epitelio respiratorio y alterando la estructura de los oligosacáridos, y facilitando de esta manera la colonización, diseminación y multiplicación de S. pneumoniae dentro del huésped.

Neumolisina: es una toxina que destruye la membrana de los glóbulos rojos y es similar a la estreptolisina O producida por los estreptococos b -hemolíticos del grupo A. Es la responsable del tipo de hemólisis del neumococo pero no está bien definido su rol en la patogenia en seres humanos.

Amidasa o Autolisina: es una enzima que hidroliza la capa de peptidoglicano en presencia de colina permitiendo la división celular y su crecimiento exponencial, pero, no está claro el papel de la autolisina en la virulencia bacteriana.

PATOGENIA

Ya que S. pneumoniae forma parte de la flora bacteriana normal de la mucosa nasal y faríngea, se transmite con facilidad de persona a persona a través de las gotitas de saliva. Esta transmisión aumenta durante las infecciones respiratorias con presencia de tos y aumento de las secreciones. Niños menores de dos años y adultos sobre los 60 años de edad tienen mayor índice de colonización que otros grupos etarios.

El Streptococcus pneumoniae es el microorganismo que con mayor frecuencia causa infecciones respiratorias como la otitis media aguda, la sinusitis aguda y la neumonía adquirida en la comunidad; y es importante agente causal de procesos sistémicos invasivos como la bacteriemia, la neumonía complicada y la meningitis.

Los factores de riesgo para adquirir infecciones por neumococo son: infección HIV, insuficiencia renal, síndrome nefrótico hemoglobinopatías, esplenectomía, trastornos de la fagocitosis, inmunodeficiencias congénitas, tratamiento inmunosupresor, cardiopatías congénitas, etc.
S. pneumoniae adquiere mayor importancia en los últimos años debido principalmente al incremento de su resistencia a los antimicrobianos, que ha provocado una modificación en protocolos de tratamiento y ha privilegiado mecanismo de prevención sobre protocolos terapéuticos.

DIAGNÓSTICO MICROBIOLÓGICO:

La identificación en el Laboratorio de S. pneumoniae se realiza a partir de:

- Cultivo
- sensibilidad a optoquina.
- solubilización en presencia de sales biliares.
- La reacción capsular frente a antisueros específicos o "Quellung".

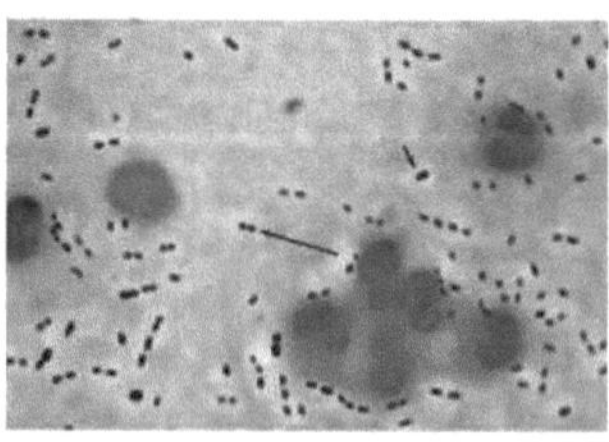 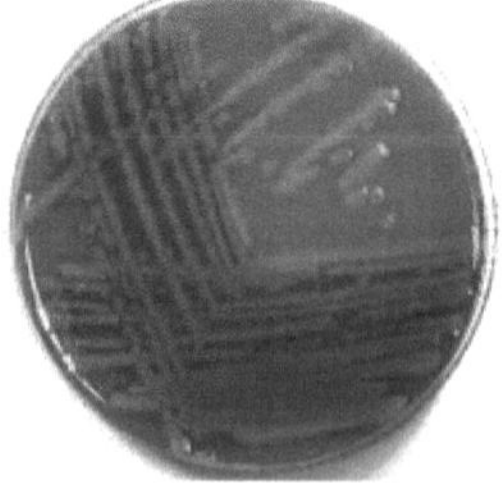

S. pneumoniae crece bien en medios enriquecidos como agar soya tripticasa o agar infusión cerebro/corazón con adición de 10% de sangre de cordero o agar chocolate. El crecimiento bacteriano se facilita en un ambiente con 8 a 10% de CO_2. Las colonias son redondas, mucosas y no pigmentadas, de 1 a 3 mm de diámetro, producen una alfa hemólisis y la colonia se rodea de un halo verdoso.

S. pneumoniae es siempre sensible a la optoquina. La prueba consiste en sembrar un inóculo denso en placa de agar sangre de cordero y colocar en la superficie un disco impregnado con 5 mg de optoquina; al cabo de 18-24 horas de incubación a 37° C se observa un halo de inhibición del crecimiento alrededor del disco.

Este germen también se confirma porque en presencia de bilis o sales biliares al 10% se produce una destrucción o lisis bacteriana.

La identificación del serotipo del germen se investiga en el laboratorio por pruebas de reacción antígeno-anticuerpo utilizando antisueros específicos, haciendo reaccionar colonias de S. pneumoniae con antisueros, buscando una reacción de hinchazón de la cápsula si el anticuerpo es específico de dicho serotipo fenómeno conocido como "quellung" (hinchazón).

TRATAMIENTO:

La resistencia a los antimicrobianos de S. pneumoniae ha complicado en los últimos años el tratamiento de las infecciones por este germen. Antes de 1965 el S. pneumoniae era sensible a la penicilina en el 100% de los casos, pero en ese año en Boston se comunicó el primer caso de resistencia a la penicilina, y desde entonces, hay un incremento progresivo en distintos países del mundo, incluyendo el Ecuador que registra hasta un 20% de resistencia de S. pneumoniae a la penicilina. En niños menores de dos años los factores de riesgo para adquirir infección por neumococo resistente a penicilina son: acudir a guardería, estrato socioeconómico alto, uso en los últimos tres meses de antibiótico y episodios recurrentes de otitis media aguda.

PREVENCIÓN:

La vacunación es el mecanismo más importante para la prevención de infecciones por S. pneumoniae y actualmente existen 2 tipos de vacunas:

- Vacuna elaborada a base de antígenos polisacáridos capsulares o no conjugada
- Vacuna conjugada.

La vacuna antineumocóccica no conjugada está indicada en niños a partir de los 2 años de edad - el sistema inmune es todavía inmaduro en niños < 2 años-, y en adultos con alto riesgo de padecer enfermedad invasiva por Streptococcus pneumoniae. Las embarazadas con factor de riesgo pueden recibir la vacuna partir de la semana 16 de gestación. Las infecciones respiratorias superiores en niños (sinusitis, otitis media aguda), no serían prevenidas eficientemente por esta vacuna.

La vacuna conjugada ha demostrado muy buena inmunogenicidad para la mayoría de los serotipos evaluados y eficacia protectora desde los 2 meses de edad, para infecciones invasivas incluyendo neumonía, meningitis y bacteriemias. y disminuye la portación nasofaringea.

Streptococcus viridans

Los estreptococos del grupo viridans (SGV) poseen las características comunes del género Streptococcus: cocos grampositivos, anaerobios facultativos, asociados en parejas o cadenas, no producen catalasa y fermentan la glucosa con producción de ácido láctico. El término viridans significa en latín viridis (verde), por su crecimiento de colonias pequeñas en agar sangre rodeadas de un halo estrecho de hemólisis verde por la destrucción incompleta de los eritrocitos (hemólisis alfa), son parte de la flora normal de mucosa oral, respiratoria alta, gastrointestinal y del tracto genital en la mujer. Los estreptococos viridans se distinguen del Streptococcus pneumoniae porque son resistentes a la optoquina y también porque los estreptococos viridans no tienen la cápsula de polisacáridos típica de S. pneumoniae.

CLASIFICACIÓN

Este grupo heterogéneo de cocos grampositivos presenta, dificultades para lograr una clasificación por la heterogeneidad de sus miembros, sin embargo se acepta por la definición genética y su correlación con las características fenotípicas útiles en las pruebas del laboratorio, ubicar en cinco especies/grupos:

- S. mutans
- S. salivarius
- S. sanguis
- S. mitis
- S. anginosus/milleri

Streptococcus bovis, especie no enterocócica del grupo D, fue considerado al inicio como una especie del grupo viridans, pero al no tener el mismo hábitat ni significación clínica no fue incluido en esta clasificación

FACTORES DE VIRULENCIA

Los SGV son considerados no patógenos o patógenos de poca virulencia, porque no presentan factores de virulencia importantes, sin embargo diversos microorganismos de este grupo, como Streptococcus mitis, Streptococcus sanguis y Streptococcus mutans, tienen la capacidad de producir dextranos extracelulares que facilitan la fijación, favoreciendo el establecimiento de nichos en superficies como el esmalte dentario y las válvulas cardíacas.

PATOGENICIDAD

Estos gérmenes muy abundantes en la boca pueden introducirse en el torrente sanguíneo si se produce un traumatismo, manipulaciones dentales, amigadalectomías, cirugía genitourinaria o intestinal y causar endocarditis en personas con las válvulas cardíacas alteradas, especialmente en individuos con alteraciones en el sistema inmune.
El Streptococcus anginosus/milleri puede ser causa de infecciones supuradas invasoras, cuando provocan focos piógenos abdominales, pleuropulmonar, sistema nervioso central, óseo, piel y tejido subcutáneo.

Streptococcus mutans se encuentra en la cavidad bucal humana, formando parte de la placa bacteriana o biofilm dental. Es acidófilo porque vive en pH bajo y acidogénico porque metaboliza los azúcares a ácidos, metaboliza el azúcar y producto de ello libera polisacáridos extracelulares que por su composición laxa facilita la adhesión del germen a los dientes.

Se considera que S. mutans y otros estreptococos son la causa de caries dental por los atributos anteriormente mencionados del germen facilitando su acción cuando se modifica el ecosistema oral, la velocidad del flujo salival, la capacidad amortiguadora y el contenido enzimático de la saliva.

DIAGNÓSTICO MICROBIOLÓGICO

El diagnóstico de laboratorio de SGV se realiza mediante coloración Gram a fin de identificar las formas características cocáceas y en cadenas, cultivo para observar la típoca alfa hemólisis con tonalidad verdosa en el agar sangre y pruebas bioquímicas como la optoquina para identificación definitiva de especie.

Para la detección de Streptococcus mutanscariogénicos se han establecido diferentes metodologías como la detección de mutacinas (bacteriocinas), ya que no todos los S. mutans producen esta proteína y ésta estaría relacionada con la capacidad para producir caries.

TRATAMIENTO

Los estreptococos del grupo viridans son muy sensibles a la penicilina, las cefalosporinas, los macrólidos, la vancomicina, la rifampicina, las sulfas y el cloranfenicol. La penicilina es el tratamiento de elección de la endocarditis infecciosa de esta etiología, y aunque tradicionalmente los SGV son resistentes a los aminoglucósidos a las concentraciones habituales, estudios in vitro e in vivo han demostrado una actividad bactericida sinérgica entre ellos y los antibióticos β-lactámicos.

En general, la resistencia antibiótica en los SGV es variable, S. mitis que constituye más de la mitad de los aislamientos sanguíneos de SGV presenta los mayores porcentajes de resistencia antibiótica, seguido de S. sanguis y S. salivarius. Mientras que S. anginosus/milleri, tiene los índices de resistencia antibiótica más bajos.

Sin embargo y desde mediados de los años 80 se han comunicado cepas de SGV resistentes a la penicilina, y todas las cepas de SGV con algún grado de resistencia a la penicilina muestran una sensibilidad disminuida a los otros antibióticos β-lactámicos, mientras que el imipenem continúa siendo el más activo in vitro frente a las cepas resistentes a la penicilina.

La resistencia a la penicilina y la sensibilidad disminuida a las cefalosporinas se debe a alteraciones en una o más proteínas fijadoras de penicilina (PBP) con una afinidad reducida hacia este antibiótico y demás β-lactámicos.

También se han reportado casos de resistencia a los macrólidos en proporciones aún mayores a la resistencia a la penicilina. Al igual que en S. pneumoniae la resistencia se da por la acción de metilasas que ocasionan un cambio de la conformación del ribosoma con la consecuente disminución de la afinidad entre el antibiótico y su lugar de fijación en el ribosoma.

La resistencia a las quinolonas de S. mitis se debe a mutaciones en la topoisomerasa IV

Mientras que por otro lado no se ha detectado ninguna cepa de SGV resistente a la vancomicina.

Enterococcus

Enterococcus es un género de bacterias del grupo Cocos no Streptococcus (antes Streptococcus Grupo D). Se reconocen al menos cuatro especies: E. avium, E. durans, E. faecalis y E. faecium, las dos últimas tienen importancia médica porque son comensales en el intestino humano y fuera de él causan importantes infecciones clínicas: infección del tracto urinario, bacteremia, endocarditis, diverticulitis y meningitis. Los Enterococcus tienen forma de cocos dispuestos en cadenas o pares, Gram positivos, anaerobios facultativos, inmóvil y no esporulados, gamma-hemolíticos en agar sangre de cordero.

Enterococcus faecalis

La característica clínica más importante de este género es su alto nivel de resistencia a los antimicrobianos, pueden ser naturalmente resistentes a los β-lactamicos (algunas penicilinas y todas las cefalosporinas) y también a muchos aminoglicósidos y desde hace algunos años han aparecido cepas muy virulentas de Enterococcus resistentes a la vancomicina (VRE) en infecciones hospitalarias.

Una característica notable de esta especie es que puede vivir en ambientes extremos que incluyen pH altamente alcalino de 9,6, elevadas concentraciones de sal (6,5% de Cloruro de Sodio), congelación, desecación, temperaturas extremas (15-60°C) y resiste además a la acción de colorantes como Azul de Metileno al 0,1%.

FACTORES DE VIRULENCIA:

El factor de virulencia más importante de E. faecalis es su capacidad de adherencia a partir de una pared celular que es un ácido lipoteicoico asociado con la membrana citoplasmática y con residuos de glicerol, además de las proteasas sintetizadas y la proteína de unión al colágeno (Ace) que pudieran participar o por lo menos influir en la adhesión bacteriana.

PATOGENESIS:

Enterococcus faecalies puede causar una serie de infecciones: vías urinarias, intraabdominal y pélvica, sitio quirúrgico, bacteremia, endocarditis, sepsis neonatal, meningitis, etc. Los síntomas específicos varían según el cual el órgano o tejido afectado.

Los siguientes factores incrementan la probabilidad de desarrollar infecciones por E. faecalis: contacto con una persona infectada o contacto con superficies contaminadas, tratamientos previos con vancomicina u otro antibiótico durante un largo periodo de tiempo, hospitalización reciente, inmunodepresión, neutropenia, administración de corticosteroides, alimentación parenteral o quimioterapia, cirugías torácica o abdominal, catéter urinario ,diálisis, etc.

DIAGNÓSTICO MICROBIOLÓGICO:

Los enterococos se deben buscar en el fluido biológico en donde se sospeche pueda estar: orina, sangre, LCR, herida quirúrgica, etc., sembrando la muestra en medios que contengan esculina, la cual hidrolizan en presencia de sales biliares al 40% (agar bilis-esculina), las cepas son homofermentativas, siendo el ácido láctico el producto final principal de la fermentación de la glucosa, no producen gas y no contienen enzimas citocrómicas. Las colonias son generalmente no hemolíticas, pero pueden ser α hemolítica o β hemolítica, crecen en presencia de NaCl al 6,5%, toleran las sales biliares y pueden hidrolizar la esculina. Estas propiedades propias de Enterococos se usan para diferenciar de otros cocos Gram (+) catalasa-negativo. La temperatura óptima de crecimiento es de 35ºC. La identificación de cepas sospechosas de enterococos se puede realizar por métodos convencionales o mediante el empleo de sistemas de identificación rápida.

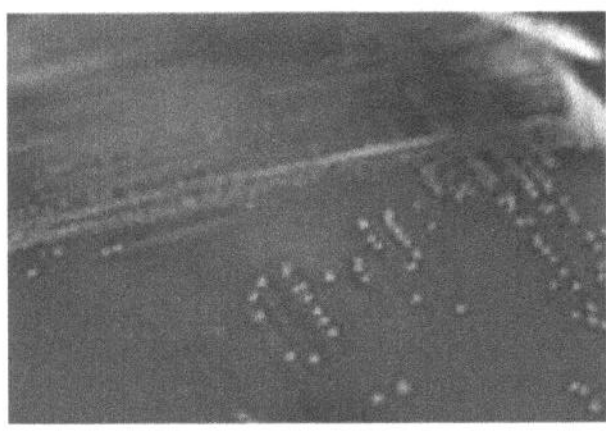

TRATAMIENTO:

El tratamiento para Enterococos es complicado, se utiliza de manera empírica la combinación sinérgica de Vancomicina y ampicilina. Sin embargo, la resistencia a la ampicilina, la penicilina y la vancomicina en los últimos años se ha convertido en un problema, por lo cual se han aplicado nuevos antibióticos específicamente para tratar a estos Enterococos: linezolid y quinolonas seleccionadas.

Enterococcus es intrínsicamente resistente a aminoglicósidos, aztreonam, cefalosporinas, clindamicina, penicilinas semisintéticas (nafcilina, oxacilina, amoxicilina) y trimetoprim-sulfametoxazole)

PREVENCIÓN:

La prevención y el control es difícil ya que la mayor incidencia de infecciones por enterococos se producen en pacientes hospitalizados durante mucho tiempo y tratados con antibióticos con amplio espectro para otras infecciones, lo que provoca una presión selectiva, además la exposición a las cefalosporinas de tercera generación es un riesgo importante en la colonización e infección con enterococos.

Se recomienda para minimizar el riesgo de infecciones por este germen: uso razonable del tratamiento antibiótico previo en pacientes hospitalizados, control de las infecciones: aislamiento de pacientes infectados, uso de batas y guantes, higiene de manos del personal de salud, etc.

Enterococcus faecium

Enterococcus faecium tiene las mismas características morfológicas y fisiológicas de E. faecalis.

Puede ser comensal inocuo en el intestino humano, pero podría ser patógeno, causando enfermedades como meningitis neonatal.

Enterococcus faecium se considera en la actualidad como un patógeno emergente en los hospitales. Presenta al igual que E. faecalis resistencia a diferentes fármacos como penicilina, ampicilina, aminoglucósidos o glucopéptidos.

FACTORES DE VIRULENCIA:

E. faecium presenta una combinación de factores de virulencia: factores de adhesión proteicos e hidrocarbonatos que facilitan la adhesión a células que recubren el intestino y la vagina humana y producen sustancias bactericidas que inhiben competitivamente el desarrollo de otras bacterias; pero no poseen toxinas potentes, y aunque se han identificado proteínas hidrolíticas, no están bien definidas su papel virulento en el ser humano.

Sin embargo de no tener otros factores de virulencia evidentes y que esta bacteria puede ser englobada y destruida por los fagocitos humanos de manera fácil, causa enfermedades graves fuera del intestino humano por su alta resistencia a los antimicrobianos.

PATOGENESIS:

Las infecciones humanas por el E. faecium se originan mayoritariamente a partir de la flora del intestino del paciente, y en algunos casos también se pueden transferir de paciente a paciente o por el consumo de agua o de alimentos contaminados. Los Enterococcus en general son una de las principales causas de Infecciones Asociadas a la Atención en Salud (IAAS). Afectan al tracto urinario y al torrente sanguíneo en pacientes con catéteres urinarios o intravasculares, y pacientes hospitalizados por largos periodos de tiempo y que han recibido antibióticos de amplio espectro. Una complicación frecuente de la bacteremia enterocócica es la endocarditis.

TRATAMIENTO:

Tiene las mismas complicaciones que E. faecalis y prácticamente los mismos patrones de resistencia y solo varía en que Las estreptograminas, así como la quinupristina/dalfopristina, pueden ser usados para el E. faecium Vancomicina-resistente pero no para el E. faecalis.

BIBLIOGRAFIA

- Jawetz, Melnick y Adelberg . Microbiología Médica, 25va Edición –Editorial: Mc.Graw.-.Hill
- Edición: 25ª Año: 2010
- Murray P, Baron E. Jorgensen J, Landry M, Pfaller M, editors. Manual of Clinical Microbiology, 9th edition. Washington DC: ASM Press: 2007.
- Bailey & Scott. Diagnostico Microbiologico (11ª ed.): Betty A. Forbes; Daniel f. Sahm; Alice S. Weissfeld , Ed. Panamericana, 2004.
- H.G. Schlegel. Microbiología General 7a Ed.- 1997. Ediciones Omega
- Washington C. Winn / Stephen D. Allen / William M. Janda / Elmer W. Koneman / Gary W. Procop / Paul C. Schrenckenberger / Gail L. Woods Koneman. Diagnóstico microbiológico Médica Panamericana; Edición: 6ª. 2008
- B. C. MIMS. Microbiología Médica. 2ª Edición. 2002. Mosby (Elsevier Science).
- Soc. Esp. de Enf. Infec. y Microbiol. Clín. Tratado SEIMC de Enfermedades Infecciosas y Microbiología Clínica. 2006
- Romero Cabello. Microbiología y Parasitología Humana. Editorial Panamericana, 3º Ed. 2007
- Dinges M, Orwin P, Schlievert P. Exotoxins of Staphylococcus aureus. Clinical Microbiology Reviews, 2000.
- Lobo LJ, Reed KD, Wunderink RG. Expanded Clinical Presentation of Community-Acquired MRSA Pneumonia. Chest 2010
- Scott J AG, Hall A J, Dagan R. Serogroup-specific epidemiology of Streptococcus pneumonaie: associations with age, sex and geography in 7.000 episodes of invasive disease. Clin Infect Dis 1996.
- Johnson cc, Tunkel ar. Viridans streptococci and groups C and G streptococci. En:
- Mandell GL, Bennett JE, Dolin R (eds). Principles and Practice of Infectious
- Diseases, 5ª ed. New York; Churchill Livingtone, 2000.
- Centers for Disease Control and Prevention. Decreasing incidence of perinatal group B streptococcal disease- United States, 1993-1995. MMWR 1997.
- Spellerberg B, Brandt C. Streptococcus. Murray P, Baron E. Jorgensen J, Landry M, Pfaller M, editors. Manual of Clinical Microbiology, 9th edition. Washington DC: ASM Press: 2007.

- Khatib R, Johnson LB, Fakih MG, Riederer K, Khosrovaneh A, Shamse TM et al. Persistence in Staphylococcus aureus bacteremia: incidence, characteristics of patients and outcome. Scand J Infect Dis 2006

- Soriano A, Martinez JA, Mensa J, Marco F, Almela M, Moreno-Martinez A et al. Pathogenic significance of methicillin resistance for patients with Staphylococcus aureus bacteremia. Clin Infect Dis 2000

- Kim SH, Kim KH, Kim HB, Kim NJ, Kim EC, Oh Md et al. Outcome of Vancomycin Treatment in Patients with Methicillin-Susceptible Staphylococcus aureus Bacteremia. Antimicrob Agents Chemother 2008

- Siegman-Igra Y, Reich P, Orni-Wasserlauf R, Schwartz D, Giladi M. The role of vancomycin in the persistence or recurrence of Staphylococcus aureus bacteraemia. Scand J Infect Dis 2005

- Khatib R, Saeed S, Sharma M, Riederer K, Fakih MG, Johnson LB. Impact of initial antibiotic choice and delayed appropriate treatment on the outcome of Staphylococcus aureus bacteremia. Eur J Clin Microbiol Infect Dis 2006.

- Khatib R, Johnson LB, Sharma M, Fakih MG, Ganga R, Riederer K. Persistent Staphylococcus aureus bacteremia: Incidence and outcome trends over time. Scan J Infect Dis 2009

- Kim SH, Kim KH, Kim HB, Kim NJ, Kim EC, Oh Md et al. Outcome of Vancomycin Treatment in Patients with Methicillin-Susceptible Staphylococcus aureus Bacteremia. Antimicrob Agents Chemother 2008

CAPITULO 9

BACTERIAS GRAMNEGATIVAS (BGN)

Bacterias Gram negativas

Las Bacterias Gram negativas o también "gramnegativas". se caracterizan por tomar el tinte rosado de la safranina debido a su estructura: una bicapa lipídica gruesa en la parte exterior, que es selectivamente permeable, la pared es más delgada, pero más compleja con poca cantidad de peptidoglucano y sin ácidos teicoicos, adicionalmente presentan una membrana externa encima de la pared celular, que es una barrera impermeable a macromoléculas y ofrece protección en condiciones adversas externas y un espacio periplásmico entre membrana y pared. De acuerdo a su forma las bacterias gramnegativas se clasifican en cocos, bacilos y espiroquetas

COCOS GRAM NEGATIVOS

Diplococos oxidasa positiva: Neisseria
N. gonorrhoeae
N. meningitidis
Moraxella

BACILOS GRAM NEGATIVOS (BGN)

Fermentadores

Oxidasa positiva

Escherichia coli
Klebsiella
Salmonella
Shigella
Proteus
Serratia marcescens
Citrobacter

Enterobacter

Providencia

Morganella

Yersinia

Edwarsella

Oxidasa negativa

V. cholerae.

Plesiomonas shigelloides

Misceláneos

Aeromonas

No fermentadores

Oxidasa positiva

Pseudomonas

Burkholderia

Oxidasa negativa

Stenotrophomonas maltophilia.

Acinetobacter baumanii.

BGN nutricionalmente exigentes

Haemophilus

Bordetella

Brucella

Legionella

Bartonella

Otros bacilos gram negativos

Francisella tularensis

Gardnerella vaginalis

Pasteurella

Helicobacter

Campylobacter

BGN Anaerobios

Fusobacterium.

Bacteroides.

COCOS GRAMNEGATIVOS

NEISSERIA

El género Neisseria recibe su nombre por el bacteriólogo alemán Albert Neisser, quien fue el primero en describir a la Neisseria gonorrhoeae, pertenece a la Familia Neisseriaceae.

Los miembros del género Neisseria son cocos gramnegativos, en forma de diplococos (crecen en pares), no esporulados y solo N. meningitidis presenta cápsula, inmóviles, oxidasa positivos y catalasa positivos, aerobios estrictos, son nutricionalmente exigentes y muy sensibles a los cambios de temperatura y pH. N. sicca,N. flava, N. subflava, N. perflava forman parte de la flora habitual de las vías respiratorias altas y pueden actuar como patógenos oportunistas. N. lactamicus puede encontrarse en la flora vaginal de mujeres sanas

Las especies Neisseria gonorrhoeae (gonococo), causante de la gonorrea, y Neisseria meningitidis (meningococo), agente causal de meningitis bacteriana y sepsis meningocóccica, son las especies de importancia para el ser humano.

N. gonorrhoeae (gonococo)

N. gonorrhoeae (también llamado gonococo), es el agente causal de la gonorrea. El ser humano es la única fuente de infección, no conociéndose reservorios animales. Se transmite por contacto sexual y los niños pueden infectarse al pasar por el canal del parto.

FACTORES DE VIRULENCIA:

Los determinantes de la patogenicidad de *N. gonorrhoeae* son:

- Fimbrias: elementos proteicos que facilitan la adherencia del germen a las células del huésped evitando ser arrastrados y eliminados por medios mecánicos (saliva, lágrimas, orina).
- Proteínas de membrana externa: coadyuva en la adherencia y activa la endocitosis de las células del huésped.

- IgA proteasa: enzima que inactiva la IgA secretora de las mucosas genitales y orales, que además de evitar su acción protectora permite que el paciente pueda reinfectarse.

- Lipopolisacárido (LPS): es responsable de la acción tóxica- endotoxina- sobre los macrófagos y polimorfonucleares (PMN), además de paralizar el movimiento ciliar en la mucosa genital y disparar la liberación de factor de necrosis tisular (TNF-α) que lesiona las trompas de Falopio.

- β-lactamasas: enzima sintetizada cada vez por mayor número de cepas de la bacteria causando los casos de resistencia a penicilina.

PATOGENESIS:

N. gonorrhoeae es capaz de colonizar infectar los epitelios cilíndricos (uretral, rectal, endocérvical, faríngeo y conjuntival). Luego de haber tenido contacto sexual con una pareja infectada el período de incubación varía entre 2 -10 días y solo en raros casos los síntomas pueden presentarse después de un mes de haber estado expuesto. Los síntomas de la gonorrea van de ausentes a severos. Algunos estudios revelan que hasta el 10% de los hombres infectados y el 80% de las mujeres infectadas son asintomáticas.

Los síntomas en las mujeres- cuando se presentan- son muy variables e incluyen inflamación, eritema, edema y escozor genital, puede acompañarse de disuria si la bacteria llegó a uretra. La infección genital puede complicarse luego de un tiempo con enfermedad pélvica inflamatoria, la cual puede resultar en infertilidad por la inflamación y cicatrización de las trompas de Falopio.
 Los síntomas en los hombres- la mayoría de ellos lo presentan- son: uretritis con secreción grisácea que drena en forma espontánea o previo masaje prostático, disuria, sensación de micción frecuente y ardor al orinar. Las complicaciones en los hombres sin tratamiento adecuado pueden ser: cicatrización o estrechamiento de la uretra, abscesos periuretrales, prostatitis y epididimitis.

N. gonorrhoeae también puede causar faringitis o proctitis si la vía de ingreso fue por contacto sexual o anal.

La conjuntivitis puede presentarse en los recién nacidos de madres con gonorrea y parto vía vaginal. Y en caso de gonorrea con secreciones cérvico-vaginales abundantes le pueden transmitir la enfermedad mientras está en el útero o durante el parto. La conjuntivitis del recién nacido puede derivar en ceguera irreversible.

Las complicaciones tanto en hombres como en mujeres sin tratamiento pueden ser: infecciones articulares, infección de válvulas cardíacas y meningitis.

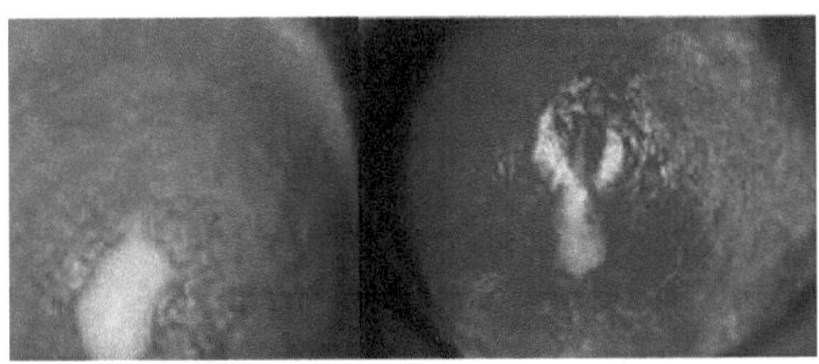

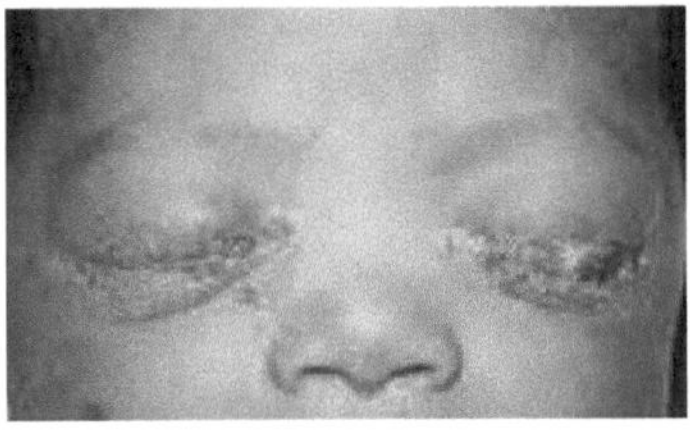

Tomado de: microbenwiky,benjou.ed.

DIAGNÓSTICO MICROBIOLÓGICO:

Los gonococos son bacterias frágiles, extremadamente lábiles y con requerimientos nutricionales estrictos, por lo que las muestras obtenidas por hisopados- uretrales, vaginales, faríngeas o rectales- deben colocarse en medios de transporte y procesarse lo más rápidamente posible. Las muestras así obtenidas deben ser sometidas a:

Coloración Gram: la presencia de diplococos gramnegativos intracelulares- dentro de macrófagos- en una muestra de secreción uretral en el varón es fuertemente sugestiva de gonorrea, mientras que en la mujer la presencia de diplococos debe ser confirmada mediante cultivos, al igual que muestras rectales en hombres y mujeres. No debe efectuarse coloración Gram de muestras faríngeas porque la presencia de otras especies de Neisseria morfológicamente idénticas en la faringe hace que el resultado no sea confiable.

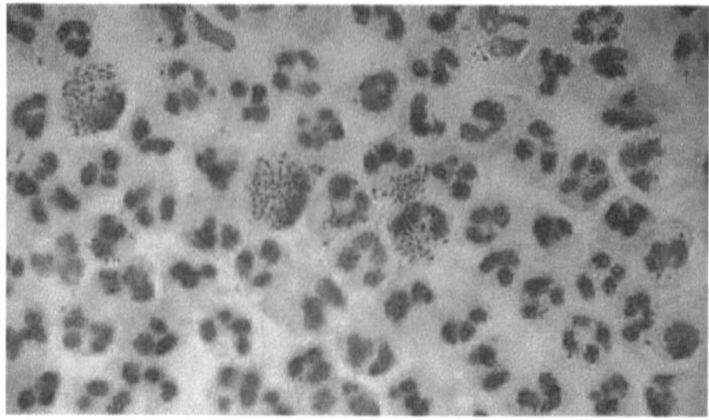

Cultivo: Las muestras deben sembrarse en medio de Thayer-Martin- posee antibióticos para inhibir a otras bacterias- Los cultivos se incuban a 35º C en una atmósfera de 3-5% de CO_2. Concentraciones menores no permiten el crecimiento del microorganismo y concentraciones mayores inhiben el crecimiento de líneas de siembra.

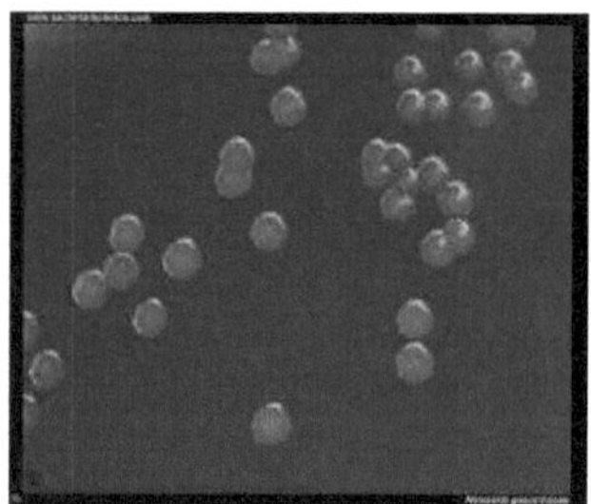

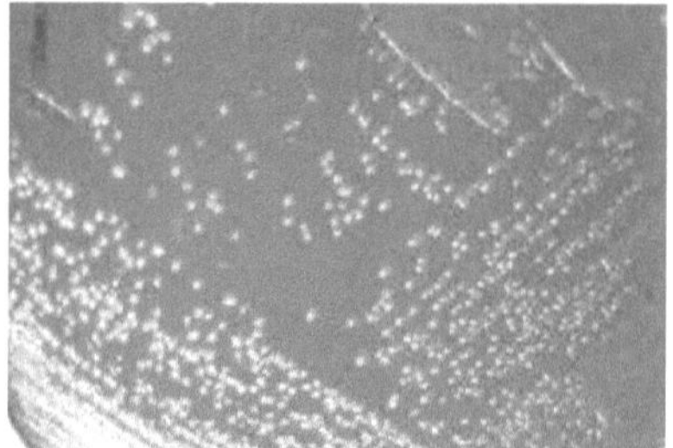

Todas las neisserias son oxidasa positiva y glucosa positiva. La identificación definitiva se da por la utilización de azúcares y la prueba de DNAsa para las distintas especies de acuerdo a la siguiente tabla:

Especie	Glucosa	Maltosa	Lactosa	Sacarosa	DNAsa
N. gonorrhoeae	+	-	-	-	-
N. meningitidis	+	+	-	-	-
N. lactamica	+	+	+	-	-
N. sicca	+	+	-	+	-
M. catarrhalis	-	-	-	-	+

Las técnicas de reacción en cadena de polimerasa o ligasa, y el uso de sonda de ARN ribosómico tiene algunas ventajas en el diagnóstico de gonorrea: son muy sensibles y específicos, detectan microorganismos no viables por las exigencias nutricionales, se puede realizar en muestras extragenitales, como orina, pero también algunas desventajas: alto costo-hasta el momento- de la prueba y no proporciona información de la sensibilidad a antibióticos.

Las pruebas de ELISA son rápidas, más baratas y fáciles de efectuar y al igual que los métodos moleculares detectan microorganismos no viables, pero no son confiables para efectuar pruebas en muestras rectales ni faríngeas por la baja especificidad que pueden dar un número inaceptablemente alto de resultados positivos falsos.

TRATAMIENTO:

En los últimos años se ha encontrado resistencia del gonococo, mediada por cromosomas, para penicilina, tetraciclina, algunas cefalosporinas y quinolonas y una alta resistencia a la penicilina y tetraciclina mediada por plásmidos. Ante este hecho debe efectuarse antibiograma para establecer el tratamiento.

De manera empírica se ha recomendado algunas pautas terapéuticas si no es posible establecer la sensibilidad o resistencia a la penicilina, que sigue siendo el antibacteriano de elección:

> Ceftriaxone 125 mg IM en dosis única o o Cefixima 400 mg, vía oral en una sola dosis. o
> Ciprofloxacina 500 mg, vía oral, en dosis única u Ofloxacina 400 mg, vía oral, en dosis única.
> Espectinomicina 2 g IM en una sola dosis en pacientes que no toleran las cefalosporinas o las fluoroquinolonas.

Las mujeres embarazadas con gonorrea deben ser tratadas con una cefalosporina o espectinomicina.

En casos complicados como endocarditis y meningitis gonocócica el tratamiento recomendado es ceftriaxone 1 a 2 g cada 12 horas por un período no menor a cuatro semanas.

Si se sospecha de infección concurrente con clamidia- frecuente en estudios realizados en adolescentes- es recomendado azitromicina, 1 g en dosis única, o doxiciclina, 100 mg dos veces al día durante siete días.

PREVENCIÓN Y CONTROL:

El empleo de métodos de barrera- el preservativo o condón- se considera útil en la prevención y control de la gonorrea, aunque no garantiza en un 100% su no trasmisión.

Otras medidas importantes son la educación sexual, la consulta preventiva ginecológica en mujeres y urológica en hombres que iniciaron su actividad sexual, ubicar y examinar todos los contactos sexuales de la persona con gonorrea para prevenir la propagación mayor de la enfermedad, etc.

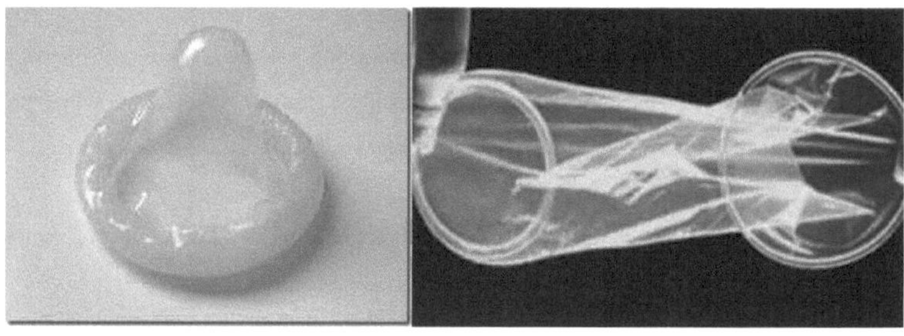

condón masculino   **condón femenino**

Neisseria meningitidis

N. meningitidis (llamado también meningococo) es un diplococo gramnegativo, no mótil, no esporulado, encapsulado y con cilios ordinarios. Tiene la capacidad de adherirse a las células de la faringe, pueden pasar a la sangre y causar bacteriemias y meningitis.

CLASIFICACIÓN:

Se reconocen 13 serogrupos en base al polisacárido capsular: A, B, C, D, E29, H, I, K, L, X, Y,

Z, W135. Los serogrupos A, B, C y W135 son responsables del 90% de las meningitis y bacteriemias, los serogrupos A y C son mayoritariamente causales de epidemias y el serogrupo B está asociado a casos esporádicos.

FACTORES DE VIRULENCIA:

- Cápsula: es el principal determinante de la patogenicidad, es un polisacárido del cual se reconocen los 13 sergorupos, su función primordial es la resistencia a la fagocitosis. El serogrupo B tiene un polisacárido poco inmunogénico, debido a su contenido de ácido polisiálico que simula moléculas del hospedero y por lo tanto el hombre no puede desarrollar anticuerpos protectores (opzonizantes) contra ella y al no ser antigénica, no se puede utilizar para la creación de vacunas.
- Fimbrias o pilis ordinarios: estas proteínas intervienen en la adherencia al epitelio respiratorio.
- Proteínas de membrana externa: participan en la adherencia y activan la endocitosis.
- IgA proteasa: degrada la IgA secretoria de las mucosas.
- Vesículas de membrana externa: son las responsables del aumento de la invasividad y disminución de la regulación y desviación de mecanismos de defensa del huésped.
- Lipopolisacárido: responsable de la acción endotóxica. La endotoxina actúa de manera similar a la mayoría de bacterias gram negativas, desencadenado un cuadro de sepsis, shock tóxico, fallo multiorgánico y muerte.
- Porinas: causan un cambio en el potencial de membrana e interfieren con la señalización celular, además de favorecer la internalización de la bacteria al huésped mediante un mecanismo de reorganización de actina.

PATOGENESIS:

La fuente de infección más importante son los portadores sanos nasofaríngeos. Es un germen exclusivo del hombre y se transmite a través de la gotitas de saliva. *N.meningitidis* es muy susceptible a cambios de temperatura y a la desecación, por lo que es difícil que se transmita por fómites, y siempre se reconocen factores predisponentes para que se desarrolle la enfermedad: hacinamiento (guarderías, asilos, cuarteles), edad –niños y adolescentes-, estado inmunitario, tabaquismo, infecciones virales previas, etc. Pero así mismo las defensas del hospedero juegan un papel muy importante para evitar la enfermedad: la integridad del epitelio faríngeo y respiratorio, la presencia de IgG e IgM séricas bactericidas dirigidos contra antígenos de superficie capsulares y no capsulares (los anticuerpos son producidos en respuesta a la colonización faríngea por N.meningitidis, N.lactamica u otra especie de Neisseria no patógena o por reacción cruzada de antígenos de otras especies bacterianas similares); sin embargo la inmunidad humoral no es absoluta y la enfermedad se puede dar si hay deficiencias o problemas con el sistema del complemento.

Las enfermedades que produce *N. meningitidis* son:

- Meningitis purulenta más frecuente en niños mayores de 5 años, adolescentes y adultos jóvenes y poblaciones cerradas. Los grupos A y C producen brotes epidémicos mientras que el grupo B produce casos aislados y brotes endémicos.
- Sepsis meningocóccica o meningococcemia: es la infección generalizada frecuentemente asociada con shock y coagulación intravascular diseminada.
- Muy ocasionalmente neumonía, artritis purulenta o endoftalmitis.

La meningitis es la complicación más frecuente como consecuencia de una diseminación sanguínea desde la nasofaringe. La incubación es de 3 a 10 días. Para el paso del meningococo de la faringe a las meninges, el meningococo tiene que vencer dos barreras naturales, una en la nasofaringe y otra en la barrera hematoencefálica (BHE), que así mismo consta de dos estructuras: el endotelio de los capilares del cerebro y el plexo coroideo.
Los síntomas se caracterizan por un inicio súbito con cefalea, fiebre, rigidez de nuca, náusea, vómito, fotofobia y alteraciones neurológicas como estupor, delirio, coma y convulsiones. En infantes el abultamiento de la fontanela es característico y puede faltar la rigidez de nuca.
La meningococcemia se caracteriza por un inicio súbito de fiebre y un signo que la define: un exantema purpúrico o petequial que puede ser púrpura o presentarse como una septicemia fulminante, asociada a hipotensión, hemorragia adrenal aguda (Síndrome de Waterhouse-Friderichsen) y falla adrenal múltiple, que conlleva una alta letalidad. Para llegar a los casos de meningococcemia fulminante, son necesarios factores de virulencia más potentes. La meningococcemia crónica es muy rara y está caracterizada por fiebres intermitentes, exantema, artralgias y cefalea.

Las afecciones del tracto respiratorio (neumonía, epiglotitis y otitis media) se observan en pocos casos con enfermedad meningocóccica invasiva y se atribuyen a los serogrupos Y y W 135. Otras formas focales de infección, muy excepcionales, son artritis séptica, uretritis, pericarditis y conjuntivitis.

DIAGNÓSTICO MICROBIOLÓGICO:

Para confirmar la presencia de N. meningitidis se utilizan muestras como: líquido cefalorraquídeo (LCR), sangre, líquido articular y lesiones petequiales de la piel.

Las muestras deben ser enviadas rápidamente al laboratorio y de no ser posible se mantendrán a temperatura ambiente. El laboratorio realizará tinción de Gram en busca de diplococos gramnegativos y cultivos en agar chocolate y agar sangre e incubado a 37 °C por 24 horas. Las colonias sospechosas se someterán a pruebas como la catalasa, oxidasa y utilización de azúcares igual que para la identificación de otras Neisserias. El grupo serológico se identifica mediante la técnica de aglutinación en lámina y es necesario se vigile la susceptibilidad de la bacteria a Penicilina, Ceftriaxona, Cloranfenicol, Rifampicina y Ciprofloxacino, mediante el método de concentración inhibitoria mínima (CIM).

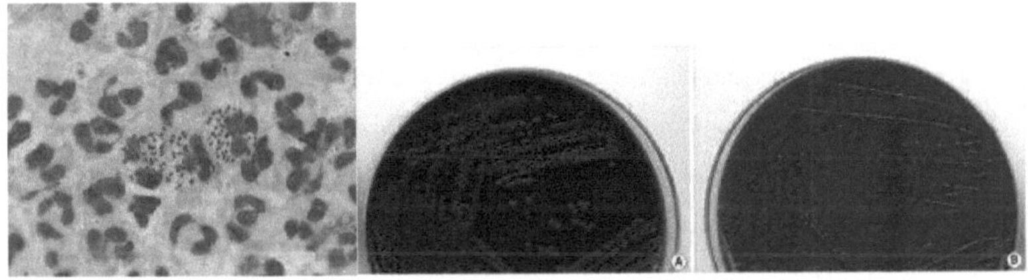

TRATAMIENTO:

El objetivo del tratamiento es erradicar la infección y prevenir las complicaciones más frecuentes. La Penicilina G es el fármaco de elección. Las alternativas terapéuticas son: cefalosporinas de tercera generación: cefotaxima o ceftriaxana y Rifampicina, como quimioprofilaxis.

Se han reportado resistencias   intermedia a penicilina y en algunos países se han detectado fenómenos de resistencia a Rifampicina y quinolonas.

PREVENCIÓN:

La principal medida preventiva es la vacunación y para ello se cuenta con varias vacunas que contienen polisacáridos purificados de meningococos, alguna de ellas posee polisacáridos de las cepas A, C, Y y W135, otras tiene polisacárido solo de los grupos A y C. Se aplica en grupos de riesgo y en casos de epidemia, seleccionando la vacuna que contenga antígenos de la cepa responsable del brote. El uso de rifampicina como quimio profiláctico ha demostrado ser muy eficiente en casos de brotes en centros cerrados o con hacinamiento.

Moraxella catarrhalis

Moraxella catarrhalis ha sido objeto de varios cambios en la nomenclatura y clasificación taxonómica, así tenemos que fue descrita por primera vez en 1896 por Ghon y Pfeiffer como Micrococcus catarrhalis, luego se clasificó como Neisseria catarrhalis y finalmente en 1970, mediante estudios de hibridación de DNA fue reclasificada y transferida al género Moraxella. Incluso en la actualidad se sigue discutiendo ya que el género Moraxella engloba cocos y bacilos cortos, los cuales están relacionados genéticamente y Bovre propone entonces su división en dos subgéneros Branhamella, que englobaría los cocos, y Moraxella, para los bacilos cortos.

M. catarrhalis es un diplococo gram-negativo, aerobio, oxidasa positivo. De igual manera esta bacteria ha sufrido cambios de su consideración de comensal o patógeno, pero los últimos estudios manifiestan que en varios países del mundo es aceptado como el tercer patógeno más importante en el tracto respiratorio humano después de Streptococcus pneumoniae y Haemophilus influenzae.

CLASIFICACIÓN:

El género Moraxella consta de cuatro especies, M. catarrhalis, M. caviae, M. ovis, y M. cuniculi. Solo la primera tiene importancia en seres humanos, mientras que las tres últimas colonizan varios animales y no se han descrito enfermedades en humanos.

FACTORES DE VIRULENCIA:

En los últimos años la bacteria ha adquirido importancia y se lo ha relacionado con varias enfermedades y existen varios estudios sobre sus factores de virulencia aún no confirmados o en fase de estudio, algunos de ellos son:

- La cápsula es un importante organelo de la bacteria que le sirve para dificultar la fagocitosis.
- Los pilli o fimbrias permiten la adherencia a las células de la mucosa del hospedador.
- Proteínas de superficie ubicua (UspA-1 y UspA-2), UspA-1 ayudaría a la bacteria a adherirse a las células epiteliales del hospedador y UspA-2 se le ha relacionado con la resistencia de M. catarrhalis a la actividad bactericida del suero humano
- CopB: esta proteína podría estar implicada en la adquisición de hierro o la utilización de la lactoferrina y transferrina humana.
- Proteína CD: parece ser una porina y su única función conocida es la unión a la mucina humana, la unión de M. catarrhalis a la mucina la sirve de adherencia y como modo de promover la invasión de la bacteria.
- Proteínas de unión a transferrina A y B (TbpA y TbpB) son receptores proteicos que proporcionan a la bacteria la capacidad de adquirir hierro del huésped rompiendo la unión entre el ion y la proteína transportadora humana.

Pero también se ha identificado otras funciones del peptidoglucano como el responsable de la activación de algunas funciones de los fagocitos humanos, lo que lejos de ser un factor de virulencia, más bien estaría implicado en un tipo de actividad "suicida" que explicaría la baja virulencia de esta bacteria.

PATOGENESIS:

Estas bacterias pueden causar otitis media, bronquitis, sinusitis, y laringitis y en personas de la tercera edad y fumadores enfermedad pulmonar obstructiva crónica (EPOC) o exacerbaciones del EPOC subyacente.
Moraxella catarrhalis se caracteriza por producir infecciones de diversa presentación
dependiendo de la edad y condición inmunitaria.

Infecciones en niños: en los niños, la colonización nasofaríngea es muy frecuente y ésta precede al desarrollo de varias enfermedades como: otitis media infección muy frecuente en niños entre 1 y 3 años. Moraxella catarrhalis es la tercera causa después de S. pneumoniae y H. influenzae.

La sinusitis igual que en las otitis medias, es frecuentemente no diagnosticada por su etiología bacteriana debido a que sus síntomas son inespecíficos, el examen físico y radiológico son de poco valor en los niños y para realizar un diagnóstico etiológico se requiere el cultivo de senos paranasales-en sinusitis- y timpanocentesis- en otitis media- muy poco utilizado por su condición de invasividad. La sinusitis aguda tiene síntomas que persisten de 10 a 30 días y la sinusitis subaguda con síntomas durante 30 a 120 días en niños, igual que en la otitis se observa que los patógenos respiratorios más comunes son S. pneumoniae, H. influenzae y M. catarrhalis.

Las infecciones del tracto respiratorio inferior debidas a M. catarrhalis son muy raras en la infancia, al igual que las infecciones oculares: conjuntivitis y queratitis.

Infecciones en los adultos: en los adultos, M. catarrhalis ha pasado de comensal a la de patógeno causante de infecciones del tracto respiratorio inferior, en especial como causal de exacerbaciones en pacientes con EPOC, neumonías e incluso como agente causal de infecciones asociadas a la atención en salud (nosocomiales) en ancianos.

El cuadro clínico de las exacerbaciones del EPOC es tos y expectoración purulenta, sin fiebre y siendo rara la aparición de dolor pleurítico. Frecuentemente esta patología es mixta asociada con S. pneumoniae y H. influenzae.

Las neumonías adquiridas en la comunidad por ancianos se caracterizan por fiebre, tos, expectoración purulenta, infiltrados lobares o intersticiales en la radiografía, los factores predisponentes casi siempre son: enfermedad cardiopulmonar subyacente, bronquiectasias, insuficiencia cardíaca congestiva, tratamiento con corticoides, diabetes mellitus y cáncer.

La propagación de M. catarrhalis dentro del hospital, como fuente de infección nosocomial, sigue en discusión, sin embargo se ha encontrado casos de que esta bacteria es la causal de neumonías, en especial en ancianos ya que M. catarrhalis es capaz de sobrevivir en un esputo expectorado durante al menos tres semanas.

Ocasionalmente se han descrito casos de bacteriemia, peritonitis en pacientes con diálisis peritoneal, meningitis, artritis séptica, celulitis, osteomielitis, endocarditis y pericarditis, en donde el germen causal es M. catarrhalis.

DIAGNÓSTICO MICROBIOLÓGICO:

La identificación de M. catarrhalis a partir de muestras clínicas suele ser complicado por las exigencias nutricionales de la bacteria. Se recomienda que el diagnóstico laboratorial se haga en base a aspecto en la tinción de Gram, sus características de crecimiento y por pruebas bioquímicas. La tinción de Gram es significativa cuando existen numerosos polimorfonucleares con diplococos gram negativos intra y extracelulares. La morfología puede ser indistinguible con especies de Neisseria que colonizan el tracto respiratorio, por lo que es indispensable el cultivo para afinar el diagnóstico.

Los cultivos se realizan en medios comunes como agar sangre y agar chocolate y crece en 24-48 h, formando colonias redondas, opacas, convexas, y de color gris. Las pruebas adicionales para su identificación y diferenciación con Neisserias son:

• Colonias no hemolíticas.

• Oxidasa y catalasa positivas.

• DNAasa positiva.

• No producción de ácido a partir de glucosa, maltosa, sacarosa y fructosa.

• Reducción de nitratos a nitritos.

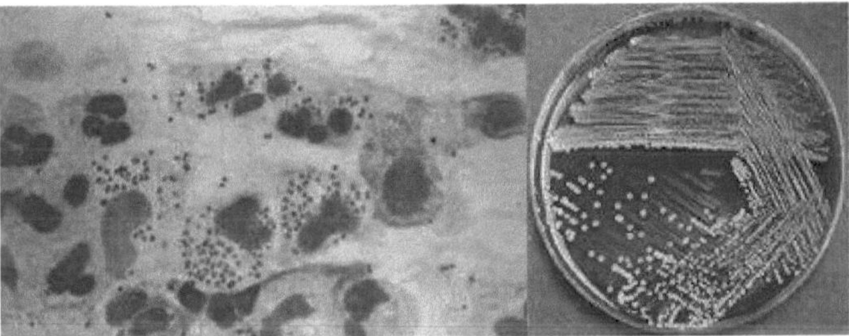

Diversas técnicas de PCR con detección directa del DNA de M. catarrhalis, han sido probadas con éxito por su alta sensibilidad y especificidad, pero aún no son utilizados en la rutina laboratorial como diagnóstico de M. catarrhalis.

TRATAMIENTO:

La gran mayoría de *M. catarrhalis* son productoras de beta-lactamasas resistentes a penicilina.
También se han reportado resistencia a Trimetoprim-sulfametoxazol y tetraciclinas.
Las ß-lactamasas presentes en M. catarrhalis son de dos tipos: BRO-1 y BRO-2 y son las que
hidrolizan a la penicilina, ampicilina y amoxicilina.
Las cepas de M. catarrhalis son muy sensibles a las quinolonas, amoxicilina-clavulánico,
cefalosporinas de segunda y tercera generación, ticarcilina, piperacilina, macrólidos, cloranfenicol
y aminoglucósidos.

BACILOS GRAMNEGATIVOS (BGN)

Los bacilos Gram-negativos incluyen un gran número de especies. Sin ser una clasificación
taxonómica, y solo para fines prácticos se puede establecer cuatro grupos:

1. Bacilos que fermentan la glucosa (bacilos fermentadores).
2. Bacilos que NO fermentan la glucosa (bacilos no fermentadores)
3. Bacilos que pueden o no fermentar la glucosa, pero que necesitan de condiciones y medios
   de cultivo especiales para su crecimiento.
4. Bacilos Gram-negativo anaerobios estrictos.

BACILOS FERMENTADORES

Entre los bacilos que fermentan la glucosa se encuentran los géneros de la familia
Enterobacteriacea, comúnmente llamados entero bacterias o bacilos entéricos ya que en gran parte
constituyen parte de la biota normal del intestino. Además de las enterobacterias, otros géneros
que son bacilos fermentadores son Aeromonas, Plesiomonas y Vibrio. Si además de fermentar la
glucosa, fermentan la lactosa se les llama coliformes pues en este aspecto se asemejan a E. coli.
La familia Enterobacteriaceae está formada por más de 20 géneros bacterianos, aproximadamente
120 especies y miles de serotipos por la combinación del antígeno somático y antígeno flagelar.
La mayor parte de ellas son no patógenas para el hombre, y solo en pocos casos pueden
ser patógenos.

Algunos de los miembros de mayor importancia médica de este género de la familia Enterobacteriacea son:

- ✓ Escherichia
- ✓ Klebsiella
- ✓ Shigella
- ✓ Salmonella
- ✓ Proteus
- ✓ Morganella
- ✓ Serratia
- ✓ Enterobacter
- ✓ Citrobacter
- ✓ Providencia
- ✓ Edwardsiella
- ✓ Yersinia

Escherichia coli

La *Escherichia coli* fue descrita inicialmente por Theodore von Escherich en 1885, quien la llamó como Bacterium coli. Posteriormente en honor a su descubridor la taxonomía le adjudicó el nombre de Escherichia coli. Es anaerobio facultativo, mótil por flagelos perítricos, no forma esporas, fermenta la glucosa y la lactosa, catalasa positiva, oxidasa negativa y reduce nitratos a nitritos. La bacteria forma parte de la flora intestinal y ayuda en la absorción de nutrientes, se vuelve patógena si adquiere elementos genéticos que codifiquen factores virulentos. La E. coli coloniza el tracto gastrointestinal de un neonato a partir de las 48 horas después de la primera comida; es la especie bacteriana más común de la microbiota intestinal y junto a otras bacterias son necesarias para el funcionamiento correcto del tracto digestivo humano, además de ser responsables de producir vitaminas B y K. El género Escherichia incluye siete especies (E. adecarboxylata, E. alberti, E. blattae, E. fergusonii, E. hermannii, E. vulneris y E. coli).

Si E. coli sale del intestino y migra a otras partes como la sangre, la piel, las vías urinarias o respiratorias siempre será patógena, así mismo existen otras variedades de E. Coli denominadas patógenas porque ocasionan enfermedad intestinal y es responsable de millones de casos de diarrea en el mundo, afectando principalmente a la población infantil de países en desarrollo. Es el causante también de infecciones asociadas a la atención en salud (IAAS) y se considera el mayor causante de infección de vías urinarias en pacientes ambulatorios.

<u>Estructura antigénica de *Escherichia coli:*</u> *La* estructura antigénica de *Escherichia coli* es compleja y se han descrito tres antígenos diferentes: el antígeno H (flagelar), el antígeno K (capsular) y el antígeno O (somático), algunos autores consideran que habría un cuarto antígeno: F (fimbrias/pili). Para la clasificación serológica (serotipado) de *Escherichia coli* se utiliza la identificación de los antígenos O y de los antígenos H. Los antígenos O identifican el serogrupo de una cepa, y los antígenos H el serotipo. Un virotipo puede incluir a más de un serogrupo o serotipo. En la actualidad se conocen un total de 185 antígenos somáticos, 56 flagelares y 60 capsulares.
El antígeno O es un polisacárido termoestable y forma parte del lipopolisacárido (LPS) presente en la membrana externa de la bacteria.
El antígeno K es un polisacárido capsular que envuelve a la bacteria.

CLASIFICACIÓN:

Las cepas de *Escherichia coli* causantes de diarrea se han agrupado en seis tipos patógenos, cada uno definido por sus propiedades de virulencia:

> ➢ *E. coli enterotoxigénica (ECET)*
> ➢ *E. coli enteropatogénica (ECEP)*
> ➢ *E. coli enteroinvasiva (ECEI)*
> ➢ *E. coli enterohemorrágica (ECEH)*
> ➢ *E. coli con adherencia difusa (ECAD)*
> ➢ *E. coli enteroagregativa (*ECEAg)
> ➢

Cada uno de estos grupos patógenos de E. coli presenta características distintivas en su epidemiología, patogénesis, manifestaciones clínicas y tratamiento. La particularidad común para todas estas es que las infecciones se transmiten por la vía fecal-oral, debido a higiene de manos inadecuada o a la ingesta de alimentos contaminados con la bacteria.

1.- E. Coli Enterotoxigénica (ECET):

Representa la causa más importante de diarreas del viajero y afecta con más frecuencia a niños menores de dos años. Se debe sospechar de esta bacteria cuando se presenta una diarrea acuosa de tipo secretoria después de un viaje.

Factores de virulencia:

ECET se caracteriza por incluir cepas que elaboran enterotoxinas ya sean termoestables (ST) y/o termolábiles (LT). Las enterotoxinas termoestables (ST) son de dos clases: Sta y STb que difieren tanto en su estructura como en su mecanismo de acción, son codificados por genes que se encuentran en plásmidos. La Sta es producida no solo por cepas ETEC sino también por otras bacterias gramnegativas, mientras que STb solo es elaborada por ECET. El blanco celular de STa es la enzima guanilato ciclasa C (GC-C) que forma parte de las células del epitelio intestinal dando lugar a un incremento en los niveles intracelulares de GMPc., estimulando la secreción de cloro y la inhibición de la absorción de cloruro de sodio.

La enterotoxina termolábil (LT) es codificada por genes que se localizan en plásmidos es muy similar en estructura y función a la toxina causante del cólera (CT) producida por V. cholerae, y consta de dos subunidades: A y B. LT actúa sobre la adenilato ciclasa, manteniéndola permanentemente activada dando como resultado un aumento de los niveles intracelulares del AMP cíclico (AMPc) y la estimulación de la secreción de Cloro y la inhibición de la absorción de NaCl por las células de las vellosidades . El resultado de la acción de estas enterotoxinas es una diarrea tipo osmótica.
La enterotoxina STb parecería tener importancia en cerdos y poco ha sido estudiada en seres humanos.

PATOGENESIS:

El cuadro clínico es diarrea de 8 a 12 evacuaciones al día por cuatro a cinco días, sin otros síntomas acompañantes.

2.- *E. coli enteropatogénica* (ECEP):

Es una de las principales causas de diarrea infantil en países en desarrollo.

Factores de virulencia:

Los factores de virulencia de esta bacteria son:

- El factor adherente ECEP (EAF): codificada en un plásmido, permite a la bacteria adherirse a células intestinales, ayudado por genes cromosomales que codifican para la proteína tir, la que transferida a la célula del huésped facilita su adherencia ya que es reconocido por la bacteria como su receptor específico.
- Los genes cromosomales A y B: en combinación con los genes plasmídicos dan lugar a una proteína (intimina) involucrada en la producción de lesiones y esfacelamiento de la célula del huésped.

PATOGENESIS:

La enfermedad se caracteriza por diarrea secretora principalmente en niños menores de 2 años de edad. La diarrea se produce porque existe lesión histopatológica de los enterocitos ("Adherencia y y Esfascelamiento"). Se afecta principalmente el borde en cepillo de las células intestinales con destrucción de las microvellosidades lo que permite a las bacterias adherirse en forma íntima a receptores de la membrana presentes en la célula epitelial, lo que afecta la absorción y conduce a la diarrea que puede estar asociada a fiebre, anorexia y desgaste rápido por deshidratación. En la mayoría de casos la diarrea EPEC es auto limitante, pero y dependiendo de la respuesta inmune del enfermo puede complicarse con diarrea secretora persistente, deshidratación y muerte.

3.- *E. coli enteroinvasiva* (ECEI):

Esta bacteria es poco frecuente como agente causal de diarrea, identificándose preferentemente después del sexto mes de vida.

Factores de virulencia.

ECEI tiene como   factor de virulencia:

- Genes cromosómicos codificados por un plásmido, involucrados en la virulencia porque propician que las cepas se internalicen   y se reproduzcan dentro del citoplasma de las células epiteliales y los macrófagos, a las que luego las destruyen.

PATOGENESIS:

Las cepas ECEI afectan la mucosa del colon y producen un cuadro disentérico similar al que produce Shigella dysenteriae aunque menos severo: evacuaciones líquidas en pequeña cantidad acompañadas de moco y sangre, dolor abdominal tipo cólico y fiebre.

4.- *E. Coli Enterohemorrágica* (ECEH):

Es el agente causal de cuadros de colitis con sangrado y se asocia a Síndrome Hemolítico-Urémico (SHU) hasta en el 10 % de los casos, principalmente en niños y se atribuye generalmente al serotipo O157:H7.

FACTORES DE VIRULENCIA:

ECEH tiene varios factores que determinan su virulencia:

- Verocitotoxinas (VTs): diferenciadas en dos tipos: verocitotoxina 1 (VT1) y verocitotoxina 2 (VT2), tienen un efecto citopatogénico sobre células Vero. Llamadas también Shiga-like toxins (SLTs) por su parecido biológico y estructural con la toxina Shiga sintetizada por Shigella dysenteriae tipo I. Estas toxinas son proteínas pentámericas(cinco subunidades B y una subunidad A), la subunidad A es la fracción enzimáticamente activa. La toxina se fija a su receptor a través de las subunidades B, y se internaliza dentro de las células endoteliales, epiteliales y hematíes por un mecanismo de endocitosis. Una vez dentro de la célula la subunidad A libera un fragmento A1 que bloquea de manera irreversible la síntesis proteica.

- Plásmidos enterohemorrágicos muy grandes (mega plásmido o Mp) que codifican para una fimbria de adherencia, una hemolisina y una adhesina autoaglutinante.

- Genes contenidos en una región cromosomal denominada LEE o locus de borrado del enterocito, que codifica para una proteína de membrana externa denominada intimina que posee un mecanismo especial de adherencia al enterocito, denominado adherencia y borrado ("attaching and effacing").

PATOGENESIS:

El cuadro clínico causado por ECEI es una colitis hemorrágica de aparición brusca, con pujos y dolor abdominal intenso y que habitualmente no se acompaña de fiebre.

La complicación más grave de la diarrea causada por ECEH es el síndrome urémico hemolítico (SUH), desorden multisistémico con insuficiencia renal aguda, anemia hemolítica microangiopática y trombocitopenia grave que evoluciona rápidamente a la oliguria o anuria; pueden presentarse manifestaciones neurológicas como convulsiones, ataxia, letargia, y coma.

5.- *E. coli con adherencia difusa* (ECAD):

La diarrea causada por esta cepa es una enfermedad emergente de reciente descripción y los serogrupos O predominantes en esta patología son O75, O15 y O126.

FACTORES DE VIRULENCIA:

No se han reconocido muchos mecanismos de patogenicidad pero se ha caracterizado hasta el momento:

- Adherencia difusa a partir de fimbrias por genes que codifican para esta proteína, es de origen   cromosomal o plasmídica; esta fimbria de superficie es conocida como F1845.

PATOGENESIS:

El cuadro clínico se caracteriza por enfermedad diarreica aguda con deposiciones acuosas, sin sangre ni leucocitos. No se conocen complicaciones. Habitualmente afecta a niños inmunodeprimidos o malnutridos. No se ha evidenciado la enfermedad en niños mayores de un año de edad, ni en adultos y ancianos.

6.- *E. coli enteroagregativa* (ECEA)

ECEA se asocia con casos de diarrea acuosa aguda o persistente en niños y adultos, esta patología puede tener características de persistente (>14 días) e inflamatoria.

Factores de virulencia:

- Adherencia a células HEp-2 y hemaglutinación de eritrocitos humanos por acción de una enzima propiciada por un plásmido que codifica para las fimbrias (AAF/I y AAF/II)
- Incrementa los niveles de GMPc y evacuación de heces líquidas por un gen que codifica para una enterotoxina termoestable.
- Estimulación de la producción de moco, con la formación de una biocapa en la superficie de la mucosa.
- Toxicidad a la mucosa, con liberación de citocinas, exfoliación celular, secreción intestinal e inducción de la inflamación de la mucosa.

PATOGENESIS:

La infección intestinal por ECEA se caracteriza por una diarrea secretora acuosa con moco y sangre, el alza térmica suele ser pequeña (febrícula).

DIAGNÓSTICO MICROBIOLÓGICO:

El diagnóstico microbiológico de diarrea causada por cualquiera de las variedades de *E. coli* requiere el estudio de heces fecales líquidas o semilíquidas-no heces formadas- y es de ayuda para el laboratorio el conocer la evolución de la diarrea:

La diarrea aguda es la presencia de evacuaciones líquidas o de consistencia disminuida, en número mayor a tres en 24 horas y con evolución menor de dos semanas.

Diarrea persistente se caracteriza por evacuaciones semilíquidas por más de dos semanas.

La diarrea crónica se define cuando las deposiciones líquidas o de consistencia disminuida superan las cuatro semanas.

La edad es otro factor de utilidad en el diagnóstico por cuanto algunos patógenos afectan a un grupo determinado de edad, por ejemplo la *E. coli enteropatogénica* se asocia con alguna frecuencia con brotes de diarreas en recién nacidos.

En el laboratorio el aislamiento de E. coli de heces se realiza en medios como Mac Conkey o eosina azul de metileno (EMB), que permiten la identificación de la bacteria por sus características morfológicas y de afinidad a la lactosa. Para la determinación de especie, se utilizan métodos bioquímicos o automatizados. Para la tipificación serológica de E. coli se identifican los antígenos: somático, flagelar y capsular.

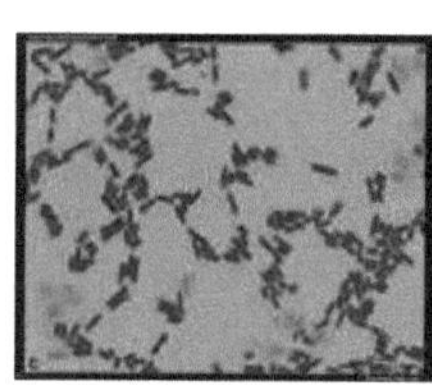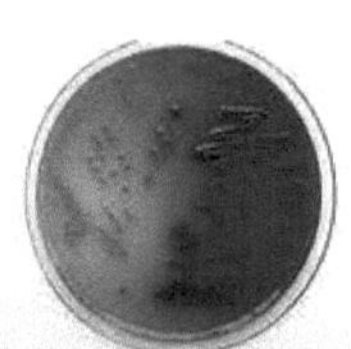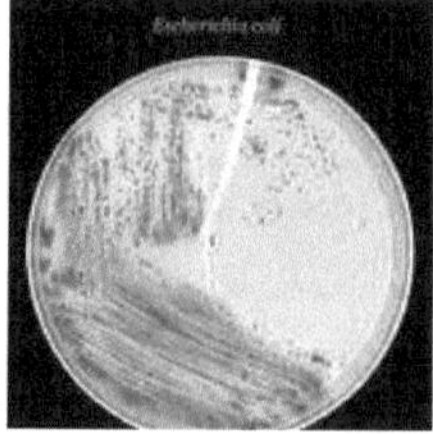

El cultivo del jugo duodenal solo es de utilidad en pacientes con diarrea persistente y sospecha clínica de E. coli enteropatogénica.

Otras alternativas que permitan mejorar la identificación de cualquier grupo de E. coli, mejorando la sensibilidad y especificidad de los cultivos se basan en técnicas de recombinación genética y sondas moleculares que identifican secuencias de genes relacionados con la producción de factores de patogenicidad de enterobacterias.

Las técnicas de biología molecular que amplifican secuencias específicas para un factor de virulencia por reacción en cadena de la polimerasa (PCR), ya están siendo utilizadas en la actualidad no tanto para el diagnóstico individual de casos de diarreas, pero si para estudio epidemiológicos.

TRATAMIENTO:

La Organización Mundial de la Salud recomienda no usar antibióticos en forma rutinaria en el manejo de la diarrea; los cuadros producidos por cepas ECEP y ECET deben manejarse con rehidratación, de preferencia por vía oral, hasta que el proceso infeccioso se autolimite. En las diarreas por ECEH y en particular ECEI está justificado el empleo de antibacterianos para disminuir la posibilidad de complicaciones y el riesgo de transmisión intrafamiliar.

Las *E. coli* productoras de diarrea son generalmente sensibles a la mayoría de antibacterianos específicos contra los gérmenes gramnegativos. Si la sospecha clínica y laboratorial es diarrea causada por E. coli enterohemorrágica, se recomienda no usar antibacterianos, en especial, sulfamidas porque pueden aumentar el riesgo de síndrome hemolítico urémico.

Las recomendaciones terapéuticas una vez establecido el cuadro diarreico son:

➢ Reposición de las pérdidas de agua y electrolitos por un adecuado aporte con soluciones preferentemente orales.
➢ Mantener la alimentación del paciente.
➢ Vigilar la evolución del paciente para detectar precozmente complicaciones.
➢ Uso de antibacterianos en los casos antes citados de acuerdo a estudios de sensibilidad o por epidemiología local procurando el uso de antibióticos de primera generación y períodos cortos.
➢ No se recomienda el uso de subsalicilato de bismuto porque a pesar de que reduce la duración de la diarrea y el número de deposiciones, puede ocultar el cuadro de deshidratación.

<u>Prevención y control</u>:

✓ Mejorar las condiciones sanitarias y ambientales: lavado de manos, preparación higiénica de alimentos
✓ Control inmediato de brotes intrahospitalarios con las mismas medidas anteriores
✓ Matanza adecuada (exclusión competitiva) del ganado vacuno para evitar que la carne se infecte.

✓ Cocción adecuada de la carne y la leche.

Klebsiella

El término 'Klebsiella' fue acuñada en honor de Edwin Klebs, importante científico alemán que aportó con muchas investigaciones en el campo de las enfermedades infecciosas. *Klebsiella pneumoniae* fue descrito inicialmente por Karl Friedländer, y durante muchos años se conoció como el «bacilo de Friedländer». Klebsiella es una bacteria de la familia Enterobacteriacea, gram-negativa, en forma de varilla, no móvil, encapsulada, anaerobia facultativa.

Klebsiella es parte de la flora bacteriana normal del tracto intestinal, y su representante más frecuente la K. pneumoniae por los mecanismos patogénicos y de resistencia a los antimicrobianos que puede presentar se ha considerado como una bacteria de gran importancia en la etiología de infecciones Asociadas a Atención en Salud (IAAS) o adquiridas en la comunidad. Es el agente causal de infecciones del tracto urinario, neumonías, sepsis, infecciones de tejidos blandos e infecciones de sitio quirúrgico.

CLASIFICACIÓN:

La clasificación del grupo Klebsiella no ha tenido todavía una posición oficial de la determinación taxonómica. Dentro de las múltiples formas de clasificar a este grupo puede suponerse que existen por lo menos dos subgrupos claramente diferenciables: *K. pneumoniae* y *K. rhinoscleromatis*
La clasificación de EWING propone subdividir a K. pneumoniae en K. pneumoniae biotipo oxytoca y además: K. ozenae y K. rhinoscleromatis, por la simplicidad metodológica y que estas especies y biotipos pueden ser diferenciadas fácilmente por sus caracteres bioquímicos.

Klebsiella pneumoniae

Es la especie de mayor importancia clínica de este género por las implicaciones patogénicas y terapéuticas, es un bacilo gram-negativo, no móvil, de la familia Enterobacteriaceae. Usualmente desarrolla una cápsula y de acuerdo con sus determinantes antigénicos se los clasifica en 77 serotipos diferentes.

Este microorganismo ha adquirido gran relevancia porque estudios en varios países lo señalan como el segundo agente más encontrado en pacientes hospitalizados en unidades de cuidados intensivos. Además del incremento en su prevalencia, se ha establecido un aumento de K. pneumoniae resistente a los antimicrobianos dada principalmente por la producción de β-lactamasas de espectro extendido (BLEE) y en los últimos años de carbapenemasas, primera opción de tratamiento para las bacterias productoras de BLEE.

FACTORES DE VIRULENCIA:

K. pneumoniae ha desarrollado varios factores de virulencia que le permiten alterar varios tejidos del ser humano:

- Adherencia a las células del hospedero: función que es desempeñada por los pilis, de las cuales existen dos tipos predominantes: el tipo 1 y el tipo 3.
- El tipo 1 está asociado en la patogénesis de las infecciones del tracto urinario ya que le permite adherirse a las células del túbulo proximal y neumonías por la adherencia a las células del tracto respiratorio afectando la resistencia a la colonización, principalmente en pacientes con ventilación mecánica.
- El pili tipo 3 interviene en la adherencia a las células endoteliales y también a los epitelios del tracto respiratorio y urinario.
- Dificultad para la fagocitosis: función encomendada a la cápsula que protege al germen de la fagocitosis por parte de los polimorfonucleares y de los factores bactericidas séricos y además inhibe la activación del complemento, especialmente del C3b. Se cree que la inactivación del complemento sería porque el lipopolisacárido (LPS) de la bacteria está enmascarada por la cápsula y no está en contacto con el sistema inmune que activa el complemento. Algunos tipos capsulares son más virulentos que otros, por ejemplo los K1, K2, K4 y K5. Así mismo no parece haber relación de la virulencia con el tipo capsular, pero se ha encontrado que en las infecciones urinarias son frecuentes los tipos capsulares 8, 9 y 10 mientras que en las afecciones respiratorias son más frecuentes los tipos 1 y 2.
- Obtención de hierro: el hierro es un elemento vital para el desarrollo bacteriano, y no siempre la bacteria lo encuentra disponible en el ambiente del hospedero, en el

caso de la Klebsiella lo podría obtener   produciendo agentes quelantes (sideróforos), que son capaces de tomarlo de las proteínas de los tejidos del huésped.

Otros factores de virulencia, aunque de menor importancia son: la producción de citotoxinas, enterotoxinas y hemolisinas.

PATOGENESIS:

K. pneumoniae causa varias infecciones especialmente adquiridas en el hospital: infección del tracto urinario, neumonía, bacteriemia, infecciones del sitio quirúrgico, infecciones del tracto biliar, peritonitis y meningitis. La neumonía por K. pneumoniae es la más frecuente de las causadas por bacterias Gram negativas adquirida en la comunidad.

La neumonía por K. pneumoniae es más frecuente en ciertas circunstancias como aspiración de secreción orofaríngea en individuos altamente colonizados, hospitalizados, alcohólicos, enfermedad broncopulmonar crónica e inmunosuprimidos.

DIAGNÓSTICO MICROBIOLÓGICO:

El diagnóstico microbiológico se realiza a partir del aislamiento del germen en las muestras sospechosas de contener el germen (orina, esputo, LCR, etc.).

Las condiciones óptimas de cultivo son en agar nutritivo a 37 °C, pH de 7.0. Son bacterias gram negativas, la asimilación y la fermentación de la lactosa se puede observar en el agar MacConkey porque las colonias se presentan de color rosado y en el medio Kliger o TSI donde son Ácido/Ácido (A/A), es decir fermentador de la lactosa más producción de gas; otras pruebas que confirman la identidad de Klebsiella son la fermentación acetónica, prueba de Voges Proskauer positivas, fermentación del inositol, sacarosa, manitol y salicina.
En los cultivos en medios sólidos, las colonias son voluminosas y mucosas con tendencia a confluir. En el medio de EMB las colonias aparecen de color rosado y a veces están centradas por un punto violáceo.

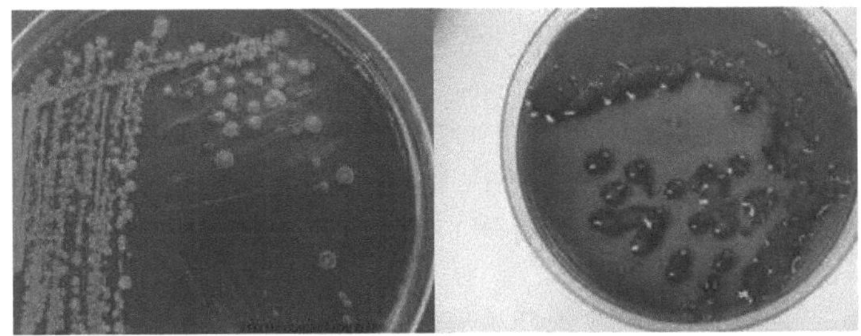

En sospecha de neumonía, son especialmente útiles los estudios imagenológicos.

TRATAMIENTO:

Klebsiella ha alcanzado en los últimos años altos niveles de resistencia a la mayoría de antibacterianos: prácticamente el 100% de cepas de *K. pneumoniae* son resistentes a la ampicilina y la penicilina porque sintetizan β lactamasa SHV-1, codificada en el cromosoma de la bacteria.

Presentan una alta resistencia a las cefalosporinas de amplio espectro por la mutación de la SHV-1, produciendo una nueva enzima (SHV-2) y la aparición de numerosos tipos de betalactamasas de espectro extendido (BLEE). Estas enzimas, incluidas en el grupo A de la clasificación de Ambler de las betalactamasas, confieren resistencia a las penicilinas, cefalosporinas (con excepción de las cefamixinas: cefoxitin y cefotetan) y los monobactámicos; los inhibidores de β lactamasas (sulbactam, tazobactam y el ácido clavulánico) bloquean su actividad.

Klebsiella productora de BLEE suele ser resistente a otros antibióticos por mecanismos diferentes, y aunque en algunos casos son sensibles in vitro son resistentes in vivo y solo respondían a los carbapenémicos con las consecuencias de presión selectiva de la flora microbiana e incremento de costo sanitario.

Lamentablemente, en los últimos años se han reportado cepas de Klebsiella productoras de carbapenemasas, con lo cual se ha limitado muchísimo las posibilidades terapéuticas y esta bacteria se convierte en un peligro para la salud pública por su altísima resistencia a prácticamente todos los antibacterianos hasta hoy conocidos.

Por todo esto es necesario establecer estudios de sensibilidad a los antibacterianos para procurar un tratamiento efectivo cuando la infección es causada por *K. pneumoniae.*

Klebsiella rinoescleromatis

Klebsiella rinoescleromatis al igual que las otras Klebsiella es un bacilo gramnegativo, no móvil, encapsulado, fermentador de glucosa y lactosa. La bacteria es la causante del rinoescleroma una enfermedad crónica granulomatosa de la nariz y otras estructuras del tracto respiratorio.

La enfermedad se inicia generalmente en la nariz y se puede expandir a la faringe, la trompa de Eustaquio, antro maxilar, cavidad oral, laringe, tráquea, bronquios y órbita. Puede ocasionalmente afectar la piel vecina.

Tomado de: health-writings.com

DIAGNÓSTICO MICROBIOLÓGICO:

Los cultivos de la lesión granulomatosa tienen una baja sensibilidad por lo que si se encuentra el germen ayuda al diagnóstico, pero si no es posible aislar la Klebsiella rinoescleromatis no descarta la enfermedad. . El análisis inmunohistoquímico puede ser más sensible que los cultivos.
El diagnóstico se basa en la clínica, la histopatología, y la visualización de lesiones mediante endoscopía de la vía respiratoria. Los estudios imagenológicos permiten más bien descartar otras patologías y determinan el tamaño y extensión de las lesiones.

TRATAMIENTO:

El tratamiento del rinoescleroma se fundamenta en el uso de antimicrobianos por tiempo prolongado y la cirugía. El uso de antimicrobianos es imprescindible para reducir la mortalidad y las complicaciones. Al no tener estudios de cultivo y por ende de sensibilidad el tratamiento empírico de fluoroquinolonas, como el ciprofloxacino o levofloxacino son los que mejores

resultados han ofrecido. La administración de minociclina también ha sido utilizada con éxito.
La cirugía solo se realiza cuando existe compromiso laringotraqueal estenótico con riesgo vital y
en algunos pacientes con obstrucción nasal con deterioro importante en la calidad de vida.

Klebsiella Ozaenae

Responde a las mismas características morfológicas y fisiológicas de las otras klebsiellas:
bastoncillos gram negativos, encapsulados, no móviles, fermentadores de los azúcares. Para
algunos autores se trata de una subespecie de *K. pneumoniae* de acuerdo con su homología de
ADN, pero en virtud de la patología que produce es diferente. *K. ozaenae* es el agente causal de
la ocena y en personas inmuno-comprometidas puede ser invasiva causando abscesos cerebrales y
bacteremias.

La ocena es un proceso local caracterizado por rinorrea crónica y fétida y que afecta al hueso
por contigüidad. Rara vez puede complicarse con meningitis y procesos a distancia. La ocena
afecta primero a la mucosa y progresa a la formación de cicatrices. Su complicación más grave es
la obstrucción de la vía aérea por la estenosis cicatricial.

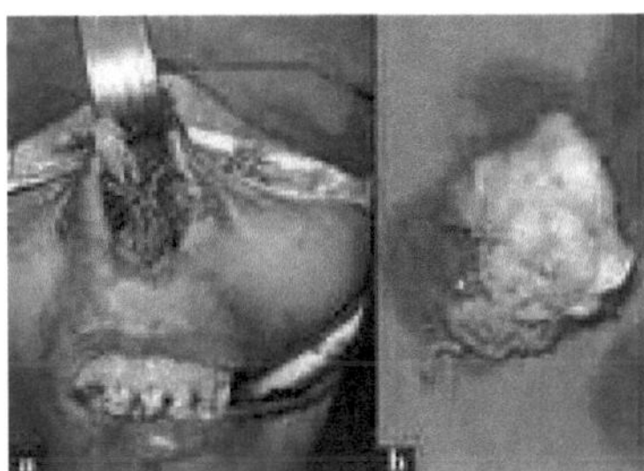

Tomado de: www.ijps.org

DIAGNÓSTICO MICROBIOLÓGICO:

El hallazgo de *K. ozaenae* en secreción nasal de fosas nasales amplias y de olor fétido configuran
un diagnóstico bien definido. La sinuscopia puede ser utilizada como un complemento para el
diagnóstico.

K. ozaenae ha demostrado ser resistente a la ampicilina y en alto porcentaje a las cefalosporinas de primera generación. También aunque en menor proporción son resistentes a cloranfenicol y aminoglucósidos como la gentamicina. El tratamiento antibiótico debe basarse entonces en estudios de sensibilidad para encontrar el fármaco más adecuado para la terapéutica.

Shigella

Shigella descrita por primera vez en 1900 por el científico japonés Kiyoshi Shiga, de quien tomó su nombre, es un bacilo Gram negativo, no mótil, no formador de esporas ni presentan cápsula, son incapaces de fermentar la lactosa, El género *Shigella* se incluye en la familia Enterobacteriaceae y su DNA es similar hasta un 70-75% en relación con el de *Escherichia coli*, lo cual indica una gran relación con esta.

Shigella es muy enteroinvasiva, su hábitat es el colon y el humano su principal reservorio. Se transmite a través de alimentos y líquidos contaminados con heces de personas infectadas. Shigella es un patógeno de transmisión exclusiva entre seres humanos.

CLASIFICACIÓN:

La *Shigella* se caracteriza por presentar antígeno somático "O" y pueden o no poseer antígeno K. de acuerdo a su antígeno O, el género se divide en cuatro grupos o especies que, a su vez, abarcan varios serotipos (42 o 43 a la actualidad).
Cada serogrupo a su vez puede subdividirse en serotipos, sobre la base de variantes del antígeno O, y estos serotipos se designan mediante números arábigos. Así tenemos esta clasificación:

- Serogrupo *A*: *S. dysenteriae* (12 serotipos)
- Serogrupo *B*: *S. flexneri* (6 serotipos)
- Serogrupo *C*: *S. boydii* (23 serotipos).
- Serogrupo *D*: *S. sonnei* (1 serotipo)

FACTORES DE VIRULENCIA:

Shigella es una bacteria muy enteroinvasiva y virulenta, dependiendo de la edad y la condición de la persona son suficiente 200 bacterias por ml. de agua o alimento contaminado para causar la infección, para ello la bacteria debe adherirse a las células y provocar que estas lo internalicen en su citoplasma y luego escapar del fagosoma para reproducirse y posteriormente diseminarse a células vecinas, sin entrar en contacto con el medio extracelular. Para esto, el germen tiene varios factores que ayudan a su virulencia.

- **Plásmido de virulencia:** la Shigella cuenta con este plásmido que al menos le facilita en las siguientes funciones: producción de adhesinas e invasinas, diseminación intercelular de la bacteria y secreción de diversos factores de virulencia, resultando en destrucción de las células epiteliales de la mucosa intestinal a nivel del ciego y el recto. El lipopolisacárido (LPS) y el peptidoglicano de la bacteria son liberados e inducen la expresión de citocinas proinflamatorias y quimiocinas que activan la respuesta inmune innata.

- Producción de una endotoxina : la toxina Shiga, similar a la verotoxina de la *E. coli* O157:H7. Son proteínas que se expresan en *Shigella dysenteriae* serotipo 1 y penetran los enterocitos e inhiben la síntesis proteica por inactivación catalítica de los ribososomas celulares del huésped y desencadenan apoptosis.

PATOGENESIS:

La infección tiene un período de incubación de 1 - 5 días, luego de lo cual el paciente presenta manifestaciones clínicas que oscilan desde una infección asintomática o una diarrea leve hasta cuadros con diarrea muy líquida con sangre, moco y pus, fiebre, náusea con o sin vómito, dolor abdominal tipo cólico, tenesmo (disentería bacilar). La enfermedad es autolimitante y cura en pocos días, aunque en los niños, ancianos e inmunodeprimidos puede prolongarse durante una a cuatro semanas.

Las complicaciones de la shigelosis no son frecuentes y podrían ser: deshidratación grave, Síndrome urémico hemolítico (SUH): una forma de insuficiencia renal con anemia y coagulapatías similar a las descritas por ECEH, convulsiones febriles en niños pequeños, megacolon tóxico, prolapso rectal, bacteriemia y sepsis y en casos muy raros artritis reactiva por predisposición genética (Sindrome de Reiter).

DIAGNÓSTICO MICROBIOLÓGICO:

El diagnóstico microbiológico se basa en el estudio de heces líquidas, en particular, del moco y/o de la sangre presentes en la materia fecal. *Shigella* crece en medios de cultivo sencillos y enriquecidos (agar nutritivo, agar tripticaseína-soya, agar sangre y agar chocolate), así como en los agares eosina-azul de metileno (EMB), MacConkey, Salmonella-Shigella (SS), agar xilosa-lisina-desoxicolato (XLD), verde brillante (VB) y Hecktoen.

Luego de 24 h, incubados a 35°-37°C en condiciones aerobias, forma colonias blanquecinas o grisáceas de 1 - 2 mm de diámetro, convexas, de bordes regulares, y aspecto húmedo. Es lactosa-negativa, lo cual determina que sus colonias adquieran coloración amarillenta en las placas de MacConkey y SS, o roja en las de XLD y VB.

La identificación se complementa, empleando reacciones de aglutinación en placa, con sueros anti-A, anti-B, anti-C y anti-D, ya que las pruebas bioquímicas requieren de confirmación inmunológica.

Las pruebas moleculares se utilizan en laboratorios de investigación para estudios epidemiológicos de la shigelosis usando iniciadores (primers) dirigidos contra segmentos específicos del DNA de *Shigella*.

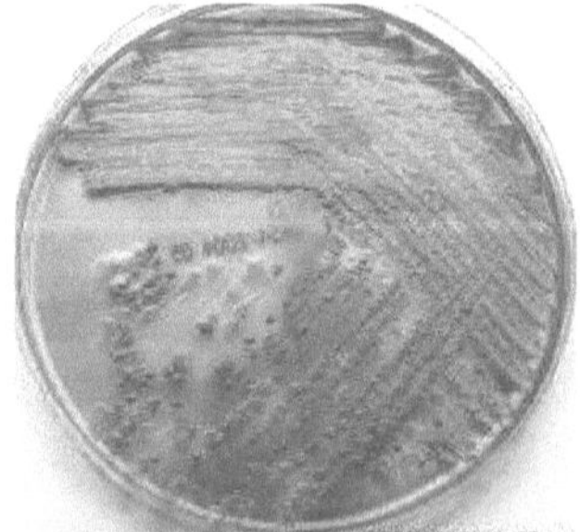
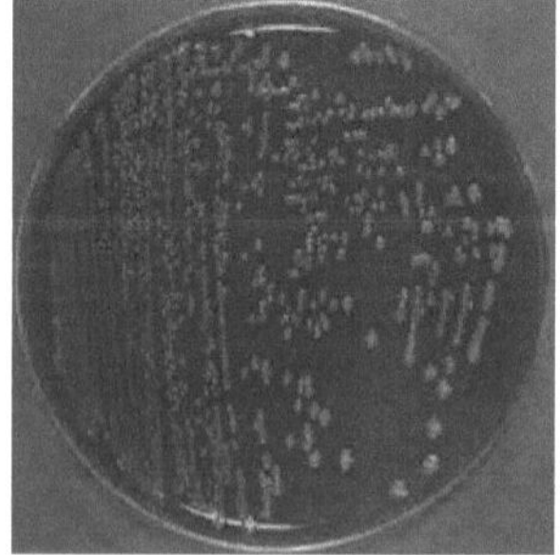

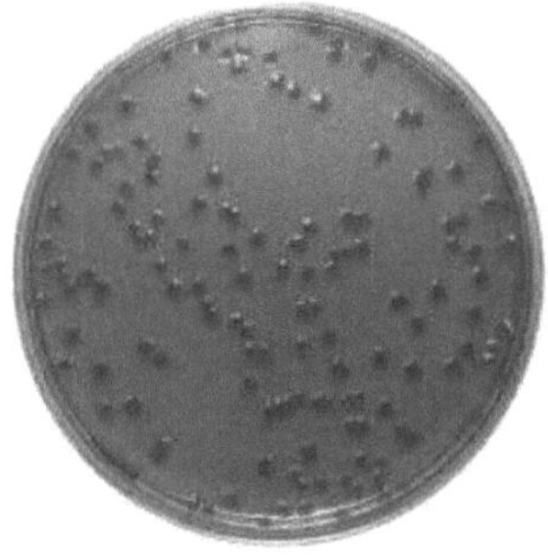 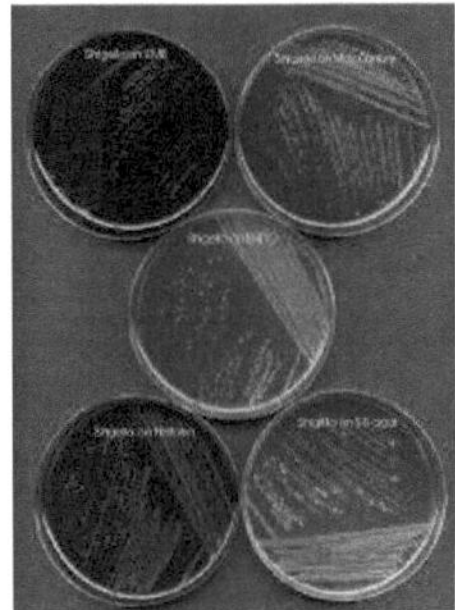

TRATAMIENTO:

No están indicados los antidiarreicos, y los agentes antiperistálticos ya que pueden provocar que la infección tarde más en desaparecer. La medida terapéutica más importante es restituir el equilibrio hidroelectrolítico.

El uso de antibióticos se reserva para la disentería moderada a grave y debe fundamentarse en pruebas de sensibilidad in vitro, la gravedad del paciente, su edad (niños menores de dos años y ancianos) y su estado inmunológico.

Los antibióticos recomendados por la Organización Mundial de la Salud son: quinolonas, azitromicina y ceftriaxona. Se han detectado en varios países altos niveles de resistencia a la ampicilina y trimetroprim-sulfametoxazol y en menor grado a las quinolonas.

PREVENCIÓN:

La higiene permanente de las manos es la medida de prevención más efectiva, así como el manejo, almacenamiento y preparación de los alimentos de forma adecuada, el control sanitario de agua, alimentos y leche; el tratamiento de las aguas negras y el control de la proliferación de las moscas son también medidas efectivas para el control de la shigelosis.

En pacientes hospitalizados la supervisión de los enfermos, la desinfección de los materiales con los que entran en contacto y la adecuada eliminación de los desechos biológicos ayudan en prevenir la diseminación de la enfermedad.

En personas que manejan alimentos o bebidas la detección de los casos subclínicos y de portadores asintomáticos debe ser rutinaria.

Salmonella

El género *Salmonella* fue descrito a principios del siglo XX por Theobald Smith, y le dio este nombre en homenaje a su tutor científico David Salmon. *Salmonella* es un género de bacterias de la familia *Enterobacteriaceae*, formado por bacilos Gram negativos, anaerobios facultativos, flagelada (flagelos perítricos) no encapsulada (excepto S. typhi) ni esporulada, producen ácido sulfhídrico (H_2S), fermentan la glucosa -sin producir gas - pero no lactosa, y no producen ureasa ni tienen metabolismo fermentativo. El género *Salmonella* es el agente causal de diferentes infecciones intestinales, conocidas como salmonelosis, y se transmite por medio de alimentos o agua contaminados con materia fecal y orina de personas portadoras. Por su resistencia a bajas temperaturas es capaz de transmitirse a través de alimentos conservados a temperaturas de hasta 6°C.

CLASIFICACIÓN:

La taxonomía de este género es muy compleja y ha sufrido varios cambios a lo largo de la historia, en la actualidad, el género *Salmonella* se ha reagrupado en dos únicas especies: *S. enterica* y *S. bongori*. Ésta última no es patógena para el ser humano.

La *Salmonella entérica*, está formada a su vez, por siete subespecies, dependiendo de sus reacciones bioquímicas y por el aporte de estudios moleculares de homología de ADN y métodos serológicos

Cada subespecie está subdividida en serotipos o serovares, dependiendo del tipo de antígeno H u O que posea.

Los tres principales serotipos de *Salmonella entérica* por su importancia para el ser humano son: S. *typhi* , S. *typhimurium* y *S. enteritidis*.

> ➢ *Salmonella enterica* serovar Typhi (llamada también *Salmonella* typhi) es el agente causal de la fiebre tifoidea.

➢ *Salmonella enterica* serovar Typhimurium (*Salmonella* typhimurium) causa una enfermedad similar a la fiebre tifoidea pero no tan severa como *S.* typhi, y normalmente no es fatal.

➢ *Salmonella enterica* serovar Enteritidis (*Salmonella* enteritidis) es la causa más común de intoxicación alimentaria.

A pesar de que estas denominaciones, no son tan correctas desde el punto de vista taxonómico estricto, tienen aceptación desde el punto de vista clínico-microbiológico.

La salmonellosis humana puede dividirse en dos síndromes.

1) La fiebre entérica que abarca la fiebre tifoidea causada por S. typhi, y la fiebre paratifoidea causada por S. paratyphi A, B, o C, que es clínicamente similar a la tifoidea pero más leve. La fiebre entérica implica una infección sistémica, debido a la invasividad de la bacteria.

2) La gastroenteritis o envenenamiento por alimentos que no siempre es acompañada de una infección sistémica. Los serotipos causales más comunes de esta patología son S. typhimurium y S. enteritidis.

Salmonella typhi

S. typhi al incluirse en la familia *Enterobacteriaceae*, Salmonella tiene características similares a ellos: bacilos Gram negativos anaerobios facultativos, fermentadores de la glucosa sin producción de gas, no fermenta lactosa, utiliza el citrato como única fuente de carbono, y puede descorboxilar lisina, no producen esporas, son móviles debido a que poseen flagelos peritricos. Además de los antígenos O y H, tiene en su cápsula de polisacáridos el antígeno de "virulencia" denominado Vi. La Salmonella está ampliamente distribuida en animales comestibles: aves, porcinos y vacunos. Los seres humanos pueden contraer la salmonelosis no solo a través del consumo de alimentos contaminados de origen animal sino también de otros alimentos que se han vinculado a la transmisión, incluidas frutas y hortalizas contaminadas con materia fecal. También puede transmitirse entre las personas por vía fecal-oral y cuando las personas entran en contacto con animales infectados, incluidas las mascotas.

FACTORES DE VIRULENCIA:

Los factores de virulencia de S. thypi facilitan la adhesión, penetración e invasión de la bacteria a las células del huésped y se han identificado varios de ellos:

1.- Proceso de adherencia al huésped: esta propiedad determina la virulencia de la Salmonella, y está localizada en un grupo de genes que codifican en la denominada isla de patogenicidad 1 (SPI-

2.- Penetración de la bacteria en las células epitelial : dado por un sistema de secreción tipo III que estimula la respuesta celular que conduce a la iniciación de apoptosis en macrófagos y producción de citoquinas pro-inflamatorias codificado también por genes similares a los que permiten la adherencia bacteriana.

3.- Mecanismo de invasión: la bacteria invade las células del hospedero a través del tejido linfoide intestinal por un mecanismo conocido como disparo (trigger). Salmonella envía

señales a las células epiteliales que inducen rearreglos del citoesqueleto. Algunas proteínas han sido involucradas en este fenómeno: SipA, SopE, SopE2 y SopB. Las proteínas efectoras podrían ser consideradas como toxinas debido a que de alguna manera afectan a la célula del hospedero.

3.- *S. typhi* se multiplica en el epitelio de la submucosa, después de lo cual entra el torrente circulatorio y se disemina por el cuerpo. La multiplicación se repite en el bazo y en el hígado, y luego es liberada en el torrente sanguíneo.

4.- En el torrente circulatorio la bacteria libera endotoxinas que produce diversos efectos biológicos: inducción de fiebre, hipotensión arterial, cambios en la cuenta leucocitaria y estimulación policlonal de linfocitos B.

5.- El antígeno O aumenta la virulencia de la bacteria, evitando la acción del factor de complemento, indispensable para inducir la fagocitosis y muerte bacteriana.

6.- El antígeno Vi no parece intervenir en la adhesión e invasividad de la bacteria, sino más bien como protector del antígeno O contra la acción de los anticuerpos y el complemento.

PATOGENESIS:

Salmonella entérica serotipo Typhi (*Salmonella* Typhi) es la causante de la fiebre tifoidea. El único reservorio de la *bacteria* es el hombre. Cualquier alimento no cocinado o cocinado de manera inadecuada como carnes o verduras o frutas no lavadas o huevos (porque en las aves éstos salen por el mismo conducto de las heces y si la salmonella que es una entero bacteria puede estar contaminando heces y por ende el conducto), la leche también puede ser un buen vehículo de transmisión. Salmonella puede sobrevivir por períodos prolongados de tiempo en temperatura ambiente en los alimentos: hasta seis meses en la leche, hasta 3 meses en mantequilla, etc.

El tamaño del inóculo de *Salmonella* requerido para causar enfermedad sintomática en adultos sanos ha sido desde siempre muy discutido, en general, la mayoría de autores sugiere que se requería de un inóculo relativamente grande: entre 10^5 y 10^6 microorganismos. Una vez ingresada la bacteria tiene que sortear algunos mecanismos de defensa del huésped: medio ácido estomacal- al cual es muy poco resistente- y si llegan hasta al intestino se le presentan otras dos defensas: la rapidez del tránsito intestinal y la flora bacteriana normal. Los microorganismos que han logrado vencer todos estos obstáculos defensivos del hospedero se adhieren a las mucosas e inician la invasividad y producción de toxinas.

El periodo de incubación es de 7 a 28 días y la infección puede durar 2 a 3 semanas, se caracteriza por una tos seca, fiebre alta, erupción máculo-papulosa en piel de pecho y espalda e intensas cefaleas. La fiebre es cíclica, se incrementa por las tardes y se acompaña de escalofríos y en ocasiones convulsiones y delirio.

Las complicaciones de la fiebre tifoidea no tratada o tratada de manera inadecuada pueden ser la ruptura de bazo o el choque séptico ocasionado por las endotoxinas, que estimulan la liberación de agentes mediadores de la respuesta inmune. La hepatitis por S. typhi es muy poco frecuente como complicación de la enfermedad.

Hasta el 10% de los enfermos pueden convertirse en portadores sanos, excretando continuamente bacterias del bazo y eliminando por heces, lo que le convierte en un factor de riesgo epidemiológico para la población. Pero también se considera que pueden existir otros nichos de sobrevivencia y multiplicación de la bacteria en el ser humano, incluso se han aislado macrófagos hospedantes de la bacteria.

Los serotipos Paratyphi A, Paratyphi B y Paratyphi C. son los causantes de la fiebre paratifoidea que tiene ciertas similitudes clínicas con la fiebre tifoidea, pero con un curso más benigno.

Salmonella typhimurium

Salmonella enterica subgrupo enterica serotipo typhimurium (también llamada simplemente *Salmonella typhimurium),* tiene como sinónimos: *Salmonella choleraesuis serotipo typhimurium* o *Salmonella typhi-murium.* Como todas las salmonellas mantiene las mismas características morfológicas y fisiológicas: es un bacilo gramnegativo, anaerobio facultativo, fermentador de la glucosa sin producción de gas, no fermenta la lactosa. A esta bacteria se la considera como la causa más común del envenenamiento de comida por especies de Salmonella. *Salmonella typhimurium* puede encontrarse en pollos y sus huevos.

S. typhimurium no causa una enfermedad tan severa como la S. typhi y habitualmente no es fatal. La enfermedad se caracteriza por diarreas, dolores abdominales, náuseas y vómitos y suele ser auto limitante, excepto en personas con el sistema inmune deprimido, niños menores de dos años y adultos mayores en donde la deshidratación puede complicar el cuadro clínico y llegar a la mortalidad.

Puede también ocurrir una invasión sistémica sin gastroenteritis, como se ha demostrado en algunos casos en que *Salmonella Typhimurium* puede llegar a hígado y a bazo por una ruta alterna, que no requiere colonización intestinal o invasión de células epiteliales intestinales, y es llevada directamente de la luz intestinal a circulación, bazo e hígado por fagocitos que expresan CD, inclusive se ha postulado de la sobrevivencia y multiplicación de la bacteria en ambientes extracelulares.

Salmonella Enteritidis

Al igual que las anteriores pertenece a la familia Enterobacteriacea, es un bacilo Gram negativo, no esporulado, anaerobio facultativo, fermentador de la glucosa sin producción de gas, no fermenta la lactosa. Está relacionado con brotes de Enfermedades Transmitidas por Alimentos (ETA), especialmente a través de alimentos como pollos y huevos.

La infección causada por *Salmonella Enteritidis* se caracteriza por fiebre, dolor abdominal, diarrea, náusea y ocasionalmente vómitos con un período de incubación entre 12 a 36 horas, y la enfermedad –auto limitante- dura entre 2 y 7 días.

Generalmente, los síntomas de salmonelosis causadas por esta bacteria son relativamente leves y los pacientes se recuperan sin tratamiento antibiótico. Son infecciones que no tienen un perfil hospitalario, ya que rara vez se acompaña de complicaciones potencialmente letales. Es básicamente una causa de diarrea de manejo ambulatorio

DIAGNÓSTICO MICROBIOLÓGICO:

El diagnóstico de salmonelosis se basas en aislar la bacteria. En enfermedad diarreica la búsqueda se realiza en heces líquidas y en fiebre tifoidea se puede aislar la bacteria en sangre periférica, heces, orina, aspirado de médula ósea y bilis.
En sospecha de fiebre tifoidea el diagnóstico se lo hace mediante la obtención de hemocultivos en las dos primeras semanas - es el procedimiento más sensible y específico para el diagnóstico precoz- o mediante el cultivo de las heces a partir de la tercera semana.

Salmonella crece con facilidad a 37°C en agar sangre o en medios selectivos (Selenite, Hektoen, SS o XLD) para inhibir el crecimiento de otras bacterias patógenas y de la flora intestinal saprófita, produce ácido a partir de glucosa, maltosa y sorbitol, sin la producción de gas; pero no fermenta la lactosa, sacarosa, la ramnosa y otros azúcares. Produce nitrito a partir de nitrato y también produce ácido sulfhídrico.

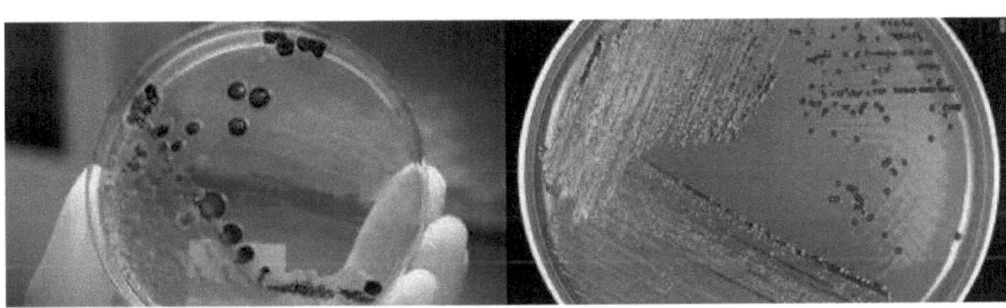

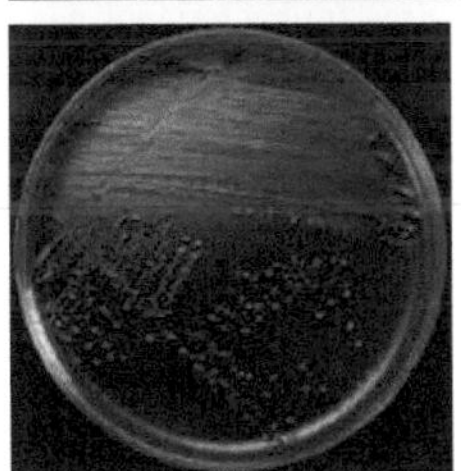

El serodiagnóstico (aglutinación de Widal o aglutinaciones febriles), se basa en la detección en el suero de anticuerpos a los antígenos O, H Vi. Esta prueba tiene varios limitantes:

- En personas sanas de áreas endémicas, como es el caso de Ecuador se encuentran habitualmente títulos altos de anticuerpos ("falsos positivos") dificultándose la distinción entre individuos enfermos y sanos
- La prueba es manual y de aglutinación con interpretación visual pudiendo ser influenciada por factores subjetivos.

En la actualidad, aunque no con fines diagnósticos, pero si investigativos y epidemiológicos se utilizan otras pruebas como: inmunoensayos (ELISA), para la detección de antígenos o anticuerpos específicos en suero o métodos moleculares como la hibridación con ARN ribosomal, con el gen del antígeno Vi, o con la secuencia de inserción IS200.

TRATAMIENTO:

En diarreas de personas jóvenes inmunocompetentes el tratamiento es sintomático y consiste en la reposición de los electrolitos y la rehidratación. La terapia antimicrobiana no está recomendada ya que los fármacos podrían no eliminar completamente la bacteria y seleccionar cepas resistentes, con lo cual el antibacteriano a futuro se volvería ineficaz. Sin embargo, los grupos de riesgo: lactantes, ancianos e inmuodeprimidos, podrían necesitar tratamiento antimicrobiano.

La fiebre tifoidea o las infecciones sistémicas por *Salmonella Typhimurium* deben ser tratadas con antibióticos. En los últimos años y en todo el mundo desafortunadamente han aparecido cada vez con más frecuencia cepas con resistencia múltiple a antibióticos, lo que obliga a la realización de antibiograma para establecer la sensibilidad o resistencia. El cloranfenicol sigue siendo el antibiótico de elección, por su capacidad de infiltración en los tejidos. Otros antibacterianos para el tratamiento incluyen amoxicilina, cotrimoxazol, cefalosporinas y quinolonas de tercera generación.

PREVENCIÓN:

La prevención más eficiente consiste en medidas de control en todas las etapas de la cadena alimentaria, desde la producción agrícola hasta la elaboración, fabricación y preparación de alimentos, tener una buena higiene personal (higiene de manos), lavar las frutas y verduras, desechar todo tipo de carne en mal estado aun la refrigerada.

La Organización Mundial de la Salud (OMS) recomienda en esta y otras enfermedades de trasmisión por alimentos las cinco prácticas clave:

- Practicar una buena higiene personal
- Proteger los campos de la contaminación fecal por animales
- Utilizar residuos fecales tratados
- Evaluar y gestionar los riesgos del agua de riego
- Mantener limpios y secos los equipos de cosecha y las instalaciones de almacenamiento

Otra alternativa de prevención lo constituyen las vacunas. Las principales vacunas contra la fiebre tifoidea son la oral Ty21a y la parenteral del polisacárido Vi, pero ninguna es completamente eficaz por lo que se deben mantener los buenos hábitos de higiene aunque se haya recibido la vacuna.

Proteus

El género Proteus forma parte de la familia Enterobacteriaceae, son bacilos gramnegativos, móviles, con flagelos perítricos, facultativos. A este género se incluyen las diferentes especies y subespecies de los géneros Providencia y Morganella. El género Proteus es oxidasa-negativas y ureasa-positivas. No esporulados ni encapsulados. Hay tres especies que causan infecciones en el hombre: P. vulgaris, P. mirabilis, y P. penneri. La separación de P. penneri de P. vulgaris se dio porque estudios de homología de secuencia de DNA, brindaron soporte para esta separación. Causan especialmente infecciones urinarias, enteritis en niños, abscesos hepáticos, meningitis, otitis media y neumonía. Es un frecuente invasor secundario de quemaduras y heridas, así como infecciones asociadas a atención en salud.

La estructura antigénica del género Proteus está compuesta por antígeno somático O, flagelar H y superficial K. Otros grupos antigénicos definidos son el OX2, OX19 y OXK.4 El grupo OX19 (y a veces el grupo OX2) da reacciones cruzadas por aglutinación en pacientes con Rickettsia prowazekii y ésa es la base de la prueba de Weil Félix.

Proteus mirabilis

P. mirabilis es el más frecuente de todos los Proteus como causa de infección en el hombre; se considera que más del 90% de todas las infecciones por 'Proteus', son de esta especie. Es móvil, porque posee flagelos perítricos, y es conocido por su habilidad para aglutinarse. Está comúnmente en el tracto intestinal de humanos. Al igual que todos los proteus crece en ondas en las placas de cultivo: fenómeno de "swarming", debido a la gran motilidad del germen.

Esta bacteria tiene la habilidad de producir grandes niveles de ureasa. La ureasa hidroliza urea a amoníaco, (NH3) y eso hace a la orina más alcalina, y esto puede generar la formación de cristales de estruvita, carbonato de calcio, y/o apatita componentes de los cálculos urinarios. Las bacterias pueden permanecer escondidas en estos cálculos y reiniciar una infección post tratamiento antibiótico. Una muestra de orina alcalina es un posible signo de P. mirabilis.

PATOGENICIDAD

La patogenicidad de todas las especies de Proteus es similar y entre las más importantes tenemos a:

- ✓ Fimbrias
- ✓ Flagelos
- ✓ Lipopolisacárido
- ✓ Enzimas proteolíticas (gelatinasas y proteasas)
- ✓ Hemolisinas
- ✓ Producción de ureasa.

 Las fimbrias le permiten a la bacteria mantenerse en el tracto urinario sin ser eliminado eficazmente por los sistemas de defensa del hospedero. Las fimbrias difieren levemente en las diferentes especies: en P. vulgaris se asocian con su capacidad de adherencia a células de los glomérulos y membranas tubulares en el riñón y a materiales plásticos propios de los catéteres. Las fimbrias de P. mirabilis se asocian con su adherencia al epitelio que recubre el trato urinario superior y la colonización de la vejiga urinaria.

Los flagelos le permiten una movilidad ascendente desde el uréter al riñón.

La presencia de polisacáridos que se excretan en la orina (exopolisacáridos) le ofrece la posibilidad de crecimiento en biopelículas (biofilms) que facilitan los procesos de nucleación de los cálculos.

La producción de enzimas proteolíticas que incluyen proteasas de IgA, que degradan a IgA secretoria, desaminasas y producción de a-cetoácidos que actúan como sideróforos, facilitando la invasividad e Internalización en células del hospedador.

P. penneri, y en menor grado, los otros Proteus, produce al menos dos hemolisinas que facilitan la adherencia a los tejidos del tracto urinario. Parte de la hemolisina permanece ligada a la célula bacteriana, mientras que otra es eliminada al exterior.

 La producción de ureasa se relaciona con procesos de urolitiasis infectiva o cistitis alcalina incrustante, en los que aparecen sedimentos urinarios asociados a cálculos de estruvita. La ureasa al desdoblar la urea presente en la orina produce la alcalinización por producción de hidróxido amónico. En la orina alcalina precipitan Mg2+ y Ca2+ que habitualmente son solubles a pH fisiológico urinario.

DIAGNÓSTICO MICROBIOLÓGICO

Todos los Proteus son indistinguibles en los medios de cultivo. En agar sangre presenta el típico crecimiento en ondas, colonias lactosa negativa planas con bordes irregulares en medio de McConkey, tienen el mismo olor característico a pescado podrido. P. vulgaris y P. penneri son capaces de producir indol a partir del triptófano, mientras que P. mirabilis es Indol negativo.

Otros test importantes para confirmar el diagnóstico de esta bacteria son: Nitrógeno Reductasa positivo (no produce burbujas de gas), Rojo Metilo positivo y Vogues-Proskauer negativo, Catalasa positiva y Citocromo Oxidasa negativa, Fenilalanina Deaminasa positiva.

Como es difícil distinguir los diferentes Proteus, se puede utilizar como criterio diferenciador el fenotipo de sensibilidad a los antibióticos ß-lactámicos. Proteus penneri es naturalmente resistente a la amoxicilina y la cefuroxima, mientras que P. mirabilis puede ser sensible o resistente a la amoxicilina pero habitualmente sensible a la cefuroxima (excepto las cepas productoras de ß-lactamasas de espectro extendido).

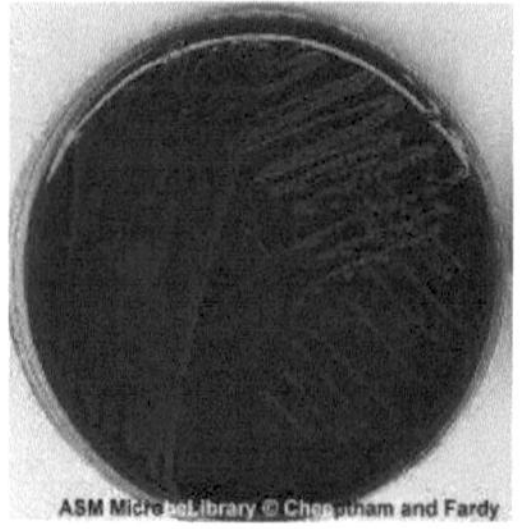

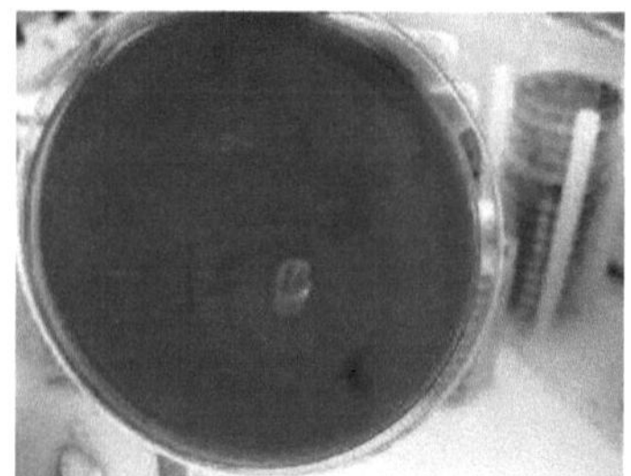

Proteus vulgaris

Proteus vulgaris es una bacteria Gram-negativa, facultativa, forma parte de la microbiota intestinal del hombre, es un patógeno oportunista en humanos, causando infecciones urinarias, de heridas y en abscesos hepáticos. Fermenta glucosa y sucrosa pero no la lactosa ni el manitol.

Proteus penneri

Proteus penneri, denominado con anterioridad como Proteus vulgaris biogrupo 1 o P. vulgaris indol-negativo. Se asocia a procesos similares a los que producen Proteus mirabilis o P. vulgaris y tiene factores de patogenicidad análogos a los de éstos. *Proteus penneri* ha sido aislado mayoritariamente en muestras del tracto urinario y se ha asociado a infecciones urinarias no complicadas, a pielonefritis aguda y cuadros de urolitiasis.

TRATAMIENTO

Proteus penneri, al igual que P. vulgaris, es intrínsecamente resistente a la amoxicilina y a las cefalosporinas de espectro reducido, siendo característica su resistencia a la cefuroxima. Este perfil de sensibilidad es debido esencialmente a la producción de una ß-lactamasa. Este hecho diferencia, desde el punto de vista fenotípico, a P. penneri y P. vulgaris de P. mirabilis.

En P. mirabilis, la resistencia a la amoxicilina con sensibilidad a la asociación de amoxicilina con ácido clavulánico y a las cefalosporinas se debe a la presencia de penicilinasas plasmídicas, generalmente TEM-1. En esta especie la resistencia a las cefalosporinas de tercera generación (cefotaxima, ceftriaxona y ceftazidima) al aztreonam y a la cefepima se produce por BLEE.

P. penneri se caracteriza por la resistencia a la amoxicilina y las cefalosporinas de primera y segunda generación, la sensibilidad reducida a acil-ureido y carboxi-penicilinas (carbenicilina, ticarcilina y piperacilina) y la sensibilidad a la asociación de amoxicilina y ácido clavulánico, a las cefamicinas (cefoxitina), las cefalosporinas de amplio espectro, incluyendo cefepima, y al aztreonam. La resistencia de P. penneri a la cefotaxima o ceftriaxona revierte con el ácido clavulánico, sulbactam y tazobactam. Por ello se desaconseja el tratamiento de las infecciones por P. penneri con cefotaxima o ceftriaxona, siendo una mejor opción terapéutica, al menos al nivel teórico, la ceftazidima.

Todos los Proteus son resistentes a la colistina y a las tetraciclinas. El primer caso está relacionado con la presencia de un LPS característico con gran cantidad de grupos 4-amino-L-arabinosa que reducen su afinidad por los antibióticos polipeptídicos y tienen resistencia natural a las tetraciclinas por diversos mecanismos responsables de la resistencia: plasmídicos y mecanismos de expulsión. También se han descrito que algunas especies del género Proteus tiene pérdida de sensibilidad frente a las glicilciclinas (tigeciclina).
Los integrantes del género Proteus deben ser considerados resistentes a la nitrofurantoína porque la producción de ureasa por estos microorganismos provoca la alcalinización de la orina y en pH alcalino, la nitrofurantoína pierde actividad antibacteriana.

La resistencia a los aminoglucósidos en P. penneri y P. mirabilis es cada vez más importante y es debida mayoritariamente a enzimas modificantes de aminoglucósidos.
La resistencia a las quinolonas está incrementándose y es debido a mutaciones simples o dobles en las subunidades de topoisomerasas

Morganella morganii

El género Morganella pertenece a la tribu Proteeae de la familia Enterobacteriaceae. El Proteeae, que también incluyen los géneros Proteus y Providencia. Inicialmente, Morganella morganii recibió el nombre de Proteus morganii. Es un bacilo Gram-negativo, mótil. Este microorganismo forma parte de la flora fecal habitual aunque también puede encontrarse en la tierra y en aguas residuales.

CLASIFICACIÓN:

Morganella contiene una sola especie, M. morganii, con 2 subespecies, morganii y sibonii.

PATOGENIA:

Es un germen oportunista, causando infecciones del tracto urinario y de sitio quirúrgico las más frecuentes, a menudo en forma de brotes de infección nosocomial. Los riesgos asociados a infección por M. morganii son entre los más frecuentes: la edad avanzada, enfermedades graves subyacentes, antecedentes de hospitalización y el uso reciente de antibióticos. Ocasionalmente ha sido involucrado en infecciones de vías biliares, sepsis, neumonías, etc. en pacientes con severa inmunodepresión.

DIAGNÓSTICO MICROBIOLÓGICO:

Morganella morganii crece bien en los medios de aislamiento primarios como el agar sangre y el agar McConkey, no son hemolíticas y usualmente no producen el fenómeno de swarming, es anaerobio facultativo y oxidasa-negativos. Las colonias son de color blanco.

M. morganii es catalasa positiva, indol positivo, puede dividir triptófano en indol, piruvato y amonio, es capaz de hidrolizar la urea, tiene una movilidad variable a 36°C y produce ácido y gas a partir de la glucosa. Además, es capaz de reducir los nitratos a nitritos, de fermentar la manosa y como todos los integrantes de la familia Enterobacteriaceae, es oxidasa negativo.

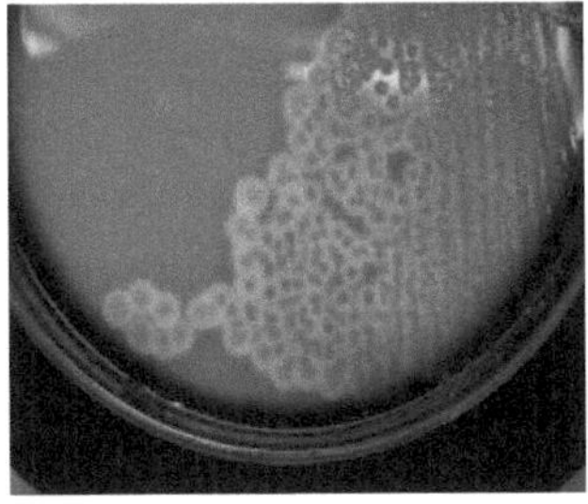 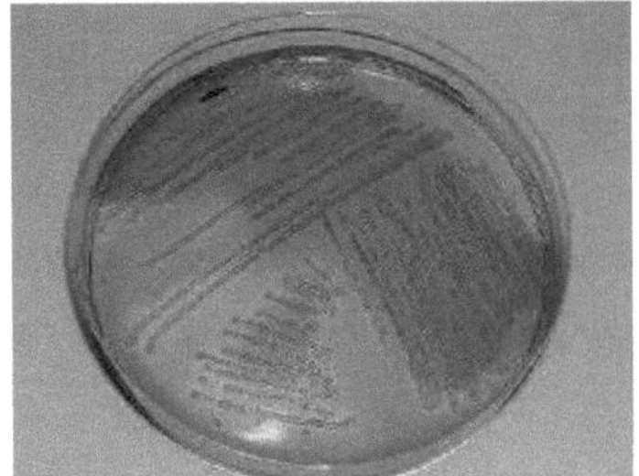

TRATAMIENTO:

Esta bacteria es habitualmente sensible a muchos antibacterianos, sin embargo, cepas de M. morganii son resistentes a la penicilina, ampicilina/sulbactam, oxacilina, cefalosporinas de primera generación y de segunda generación, macrólidos, lincosamidas, fosfomicina, colistina y polimixina B. La aparición de cepas altamente resistentes de M. morganii se ha asociado con el uso de cefalosporinas de tercera generación. Es capaz de producir una beta lactamasa inducible o la beta lactamasa de efecto extendido. Estas bacterias dejan de producir la enzima cuando el agente inductor es removido, aunque algunas cepas mutan a un estado de continua producción de beta lactamasa.

Con este espectro, el tratamiento de las infecciones por M. morganii puede incluir: ticarcillin, piperacilina, ciprofloxacino, o cefalosporinas de tercera generación y cuarta generación

Serratia

Serratia es una bacteria gram negativa, anaerobia facultativa, de forma bacilar, mótiles por flagelos peritrícos, miembro de de la familia Enterobacteriaceae. Las Serratias producen un pigmento rojo característico, la prodigiosina, y se distinguen de los otros miembros de la familia Enterobacteriaceae por la producción de tres enzimas: DNasa, lipasa, y gelatinasa. Sin embargo algunas especies de Serratia no son pigmentadas o varían ampliamente en la pigmentación. Por ADN se han descrito 13 especies relacionadas. La especie más conocida es Serratia marcescens que usualmente causa infección nosocomial. Raramente cepas de Serratia liquefaciens, Serratia rubidaea, y Serratia odoriferae son causa de infección.

Las especies de Serratia se encuentran en el suelo, en las plantas y en el agua, y sólo se observan ocasionalmente en el tracto gastrointestinal o en las vías aéreas superiores de personas sanas. Puede crecer a una temperatura que oscila entre 3.5-40 °C, en niveles de pH que varían entre 5 y 9. El ambiente en el cual predomina es en condiciones húmedas (baños y las alcantarillas), aunque puede ser eliminada mediante la aplicación de desinfectantes.

Las especies de Serratia homologadas por ADN son:

- S. entomophila
- S. ficaria
- S. fonticola
- S. grimesii
- S. liquefaciens
- S. marcescens
- S. odorifera
- S. plymuthica
- S. proteamaculans
- S. quinivorans
- S. rubidaea

PATOGENIA:

La infección por Serratia es usualmente contraída en un Hospital (infecciones nosocomiales) y afecta principalmente al torrente sanguíneo - con mayor frecuencia en pacientes con enfermedad de base como: diabetes, neoplasias, insuficiencia renal crónica- , tracto respiratorio inferior, vías urinarias, heridas quirúrgicas, piel y tejidos blandos. Ocasionalmente se han descrito brotes de meningitis y artritis en pabellones de pediatría. Las principales fuentes de infección son los catéteres contaminados y las soluciones de infusión. Infecciones por Serratia han causado endocarditis y osteomielitis en personas adictas a la heroína.

En pacientes inmunodeprimidos pueden producir infección en heridas, renales y de vías urinarias, infecciones respiratorias, sepsis, endocarditis, meningitis e infecciones de prótesis.

Serratia marcescens ha sido implicada en endoftalmitis, queratoconjuntivitis, queratitis en portadores de lentes de contacto, queratitis no relacionada con lentes de contacto y ojo rojo agudo inducido por lentes de contacto.

FACTORES DE VIRULENCIA

A pesar que este germen es considerado oportunista, se mencionan algunos factores de virulencia: endotoxinas, cápsula, proteínas de adherencia y la multiresistencia a los antibacterianos.

DIAGNÓSTICO MICROBIOLÓGICO

Crecen bien en medios de cultivo generales y luego de 24 horas forman colonias altamente mucoides. Son capaces de producir tres enzimas, la ADNasa, la gelatinasa y la lipasa. Como única fuente de carbono, pueden utilizar el citrato. No forman hidrógeno de azufre. Serratia rubidea y algunas cepas de Serratia marcescens forman un colorante rojo (prodigiosina) bajo exclusión de aire. Son: oxidasa negativos, reducen el nitrato, Indol negativo, Vogues-Proskauer positivo, citrato positivo, utiliza malonato.

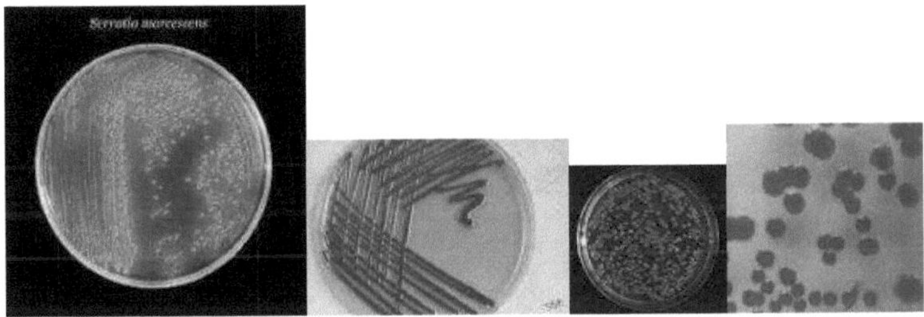

TRATAMIENTO

La Serratia presenta una resistencia intrínseca a las penicilinas y cefalosporinas de primera y segunda generación por genes cromosómicos o plasmídicos que codifican enzimas de resistencia.

El tratamiento puede realizarse con fluoroquinolonas, carbapenemas o cefalosporinas de tercera y cuarta generación y al ser enfermedades generalmente graves por ser intrahospitalarias se recomienda combinar con un aminoglucósido.

Enterobacter

Enterobacter es un género de bacterias Gram negativas con forma de varilla, facultativas de la familia de las Enterobacteriaceae. Es un bacilo Gram-negativo, no esporulante. Estas bacterias en la mayoría de casos son patógenas y causa de infección oportunista, o viven en el ser humano como parte de una población microbiana normal intestinal y de piel. Causan principalmente infección del tracto urinario y del tracto respiratorio.

CLASIFICACIÓN: El género Enterobacter tiene varias especies:

- E. cloacae
- E. aerogenes
- E. amnigenus
- E. Asburiae
- E. cancerogenu
- E. cowanii
- E. dissolvens
- E. gergoviae
- E. hormaechei
- E. intermedius
- E. kobei
- E. nimipressuralis
- E. pyrinus
- E. sakazakii

De estas especies las más conocidas como patógenos humanos son: E. Cloacae y E. Aerogenes.

Enterobacter cloacae

Es un bacilo Gram negativo oxidasa negativo y catalasa positivo presente en el aparato digestivo humano como microbiota local. Puede ser causa de infecciones del tracto urinario, de sitio quirúrgico e incluso bacteriemia; sin embargo, lo más frecuente son infecciones intrahospitalarias en pacientes inmunocomprometidos.

DIAGNÓSTICO MICROBIOLÓGICO

El género Enterobacter es fermentador de la glucosa y la lactosa por lo tanto se observan como colonias rosadas en Agar McConkey, son lisinas negativos, ornitina descarboxilasa positivos y fermentan la Arginina y el Sorbitol.

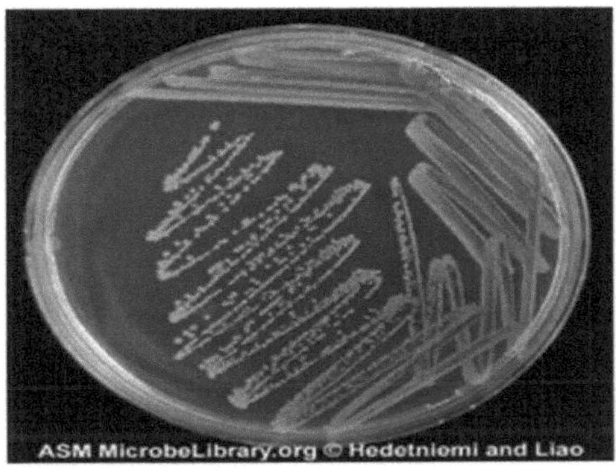

FACTORES DE VIRULENCIA

Como casi todas las bacterias gram negativas este género está dotado en su superficie de centenares de fimbrias, organelos indispensables para poder adherirse a las superficies mucosas y para la colonización bacteriana. Adicionalmente, las infecciones asociadas a la atención en salud son producidas en gran parte por patógenos oportunistas y no por patógenos primarios, entre ellos Enterobacter que tienen una mayor facilidad que los patógenos tradicionales de colonizar gracias a su plasticidad y a su capacidad para adaptarse adquiriendo mecanismos de resistencia o persistencia en el ambiente.

TRATAMIENTO

Todas las enterobacterias debido a la baja permeabilidad de su membrana externa presentan, resistencia a penicilina, oxazoil penicilina, (Oxacilina, cloxacilina, etc.), clindamicina, lincomicinas, glicopéptidos (vancomicina y teicoplanina) y macrólidos.

Además este género junto con Citrobacter freundii, Morganella morganii y Providencia spp producen una betalactamasa cromosómica del tipo AMP-C que le confiere una resistencia natural a aminopenicilinas, cefalosporinas de primera y segunda generación pero su espectro de acción no abarca a cefalosporinas de tercera y cuarta generación; sin embargo este género puede presentar mecanismos de resistencias adquiridos: las betalactamasas de espectro extendido (BLEE) y menos frecuentemente desrrepresión del AMP-C, con lo que pueden ser resistentes a todos los betaláctamicos.

Con estas resistencias naturales, y siempre que el antibiograma así lo determine, el tratamiento incluye cefalosporinas de tercera o cuarta generación y aminoglucósidos o quinolonas.

Citrobacter

El género Citrobacter descrito en el año 1932 por Werkman y Gillen, pertenece a la familia Enterobacteriaceae y forma, junto con Enterobacter, Klebsiella y Escherichia, el grupo coliforme de bacterias entéricas. Son bacterias móviles, con capacidad variable para fermentar la lactosa, algunos utilizan citrato y otros no, algunas especies tienen antígenos somáticos O, flagelar H y de superficie K, lo que hace que den reacciones cruzadas con otras Enterobacteriaceae; se hallan frecuentemente en el agua, suelo, alimentos y tracto intestinal del hombre. Puede ser causa de infección urinaria, infección de sitio, quirúrgico, infección de piel y tejido celular subcutáneo, bacteriemia y septicemia, meningitis y abscesos cerebrales. Es uno de los patógenos más importantes en unidades de cuidados neonatales hospitalarios.

CLASIFICACIÓN

El género Citrobacter, originalmente comprendía dos especies: Citrobacter freundii y Citrobacter koseri (también llamado Citrobacter diversus durante algún tiempo). Con estudios en base a la Biología Molecular quedó integrado por 12 especies.

En 1995 O'Hara et al. diseñaron una llave dicotómica sencilla para la identificación de las doce genomoespecies :

- C. amalonaticus
- C. braakii
- C. farmeri
- C. freundii
- C. Gillenii
- C. intermedius
- C. koseri (C. diversus)
- C. murliniae
- C. rodentium
- C. sedlakii
- C. werkmanii
- C. youngae

En la actualidad y para facilitar su estudio el género Citrobacter está compuesto por las siguientes genomoespecies:

- Complejo C. freundii (*C. freundii, C. braakii, C. sedlakii, C. werkmanii, C. youngae, C. gillenii, C. murliniae y C. rodentium*)
- *C. koseri*
- *C. amalonaticus*
- *C. farmeri*

Las nuevas especies reconocidas: C. gillenii (previamente genomoespecie 10) y C. murliniae (previamente genomoespecie 11) se han encontrado en muestras clínicas, alimentos, animales y muestras ambientales.

FACTORES DE VIRULENCIA

Las diversas especies de Citrobacter basan su patogenicidad porque destruyen las microvellosidades, formando lesiones muy características denominadas de adherencia y eliminación y luego invaden otros tejidos aprovechándose de la baja inmunidad del hospedero para colonizar e invadir vías urinarias, sitio quirúrgico, piel, sangre, cerebro, etc.

PATOGENIA

Citrobacter freundii puede causar infecciones gastrointestinales, generalmente intrahospitalarias, con diarrea, fiebre, convulsiones, decaimiento, ictericia y distensión abdominal. Infecciones del tracto urinario con todos los síntomas habituales y ocasionalmente la orina puede contener sangre. Citrobacter koseri es una bacteria oportunista que causa meningitis en niños menores de dos meses (media 7 días de edad) con complicaciones graves (abscesos cerebrales) y frecuentes secuelas neurológicas. La diseminación en estos casos se da por transmisión persona-persona o por parte de personal del hospital y menos frecuentemente por contaminación de madre a hijo. Los muestreos ambientales son generalmente negativos. También es causa de meningitis en inmunodeprimidos como una infección aguda severa.

DIAGNÓSTICO MICROBIOLÓGICO

Citrobacter se diagnostica sembrando la muestra en donde se sospeche su presencia (orina, heces, LCR, etc) en medios generales y específicos como McKonkey a 35°C durante 24 horas, al cabo de este tiempo podemos observar colonias características del grupo de enterobacterias, y para la identificación de género y especie se procede a realizar pruebas bioquímicas o identificación a partir de métodos automatizados comerciales.

El Citrobacter Freundii y el díversus son diferenciados por la formación de sulfuro del hidrógeno, producción de Indol y fermentación de Adonitol y Malonato de Sodio; sin embargo la prueba de SH2 a partir del TSI es sólo orientadora porque hay cepas dentro del grupo C. freundii que son negativas (C.freundii 11 %) y otras de C. amalonaticus (12%) que son positivas. Para llegar a grupo C. freundii hay dos pruebas esenciales: ornitina e indol. Para definir C. koseri, además de estas dos se requiere al menos utilizar las pruebas de malonato y melibiosa.

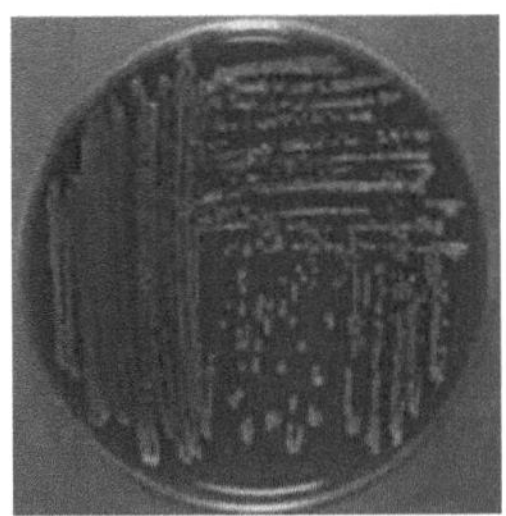

TRATAMIENTO

El grupo C. freundii (Citrobacter freundii, Citrobacter youngae, Citrobacter murliniae, Citrobacter braakii y Citrobacter werkmannii) presentan una resistencia natural a beta-lactámicos por la presencia de cefalosporinasas inducibles de clase C, es decir son normalmente resistentes a ampicilina y cefalosporinas de primera generación. Pueden ser sensibles a las cefalosporinas de tercera generación, si no se trata de una mutante desreprimida o productora de BLEE.

 La utilización de tratamiento combinado con aminoglucósidos, es recomendable en pacientes inmunocomprometidos o neonatos- en donde se producen la mayoría de infecciones por esta bacteria.

Providencia

Es un género de bacterias gram negativa, móviles, citrato positivas, productoras de gas y capaces de desaminar la fenilalanina. Todas las bacterias de la familia Enterobacteriaceae fermentan la glucosa, pero Providencia puede no fermentar la lactosa. Algunas especies son patógenos oportunistas en humanos y pueden causar infecciones urinarias, en particular en pacientes con catéteres urinarios por largo tiempo o aquellos con quemaduras extensas y ocasionalmente infecciones gastrointestinales.

Por su estrecha relación, a veces, la Providencia se puede confundir con los géneros Proteus y Morganella. Kauffmann sugirió el nombre de Providencia para el género, como una referencia a los estudios llevados a cabo en la Universidad de Brown, en Providencia, Rhode Island.

CLASIFICACIÓN

Se reconocen cinco especies en el género Providencia y P. rettgeri se considera la más patógena del grupo

- P. alcalifaciens
- P. heimbachae
- P. rettgeri
- P. rustigianii
- P. stuartii.

Providencia rettgeri (antes Proteus rettgeri) es una bacteria móvil perteneciente al género Providencia, que junto a Proteus y Morganella forman la tribu Proteeae. Componente normal de la flora colónica en el hombre, se diferencia de otras especies de Providencia en que hidroliza rápida y abundantemente la urea.

Se ha descrito en algunos casos como causante de infecciones urinarias, sobre todo en pacientes mayores y con catéteres uretrales, y en infecciones de heridas en pacientes inmunodeprimidos y quemados. Se lo ha relacionado en raras ocasiones con gastroenteritis con dolor abdominal y vómitos, lo que es característico de una infección P. rettgeri.

P. rettgeri por ser una bacteria ureasa positiva, es capaz de generar un pH alcalino e incrustaciones minerales con presencia de biofilm mineralizado y estos depósitos cristalinos pueden obstruir la luz del catéter.

P. stuartii también suele estar relacionada con infecciones urinarias en pacientes con catéteres urinarios permanentes, pero a diferencia del anterior P. stuartii suele ser invasivo y causar infecciones de vías urinarias altas.

P. alcalifaciens suele relacionarse raramente con gastroenteritis tanto en niños como en adultos.

DIAGNÓSTICO MICROBIOLÓGICO

El diagnóstico en el Laboratorio del género Providencia incluye la siembra de la muestra sospechosa de portar la bacteria en Agar sangre y Mckonkey y las pruebas bioquímicas de las colonias, que son parecidas a las otras enterobacterias. Las características más importantes son: citrato positivas, productoras de gas y desaminan la fenilalanina, fermentan la glucosa, pero puede no fermentar la lactosa. P. rettgeri es ureasa positiva.

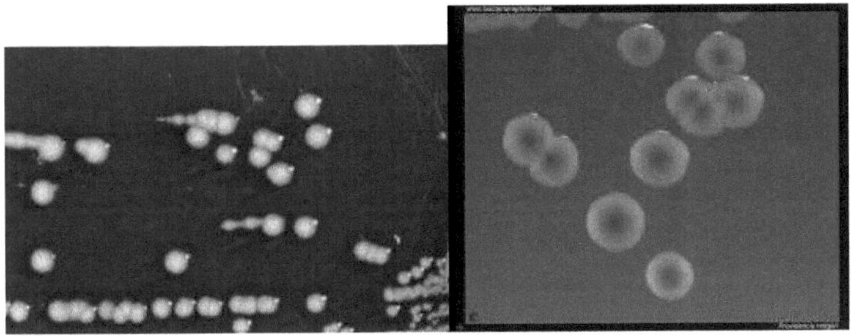

TRATAMIENTO

Generalmente, el género Providencia muestra resistencia a las tetraciclinas, a las penicilinas y cefalosporinas incluyendo las de tercera generación, algunas especies son resistentes a la ampicilina y habitualmente sensibles a aztreonam y carbapenémicos. Tiene variable susceptibilidad a fluoroquinolonas, aminoglucósidos y cotrimoxazol . Típicamente, P stuartii es el más resistente del género y puede ser productor de BLES en un porcentaje alto y mostrar resistencia a la gentamicina en elevados porcentajes, y P alcalifaciens y P rustigianii son los más sensibles a los antibacterianos, siendo usualmente susceptibles a quinolonas, cotrimoxazol y carbapenémicos.

Por estas razones se recomienda para el tratamiento de infecciones por Providencia el uso de un carbapenem o cefalosporinas de cuarta generación o quinolonas, asociando un aminoglucósido en caso de infección grave.

Edwardsiella

El género Edwardsiella es un bacilo Gram negativo, de la familia Enterobacteriaceae; son organismos móviles, productores de H2S, lactosa-negativos con semejanzas a las salmonelas en varios aspectos bioquímicos y en ocasiones hasta en su patogenicidad. Es comúnmente involucrado como agente infeccioso de peces y otros animales acuáticos. Edwardsiella ocasionalmente también se ha aislado de diversos mamíferos y reptiles. En el hombre es una rara causa de enfermedad asociándose a diferentes enfermedades infecciosas, usualmente en pacientes que presentan comorbilidades de base.

CLASIFICACIÓN:

El género Edwardsiella está conformado por las siguientes especies:

- E. tarda
- E. ictaluri
- E. carnea
- E. hoshinae

La especie E. tarda es la única del género que produce enfermedad en los seres humanos.

FACTORES DE VIRULENCIA:

E. tarda en animales y humanos tiene algunos factores de virulencia relacionados con la infección severa:

- Hemolisinas y sideróforos, como métodos de obtención del hierro
- Citolisinas que ayudan en la lisis de células epiteliales intestinales
- Catalasas que desdoblan el peróxido de hidrógeno
- Capacidad de sobrevivir dentro de los macrófagos por su estructura

PATOGENESIS:

E. tarda se encuentra principalmente en el agua fresca y en el medio marino y la contaminación en seres humanos se produce durante la interacción con estos reservorios. Este germen produce cuadros clínicos parecidos a las enfermedades por Salmonella y Vibrio vulnificus: gastroenteritis leves en la mayoría de los casos, y solo en raros casos puede producir colitis grave.
Ocasionalmente E. tarde se lo ha visto causando infecciones de la herida por inoculación directa a través del agua fresca o por mordedura de serpiente. Otros síndromes infecciosos aún más raros son bacteriemia posterior a la infección intestinal, peritonitis y bacteremia postparto.

Extra intestinalmente, E. tarda se ha aislado de manera ocasional en infección del tracto urinario, celulitis e infección de tejidos blandos, infecciones del tracto biliar, absceso de glándula de Bartholin y heridas y quemaduras.
Se consideran factores de riesgo para infecciones por E. tarda hábitos como la pesca, la cría y el consumo de peces crudos, además de   enfermedades concomitantes del paciente: cirrosis, hepatitis, leucemia, diabetes mellitus, neoplasias de órganos sólidos, insuficiencia renal crónica y SIDA, entre otras patologías que cursan con inmunodeficiencia.

DIAGNÓSTICO MICROBIOLÓGICO:

El género Edwardsiella puede ser recuperado de muestras como heces y las colonias luego de 24 horas de incubación presentan las características generales de la familia Enterobacteriaceae; las patentes bioquímicas más importantes son: oxidasa negativa, catalasa positiva, la nitrato reductasa de glucosa positivo, fermenta azúcares   con o sin producción de gas, D-manosa y la maltosa positiva; ureasa, desaminasa fenilalanina negativos.

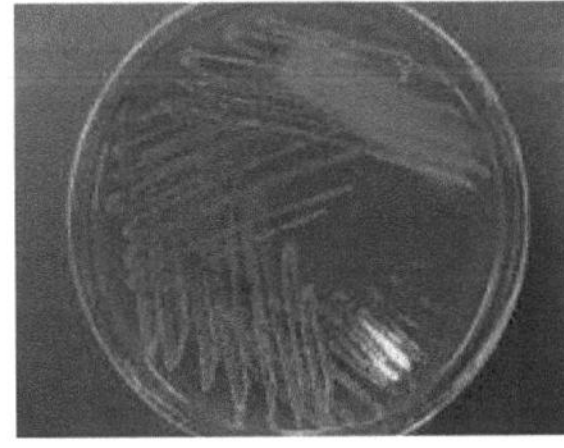

E. tarda comparte la resistencia natural de las enterobacteriaceas a la penicilina. Además, presenta resistencia natural a la clindamicina, la colistina, la eritromicina, la rifampicina y el ácido fusídico. Los fármacos de elección para el tratamiento son aminoglucósidos, ampicilina, cefalosporinas de primera generación y cloranfenicol.

Yersinia

La Yersinia incluye 11 especies, 3 de las cuales son patógenos para el hombre: Y enterocolitica (enterocolitis), Yersinia pestis (peste bubónica) y Y. pseudotuberculosis (adenitis mesentérica)

Yersinia enterocolítica

Es un representante de las enterobacteriaceae. Es un bacilo gram negativo, no esporulado, capaz de crecer dentro de una amplia escala de temperaturas, desde -1 °C hasta +40 °C. Y. enterocolítica es una bacteria pequeña de forma redonda, no forma parte normal de la flora humana, aislada de los especímenes clínicos de pacientes: heridas, las heces fecales, el esputo o las glándulas linfáticas mesentéricas. Se multiplica en las mucosas y se puede transmitir a través del contacto con animales, ingestión de productos alimenticios contaminados o agua contaminada. Raramente causa infecciones mortales.

FACTORES DE VIRULENCIA:

Yersinia enterocolítica tiene algunos factores de virulencia:

- La cápsula como factor antifagocitario
- Las cepas patógenas secretan una enterotoxina resistente al calor (sobrevive a temperaturas de hasta 63° C por un minuto), a bajas temperaturas (se desarrolla en temperaturas de congelación) y resiste a las variaciones de pH.

- Móvil a 25°C por flagelos perítricos e inmóvil a los 37°C. Los flagelos le permiten movilizarse.

PATOGENIA:

Los síntomas de la enfermedad se dan entre las 24 y 48 horas después de la ingestión de alimentos y bebidas contaminadas con la bacteria, que son los vehículos de transmisión. Los alimentos involucrados en brotes epidémicos por este microorganismo han sido las carnes (de cerdo, vaca, cordero, etc.), en las ostras, el pescado, leche cruda, helados, chocolate, etc. Adicionalmente favorece el crecimiento de Y. enterocolitica cuando hay un ambiente alcalino del estómago por enfermedad o toma previa de antiácidos ya que la bacteria crece mejor a un pH de 5.0-9.0.

La yersiniosis se caracteriza por síntomas tales como diarrea y vómito; sin embargo, la fiebre y el dolor abdominal son los síntomas más importantes y que la definen. La dosis infecciosa es desconocida. El paciente se queja de dolor en la fosa iliaca derecha, lo que en algunos casos se puede confundir con una apendicitis. Esta bacteria también puede causar infecciones en otras áreas como en las heridas, en las articulaciones y en el tracto urinario. El cuadro de poliartritis reactiva afecta a las rodillas, los tobillos, las articulaciones de los dedos y de la muñeca. La septicemia no es frecuente, pero los pacientes con sobrecarga de hierro (tratados con desferroxamina) están predispuestos a sufrir septicemia. Los síntomas pueden durar 1 a 3 semanas o más.

La patogénesis se relaciona con la capacidad de Yersinia enterocolitica de invadir y adherirse a la mucosa; penetrar al interior de las células presentadoras de antígeno de las placas de Peyer del íleon terminal, y este proceso provoca micro abscesos y ulceraciones del epitelio y la correspondiente respuesta inflamatoria.

DIAGNÓSTICO MICROBIOLÓGICO:

El diagnóstico de la enfermedad causada por Y. enterocolítica se inicia con la siembra en Agar sangre y agar Mc Conkey a una temperatura óptima de 29°C de heces fecales, de la sangre, o del vómito de la víctima. Al cabo 36-48 horas, aunque puede tomar hasta 14-21 días crecerán colonias rosadas en Mc Conkey. En el medio CIN y agar VYE las colonias adquieren una forma característica con el centro rojo y el borde claro lo que la hace distinguible de la demás flora. Es posible diferenciar cepas patógenas de Y. enterocolitica agregando a los medios esculina o CIN, las cepas patógenas son esculina negativas y conservan el color rojo resultado de la incorporación del colorante rojo congo. En medio Hektoen las colonias son de color salmón. La confirmación se realiza con identificación bioquímica diferenciales entre Y. enterocolitica y Y. pseudotuberculosis y finalmente se procede a la serotipificación. La patente bioquímica incluye: fermenta la glucosa y no fermenta la lactosa. Durante la fase aguda se pueden encontrar leucocitos y moco en las heces.

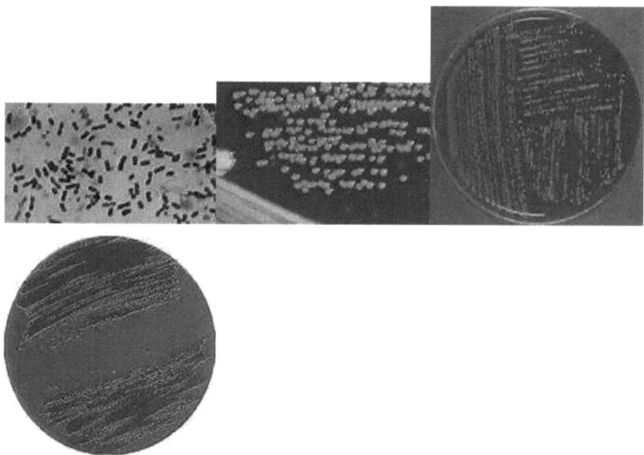

Tratamiento:

La base del tratamiento radica en una buena nutrición e hidratación y los antibióticos sólo están indicados en casos agudos, niños, ancianos e inmunocomprometidos. Los antibacterianos más utilizados son: tetraciclina-la resistencia del germen se ha visto incrementada en los últimos años, aminoglucosidos, cotrimoxazol y fluoroquinolonas. Los agentes anti motilidad están debidamente contraindicados porque aumentan la invasión en el colon.

Yersinia pestis

Originalmente, este germen fue denominado Pasteurella pestis, pero en el año 1967 fue renombrado como Yersinia pestis en honor a Alexandre Yersin, su descubridor. Es un cocobacilo de tinción bipolar similar a otras Enterobacterias. El organismo presenta motilidad cuando es aislado, pero inmóvil en el mamífero, con cápsula viscosa proteica, anaerobio facultativo con metabolismo fermentativo. Es un parásito intracelular facultativo. Yersinia pestis produce en el ser humano la peste neumónica, la peste bubónica y la peste septicémica, ésta última es muy poco común.

Yersinia pestis ha originado diversas pandemias a lo largo de la historia, pero su papel en la peste negra aún sigue en debate entre los historiadores; algunos han sugerido que la peste negra fue causada por este germen exclusivamente, mientras otros sugieren que fue un factor que contribuyó a las plagas europeas, pero probablemente no el único.

En la actualidad la OMS informa de la existencia de 1000 a 3000 casos de peste al año en el mundo, especialmente en zonas montañosas y desérticas de África, Asia, Norteamérica y América del Sur. La mayoría de los casos afectan a la población indígena en condiciones de higiene deficientes.

FAC TORES DE VIRULENCIA:

Los factores de virulencia que expresa esta bacteria son muy importantes en la causa de enfermedad, siendo los principales:

- El Ag F1, Ag V y Ag W que se expresan mejor a temperatura de 37 °C.
- Toxina que actúa sobre el miocardio y células hepáticas.
- Acción antifagocítica a través de la cápsula viscosa y por el sistema de secreción tipo III, que cuando la bacteria está en contacto con las células fagocíticas, producen proteínas que van a impedir la fagocitosis
- Citotoxicidad, producto del Gen Yop E,
- Apoptosis acelerada producto del gen Yop J-P.
- Proteínas codificadas por plásmidos que son activadores de coagulasa y plasminógeno. La coagulasa es la responsable de la formación de micro-trombos y el activador de plasminógeno que promueve la diseminación del microorganismo. Este destruye también al C3b de la superficie bacteriana, por lo que atenúa la fagocitosis.

PATOGENIA:

La peste es una enfermedad natural de los roedores, constituyendo entonces las ratas el principal reservorio de la enfermedad. Las ratas son infectadas a través de un vector, la pulga de rata (Xenopsylla cheopis). La pulga chupa la sangre de una infectada e ingiere a la vez la bacteria Y. pestis, las que se multiplican en el intestino de la pulga y serán transmitidas a otra rata en la siguiente picadura de la pulga.

Cuando un roedor es infectado generalmente muere a causa de la enfermedad, pero un pequeño porcentaje sobrevive, quedando como una fuente de Y. pestis. La enfermedad se extiende al hombre cuando la mortalidad entre las ratas se hace tan elevada que la pulga busca nuevos hospedadores, entre los que se encuentra el hombre.

Dependiendo del tejido u órgano mayoritariamente afectado se producen al menos tres   tipos de peste:

<u>Peste bubónica:</u>

La peste bubónica es la más común de todas las pestes y se produce cuando la bacteria mediante la picadura de una pulga infectada ingresa al ser humano, vía torrente sanguíneo llegan hasta los nódulos linfáticos infartándoles lo que proviene en pequeños hinchazones denominadas bubones llenos de partículas bacterianas. La cápsula viscosa que rodea a las células de Y. pestis evita que las bacterias sean fagocitadas por los macrófagos.

Los nódulos linfáticos se rompen por la gran cantidad de bacterias que los invadieron y las células regresan   al torrente circulatorio lo que causa una septicemia generalizada. Se producen hemorragias múltiples sobre la piel, procesos de gangrena en los extremos distales de las extremidades, dolor en nódulos linfáticos, estado de postración, shock y delirio.

<u>Peste septicémica:</u>

Cuando la bacteria se multiplica en la sangre los pacientes presentan fiebre, escalofríos, estado de postración agravado, shock y se multiplican las hemorragias en la piel y se producen hemorragias en órganos internos con fallo multiorgánico. La peste septicémica no se propaga de una persona a otra. Si la peste no es tratada antes del estado septicémico, la muerte sobreviene al cabo de 3-5 días.

<u>Peste neumónica</u>

La peste neumónica se produce cuando la bacteria es inhalada directamente a partir de una persona que esté en contacto directo y cercano con una persona o animal enfermo. La peste pulmonar también puede darse si la bacteria llega a los pulmones a través del torrente sanguíneo. La infección suele ser asintomática los primeros días, pero las primeras señales de la enfermedad son fiebre, mareos, cefalea y debilidad; además se presenta rápidamente un cuadro de expectoración hemoptoica y dificultad para respirar. La neumonía puede progresar en el lapso de una semana y provocar insuficiencia respiratoria y shock. En ausencia de tratamiento la muerte sobreviene en 2-3 días

El tratamiento a base de antibióticos durante 7 días protegerá a las personas que han estado en contacto directo y cercano con pacientes infectados. El uso de una máscara quirúrgica bien ajustada también protege contra la infección.

Es esencial un tratamiento temprano de la enfermedad. A fin de reducir las probabilidades de muerte, es recomendable administrar antibióticos dentro de las 24 horas a partir de la aparición de los primeros síntomas. El tratamiento se basa en la administración de antibióticos durante un periodo de tiempo variable según el caso concreto.

El organismo que la causa fue descrito, casi al mismo tiempo, por el japonés Sharamiro Kitasato y el suizo Alexandre Yersin. Bacilo que lleva el nombre de este último y la prevención fue posible gracias la inoculación de una vacuna preparada con organismos muertos o por la inyección de una cepa activa pero no virulenta llamada Yersinia.

Esta infección implica una rápida dispersión de Y. pestis por todo el cuerpo, a través del torrente circulatorio, sin tiempo para que se formen los bubones. La muerte suele sobrevenir en un día, por lo que habitualmente no da tiempo a ser diagnosticada hasta la autopsia.

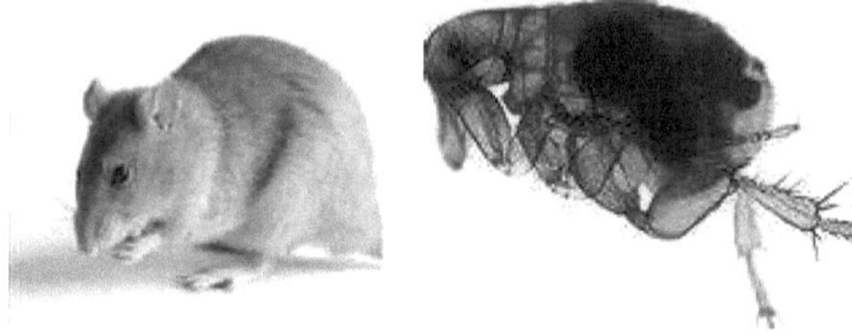

DIAGNÓSTICO MICROBIOLÓGICO:

Se analizan muestras de sangre, esputos (en el caso de la peste neumónica) o aspirado ganglionar (en el caso de la peste bubónica) y se realizan cultivos en un medio de agar-sangre incubada a 28 °C y hemocultivos seriados. Al cabo de 24 horas se observan colonias grises y viscosas. En pruebas bioquímicas se presenta como: lactosa negativa, catalasa positiva, ureasa positiva y oxidasa negativa, nitrato reductasa positiva, positivas para el rojo de metilo y el Voges Proskauer.

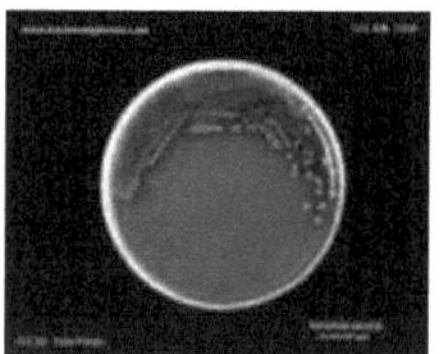

También se utilizan para el diagnóstico técnicas de inmunofluorescencia directa (IFD) .

TRATAMIENTO:

Y. pestis es naturalmente resistente a la penicilina, pero la mayoría de las cepas son sensibles a la estreptomicina, el cloranfenicol y las tetraciclinas.

Si el tratamiento antibiótico es oportuno, la mortalidad de las diferentes pestes puede reducirse notablemente en la actualidad.

Yersinia pseudotuberculosis

La *Yersinia pseudotuberculosis* ha recibido numerosos nombres: Bacillus pseudotuberculosis; Bacterium pseudotuberculosis; Pasteurella pseudotuberculosis; Malleomyces pseudotuberculosis rodentium; hasta que finalmente en el año de 1974 fue llamada Yersinia pseudotuberculosis y se incluyó en el género yersinia. Su nombre de pseudotuberculosis, es por el aspecto histopatológico característico de los ganglios linfáticos mesentéricos, que se asemejan, a los observados durante la tuberculosis.

La Yersinia pseudotuberculosis es un cocobacilo, gram negativo, facultativo, pleomórfico, se tiñe bipolarmente, no posee cápsula. Es un patógeno intracelular obligado.

FACTORES DE VIRULENCIA

La virulencia de la Yersinia, radica en su capacidad de invadir los macrófagos, invasión a ellos, en cuyo interior se replican y son transportadas hasta los ganglios mesentéricos, donde se multiplica y da lugar a la aparición de lesiones necróticas y a la infiltración por neutrófilos. Para cumplir estos propósitos la bacteria presenta estos factores de virulencia:

- Proteínas de superficie, conocidas como invasinas (Inv) que le permiten adherirse a las células del hospedero.
- Secreción de factores de virulencia denominados Yops, los cuales son codificados por un grupo de genes que se encuentran en un plásmido para evitar ser destruidos dentro del fagocito, interrumpiendo sus comunicaciones o causando apoptosis.
- Proteínas antifagocíticas que interfieren en el funcionamiento normal de los neutrófilos del hospedador.

PATOGENESIS:

La yersiniosis es una enfermedad poco frecuente en humanos, más prevalente en roedores y otros animales domésticos a nivel mundial. La contaminación es orofecal. Sus síntomas más comunes, en humanos son fiebre y dolor abdominal, y puede asemejarse a una apendicitis. El reservorio natural de la Yersinia pseudotuberculosis, son los roedores que eliminan la bacteria por orina y heces, contaminando los alimentos y el agua, que luego el hombre ingiere. El mecanismo de la enfermedad entérica se produce porque la bacteria mediante sus mecanismos de virulencia logra penetrar en la mucosa a través de las células M de las placas de Peyer. La adhesión e invasión se ven facilitados por las invasinas y las proteínas de adhesión que tienen afinidad por las integrinas de la superficie celular. Una vez dentro de la mucosa, la bacteria invade los macrófagos, en cuyo interior se replican y son transportadas hasta los ganglios mesentéricos, donde se multiplican y da lugar a la aparición de lesiones necróticas.

Las manifestaciones clínicas agudas son diarrea de curación espontánea, también se presentan, raras veces en humanos, y más frecuente en animales, adenitis mesentéricas e ileítis terminal, y todavía mucho menos frecuentes en el hombre la septicemia y las infecciones focales metastásicas.

Cuando en el hombre se presenta enterocolitis y linfoadenitis mesentérica granulomatosa, hay necrosis caseosa, con colonias bacterianas, leucocitos degenerados y calcificación delimitada por histiocitos y fibrosis.

DIAGNÓSTICO MICROBIOLÓGICO:

Para el diagnóstico de yersiniosis, es importante realizar pruebas de laboratorio que incluyen:
Cultivos: las colonias son pequeñas, lactosa-negativas; la temperatura óptima para su desarrollo es de 25-38°C, es móvil a 25°C e inmóvil a 37°C, posee flagelos polares, fermenta la rhamnosa y la melibiosa, no produce hemólisis en agar sangre, es ureasa y catalasa positiva, y oxidasa negativa; presenta un crecimiento pobre en medios para enterobacterias por lo que no se utiliza esta prueba en la rutina diagnóstica por el laboratorio.
El diagnóstico indirecto de Yersiniosis, se puede realizar por la técnica serológica de hemoaglutinación pasiva, para la detección de anticuerpos en suero que posee una sensibilidad del 94% y especificidad de 97%.
El examen anatomopatológico revela gastroenteritis severa, linfoadenitis mesentérica granulomatosa multifocal, hepatitis y neumonía granulomatosa focal.

TRATAMIENTO:

En los raros casos de enfermedad por Y. pseudotuberculosis ésta es auto limitante, las fluoroquinolonas y cefalosporinas de tercera generación son los tratamientos más eficaces en casos de enterocolitis en immunodeprimidos, septicemia o infección invasiva.

PREVENCIÓN:

La mejor medida de control consiste en eliminar todos los roedores infectados, realizar una desinfección exhaustiva e implantar un buen plan para impedir la presencia de roedores salvajes y así evitar la reinfección.

BIBLIOGRAFIA

- Murray P, Baron E. Jorgensen J, Landry M, Pfaller M, editors. Manual of Clinical Microbiology, 9th edition. Washington DC: ASM Press: 2007.
- Jawetz, Melnick y Adelberg . Microbiología Médica, 25va Edición –Editorial: Mc.Graw.-.Hill
- Edición: 25ª Año: 2010
- H.G. Schlegel. Microbiología General 7a Ed.- 1997. Ediciones Omega
- Washington C. Winn / Stephen D. Allen / William M. Janda / Elmer W. Koneman / Gary W. Procop / Paul C. Schrenckenberger / Gail L. Woods Koneman. Diagnóstico microbiológico Médica Panamericana; Edición: 6ª. 2008
- Bailey & Scott. Diagnostico Microbiologico (11ª ed.): Betty A. Forbes; Daniel f. Sahm; Alice S. Weissfeld , Ed. Panamericana, 2004.
- Romero Cabello. Microbiología y Parasitología Humana. Editorial Panamericana, 3º Ed. 2007
- Soc. Esp. de Enf. Infec. y Microbiol. Clín. Tratado SEIMC de Enfermedades Infecciosas y Microbiología Clínica. 2006
- Tortora, Funke, y Case. Microbiología. Editorial Panamericana, 9ª Ed. 2007.
- Tyler KL. History of bacterial meningitis. Chapter 28. Handb. Clin. Neurol. 2010.
- Rosenstein, N.E., et al. Meningococcal disease. N Engl J Med, 2003.
- Stephens, D.S. Pathogenesis, Therapy and Prevention of Meningococcal sepsis. Curr Infect
- Dis Rep. 4:5, 2002.
- Todar, K. The Pathogenic Neisseriae. University of Wisconsin-Madison Department of
- Bacteriology, 2004.
- Trotter, L., et al. The natural history of meningococcal carriage and disease. Modelling & The natural history of meningococcal carriage and disease. Modelling & Economics Unit, Health protection Agency Centre for Infections, London, 2005.
- Nadia Boisen, Karen A. Krogfelt, James P. Nataro. Chapter 8 - Enteroaggregative Escherichia coli. In: Escherichia Coli (Second Edition), 2013.
- Arenas-Hernández MM, Martínez-Laguna Y, Torres AG. Clinical implications of enteroadherent Escherichia coli. Curr Gastroenterol Rep. 2012

- Keefe Davis TK, McKee R, Schnadower D, Tarr PI. Treatment of Shiga Toxin–Producing Escherichia coli Infections. Review Article. Infectious Disease Clinics of North America, September 2013.

- Ares MA, Alcántar-Curiel MD, Jiménez-Galicia C, Rios-Sarabia N, Pacheco S, De la Cruz MA. Antibiotic Resistance of Gram-Negative Bacilli Isolated from Pediatric Patients with Nosocomial Bloodstream Infections in a Mexican Tertiary Care Hospital. Chemotherapy. 2014.

- Gómez-Aldapa CA, Rangel-Vargas E, Bautista-De León H, Castro-Rosas J. Presence of non-O157 Shiga toxin-producing Escherichia coli, enterotoxigenic E. coli, enteropathogenic E. coli and Salmonella in fresh beetroot (Beta vulgaris L.) juice from public markets in Mexico. J Sci Food Agric. 2014

- Gómez-Duarte OG, Bai J, Newell E. Detection of Escherichia coli, Salmonella spp., Shigella spp., Yersinia enterocolitica, Vibrio cholerae, and Campylobacter spp. enteropathogens by 3-reaction multiplex polymerase chain reaction. Diagn Micr InfecDis, Jan 2009

- Johnson TJ, Nolan LK. Pathogenomics of the virulence plasmids of Escherichia coli. Microbiol Mol Biol Rev 2009.

- Cerna-Cortes JF, Gómez-Aldapa CA, Rangel-Vargas E, Ramírez-Cruz E, Castro-Rosas J. Presence of indicator bacteria, Salmonella and diarrheagenic Escherichia coli pathotypes on mung bean sprouts from public markets in Pachuca, Mexico. Food Control, June 2013.

- Jafari A, Aslani MM, Bouzari S. Escherichia coli: a brief review of diarrheagenic pathotypes and their role in diarrheal diseases in Iran. Iran J Microbiol. 2012.

- Hernández Cortez C, Aguilera Arreola MG, Castro Escarpulli G. Situación de las enfermedades gastrointestinales en México. Enf Inf Micobriol. 2011

- Buchholz U, Bernard H, Werber D, et al. German Outbreak of Escherichia coli O104:H4 Associated with Sprouts. Nov 10, 2011 N Engl J Med 2011

- Michael Janda, and Sharon L. Abbott. Revisiting Bacterial Gastroenteritis, Part II: Issues, Possible Approaches, and an Ever-Expanding List of Etiologic Agents. Clinical Microbiology Newsletter 1 June 2011

- Viswanathan VK, Hodges K & Hecht G. Review: Enteric infection meets intestinal function: how bacterial pathogens cause diarrhoea. Nat Rev Microbiol, Feb 2009

- Fleckenstein JM, Hardwidge PR, Munson GP, Rasko DA, Sommerfelt H, Steinsland H. Molecular mechanisms of enterotoxigenic Escherichia coli infection. Microbes and Infection, Feb 2010.

- Gisele Peirano, Johann D.D. Pitout. Molecular epidemiology of Escherichia coli producing CTX-M ß-lactamases: the worldwide emergence of clone ST131 O25:H4. Int J Antimicrobial Ag, April 2010. - Croxen MA, Brett Finlay B. Molecular mechanisms of Escherichia coli pathogenicity. Nat Rev Microbiol Jan 2010

- Viswanathan VK, Hodges K & Hecht G. Review: Enteric infection meets intestinal function: how bacterial pathogens cause diarrhoea. Nat Rev Microbiol, Feb 2009

- Iguchi A, Thomson NR, Ogura Y, Saunders D, Ooka T, Henderson IR, Harris D, et al. Complete genome sequence and comparative genome analysis of enteropathogenic Escherichia coli O127:H6 strain E2348/69. J Bacteriol. Jan 2009

- Estrada-Garcia T, Lopez-Saucedo C, Thompson-Bonilla R, Abonce M, Lopez-Hernandez D, et al. Association of Diarrheagenic Escherichia coli Pathotypes with Infection and Diarrhea among Mexican Children and Association of Atypical Enteropathogenic E. coli with Acute Diarrhea. J Clin Microbiol 2009

- Dean P, Kenny B. The effector repertoire of enteropathogenic E. coli: ganging up on the host cell. Curr Opin Microbiol, 2009

- Tsolis RM, Young GM, Solnick JV & Bäumler AJ. Review: From bench to bedside: stealth of enteroinvasive pathogens. Nat Rev Microbiol Dec 2008

- John N. Sofos. Challenges to meat safety in the 21st century. Meat Science, Jan-Feb 2008

- Vidal J, Canizález-Román A, et al. Articulo de Revision. Patogénesis molecular, epidemiología y diagnóstico de Escherichia coli enteropatógena. Salud Pública Méx 2007

- Eguiarte Qadri F, Svennerholm AM, Faruque AS, Sack RB. Enterotoxigenic Escherichia coli in developing countries: epidemiology, microbiology, clinical features, treatment, and prevention. Clin Microbiol Rev. Jul 2005

- Camacho AI, Irache JM, Gamazo C. Recent progress towards development of a Shigella vaccine. Expert Review of Vaccines. 2013

- Soudeh Ehsani, et al. Hierarchies of Host Factor Dynamics at the Entry Site of Shigella flexneri during Host Cell Invasion Infect. Immun. July 2012.

- Hoyos-Orrego A, Rivera-Rivera O, Hoyos- Posada C, Mesa-Restrepo C, Alfaro-Velásquez J. Características clínicas, epidemiológicas y de susceptibilidad a los antibióticos en casos de bacteriemia por Klebsiella pneumoniae en neonatos. Rev CES Med 2007.

- 6.- Navarro M, Moreno B, López B, Fragoso M. Detección de cepas de Escherichia coli y Klebsiella pneumoniae productoras de beta-lactamasas de espectro extendido (BLEE) en el Hospital Infantil del Estado de Sonora. Bol Clin Hosp Infant Edo Son 2005

- Karthikeyan K, Toleman M, Walsh T, Bagaria J, Butt F, Balakrishnan R, et al. Emergence of a new antibiotic resistance mechanism in India, Pakistan, and the UK: a molecular, biological, and epidemiological study Lancet 2010.

- Deshpande P, Rodrigues C, Shetty A, Kapadia F, Hedge A, Soman R. New Delhi metallo-β lactamase (NDM-1) in Enterobacteriaceae: Treatment options with carbapenems compromised. J Assoc Physicians India. 2010

- Lautenbach E, Patel J B, Bilker W B, Edelstein P H, Fishman N O. Extended spectrum beta-lactamase producing Escherichia coli and Klebsiella pneumoniae: risk factors for infection and impact of resistance on outcomes. Clin Infect Dis 2001

- Du B, Long Y, Liu H, Chen D, Liu D, Xu Y et al. Extended-spectrum beta-lactamase producing Escherichia coli and Klebsiella pneumoniae bloodstream infection: risk factors and clinical outcome. Intensive Care Med 2002.

- Paterson D, Ko W, Gottberg A, Mohapatra S, Casellas J, Goossens H, et al. International prospective study of Klebsiella pneumoniae bacteremia: implications of extended-spectrum beta-lactamase production in nosocomial infections. Ann Intern Med 2004

- Paterson D, Bonomo R. Extended-spectrum beta-lactamases: a clinical update. Clin Microb Rev 2005

- Vargas S, Augusti G, Zavascki A. Risk factors for and mortality of extended spectrum β-lactamase-producing Klebsiella pneumoniae and Escherichia coli nosocomial bloodstream infections. Rev Inst Med Trop S Paulo 2009

- Ranallo RT, Kaminski RW, George T, Kordis AA, Chen Q, Szabo K, Venkatesan MM. Virulence, inflammatory potential, and adaptive immunity induced by Shigella flexneri msbB mutants. Infect Immun, 2010.

- Marra A, Wey S B, Castelo A, Gales A C, Cal R G, Filho J R, et al. Nosocomial bloodstream infections caused by Klebsiella pneumoniae: impact of extended-spectrum beta-lactamase (ESBL) production on clinical outcome in a hospital with high ESBL prevalence. BMC Infect Dis 2006.

- Tumbarello M, Spanu T, Sanguinetti M, Citton R, Montuori E, Leone F, et al. Bloodstream infections caused by extended spectrum β-lactamase-producing Klebsiella pneumoniae:

- Risk factors, molecular epidemiology, and clinical outcome. Antimicrob Agents Chemother 2006.

- Spellberg B, Guidos R, Gilbert D, Bradley J, Boucher H, Scheld M, et al. The epidemic of antibiotic-resistant infections: A call to action for the medical community from the Infectious Diseases Society of America. Clin Infect Dis 2008

- López JA, Robledo J. Enterobacterias y otros bacilos gramnegativos. Microbiología de las Infecciones Humanas. Medellín: Fondo Editorial CIB; 2007.

- Bradford PA. Extended-spectrum beta lactamases in the 21st century: Characterization, epidemiology, and detection of this important resistance threat. Clin Microbiol Rev 2001

- Michael AP, Segreti J. Overview of the epidemiological profile and laboratory detection of extendedspectrum β-lactamases. Clin Infect Dis 2006..

- Mitchell JS, Navon-Venezia S, Kaye KS, Ben-Ami R, Schwartz D, Carmeli Y. Clinical and economic impact of bacteremia with extended-spectrum β-lactamaseproducing Enterobacteriaceae. Antimicrob Agents

- Chemother 2006.

- Paterson DL, Bonomo RA. Extended-spectrum beta lactamases: a clinical update. Clin Microbiol Rev 2005.

- Villegas MV, Lolans K, Correa A, Suarez CJ, Lopez JA, Vallejo M, et al. First detection of the plasmid-mediated class A carbapenemase KPC-2 in clinical isolates of Klebsiella pneumoniae from South America. Antimicrob Agents Chemother 2006.

- Leavitt A, Navon-Venezia S, Chmelnitsky I, Schwaber MJ, Carmeli Y. Emergence of KPC-2 and KPC-3 in carbapenem-resistant Klebsiella pneumoniae strains in an Israeli hospital. Antimicrob Agents Chemother 2007.

- Villegas MV, Lolans K, Correa A, Kattan JN, Lopez JA, Quinn JP, et al. First identification of Pseudomonas aeruginosa isolates producing a KPC-type carbapenem-hydrolyzing β-lactamase. Antimicrob Agents Chemother 2007.

- Clinical and Laboratory Standards Institute (CLSI). Performance standards for antimicrobial susceptibility testing; 19th Informational Supplement. CLSI document M100-S19. Wayne, PA: CLSI, 20; 2009.

- Szabo D, Paterson dl. Proteus species. En: Yu VL, Weber R, Raoult D (eds). Antimicrobial

- therapy and vaccines. Volume I: Microbes. Apple Trees Productions, Maryland.2002

- Karalus R, Campagnari A. Moraxella catarrhalis: a review of an important human mucosal

- pathogen. Microbes Infect 2000.

- Mcmichael JC. Progress toward the development of a vaccine to prevent Moraxella
- (Branhamella) catarrhalis infections. Microbes Infect 2000.

BACILOS GRAM NEGATIVOS (BGN)

No fermentadores

Oxidasa positiva

- ✓ Pseudomonas
- ✓ Burkholderia

Oxidasa negativa

- ✓ Stenotrophomonas
- ✓ Acinetobacter

Pseudomonas

Pseudomonas ("falsa unidad"), es un género de bacilos rectos o ligeramente curvados, gram negativos, oxidasa positiva, aerobios, móviles gracias a uno o más flagelos polares que poseen, catalasa positiva. Es común la presencia de plásmidos y no forman esporas. Algunas especies sintetizan una cápsula de exopolisacáridos que facilita la adhesión celular, la formación de biopelículas y protege de la fagocitosis, de los anticuerpos o del complemento aumentando así su patogenicidad. Las bacterias del género Pseudomonas son muy ubícuas y se encuentran en suelos, aguas, y ambientes intrahospitalarios. Son muy resistentes a antibióticos. La *Pseudomona aeruginosa* es un reconocido patógeno oportunista emergente de gran relevancia clínica.

CLASIFICACIÓN:

Con el reciente análisis de secuencias del RNAr 16S el género Pseudomonas se ha redefinido e incluyen algunas cepas clasificadas anteriormente dentro de las Chryseomonas y Flavimonas, mientras que otras cepas clasificadas previamente en el género Pseudomonas, ahora son agrupadas en los géneros Burkholderia y Ralstonia.

En el año 2000, cuando se determinó el genoma completo de una especie de Pseudomonas permitió que en los años siguientes se determinen las secuencias de otras especies, incluyendo P. aeruginosa, P. putida, P. fluorescens, P. syringae pathovar tomato, P. syringae pathovar syringae, P. syringae pathovar phaseolica, P. fluorescens, P. entomophila y P. balearica.

También se tiende a clasificar a las Pseudomonas por la secreción de pioverdina (fluorescein), un sideróforo fluorescente de color amarillo verdoso. Algunas especies pueden producir otros sideróforos, tales como la piocianina por la Pseudomonas aeruginosa y tioquinolobactina por Pseudomonas fluorescens.

Piocianina: azulado. Pioverdina (Fluoresceína): amarillo-verdoso.
-Piorrubina: roja. -Piomelanina: marrón.

Por la importancia médica para el ser humano podemos clasificar a las Pseudomonas en:

✓ Fluorescentes: P. aeruginosa, P. fluorescens y P. pútida

Pseudomonas aeruginosa

Pseudomonas aeruginosa: Aerugo ("el óxido de cobre o verdín" de color verde) y ōsus (abundancia) se llama así por el color azul verdoso de las colonias bacterianas. P. aeruginosa es un patógeno oportunista humano, que afecta a pacientes hospitalizados, inmunosuprimidos o con fibrosis quística. Las infecciones por este germen pueden afectar a cualquier órgano o tejido del cuerpo, pero con más frecuencia causa infección de las vías respiratorias, bacteriemias o sitio quirúrgico.

FACTORES DE VIRULENCIA:

Los factores de virulencia de la bacteria se encuentran en su estructura celular:

✓ Antígenos somáticos O y flagelares H
✓ Fimbrias de adhesión
✓ Cápsula polisacárida
✓ Enzimas extracelulares: elastasas, proteasas hemolisinas (fosfolipasa C termolábil y un lipopolisacárido termoestable)
✓ Exotoxina A: bloquea la síntesis de proteínas responsable de la necrosis tisular.
✓ Biopelicula: capacidad de agruparse sobre superficies biológicas o no para retrasar o inhibir la entrada de los antibióticos en la bacteria, producir necrosis en los neutrófilos, e interferir en la eficacia de las células fagocíticas.
✓ son polisacáridos en particular por alginato, que tiene múltiples funciones entre ellas puede La mayoría de las cepas de Pseudomonas no son del tipo mucoide por ello producen muy poca biopelicula, sin embargo en pacientes con fibrosis quistica, se suele sintetizar grandes cantidades de alginato.
✓ Pigmentos: piocianina y piomelanina y piorrubina a quienes se le adjudica actividad bactericida, y la pioverdina que actúa como un sideróforo.

✓ Pero sobretodo se considera como un verdadero factor de virulencia a la capacidad de procesar, integrar y reaccionar a una amplia variedad de condiciones cambiantes en el medio, lo que les permite colonizar ambientes y nichos que otros microorganismos difícilmente lo colonizarían.

PATOGENESIS:

P. aeruginosa es un germen ubicuo, en especial, en zonas húmedas del ser humano: piel, axilas, conducto auditivo, fosas nasales, faringe, etc., alcanzando tasas de colonización en estos sitios hasta de un 25% y luego de siete días de hospitalización, esta tasa puede llegar al 50%, y es por esto que causa una gran variedad de infecciones que van desde la otitis, complicación infecciosa de quemaduras, Infección de vías urinarias, meningitis, abscesos, pero sobretodo neumonía, endocarditis y septicemia en pacientes hospitalizados.

DIAGNÓSTICO MICROBIOLÓGICO:

P. aeruginosa crece en medios simples y en caldo crece abundantemente formando un anillo y un sedimento de color verde azulado. En agar simple forman colonias brillantes, confluentes, de borde continuo y a veces ondulado con un centro opaco. El pigmento piocianina se difunde en el medio dándole una tonalidad azul verdosa.

En los aspectos bioquímicos las especies de Pseudomonas son: oxidasa positiva, ausencia de formación de gas a partir de glucosa, hemolítica en agar sangre, indol negativas, rojo de metileno negativas y Voges Proskauer negativas.

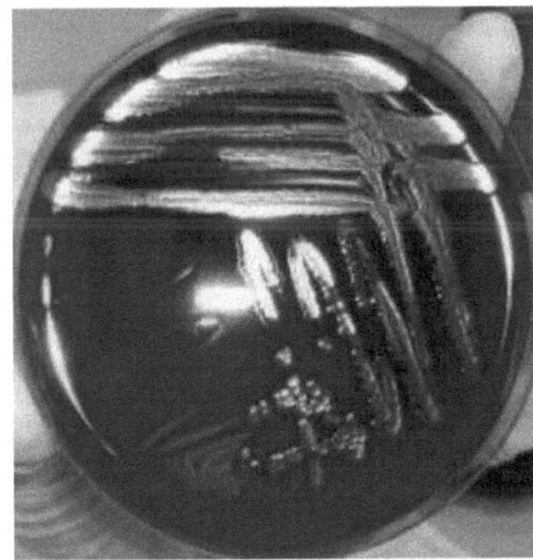

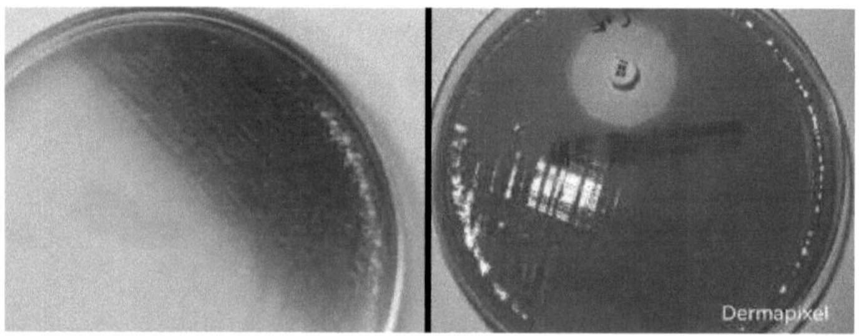

Tomado de: Judy adam/flickr

TRATAMIENTO:

Las Pseudomonas en general suelen ser muy resistentes a la mayoría de antibacterianos porque exhiben varios mecanismo de resistencia, así tenemos que frente a los antibióticos beta-lactámicos la resistencia se basa principalmente en la combinación de impermeabilidad de la membrana externa por alteración de las porinas, producción de cefolosporinasa cromosómica inducible y betalactamasas de origen plasmídico, ésta última en menor proporción. Frente a otros antibacterianos la resistencia se da por enzimas inactivantes, disminución en la acumulación de las drogas por alteración de la permeabilidad de las membranas (impermeabilidad y eflujo) y modificaciones del sitio blanco del antimicrobiano.

Las cepas de P. aeuroginosa aún pueden ser sensibles a Carbapenémicos, excepto Ertapenem, el cual no es activo frente a esta bacteria.

También muchas cepas son capaces de adquirir resistencia a metales pesados, disolventes orgánicos y detergentes.

Pseudomonas fluorescens

Pseudomonas fluorescens es un bacilo gramnegativo, recto o ligeramente curvado saprófito, móvil porque tiene múltiples flagelos. Es un aerobio obligado. Se encuentra en suelo y agua. Tiene un metabolismo extremadamente versátil, y se puede encontrar en el suelo y en el agua. Es incapaz de formar esporas. La temperatura óptima para su funcionamiento es de 25 a 30 °C, aunque puede crecer desde los 5 hasta los 42 °C aproximadamente. No crece bajo condiciones ácidas (pH $\leq$ 4.5) y necesita preferentemente pH neutro. Presenta un pigmento fluorescente (fluoresceína).

PATOGENESIS:

P. fluorescens es menos común que cause infecciones comparándola con P. aeruginosa; sin embargo se reportan cuadros clínicos donde esta bacteria muestra una gran actividad hemolítica por factores de virulencia como las fosfolipasas. P. fluorescens ha sido identificada como como agente causante de bacteremia, infecciones en pacientes hospitalizados e infecciones complicadas del tracto urinario.

Pseudomona putida

Esta bacteria comúnmente es habitante del suelo y zonas acuosas y es muy infrecuente en pacientes en hospitales, sin embargo si hay casos reportados de infecciones relacionadas con introducción de catéteres o agujas. Las infecciones que causa son muy similares a las que produce P. aeruginosa y su respuesta a los antibacterianos presenta similares patrones de sensibilidad o resistencia a ella.

Burkholderia

El género Burkholderia se caracteriza por ser bacilos rectos, gramnegativos; oxidasa y catalasa positivos; son bacterias móviles con un flagelo polar único o un penacho de flagelos polares según las especies. Son mesófilos y no esporulados. Su metabolismo es aerobio.
Los miembros del género Burkholderia poseen un genoma complejo, que le proporciona una extraordinaria versatilidad metabólica y capacidad de adaptación a nuevos ambientes. Se encuentran frecuentemente en ambientes acuáticos, suelos y en relaciones simbióticas con otros microorganismos, animales y plantas. El género Burkholderia se formó a partir del género Pseudomonas en función de los datos de ARNr. La especie tipo es B. cepacia.

Burkholderia cepacia

Antiguamente clasificada como una especie de Pseudomonas (P. cepacia), gracias a   estudios de biología molecular, epidemiología y virulencia se ha establecido que es biológicamente diferente de la Pseudomonas aeruginosa. El empleo de técnicas moleculares ha revelado la complejidad taxonómica de este grupo bacteriano y se lo ha denominado como Complejo Burkholderia cepacia (CBc), el cual incluye más de 20 especies o genomovares.

En cuanto a aspectos morfológicos y fisiológicos se lo reconoce como un germen gramnegativo no fermentador (BGNNF) que no forma parte de la microbiota normal en humanos, pero se encuentra como un agente patógeno oportunista asociado a brotes nosocomiales e infecciones en pacientes con fibrosis quística y con enfermedad granulomatosa crónica.

B. cepacia puede producir infecciones severas en los pulmones de pacientes jóvenes con fibrosis quística, también está asociada con bacteremia en prematuros hospitalizados por largos períodos de tiempo y puede ocasionar infecciones en niños con cáncer y enfermedades crónicas granulomatosas. El patrón de transmisión se ha sugerido es la transmisión persona a persona en ambientes hospitalarios; dependiendo de otros factores como el tipo de cepa, el estado inmune del paciente y el uso de equipos médicos contaminados, y algunos estudios han reportado bacteremia en pacientes con catéter venoso central, asociados con reservorios de agua contaminada.

Otros tipos de Burkholderia, como B pseudomallei, pueden ocasionar de manera muy rara neumonías e infecciones de piel en individuos inmunocomprometidos.

FACTORES DE VIRULENCIA

- Los potenciales factores de virulencia de B. cepacia incluyen:
- Los pilis o fimbrias que facilitan la adherencia
- Los lipopolisacáridos, (LPS) que favorece la respuesta inflamatoria, en especial del factor de necrosis tumoral, (TNF-α) hasta 10 veces más que el LPS de P. aeruginosa.
- La catalasa se encuentra asociada con la resistencia de la bacteria a la fagocitosis en la enfermedad granulomatosa crónica

- La hemolisina actúa sobre los neutrófilos en la degradación y degranulación de los mismos

DIAGNÓSTICO MICROBIOLÓGICO:

B. cepacia Crece en medios comunes de laboratorio, (agar nutritivo) y en medios selectivos como el agar MacConkey. Algunas cepas producen pigmentos solubles en agua: verde-amarillento, marrón, rojo o púrpura dependiendo de la fuente de carbono empleada para su crecimiento. Estos pigmentos están solo presentes en las colonias. En agar sangre las colonias suelen ser opacas y producir hemólisis. B. cepacia es oxidasa y catalasa positiva, produce ácido en un amplio rango de hidratos de carbono, incluyendo lactosa y maltosa. Muchas cepas hidrolizan o-nitrophenyl-β-D- galactopiranosida (ONPG), la esculina y la gelatina y la descarboxilan lisina y la ornitina, pero se requiere de una amplia variedad de pruebas bioquímicas combinadas con otros métodos fenotípicos y genéticos para diferenciar a los miembros del CBc, debido a la estrecha relación existente entre los diferentes miembros del CBc y los grupos relacionados.

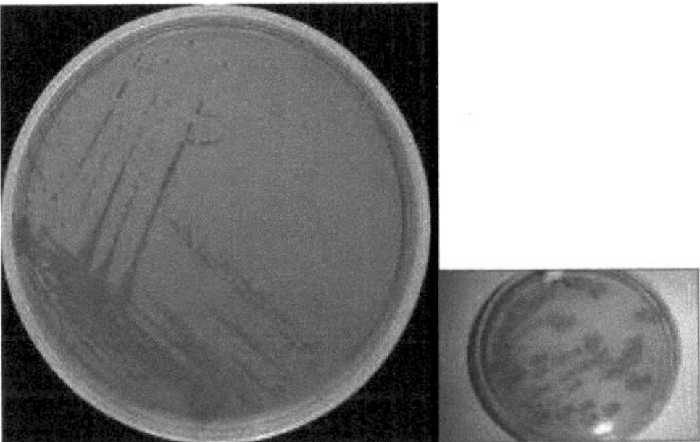

TRATAMIENTO

El tratamiento antibacteriano de las infecciones provocadas por B. cepacia es complicado debido a que el germen presenta resistencia a múltiples antimicrobianos que incluyen resistencia intrínseca a aminoglicósidos y resistencia inducible a betalactámicos. Es resistente a las penicilinas pero con sensibilidad variable a las asociaciones de penicilinas e inhibidores de betalactamasas (piperacilina-tazobactam, ticarcilina-ácido clavulánico). Es resistente a las cefalosporinas de primera, segunda y tercera generación, pero sin afectar por completo a ceftazidima, cefepima, y aztreonam. (Aunque B. cepacia presenta resistencia intrínseca a los aminoglicósidos, se ha observado sensibilidad in vivo al combinarse los aminoglicósidos con los betalactámicos,

La resistencia antimicrobiana de esta bacteria es debida a: permeabilidad selectiva de la pared celular, degradación enzimática de antibióticos y bomba de eflujo.

La piperacilina, piperacilina-tazobactam, ceftazidima y trimetoprim sulfametoxazol han demostrado ser efectivos particularmente en pacientes con fibrosis quística.

Burkholderia mallei

Antes denominada como Pseudomonas mallei, es un bacilo y a veces cocobacilo gramnegativo aerobio, móvil. Es el agente causal de la enfermedad llamada muermo. El muermo es una enfermedad infecciosa típica de equinos (caballos, asnos y mulas), aunque también afecta ovejas, cabras, perros y gatos. Ocasionalmente se contagia a los humanos.

B. mallei se encuentra en la secreción purulenta de la nariz y en los nódulos muérmicos (inflamaciones proliferativas de tejido de granulación), de los equinos infectados. En el hombre, las puertas de entrada son heridas cutáneas o mucosas o por inhalación desde animales enfermos, por lo que se considera una enfermedad propia de los cuidadores de animales.

La enfermedad en humanos incluye: neumonía; necrosis de la piel y las mucosas y un cuadro linfoide (agudo o crónico) con nódulos diseminados. Puede ocurrir una infección sistémica y septicemia. Las manifestaciones clínicas del muermo en el ser humano son muy polimorfas, y dependen de la puerta de entrada y el estado inmunitario del hospedero.

Hay cuatro formas clínicas de la enfermedad:

- ✓ Aguda cutáneo mucosa localizada
- ✓ Crónica supurada
- ✓ Pulmonar aguda
- ✓ Septicémica o generalizada

DIAGNÓSTICO MICROBIOLÓGICO

Estas bacterias crecen bien en medios habituales y sus colonias ofrecen características típicas. Las pruebas bioquímicas son indispensables para diferenciar de cepas de bacterias relacionadas (Pseudomonas). El muermo también puede diagnosticarse por seroconversión en estudios inmunológicos.

TRATAMIENTO

La sulfadiazina se ha demostrado útil en humanos siempre y cuando la administración sea no menor a 30 días. Los abscesos suelen requerir drenaje quirúrgico.

Burkholderia pseudomallei

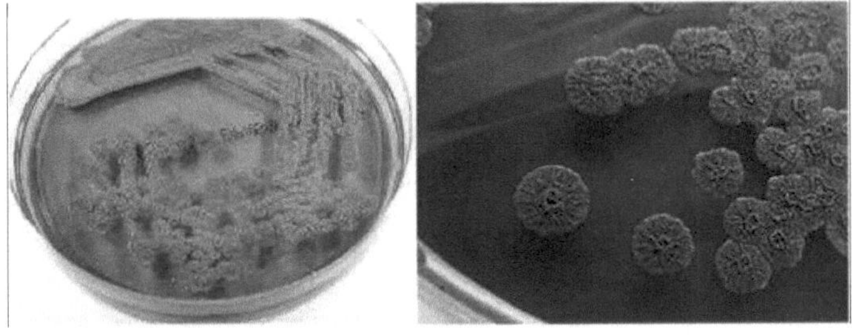

Burkholderia pseudomallei es un bacilo gramnegativo que se encuentra con frecuencia en el suelo y en aguas turbias, predominantemente en regiones tropicales como el norte de Australia y el sudeste de Asia.

Este microorganismo tolera el pH ácido y puede sobrevivir en el agua en ausencia de nutrientes durante largos periodos. La melioidosis es una enfermedad de origen bacteriano de posible desenlace fatal, propia de zonas tropicales y subtropicales. Es posible que la falta del adecuado respaldo técnico y la insuficiente experiencia profesional para diagnosticar esta infección, especialmente en zonas rurales donde es más frecuente, haya provocado su desconocimiento y subdiagnóstico en América Latina y el Caribe.

BACILOS GRAMNEGATIVOS (BGN)
NO FERMENTADORES

Oxidasa negativa

- ✓ **Stenotrophomonas**
- ✓ **Acinetobacter**

Stenotrophomonas maltophilia

Stenotrophomonas maltophilia (Stenos, del griego estrecho; trophos, del griego alimento; monas, del griego única o unidad), antiguamente clasificada dentro de los géneros Pseudomonas y Xanthomonas, solo en 1993, Palleroni y Bradbury proponen el nuevo género Stenotrophomonas Posee desde especies comunes del suelo (S. nitritireducens) hasta patógenos oportunistas humanos (S. maltophilia). Es un bacilo gramnegativo, recto o ligeramente curvado, no formador de esporas, móvil, por la presencia de varios flagelos polares.

Stenotrophomonas maltophilia es un germen ubicuo, se ha sido aislado en aguas de lagos, pozos y ríos, e incluso en aguas embotelladas, en suelo, en vegetales, en animales (conejos, ovejas, peces, ranas y serpientes) y en alimentos (cerdos, huevos, leche y pescados congelados).
En el medio hospitalario ha sido aislado en el agua procedente de grifos y sumideros, en desinfectantes, jabones, descontaminantes preoperatorios, humidificadores de oxigenoterapia, catéteres de succión traqueal y bombas auxiliares cardiopulmonares, y en ocasiones en la piel de las manos del personal sanitario.

CLASIFICACIÓN:

Este grupo bacteriano está constituido por dos especies patógenas para el ser humano: S.

maltophilia y S. africana (aislada de LCR de un paciente infectado por VIH). Otras especies sin relevancia clínica son: Stenotrophomonas nitritireducens, Stenotrophomonas acidaminiphila, Stenotrophomonas rhizophila y Stenotrophomonas dokdonensis

FACTORES DE VIRULENCIA:

Los factores de virulencia de S. maltophilia aún no han sido bien establecidos por la dificultad para diferenciar entre colonización e infección, y hasta se ha llegado a afirmar que esta bacteria solo sería corresponsable de procesos infecciosos, siempre y cuando esté asociado a otros gérmenes patógenos.

Sin embargo, se ha demostrado   la producción por parte de este patógeno de diferentes enzimas extracelulares: ADNasa, ARNasa, fibrolisina, lipasa, hialuronidasa, proteasas y elastasas, que serían las causas de la sintomatología en las infecciones asociadas a este microorganismo.

Pero sobretodo, S. maltophilia es capaz de adherirse a materiales con carga negativa como el teflón y el vidrio porque posee una carga superficial positiva a pH fisiológicos, es también capaz de adherirse a cánulas intravasculares y tubos endotraqueales, facilitando procesos de infección.

La biopelícula que forma en estos dispositivos médicos les da una protección natural frente a las defensas del sistema inmune y los diferentes agentes antimicrobianos.

PATOGENESIS

S. maltophilia está implicado en numerosos procesos infecciosos, pero siempre los pacientes con infección por este microorganismo presentan factores de riesgo intrínseco, como la inmunodepresión de diferente naturaleza y enfermedades previas subyacentes: EPOC, cardiovasculares, trasplante, diálisis, diabetes mellitus, neoplasias, principalmente leucemias agudas y carcinoma de mama y antecedente o permanencia en hospitales con catéteres vasculares, ventilación asistida o traqueotomía, técnicas diagnósticas invasoras, uso de nebulizadores, y la administración previa de antibacterianos de amplio espectro. También se ha demostrado mayor riesgo de infectarse con esta bacteria en personas con drogadicción, tabaquismo y alcoholismo La infección más frecuente es la de las vías respiratorias.

Los pacientes con fibrosis quística suelen tener alta prevalencia de Stenotrophomonas maltophilia, porque reúnen ciertas condiciones predisponentes: aumento de la viscosidad de las secreciones por un transporte iónico deficiente de los aparatos respiratorio, gastrointestinal y reproductivo, y en los conductos hepatobiliares, pancreáticos y sudoríparos; por la reabsorción del cloro y el sodio y agua. En las secreciones viscosas es precisamente donde colonizan estos gérmenes ubicuos y proceden a infectar los tejidos. Si a ello sumamos que la mayoría de pacientes con fibrosis quística son sometidos a antibioterapia de amplio espectro y hospitalizaciones frecuentes, se configuran factores de riesgo intrínseco y extrínseco que facilitan la aparición de enfermedad respiratoria infecciosa por S. maltophilia.

La importancia de S. maltophilia radica en la patología nosocomial, debido fundamentalmente a su alta resistencia a los antimicrobianos, lo que favorece su selección; además de neumonía en pacientes de UCI con ventilación mecánica, se han aislado en bacteriemias asociadas a catéter venoso central, y de forma muy ocasional meningitis, endocarditis, endoftalmitis y un amplio rango de infecciones cutáneas como celulitis y ectima gangrenoso.

DIAGNÓSTICO:

Es una bacteria aerobia, de metabolismo oxidativo, poco exigente, que se desarrolla en forma rápida en los medios de cultivo generales. Las colonias luego de 24 horas de incubación se presentan de color café-verdoso en Agar sangre, rugosas y de color amarillo en MacConkey, son no hemolíticas y de olor característico a amoníaco.

Las características bioquímicas son: oxidasa negativa, una producción extracelular de enzima DNAasa, positivas la síntesis de ornitina descarboxilasa, hidrólisis de la esculina, de la gelatina y el Tween 80 decarboxilación de la lisina, licuefacción de la gelatina y producción de H2S.La prueba de ADNasa se considera clave, debe incubarse hasta 72 horas para evitar los falsos negativos.

S. maltophilia en Agar sangre

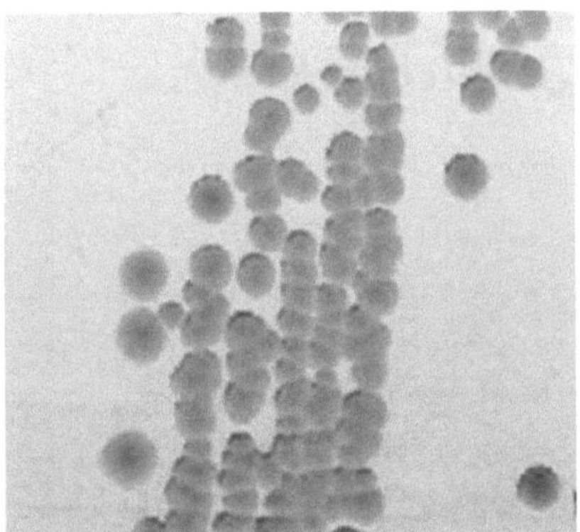

S. maltophilia en MacConkey
Tomado de: Rev. chil. infectol. v.23 n.3 Santiago sep. 2006

TRATAMIENTO

S. maltophilia es intrínsicamente resistente a inhibidores de b-lactamasas y carbapenémicos, por la producción de metalo b lactamasa. Los mecanismos de resistencia son multifactoriales: permeabilidad disminuida, producción de enzimas hidrolíticas o inactivantes, y sistemas de eflujo. La terapia recomendada es Trimetoprin-sulfametoxozole (SXT) sólo o en combinación con ticarcilina ácido clavulánico o minociclina en infecciones severas, previo antibiograma, ya que se han reportado cepas resistentes a SXT y ticarcilina.   El trimetoprim-sulfametoxazol -o cotrimoxazol- se considera como el antimicrobiano de mayor eficacia frente a la mayoría de las cepas y, por tanto, es considerado como el fármaco de elección en caso de infección por S. maltophilia. Debido a su carácter bacteriostático el principal inconveniente de trimetoprim-sulfametoxazol es que debe utilizarse la dosis máxima tolerada lo cual podría suponer una toxicidad del componente sulfonamida.

Los macrólidos, a pesar de presentar una reducida actividad, podrían tener utilidad debido a su inhibición de la formación de biopelícula en S. maltophilia. Las nuevas fluoroquinolonas (levofloxacino y moxifloxacino) con una actividad incrementada sobre sus predecesoras ciprofloxacino y norfloxacino, podrían, si los estudios in vitro así lo dicen, constituirse en una alternativa válida para el tratamiento de infecciones por S. maltophilia.

Acinetobacter

Acinetobacter es un género de bacterias Gram-negativas. Las especies de Acinetobacter son bacilos estrictamente aerobios, no fermentadores, no móviles, oxidasa-negativos que se presentan en pares al microscopio. Son bacilos cortos Gram negativos en fase logarítmica de crecimiento, y más cocoides o esféricos en fase estacionaria; y no forman esporas. A. baumannii la especie de mayor importancia clínica, es la causante de una variedad de infecciones: neumonía, particularmente las asociadas a ventilación mecánica, bacteriemia, infecciones del tracto urinario y meningitis secundaria a malformaciones congénitas. Estas infecciones son difíciles de tratar por la amplia resistencia de esta bacteria a la mayoría de los antibióticos

CLASIFICACIÓN:

Las especies ahora clasificadas como miembros del género Acinetobacter han sufrido una larga historia de cambios taxonómicos. Actualmente, el género Acinetobacter se ubica en la familia Moraxellaceae, incluye al menos 30 genoespecies. Los grupos 1 (A. calcoaceticus) y 2 (A. baumannii), poseen características bioquímicas similares por ello, Gerner- Smidt y colaboradores sugieren que estas genoespecies conformen el complejo A. calcoaceticus-A. Baumannii. Dentro de la especie A. baumannii se han definido, a su vez, 19 biotipos, siendo los biotipos 1, 2, 6 y 9 los más frecuentemente hallados en las muestras clínicas.

Para la mayoría de autores, en la actualidad, el género se divide y agrupa en:

✓ *Acinetobacter calcoaceticus-baumanii*: complejo oxidante de la glucosa, no hemolítico

✓ *Acinetobacter lwoffii*: negativo a la glucosa, no hemolítico.

✓ *Acinetobacter haemolyticus*: hemolítico.

✓ *Acinetobacter baumannii*

Es decir, el género se subdivide en dos grupos: especies oxidadoras de glucosa (entre las que A. baumannii es la especie más frecuente) y especies no oxidadoras de glucosa (entre las que destaca A. lwoffli).

FACTORES DE VIRULENCIA

Los factores de virulencia que han sido estudiadas en este germen son:

- Polisacárido capsular que ayuda a la bacteria a evadir la fagocitosis y adherirse a las células del hospedero.

- Fimbrias que le dotan a la bacteria de la propiedad de adhesión a células epiteliales humanas.

- Lipopolisacárido de la pared celular y en especial su fracción lípido A, con un papel eminentemente tóxico

- Sideróforos: algunas cepas de A. baumannii producen aerobactinas y proteínas de la membrana externa dependientes del hierro, las cuales le permiten competir por el hierro y sobrevivir en el ser humano.

Pero como hemos dicho en otras bacterias se considera un verdadero factor de virulencia a la capacidad de la bacteria a la resistencia a los agentes antimicrobianos. Cada vez es más frecuente encontrar resistencia combinada a todos los b-lactámicos, aminoglucósidos y quinolonas.

PATOGENIA

Las especies de Acinetobacter se consideran en general no patógenas para los individuos sanos. Sin embargo, varias especies persisten en los hospitales y causan infecciones graves. A. baumannii es considerada la especie de mayor importancia clínica involucrada en la mayoría de las Infecciones Asociadas a la Atención en Salud (IAAS). Los principales sitios de infección incluyen, el tracto respiratorio, sangre, tracto urinario, sitio quirúrgico, meninges, piel y ojo.

La septicemia suele presentarse tardíamente en neonatos e infantes hospitalizados por largos períodos de tiempo, los factores de riesgos que predispone al desarrollo de bacteriemia en este grupo de pacientes son el bajo peso al nacer, terapia antibiótica previa, ventilación mecánica y aire contaminado del ambiente.

DIAGNÓSTICO MICROBIOLÓGICO:

Acinetobacter es aerobio estricto, su temperatura de crecimiento óptima es de 30-35ºC. Las especies del género Acinetobacter a pesar de crecer en medios comunes, se recomienda para el aislamiento directo de muestras clínicas el empleo de un medio selectivo que inhiba el crecimiento de otros microorganismos. Para la detección de Acinetobacter de muestras ambientales, especialmente de áreas donde este microorganismo pueda estar presente en pequeña cantidad, son útiles los medios líquidos de enriquecimiento.

En medio sólido, forma colonias lisas, convexas, de bordes enteros, amarillo pálido o blanco grisáceo y mucosas, hemólisis en agar sangre de carnero, hidrólisis de la gelatina y la producción de ácido a partir de la glucosa. Son oxidasa negativos, catalasa positiva, no fermentadora de glucosa y carecen de lisina descarboxilasa. La mayoría de las cepas no reducen los nitratos a nitritos. Algunas cepas aisladas del ambiente producen colonias con pigmento marrón difusible. En agar MacConkey producen colonias rosado pálido.

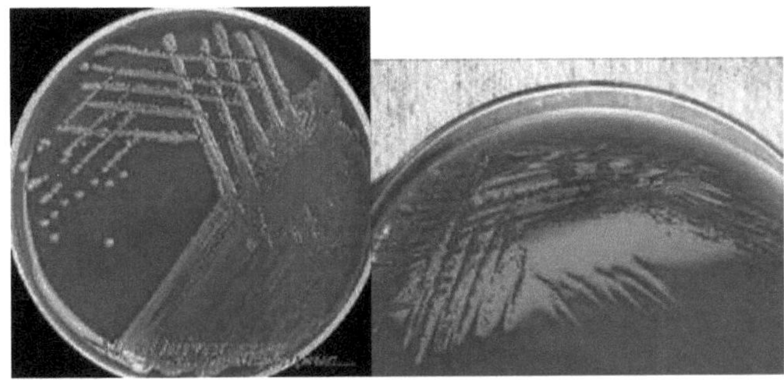

TRATAMIENTO

Acinetobacter presenta resistencia natural a: ampicilina, amoxicilina-clavulánico, aztreonam, cefalosporinas de 1° y 2° generación, ceftriaxona, cefotaxima y macrólidos.

Los mecanismos de resistencia se dan por: producción de β lactamasas, la adquisición de β - lactamasas secundarias plasmídicas, resistencia por baja permeabilidad de la membrana externa, bombas de eflujo activo del antibiótico hacia el exterior, alteración del sitio blanco, el principal mecanismo de resistencia a los aminoglucósidos es la producción de enzimas inactivantes, la resistencia a las quinolonas es debida a las mutaciones en los genes gyrA y parC.

Las drogas que aún mantienen niveles de susceptibilidad son: Carbapenems, Sulbactam, Fluorquinolonas, Aminoglucosidos, Colistin, Rifampicina y Tigeciclina; sin embargo es preocupante el aumento de la resistencia a los carbapenem, que deja muy pocas opciones de tratamiento y en algunas ocasiones obliga al uso de polimixina B, con todos los riesgos de efectos secundarios, así como el uso de nuevas combinaciones de antibióticos. Las especies de Acinetobacter son sensibles al sulbactam, sustancia se usa para inhibir la beta lactamasa bacteriana, pero éste es un ejemplo de las propiedades antibacterianas del sulbactam.

El tratamiento específico debe orientarse por las pruebas de sensibilidad in vitro, pero el tratamiento empírico frente a las infecciones graves sería un b-lactámico: ceftazidima o imipenem combinado con un aminoglucósido. No se recomienda su uso en monoterapia en pacientes con infecciones graves.

BIBLIOGRAFIA

- Murray P, Baron E. Jorgensen J, Landry M, Pfaller M, editors. Manual of Clinical Microbiology, 9th edition. Washington DC: ASM Press: 2007.
- Jawetz, Melnick y Adelberg . Microbiología Médica, 25va Edición –Editorial: Mc.Graw.-.Hill
- Edición: 25ª Año: 2010
- Washington C. Winn / Stephen D. Allen / William M. Janda / Elmer W. Koneman / Gary W. Procop / Paul C. Schrenckenberger / Gail L. Woods Koneman. Diagnóstico microbiológico Médica Panamericana; Edición: 6ª. 2008
- H.G. Schlegel. Microbiología General 7a Ed.- 1997. Ediciones Omega
- Bailey & Scott. Diagnostico Microbiologico (11ª ed.): Betty A. Forbes; Daniel f. Sahm; Alice S. Weissfeld , Ed. Panamericana, 2004.
- B. C. MIMS. Microbiología Médica. 2ª Edición. 2002. Mosby (Elsevier Science).
- Romero Cabello. Microbiología y Parasitología Humana. Editorial Panamericana, 3º Ed. 2007
- Soc. Esp. de Enf. Infec. y Microbiol. Clín. Tratado SEIMC de Enfermedades Infecciosas y Microbiología Clínica. 2006
- Tortora, Funke, y Case. Microbiología. Editorial Panamericana, 9ª Ed. 2007.
- Fernández F. Actividad de inhibidores de betalactamasas frente a Acinetobacter
- baumannii. Rev Esp Quimioterap 2000.
- Carr EL, Kämpfer P, Patel BKC, Gürtler V, Seviour RJ Seven novel species of
- Acinetobacter isolated from activated sludge. Int J Syst Evol Microbiol. 2003.
- Nemec A, Dijkshoorn L, Cleenwerck I et al. Acinetobacter parvus sp. Nov., a
- small-colony-forming species isolated from human clinical specimens. Int J Syst
- Evol Microbiol. 2003.
- Martínez-Pellús A, Ruíz J, Jaime F, Simarro E, Fernández A. Incidencia de colonización e infección por Acinetobacter baumannii en una UCI con situación de endemia. Análisis de factores de riesgo mediante un estudio de vigilancia. Enferm Infecc Microbiol Clin 2002.

CAPITULO 10

BACILOS GRAMNEGATIVOS (BGN) NUTRICIONALMENTE EXIGENTES

BACILOS GRAMNEGATIVOS (BGN) NUTRICIONALMENTE EXIGENTES

✓ Haemophilus

✓ Bordetella

✓ Brucella

✓ Legionella

✓ Bartonella

Haemophilus

Haemophilus (del griego haemo=sangre y philos=que ama), son cocobacilos gramnegativos, anaerobia facultativa, pleomórficos, inmóviles. Se agrupan a menudo en cadenas cortas y bacilos aislados. No forman esporas, no posee cilios. Algunas espacies son encapsuladas. Algunos producen hemólisis

CLASIFICACIÓN:

Se han descrito 19 especies distintas dentro del género Haemophilus y estos se han clasificado basándose en las necesidades para su crecimiento, pero solo 9 especies del género son humanas. Algunas especies de Haemophilus requieren factores de crecimiento que están presentes en la sangre como factor X y factor V y algunos producen hemólisis como Haemophilus haemolyticus y Haemophilus parahaemolyticus.

Algunas especies requieren factor X que es un grupo de compuestos tetrapirrolicos termoestables que son proporcionados por diversos pigmentos que contienen hierro por ejemplo: Hemina y Hematina. Los compuestos de factor X se usan en la síntesis de catalasas peroxidasas y el sistema de transporte de electrones de citocromo. El factor V es la dinocleótido de nicotidamina y adenina.

Las especies que forman este grupo son:

H. influenzae

H. parainfluenzae

H. haemolyticus

H. parahaemolyticus

H. aphrophilus

H. paraphrophilus

H. paraphrohaemolyticus

H. segnis

H. ducreyi

Entre los miembros del género Haemophilus, el más patógeno para el ser humano es Haemophilus influenzae, seguido de H. parainfluenzae, H. ducreyi y H. aphrophilus.

Haemophilus influenzae

Son coco bacilos gramnegativos, aunque la forma típica es la cocobacilar, se consideran pleomórficas porque pueden variar drásticamente su morfología, anaerobio facultativo, no hemolítico, catalasa positiva. Requiere de los factores X y V. Las especies de Haemophilus se clasifican según las características de la cápsula: se han descrito siete serogrupos de la a - f, junto con un e´. La cápsula tipo b es la más correlacionada con la virulencia de la bacteria.

FACTORES DE VIRULENCIA:

El Haemophilus influenzae posee en sus envolturas tres factores antigénicos importantes responsables de la adherencia, la virulencia y la resistencia a la fagocitosis.

- Pilis y fimbrias para adherirse a las células epiteliales.
- El polisacárido capsular (LPS) que es una endotoxina es el factor de virulencia más importante en los aislamientos de H. influenzae. Hay seis tipos de capsula y se denominan con las letras a – f. la gran mayoría de las enfermedades sistémicas se deben a microorganismos que expresan capsula tipo b (Hib).
- La proteína de la membrana externa (proteasas de IgA): encargadas de hidrolizar la IgA y limitar las defensas del hospedero y facilitar la colonización de las mucosas, causar infección local y extenderse por contigüidad.

PATOGENICIDAD:

Haemophilus influenzae tipo b (Hib) produce enfermedades invasoras, generalmente grave y producida por cepas con cápsula polisacárida, sobre todo el serogrupo b (Hib). se transmite a través de gotitas emitidas por las personas infectadas sintomáticas o no. La colonización nasofaríngea en un huésped susceptible lleva a la invasión del torrente circulatorio y a la posterior siembra en las meninges y ocasiona meningitis, especialmente en niños de 1 mes a 4 años de edad. Haemophilus influenzae, también está asociada a infecciones como epiglotitis, celulitis, artritis séptica y neumonía.

La infección se puede prevenir mediante vacunación y desde hace algunos años la incidencia de las enfermedades causadas por esta bacteria han disminuido notablemente, en especial en países que cumplen rigurosamente los planes de vacunación en la infancia.

Las cepas no capsuladas, generalmente provocan enfermedades del tracto respiratorio menos graves, pero más frecuentes; la enfermedad localizada se da bajo circunstancias en las que la bacteria no encapsulada queda atrapado en un sitio luminal adyacente a la flora respiratoria normal, como oído medio, senos para nasales o los bronquíolos y producen enfermedades como: bronquitis crónica, otitis media, sinusitis y neumonía; sin embargo, cepas no capsulares pueden comportarse como patógenos invasores en pacientes con inmunidad deprimida (neonatos, ancianos y pacientes con enfermedades de base importantes).

H. parainfluenzae

Es miembro de la flora normal de la orofaringe. Ocasionalmente puede causar infecciones como son las otitis, conjuntivitis, neumonía, empiema, septicemia, endocarditis, artritis, osteomielitis, infecciones hepatobiliares, meningitis, absceso cerebral, e infecciones urinarias y genitales, tanto uretrales como prostáticas. Se lo ha visto con alguna frecuencia como causa de infecciones genitales en niñas.

HAEMOPHILUS APHROPHILUS es parte de la microbiota normal en la boca y aparato respiratorio y ha sido involucrado en raras ocasiones en endocarditis infecciosa y neumonía.

DIAGNÓSTICO MICROBIOLÓGICO:

Las muestras para investigar Haemophilus pueden ser: esputo, LCR, hisopado de mucosa faríngea, sangre e hisopado conjuntival. Puede ser hallado en oído medio, pero la toma de muestra es invasiva por timpanocentesis, por lo que es poco empleada (las muestras tomadas de oído externo no son válidas para el diagnóstico de otitis media-.

Con la muestra se pueden realizar frotis directo coloreado con Gram para observar formas pleomórficas gramnegativas.

Se siembran las muestras en Agar sangre y agar chocolate: producen colonias pequeñas, convexas de borde regular y aspecto brillante. Se desarrollan a una temperatura óptima de 35-37°C en atmósfera del 5% de CO2. Son organismos quimiorganotróficos exigentes- de allí su ubicación como bacilos gramnegativos nutricionalmente exigentes-: requieren del <u>factor X</u> (hemina), que es un pigmento que contiene hierro y suministra los compuestos tetrapirrólicos necesarios para la síntesis de citocromos y enzimas y del <u>factor V</u> (NAD), que es una coenzima que participa en las reacciones de óxido reducción del metabolismo; esta coenzima es termolábil y normalmente es producida por varias especies bacterianas. Hay otros factores nutricionales que estimulan el crecimiento del Haemophilus, tales como el ácido pantotéico, la tiamina, el uracilo, la purina y la cisteína.

Para facilitar el desarrollo del germen se siembra sobre una placa de agar con sangre de cordero, se efectúa una siembra con S. aureus a través del agar. El S.aureus proporciona el factor V; de existir en la muestra analizada H. influenzae, éste se desarrolla como pequeñas colonias al rededor de la siembra de S.aureus, lo que se denomina como satelitismo.

No solo Haemophilus necesita de estos factores, por lo que la demostración del requerimiento de los factores X y V no es una prueba definitiva de identificación de Haemophilus, ya que otras especies como Actinobacillus y Pasteurella también pueden crecer en presencia de estos factores. Las pruebas bioquímicas que ayudan en la identificación del germen son: producción de indol, actividad ureasa y fermentador de glucosa.

También se puede utilizar la prueba de la porfirina que es para detectar cepas de Haemophilus dependientes del factor X, basada en el principio de que la cepa carece de la enzima porfobilinógeno sintetasa que transforma el ácido gamma aminolebulinico en porfobilinógeno, por lo tanto la detección de porfobilinógeno o porfirinas en el sustrato de la prueba indica que la bacteria es capaz de efectuar la síntesis endógena del hemo y no requiere una fuente exógena de factor X.

Aunque con menor sensibilidad que el cultivo se han desarrollado métodos inmunológicos rápidos para la detección del polisacárido capsular directamente en las muestras clínicas como LCR, suero y orina.

También es posible usar la prueba de Quellung con Ac específicos para identificar presuntivamente los microorganismos presentes en secreciones respiratorias y LCR.

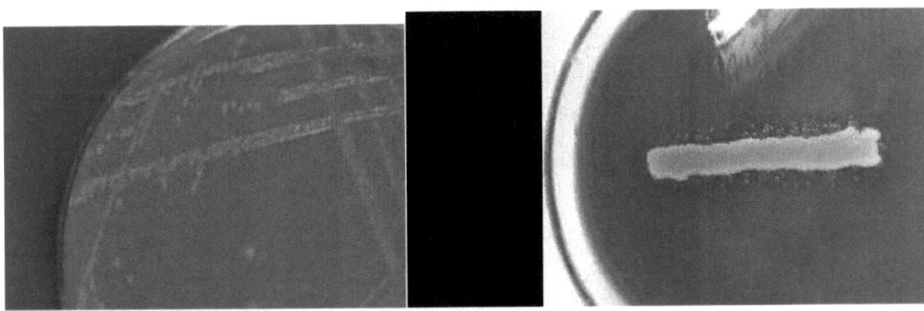

file:///C:/Users/Laboratoriomicro/Desktop/Downloads/Image148.gif

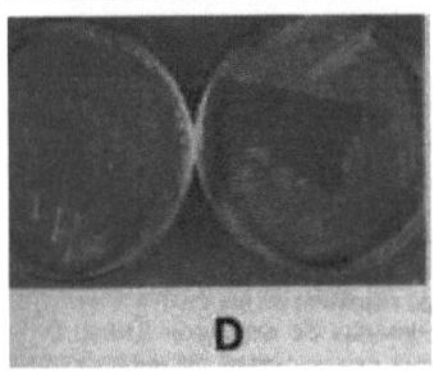

Especies	Factor X	Factor V	Porfirina	Glucosa	Sacarosa	Lactosa
H. influenzae	+	+	-	+	-	-
H. parainfluenzae	-	+	+	+	+	-
H. Ducreyii	+	-	-	-	-	-
H. aphrophilus	-	-	+	+	+	+
H.paraphrophilus	-	+	+	+	+	+
H. segnis	-	+	+	+/-	+/-	-

TRATAMIENTO

La resistencia de H. influenzae a los antimicrobianos en los últimos años se ha considerado como un problema clínico y epidemiológico. Por este motivo, además de la identificación de H. influenzae, es imprescindible realizar las pruebas in vitro que demuestren la susceptibilidad a la acción de antimicrobianos. Tanto H. influenzae como H. parainfluenzae pueden presentar resistencia sólo a la ampicilina o bien asociada a resistencia múltiple a otros fármacos, como el cotrimoxazol, cloranfenicol, tetraciclinas y aminoglucósidos. La resistencia in vitro al cloranfenicol es poco frecuente.

El mecanismo de la resistencia a la ampicilina es la producción plasmídica de una β-lactamasa tipo TEM-1 y, más raramente, del tipo ROB-1, ambas inhibidas por el ácido clavulánico, por lo que estas cepas conservan su sensibilidad a la combinación amoxicilina-clavulanato y a las cefalosporinas de tercera generación. Otro mecanismo, generalmente infrecuente es la pérdida de afinidad de las proteínas fijadoras de penicilina (PBP), en cuyo caso se observa in vitro una pérdida de la sensibilidad a amoxicilina-clavulanato y cefalosporinas.

No se han descrito β-lactamasas de espectro ampliado. Hay casos de resistencia a la rifampicina y las fluorquinolonas, aunque raros.

PREVENCIÓN:

Las infecciones por H. influenzae pueden ser prevenidas mediante la vacunación. Las vacunas conjugadas anti-Hib difieren en su composición bioquímica y su capacidad antigénica y, pueden variar respecto a su eficacia a largo plazo y su efecto sobre los portadores sanos. La vacuna Hib-C consiste en PRP capsular conjugado con el toxoide tetánico, ha sido utilizada exitosamente para proporcionar protección y es parte del esquema de vacunación recomendado. Los países con una buena cobertura de la población infantil, han obtenido reducciones de la incidencia cercanos al 90% de los casos. Diversos estudios han demostrado que la inmunización con la vacuna conjugada, también reduce la frecuencia de portadores sanos de Hib.

Sin embargo, aún en población vacunada siguen viéndose casos de meningitis graves causadas por Haemophilus, por lo que se ha planteado la posibilidad de una falla en la vacuna o que la infección está causada por otros serogrupos o cepas no capsuladas. La falla en la vacuna podría estar dada por: prematuridad e immunodeficiencia, pero en un porcentaje elevado de casos no se detecta ningún factor como los anteriores y la vacuna ha fallado.

HAEMOPHILUS DUCREYI

Es un cocobacilo Gramnegativo corto, dispuesto en cadena o en pares (como si fuera un" banco de peces"), anaerobio facultativo y no esporulado. Es muy susceptible a la deshidratación. Causa el chancro blanco o chancroide, enfermedad de trasmisión sexual obligatoria.

PATOGENESIS:

Luego de un período de incubación de aproximadamente una semana causa en los genitales o el área periférica, una pápula indolora, pequeña, con base eritematosa. La lesión progresa rápidamente hasta convertirse en una úlcera dolorosa con linfadenopatía inguinal, generalmente unilateral. La úlcera es de bordes irregulares, muy inflamados y dolorosos. Pueden existir más de una úlcera y las que existan pueden confluir dando la apariencia de ser úlcera única. Las úlceras genitales no Induradas y dolorosas los diferencia de las ulceras sifilíticas que suelen ser no dolorosas, y por el tamaño y aspecto irregular lo diferencia de las lesiones herpéticas, que son más pequeñas y regulares. Los ganglios linfáticos están hipertrofiados y muy dolorosos, y cuando acumulan pus se fistulizan hacia la piel que lo recubre y descarga al exterior una secreción purulenta, que puede hacernos sospechar de una Donovanosis (granuloma venéreo inguinal). En el hombre las úlcera se ubican en: escroto, cabeza del pene y cuerpo del pene, en mujeres: mucosa vaginal y labios mayores. Tiene un período de cicatrización en 2 semanas luego del tratamiento antibacteriano adecuado. Después de la infección no hay inmunidad permanente.

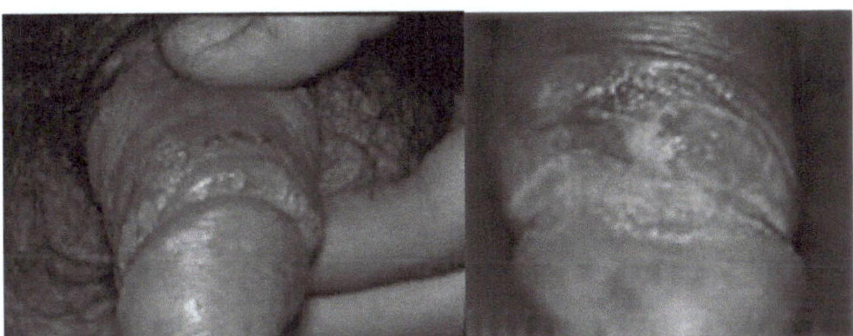

Tomado de: Carlosjrodriguezreyes.blogspot.com Tomado de: Jornallivre.com.br

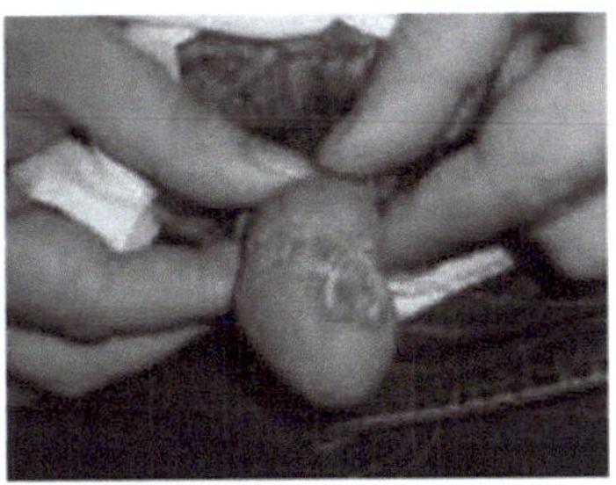

DAGNÓSTICO MICROBIOLÓGICO:

La muestra para identificar la bacteria es el contenido purulento de las lesiones o de los ganglios inflamados. A la coloración gram se observan: bacilos gramnegativos en cadenas o "en banco de peces". Al cultivo este microorganismo es más exigente que H. influenza pero puede crecer en agar chocolate, suplementado con IsovitaleX en atmósfera de CO_2 de entre el 5 y 10% y su crecimiento es detectable entre 2 y 4 días. Requieren del factor X pero no del V

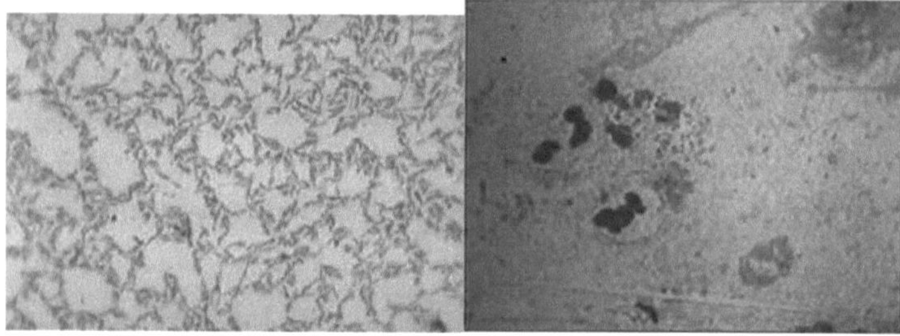

TRATAMIENTO

La bacteria suele ser sensible tanto in vitro como in vivo a la eritromicina, cefalosporinas y cotrimoxazol con buenos resultados clínicos.

Bordetella

El género Bordetella está conformado por cocobacilos gramnegativos, aislados o en pares. Algunos son móviles por flagelos perítricos, aerobias estrictas. Se considera bacteria nutricionalmente exigente porque requieren nicotinamida y aminoácidos (ácidos glutámico y aspártico, prolina, alanina, cisteína y serina).

- ✓ Bordetella pertussis (B. pertussis) es el agente etiológico de la tos ferina
- ✓ B. parapertussis
- ✓ B. bronchiseptica

Bordetella pertussis

Bacterias gramnegativas, aerobias estrictas, no productoras de esporas, con fimbrias, encapsulados, del género Bordetella. Fue aislada por primera vez en 1906 por Bordet y Gengou. Causa la tosferina, enfermedad prevenible por vacunación, que infecta exclusivamente al humano y se localiza en las vías aéreas superiores.

FACTORES DE VIRULENCIA:

En el mecanismo de patogenicidad de B. pertussis intervienen una serie de factores:

- Hemaglutinina filamentosa: que le permite adherirse a los cilios del epitelio respiratorio y además es capaz de aglutinar diversos tipos de eritrocitos.

- Pertactina: proteína relacionada con la adherencia del microorganismo al epitelio respiratorio

- Lipopolisacárido (LPS): compuesto de dos lípidos "A" y "X" y dos cadenas de oligosacáridos. La fracción X posee la actividad clásica de las endotoxinas: pirogenicidad, toxicidad e inducción inespecífica de interferón; el lípido A tiene menor pirogenicidad pero es un potente coadyuvante y estimula la producción de interleucina 1.

- Toxina pertussis (TP) es una toxina conformada por cinco subunidades (S1 a S5), la subunidad S1 es la porción activa y las subunidades S2-S5 son la encargadas de unirse con los receptores en las células blanco. Cuando la toxina pertussis (PT) se une a la membrana, la subunidad tóxica (S1) se inserta e inicia una serie de acciones que terminan impidiendo la función reguladora de síntesis de proteínas de la célula del hospedero afectada y acumula AMPc intracelular. La toxina además promueve la linfocitosis, sensibilización a histamina e incremento de la secreción de insulina

- Adenilato ciclasa extra-citoplasmática: es una toxina que se activa en la célula blanco por la calmodulina intracelular y cataliza la conversión del adenosin trifosfato (ATP) endógeno a AMP cíclico en las células humanas. La toxina adenilato ciclasa también inhibe la quimiotaxis, la fagocitosis y la destrucción mediada por leucocitos.

- Citotoxina traqueal: es una parte del peptidoglucano, que tiene afinidad por las células epiteliales ciliadas. A bajas concentraciones provoca cilio-estasis y a concentraciones elevadas produce extrusión de las células ciliadas. Esta toxina   interfiere de forma específica en la síntesis de DNA, impidiendo la regeneración de las células dañadas.

- Toxina dermonecrótica: toxina termolábil que contribuye a la destrucción tisular

PATOGENESIS:

La tosferina puede presentarse en cualquier edad, pero es mucho más frecuente entre los tres meses de edad y los 12 años, aun cuando no son los mismos síntomas.

La tos ferina es una enfermedad muy contagiosa exclusiva de los seres humanos y se transmite de persona a persona, cuando el individuo sano recibe por vía aérea una carga bacteriana desde una persona enferma, el período de incubación varía entre una a dos semanas. Una vez ingresado B. pertussis y por su marcado tropismo por los cilios del tracto respiratorio se multiplica en la mucosa, específicamente en los cilios del epitelio que recubre nasofaringe, tráquea y bronquios.

La tosferina clásica se puede dividir en tres estadios según los signos y síntomas: fase catarral, fase paroxística y fase de convalecencia.

Fase catarral: dura de una a dos semanas y los signos y síntomas son inespecíficos, simulando incluso un resfriado común: rinorrea, estornudos, fiebre leve y tos ocasional, que gradualmente se va volviendo severa. En ese estadio la posibilidad de contagio es más elevada y la de mayor riesgo epidemiológico.

Fase paroxística: dura de tres a seis semanas. La tos, es la manifestación principal, que es paroxística (esfuerzo respiratorio prolongado y un sonido agudo característico), puede llevar a vómito y cianosis, en los menores de 1 año puede acompañarse de apnea. Los efectos sistémicos son producidos por toxinas liberadas cuando la bacteria se multiplica en el tracto respiratorio.

Fase   de convalecencia: puede durar de dos a tres semanas hasta varios meses. La tos va desapareciendo paulatinamente aunque puede haber recurrencia de paroxismos leves e infecciones respiratorias repetitivas incluso meses después del episodio agudo. Se pueden presentar sobreinfecciones bacterianas como neumonía y otitis media, en especial en menores de seis meses.

Las complicaciones, no muy frecuentes, durante las dos últimas fases pueden ser convulsiones o encefalopatía, por la hipoxemia o por los efectos de la toxina pertussi. En ocasiones más raras aún y por el esfuerzo provocado por la tos las complicaciones pueden ser: hemorragias sub-conjuntivales, hernias inguinales o umbilicales, hematomas subdurales, prolapso rectal, enfisema subcutáneo, fracturas costales o neumotórax.

DIAGNÓSTICO MICROBIOLÓGICO:

Las secreciones nasofaríngeas, que se obtienen mediante procedimientos de toma de exudado o por aspiración, son las mejores muestras para el cultivo, que se debe hacer en el medio de cultivo llamado Bordet-Gengou (BG) que es un medio de gelosa que contiene extracto de papa glicerolado y 10% de sangre de carnero, debe incubarse siete días en ambiente húmedo.

La sensibilidad del cultivo es mayor si se obtiene la muestra en la etapa catarral o al inicio de la paroxística, pero disminuye notablemente la sensibilidad del cultivo en la última fase de enfermedad, si el paciente ha sido vacunado o si ha recibido antibióticos recientemente.

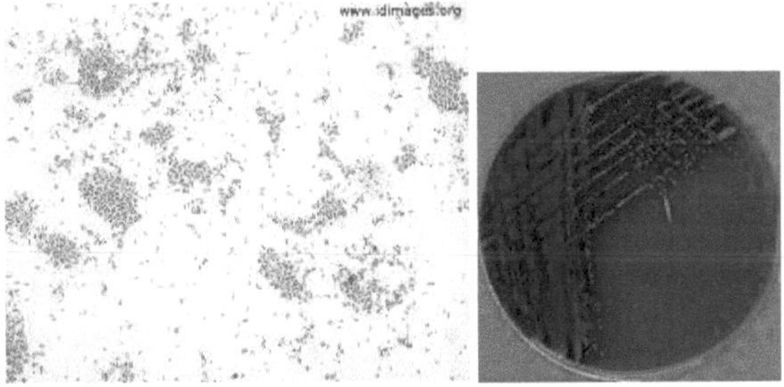

Es de ayuda diagnóstica indirecta el que la mayoría de pacientes por acción de la toxina tenga leucocitosis con linfocitosis casi absoluta.

Las técnicas moleculares para el diagnóstico de tosferina ya han sido implementadas y se fundamente en la utilización de la reacción en cadena de la polimerasa (PCR), pero indudablemente no es parte de la rutina de laboratorio, por lo que ante la sensibilidad disminuida de los cultivos, la ninguna utilidad de las coloraciones, el diagnóstico clínico es imprescindible en esta patología.

TRATAMIENTO:

La bacteria sigue siendo sensible a los macrólidos. El tratamiento con eritromicina durante la fase catarral puede incidir en el curso de la enfermedad acortándola y evitando complicaciones; durante la fase paroxística el inicio de antibioticoterapia no altera el curso de la enfermedad. En caso de resistencia o intolerancia a macrólidos, la opción más conveniente es trimetoprim-sulfametoxazol.

PREVENCIÓN

La vacunación es la más efectiva estrategia preventiva de la enfermedad. Se utiliza el preparado inmunitario que contiene la vacuna acelular contra pertusssis, con un esquema de tres dosis, iniciando el sexto mes de vida y dos refuerzos, uno entre los 12 y los 18 meses, y otro entre los 4 y los 6 años de edad. Otros esquemas recomienda la administración de cinco dosis: tres en el primer año de vida y los dos refuerzos entre los 12 y 18 meses de edad.

La Organización Mundial de la Salud ante el incremento de la enfermedad recomienda reemplazar el refuerzo de difteria y tétanos (Td) que se aplica a los adolescentes por un refuerzo combinado de difteria, tétanos y pertussis acelular (DtaP).

Se considera también importante que todas las personas en contacto con un caso índice deben recibir tratamiento profiláctico con eritromicina o trimetoprim-sulfametoxazol durante 14 días, independientemente de su edad y su estado inmunitario.

Bordetella parapertussis es una bacteria gram negativa del género Bordetella que causa la tosferina y se manifiesta con síntomas similares a los de B. pertussis, aunque generalmente menos severa. La Bordetella bronchiseptica es una bacteria, miembro del género bordetella, que causa enfermedades respiratorias en animales como cerdos y perros.

BRUCELLA

El género Brucella está conformado por bacilos gramnegativos pequeños, no mótiles, aerobios estrictos, sin cápsula y no forman esporas. La Brucella es un patógeno intracelular facultativo, por lo que la acción inmunitaria y de los antibióticos se ve parcialmente impedida cronificando la infección.

CLASIFICACIÓN:

Las especies de Brucella se clasifican de acuerdo al tipo de colonia en los medios de cultivo como: lisas (S) o rugosas (R). Dentro de las lisas se encuentran:

B. melitensis
B. abortus
B. suis
B. neotomae

y dentro de las rugosas:
- ✓ B. ovis
- ✓ B. canis

Las cepas lisas son más virulentas y su estructura es semejante a la de algunas enterobacterias, en especial Yersinia enterocolítica, Pseudomona maltophilia y Escherichia coli.
Las seis especies también se han diferenciado con base en sus características antigénicas y su hospedador animal así: B. melitensis (oveja y cabra); B. abortus (terneros); B. suis (cerdo); B. canis (perro); B. ovis (ovejas) y B. neotomae (roedores).

La infección en seres humanos se producen por B. melitensis, B. abortus, B. suis y B. canis, siendo B. melitensis la especie más virulenta y más frecuente, mientras que B. canis es la menos virulenta y poco frecuente.

BRUCELLA MELITENSIS

Brucella melitensis es la especie más virulenta del género Brucella; está configurado por tres biovariedades (1, 2 y 3); la 1 y la 3 son las aisladas con mayor frecuencia. Las ovejas y las cabras son el hospedador clásico y natural de B. melitensis

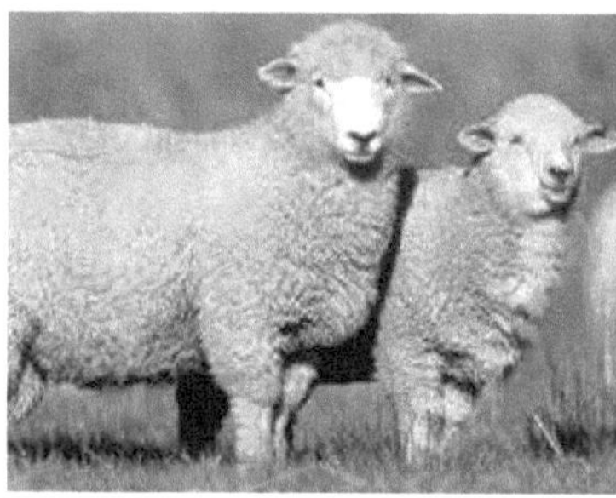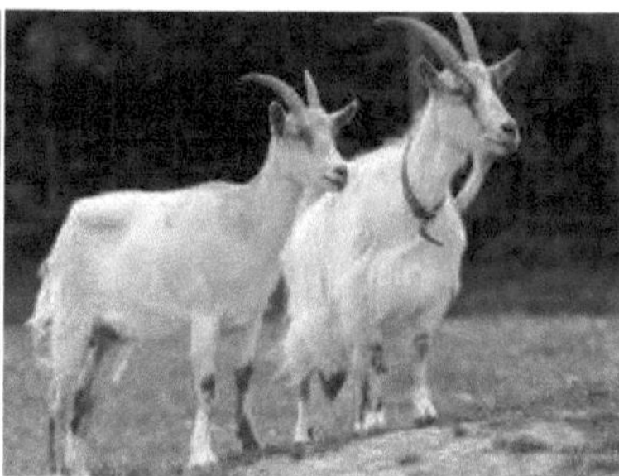

FACTORES DE VIRULENCIA

Los mecanismos de virulencia no han sido aun debidamente identificados y se presume que estarían

- ✓ Lipopolisacáridos (LPS): mediante receptores tipo manosa impedirían ser destruídos dentro del macrófago.
- ✓ Proteínas de la membrana externa: mediante receptores tipo integrinas, cumplirían funciones similares.
- ✓ Receptores histidina kinasa : se relacionan con el proceso de internalización de Brucella.
- ✓ Enzimas antioxidantes: que permitirían la supervivencia de Brucella dentro de las células.
- ✓ Producción de GMP (guanosina 5´monofosfato) y adenina: que inhiben la fusión entre el fagosoma y el lisosoma, la degranulación, la activación del sistema mieloperoxidasa y la producción del factor de necrosis tumoral, facilitando la supervivencia del germen dentro de células fagocíticas y no fagocíticas.

En resumen, la estructura antigénica y las envolturas celulares bacterianas (membrana interna, espacio periplásmico y membrana externa) de la bacteria le permiten resistir a la lisis y la digestión de la lisozima de las células humanas.

PATOGENESIS:

La brucelosis se produce por consumo de leche y derivados no pasteurizados, o por exposición profesional al ganado infectado o sus productos, sea por contacto o inhalación, y en menor medida carnes poco cocidas (la carga bacteriana en el tejido muscular animal es baja). Al ingresar por alguna de estas vías al organismo, induce una respuesta inmune a través de la activación de neutrófilos, macrófagos y las vías clásica y alternativa del sistema del complemento y es fagocitada por los glóbulos blancos, específicamente neutrófilos y macrófagos, siendo transportada por éstos a los diversos órganos por vía sanguínea o linfática, donde pueden no solo sobrevivir, sino también multiplicarse dentro de las vacuolas de los fagocitos circulantes y tisulares.

El periodo de incubación es muy variable y puede ser entre una a seis semanas, pero puede extenderse por varios meses. Una vez cumplido este irregular período la enfermedad puede manifestarse de diversas formas dependiendo del sitio de ingreso de la bacteria y el sistema afectado, pudiendo prevalecer o ser único los síntomas gastrointestinales, respiratorios, cutáneos o neurológicos.

En general, el inicio de las manifestaciones clínicas son cefalea, fiebre, artralgias, mialgias y diaforesis nocturna, luego las manifestaciones clínicas dependen de la vía de transmisión, si es respiratoria, el paciente cursa con un cuadro de neumonía; si entra por la piel las manifestaciones incluyen celulitis y linfadenopatía regional; si entra por la ingestión de leche y sus derivados contaminados, se presentan síntomas gastrointestinales y posteriormente sistémicos. En todos los casos de ingreso los gérmenes pueden diseminarse a otros tejidos vía sanguínea, principalmente hígado, bazo, y médula ósea, lo que se va a manifestar en hepatoesplenomegalia. Las complicaciones más frecuentes que son músculoesqueltico: espondilitis, sacroileítis y artritis.

Por la dificultad diagnóstica clínica y de laboratorio de esta enfermedad es muy usual que se llegue a la forma crónica, definida como más de un año de evolución, en donde el paciente tiene mialgias, artralgias y fatiga. La evolución de la enfermedad dependerá de la respuesta inmune del hospedero, principalmente de la respuesta inmune celular.

La endocarditis sigue siendo la causa principal de mortalidad. En general, la válvula aórtica es la más afectada, y suele requerir el reemplazo quirúrgico de la válvula.

También se han descrito complicaciones oculares como uveítis, queratoconjuntivitis, iridociclitis, queratitis, coroiditis, neuritis óptica, endooftalmitis y cataratas.

La mayoría de pacientes se recuperan de manera óptima, pero algunos pueden presentar lesiones persistentes e incapacidad severa. Sin tratamiento, la tasa de mortalidad es baja (menor al 2%.), pero la forma crónica es más significativa y puede asociarse por recaídas sucesivas a partir de una forma aguda o manifestaciones focales. También se ha descrito un síndrome de fatiga crónica.

Los casos de brucelosis neonatal son muy raros por transmisión transplacentaria por contacto con secreciones infectadas en el canal del parto. La presentación clínica es muy variada, los niños afectados pueden presentar hepatoesplenomegalias o simular cuadros de sepsis.

DIAGNÓSTICO MICROBIOLÓGICO:

El diagnóstico no resulta sencillo debido al carácter intracelular de la bacteria, y los métodos empleados al momento son:

Cultivo: puede aislarse el microorganismo a partir de sangre, médula ósea, orina, líquido cefalorraquídeo (LCR), exudados y material de biopsias. El crecimiento de las brucelas es lento, pudiendo llegar hasta 30 días el período para formar colonias visibles. En las infecciones recientes, el hemocultivo resulta positivo en el 100 % de los casos, en las formas crónicas, el aislamiento resulta bastante difícil.

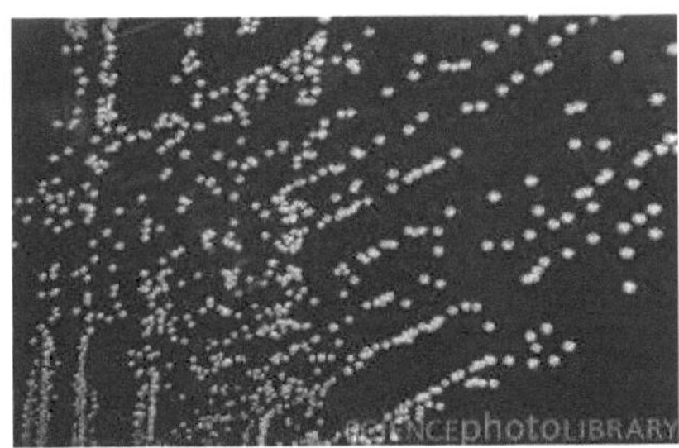

Rosa de Bengala: utiliza como antígeno una suspensión bacteriana a la que se ha añadido el colorante rosa de bengala, enfrentándola al suero sin diluir del enfermo. Tiene una sensibilidad y especificidad muy altas, con alto grado de correlación con la seroaglutinación. Los falsos negativos se dan en enfermos con procesos de pocos días de evolución o enfermedad de curso muy prolongado.

Detección de anticuerpos específicos contra Brucella en sangre por seroaglutinación. La seroaglutinación de Wright es la prueba más empleada. Se realiza en tubos o en placa de microtitulación y una reacción positiva indica contacto previo con la bacteria, sin especificar si tiene la enfermedad al momento actual o tuvo antes patologías relacionadas con brucelas. Además cuando las aglutininas ceden su puesto a anticuerpos no aglutinantes los resultados pueden ser falsos negativos. La alternativa en este caso es la prueba de coombs anti-brucella.

PCR (Polymerase Chain Reaction) : la cual es altamente específica y podría incluso distinguir entre las diferentes especies de Brucella, pero por costo y hasta el momento complejidad instrumental no es utilizada en la rutina de todos los laboratorios.

En la mayoría de casos existen alteraciones en la biometría hemática: leucopenia con linfocitosis relativa, trombocitopenia y anemia leve, ninguna de las cuales es patognomónica de la enfermedad y en algunos casos se produce pancitopenia por mieloinfección o por hiperesplenismo.
Se recomienda un esquema de uso de estas pruebas de manera secuencial y de acuerdo a los resultados obtenidos:

➢ Prueba de Rosa de Bengala como screening.
➢ Seroaglutinación de Wright en los casos positivos para confirmar diagnóstico

- ➢ Prueba de Coombs en caso de títulos bajos o negativos.
- ➢ ELISA para el estudio de Ig específicas.
- ➢ Hemocultivos para determinar cepas
- ➢ PCR para identificar especies de Brucella

TRATAMIENTO

La OMS recomienda la combinación de rifampicina y doxiciclina durante seis semanas. La combinación de tetraciclina con estreptomicina o gentamicina ha mostrado también eficacia (precaución con las pacientes embarazadas y con los niños). Las terapias a largo plazo con dosis altas de trimetropim-sulfametoxazol han mostrado ser buena alternativa, y la adición de rifampicina tiene utilidad en casos de enfermedad del sistema nervioso central.

PREVENCIÓN

El control de la brucelosis humana se basa en:

- ➢ Eliminación de los rebaños afectados
- ➢ Vacunación de los animales susceptibles.
- ➢ Las medidas de higiene y protección en personas que manejan animales susceptibles
- ➢ El tratamiento adecuado de los alimentos y productos derivados

La vacunación humana no tiene un rol preponderante en la prevención de la brucelosis porque sus resultados han sido poco eficaces, y, en el caso de vacunas vivas, los efectos adversos han sido significativos.

Brucella abortus

Brucella abortus morfológicamente es idéntico a las otras brucellas, es decir son bacilos gramnegativos, pequeños, no mótiles, aerobios estrictos, sin cápsula y no forman esporas.

Se transmite por ingestión de leche contaminada o por contacto directo con ganado vacuno infectado o sus productos (sangre, orina, descargas vaginales, fetos abortados y placentas). Se considera una enfermedad profesional de los Veterinarios o de la gente que trabaja en mataderos o granjas. En el ganado se conoce a la enfermedad por su patología más frecuente en vacas: "aborto contagioso". Un importante factor de riesgo para el contagio es que las vacas infectadas en el rebaño contaminen el pasto, y si el grado de humedad es el adecuado, la Brucella puede permanecer viable durante muchos meses y ser infectante tanto para el ganado como el hombre.

B. abortus, B. melitensis y B. suis comparten dos antígenos superficiales. B. canis es antigénicamente distinto.

Brucella abortus tiene siete biovariedades reconocidas, de las cuales 1, 2, 3, 4 y 9 son las más reportadas, aunque la biovariedad 1 destaca como más frecuente en América Latina.

La sintomatología de la brucelosis por B. abortus es muy similar a la causada por B. melitensis aunque siempre es más leve y las complicaciones supuradas son muy raras.

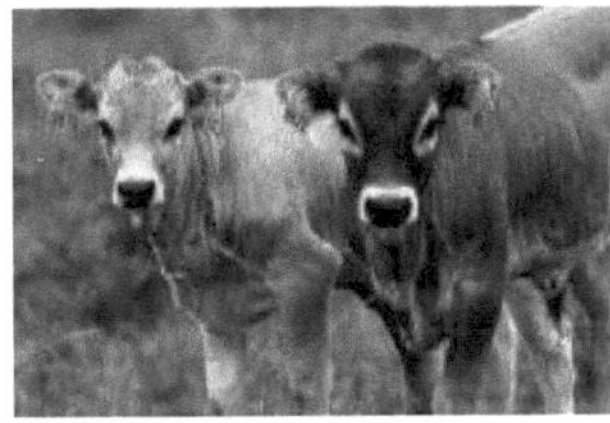

Brucella suis

Morfológicamente similar a las anteriores, es trasmitida al hombre por el ganado porcino doméstico. Existen cinco biovariedades de B. suis, y 1, 2 y 3 son las responsables de la brucelosis porcina en todo el mundo. En los cerdos son causa de infertilidad, aborto, orquitis y lesiones óseas y articulares. En el hombre las manifestaciones clínicas son similares a los otros casos de brucelosis pero las complicaciones supurativas y la cronicidad son más frecuentes.
B. suis es moderadamente resistente a la influencia del ambiente, y el tiempo de supervivencia del microorganismo disminuye a medida que aumenta la temperatura.

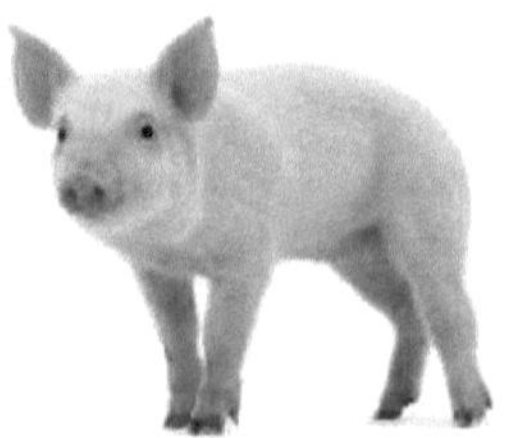

Legionella

El género Legionella, está conformado por bacterias con forma generalmente de bacilo que oscila entre 0,3 y 0,9 mm de ancho, y de 1,5 a 5 mm de longitud. Se tiñen tenuemente con la coloración de Gram y son gramnegativas, móviles por la presencia de uno o más flagelos polares o subpolares, aerobio estricto. Viven en aguas estancadas con un amplio rango de temperatura, preferiblemente superior a 35ºC. Su crecimiento se ve favorecido por la presencia de materia orgánica. Pueden crecer intracelularmente en protozoos y en macrófagos humanos.

Los aminoácidos son su principal fuente de energía, siendo nutricionalmente exigente para su aislamiento in vitro ya que requieren hierro y cisteína. Es catalasa, oxidasa y gelatinasa positiva.

La infección por legionela se denomina legionelosis, enfermedad febril, leve y sin focalización pulmonar denominada fiebre de Pontiac, o de carácter severo como una neumonía atípica denominada enfermedad del legionario.

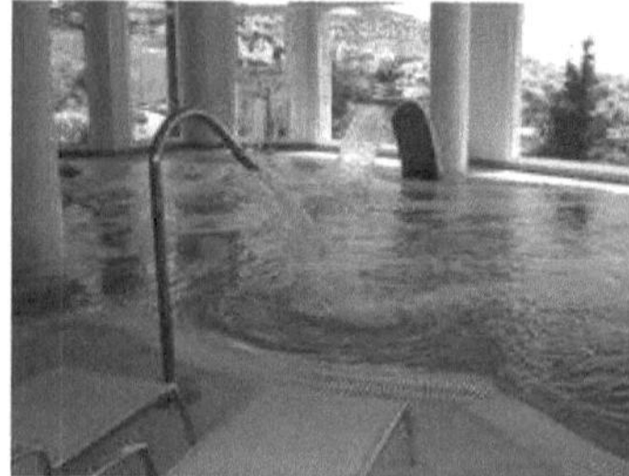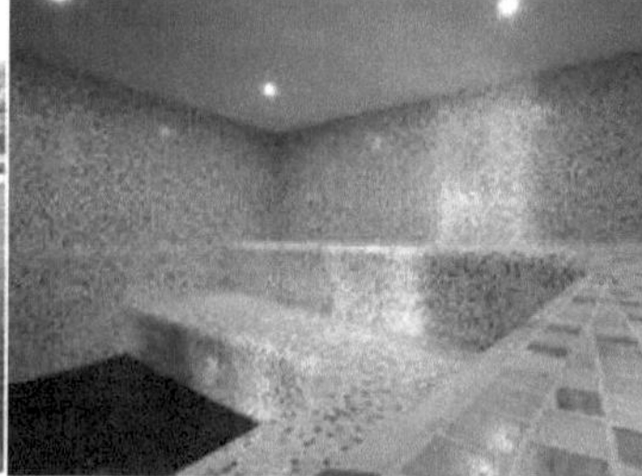

CLASIFICACIÓN:

Este género pertenece a la familia Legionellaceae, género Legionella, de la que existen 48 especies con más de 70 serogrupos, siendo los que más frecuentemente producen enfermedad los serogrupos 1, 4 y 6 de Legionella pneumophilla y Legionella micdadei.

FACTORES DE VIRULENCIA:

El mayor factor de virulencia de esta bacteria es la capacidad de multiplicación en los macrófagos alveolares, los monocitos y en amebas de vida libre. Es capaz de sobrevivir en el medio intracelular gracias a la inhibición de su unión a los fagolisosomas. Los gérmenes proliferan en sus vacuolas intracelulares y producen enzimas proteolíticas, fosfatas, lipasas y nucleasas, que destruyen a la célula inmunitaria cuando la vacuola se lisa.

PATOGENESIS:

Legionella es una bacteria ambiental y su nicho natural son las aguas superficiales como lagos, ríos y estanques. Desde estos reservorios naturales la bacteria puede colonizar los sistemas de agua doméstica sanitaria (fría o caliente) y otros sistemas que requieren agua para su funcionamiento, como fuentes ornamentales, spa, etc. Legionella es capaz de sobrevivir en temperaturas entre 20 ºC y 45 ºC, siendo su temperatura óptima de crecimiento de 35 ºC a 37 ºC. La presencia de amebas en aguas facilita la supervivencia de Legionella porque son capaces de multiplicarse en el interior de estos protozoos de vida libre. También se protegen de la acción de desinfectantes porque forman biocapas o biofilms microbianos en el medio libre.

El ingreso del microrganismo se realiza exclusivamente por vía aérea mediante la inhalación de aerosoles o gotitas respirables (menores de 5 μm) y por microaspiración de agua contaminada. La enfermedad no se transmite al beber agua, ingerir alimentos, de persona a persona, ni de animales a personas.

La legionelosis se considera una enfermedad oportunista, ya que la enfermedad no se produce cuando el inóculo es muy bajo y la inmunidad del hospedero está intacta; se consideran factores de mayor riesgo de padecer la enfermedad: tratamiento inmunodepresor, trasplante de órgano, neoplasias, diabetes, etc.

El cuadro clínico es muy variable y se distinguen dos formas clínicas:

<u>La fiebre Pontiac</u>: luego de un periodo de incubación de 1 a 3 días, pero habitualmente de entre 24 – 48 horas, se presenta un cuadro febril con mialgias y artralgias, tos, dolor torácico, diarrea y confusión. En general es una enfermedad auto limitada que evoluciona a la curación espontanea en el lapso de pocos días. Puede confundirse con un síndrome gripal.

<u>Neumonía por Legionella (Enfermedad del legionario)</u>: su periodo de incubación oscila entre 2 y 15 días con una media de 5 a 6 días. La presentación clínica es muy variable: desde una neumonía atípica (tos seca, febrículas, mialgias y artralgias) a una neumonía clásica (tos productiva, dolor torácico, fiebre, malestar general, etc.). Puede acompañarse de diarrea, confusión o alteración del estado de conciencia. Es frecuente la afectación de riñón, hígado, tracto gastrointestinal, sistema nervioso.

DIAGNÓSTICO MICROBIOLÓGICO:

El diagnóstico microbiológico de las infecciones humanas causadas por Legionella se realizan por:

- ✓ Cultivo: a partir de muestras respiratorias tales como esputos, muestras obtenidas mediante broncoscopio o tejido pulmonar se siembra en el medio BCYE suplementado con polimixina B, anisomicina y cefamandol. Las muestras de lavado broncoalveolar poseen mejor sensibilidad. Legionella crece luego de 48 hrs. de incubación, a 37 °C, en aerobiosis. Las colonias son de color azulado y de textura esmerilada (aspecto de "vidrio molido "). Coloración de Gram: bacilos gramnegativos largos y finos. Se confirma su identificación mediante aglutinación con partículas de látex.
- ✓ Inmunofluorescencia directa: esta técnica puede dar falsos positivos por reacciones cruzadas y su sensibilidad es muy baja.
- ✓ Detección de antigenuria: es una prueba rápida que utiliza inmunocromatografía de membrana para detectar antígenos en orina .La sensibilidad y especificidad es mucho

mayor que la anterior, pero solo detecta L. pneumophila tipo 1 (es la de mayor incidencia como causal de patología en el hombre)

- ✓ Serología: detección de anticuerpos por inmunofluorescencia indirecta. Un título elevado en presencia de neumonía o el incremento de cuatro veces o más en el título se considera diagnóstico.
- ✓ Amplificación de ácidos nucleicos: se han implementado PCR tradicional y en tiempo real a partir de muestras respiratorias, orina, suero, y leucocitos, con buena sensibilidad y especificidad.

Por las dificultades diagnósticas se sugiere combinar dos o más de estas técnicas y utilizar lavados bronquiales como muestra idónea y no esputo porque baja aún más la capacidad diagnóstica.

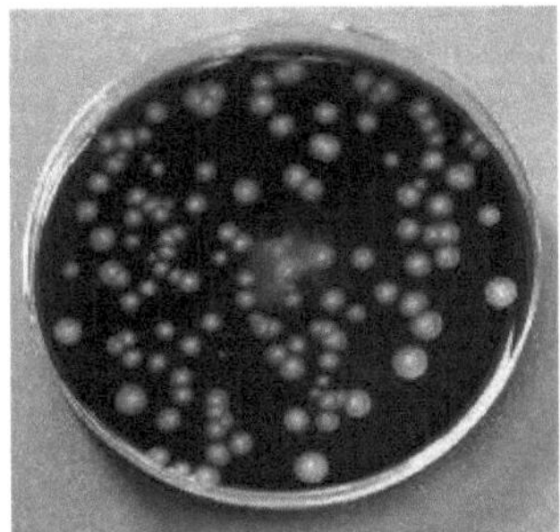

TRATAMIENTO

La eritromicina se considera como el tratamiento de elección frente a Legionella; sin embargo, los nuevos macrólidos (azitromicina, claritromicina) son más activos. También ha sido utilizada la rifampicina asociada con eritromicina o quinolonas, para evitar la posible aparición de resistencias.

Las fluoroquinolonas (ciprofloxacino, ofloxacino, levofloxacino) han demostrado también actividad frente a Legionella.

La Fiebre de Pontiac por su carácter auto limitada no necesita tratamiento antibiótico alguno.

PREVENCIÓN:

Por la ubicación de la Legionella en los reservorios de agua las recomendaciones principales son: mantenimiento adecuado de las instalaciones de agua de domicilios y fuentes ornamentales y la desinfección periódica química por hipercloración y física con temperaturas superiores a los 60°C.

Bartonella

Bartonella bacilliformis es una bacteria aeróbica gramnegativa, pleomórfica, móvil, que mide 2-3 µm de largo y 0.2 - 0.5 µm de ancho, de localización intracelular facultativa, crece en medios especiales que contengan agar semisólido, suero y hemoglobina de conejo, por ello se encuadra dentro de las bacterias nutricionalmente exigentes. Penetra y parasita glóbulos rojos.

CLASIFICACIÓN:

El género Bartonella está constituido por diferentes especies, dentro de las cuales la más importante desde el punto de vista médico es: la Bartonella bacilliformis, pero existen otras especies de importancia que incluye a dieciocho (18) especies, de ellas ocho son causantes de enfermedades en el ser humano:

- ✓ Bartonella bacilliformis: Enfermedad de Carrión
- ✓ B. quintana: Fiebre de las trincheras
- ✓ B. henselae: Arañazo de gato
- ✓ B elizabethae: endocarditis
- ✓ B clarrigdgeiae: arañazo de gato
- ✓ B. grahammi: neuronetinitis
- ✓ B. washoensis: carditis
- ✓ B. vinsonii, var.arupensis: encefalopatía

La Bartonella bacilliformis es coOnsiderada como la bacteria causal de una de las principales enfermedades infecciosas emergentes en América.

Bartonella bacilliformis

La bartonellosis causada por la bartonella bacillformis es una enfermedad bifasica que se presenta en dos formas clínicas: la Enfermedad de Carrión o fiebre de la Oroya y la Verruga Peruana, las dos pueden ocurrir de manera secuencial intercaladas por un periodo asintomático o silente o presentarse una u otra.

<u>La Enfermedad de Carrión:</u> tiene varias denominaciones, como: Verruga Peruana, Fiebre de la Oroya, Verruga Andícola, Fiebre de Guaytara, etc; en 1870 durante la construcción del ferrocarril más alto del mundo (4800 m.s.n.m) entre las ciudades de Lima a la Oroya, se produjo una severa epidemia de una enfermedad febril, que en ese entonces era desconocida, que cursaba con fiebre y anemia severa. El estudiante peruano de Medicina Daniel Alcides Carrión, se inocula en 1885, el fluido de la Verruga Peruana y posteriormente desarrolla un cuadro severo de la "Fiebre de la Oroya" y fallece trágicamente, su sacrificio demostró que ambas enfermedades (Fiebre de Oroya y Verruga peruana) eran una sola enfermedad, por ello a la Fiebre de la Oroya se la conoce también como Enfermedad de Carrión. Daniel Alcides Carrión fue hijo de un Médico y Abogado ecuatoriano, Baltasar Carrión Torres y de su esposa Dolores García Navarro.

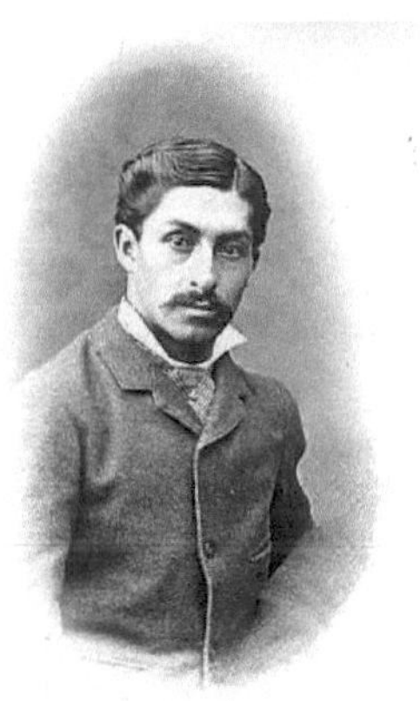

Dr. Daniel Alcides Carrión

En 1905 el científico peruano Dr. Alberto Barton describe el agente bacteriano de la Enfermedad de Carrión, denominándolo "cuerpo endoglobular" (Bartonella bacilliformis).

La Enfermedad de Carrión, se encuentra distribuida en algunas regiones de Perú, Ecuador y Colombia.   En Ecuador, la Enfermedad de Carrión fue descrita por primera vez en 1910; posteriormente   en Zumba (Provincia de Zamora Chinchipe) se describe en 1940 los primeros casos de la Fiebre de la Oroya, en la década de 1990 Cooper y Guderian reportan 17 casos en la misma zona y en 1997, Amano reporta 11 casos de pacientes con lesiones en fase eruptiva de Verruga Peruana, en la provincia de Manabi.

FACTORES DE VIRULENCIA:

Los factores de viruelncia de esta bacteria radican en:

- ✓ La   deformina: es una pequeña molécula de la superficie bacteriana que permite la adherencia a los eritrocitos porque produce invaginaciones en la membrana del eritrocito favoreciendo la colonización.
- ✓ Los pilis que sirven también como adhesinas.
- ✓ Una vez que la bacteria se ha adherido al eritrocito, liga a la espectrina , proteína que participa en el mantenimiento de la forma e integridad de la membrana del eritrocito, provocando la modificación de la membrana del eritrocito .
- ✓ Los flagelos: actúan no solo como un órgano locomotor que le sirve para desplazarse, sino también para recibir información del exterior por medio de quimioreceptores que se encuentran en la superficie de la pared bacteriana que le permite a la bacteria alejarse o acercarse, dependiendo de las condiciones favorables o desfavorables del medio, actuando como un coayudante en la invasividad al eritrocito.
- ✓ Una vez que el flagelo bacteriano con la ayuda de la deformina comienzan la penetración del eritrocito, entonces se ponen de manifiesto otras sustancias que ayudaran a la invasividad expresado por genes que se encargan de codificar una hidrolasa de poliforfato de dinucleosido que es importante en la supervivencia de la bacteria, mientras que otro gen codifica una proteína muy parecida a los determinantes de virulencia de la Yersinia enterocolitica y salmonella tiphimurium.
- ✓ Una sustancia de naturaleza proteica aun no identificada produce una disminución de

linfocitos TCD4 y aumento de linfocitos supresor TCD8 y una supresión temporal del linfocito helper (TH), es decir afecta a la inmunidad celular, provocando la activación de otros microorganismos presentes e infecciones secundarias que es otra de las características de esta enfermedad.

PATOGENESIS:

La transmisión de la Bartonella bacilliformis es debida a la picadura de la Lutzomyia hembra, la picadura es más frecuente en horas de tarde y al anochecer, especialmente en áreas rurales subtropicales de las zonas andinas de América del Sur. La especie más frecuente de Lutzomyia en el Ecuador trasmisora de la enfermedad es la Lutzomyia nevesi. Otras Lutzomyias involucradas en el Ecuador son: L. gomezi, L. panamensis, L. serrana, etc.

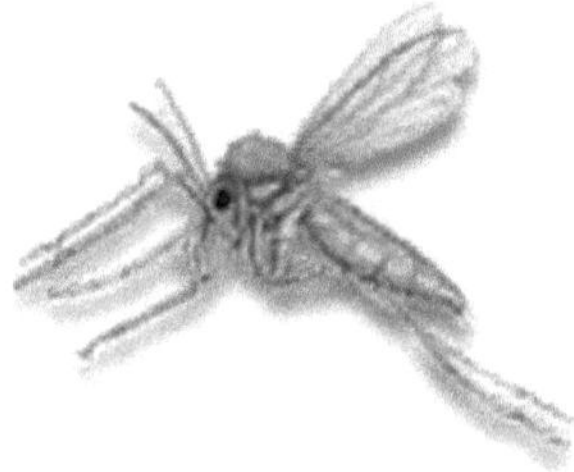

Una vez producida la picadura la Lutzomyia infectante inocula las bartonellas en las células endoteliales de los vasos capilares las que luego liberan a las bartonellas a la sangre y el microorganismo invade los glóbulos rojos, que conlleva un estímulo a los macrófagos, que fagocitan a los eritrocitos "infectados" y producen una anemia severa; luego se produce una hiperplasia del sistema reticuloendotelial, linfoadenomegalia, hepatomegalia y esplenomegalia. El período de incubación puede ser tan corto como 10 días, pero puede prolongarse hasta más allá de 210 días.

El cuadro clínico de la infección por Bartonella bacilliformis varia desde una infección poco sintomática o subclínica hasta una enfermedad aguda febril con anemia fulminante, dependiendo del estado inmunitario del hospedero y el inóculo bacteriano introducido.

La enfermedad tiene dos fases bien definidas: La primera, la fase aguda hemática (Fiebre de la Oroya) y la segunda, la fase crónica eruptiva (Verruga Peruana)

La enfermedad de Carrión o fiebre Oroya tiene síntomas tales como: fiebre, malestar general, cefalea, dolores osteomioarticulares, lumbalgia, somnolencia, palidez, ictericia, etc. en esta etapa el cuadro clínico puede ser confundido con cualquier otro proceso infeccioso como: fiebre tifoidea, paludismo, hepatitis viral, leptospirosis, tuberculosis, meningitis, o una anemia aplásica aguda de origen maligno.

De no haber diagnóstico oportuno y tratamiento adecuado pueden surgir infecciones sobreañadidas y falla multiorgánico, el paciente luce séptico, ictérico, disneico, puede presentar derrame pericárdico, miocarditis, edema agudo del pulmón, convulsiones, coma, delirio, con altas posibilidades de muerte.

Las complicaciones infecciosas más frecuentes son: salmonelosis por Salmonellas no tíficas reactivación de toxoplamosis, histoplasmosis diseminada, Sepsis bacteriana por Sthapylococcus aureus o enterobacterias fermentantes o no fermentantes, Malaria por P. vivax, reactivación de tuberculosis endógena, etc.

La fase aguda hemática dura aproximadamente dos a cuatro semanas y hasta el 90% de los tratados se recuperan, menos del 5% fallecen y otro 5% desarrollan luego de varias semanas o meses lesiones eruptivas sangrantes que constituyen la segunda fase o eruptiva.

En paciente gestante las complicaciones pueden ser: aborto, óbito fetal, parto prematuro, muerte materna y hasta la transmisión transplacentaria al recién nacido.

La fase eruptiva o Verruga Peruana: se presenta en las zonas endémicas afectando especialmente a niños y adolescentes, sin previo cuadro clínico de fase aguda hemática y las lesiones eruptivas se localizan en los miembros superiores, inferiores y en la cara.

Hay tres tipos de lesiones eruptivas:

- La forma miliar: pequeñas pápulas, numerosas, globulosas, de color rojo y habitualmente a veces pruriginosas.

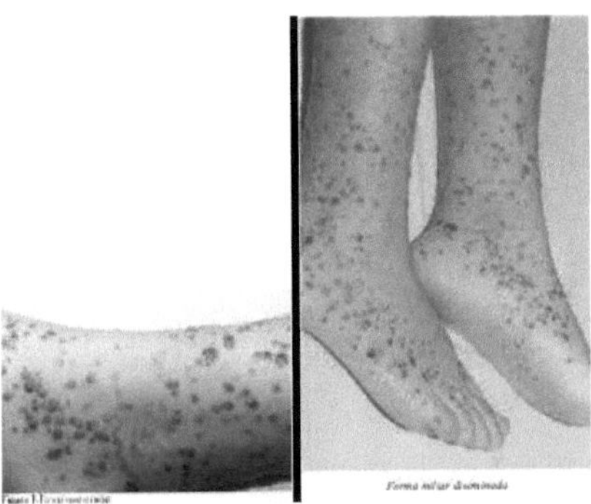

Tomado de: scielo.org.pe

- La forma mular: tumores nodulares de un diámetro superior a 5mm., eritematosas, sésiles y erosionados

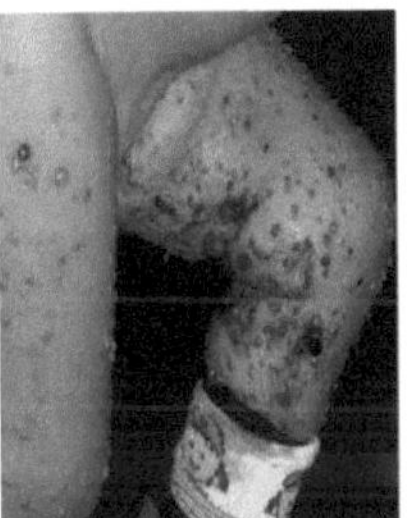

Tomado de: scielo.org.pe

- La forma nodular profunda: de color de la piel normal y sin alteración de la superficie cutánea y constituyen el tipo subdérmico o nodular.

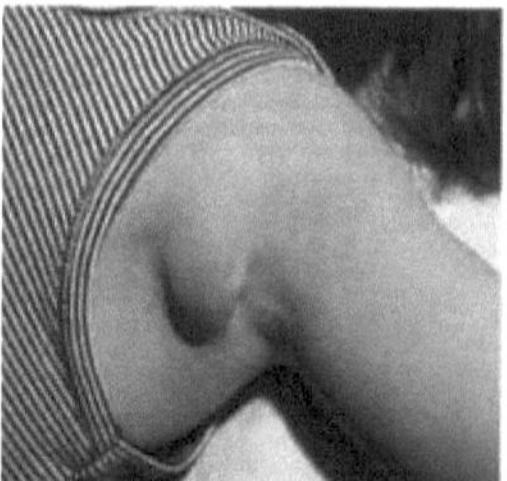

La Verruga Peruana se localiza casi exclusivamente en la piel y en forma excepcional en la mucosa oral, conjuntival o nasal y nunca en vísceras.

Esta fase es auto limitante y dura sin tratamiento aproximadamente 3 años y no dejan cicatriz alguna.

DIAGNÓSTICO:

Durante la fase hemática la técnica más útil para el diagnóstico es la obtención del frotis sanguíneo coloreado con Giemsam o Wright para buscar glóbulos rojos parasitados con formas bacilares en etapas tempranas y en etapas más tardías formas cocoides.
Datos indirectos que ayudan en el diagnóstico son: anemia muy marcada macrocítica, hipocrómica; leucocitosis importante con desviación a la izquierda, reticulocitos aumentados. En pacientes con fallo multiorgánico incremento importante las aminotransaminasas y de las bilirrubinas.

Otros datos importantes son: discreta linfopenia en cifras absolutas y relativas, una significativa disminución absoluta y relativa de los linfocitos T y cifras normales de Linfocitos B, disminución del CD4 (linfocito cooperador) y una elevación del CD8 (linfocito supresor) y por ello se explica la alta frecuencia de infecciones oportunistas.

En cambio durante la fase eruptiva se observa valores normales de los leucocitos, tendencia a la linfocitosis y valores absolutos y relativos casi normales de los linfocitos B y T.

Con menor sensibilidad que el hallazgo de bacterias en frotis sanguíneos se pueden utilizar métodos serológicos: las aglutinaciones, inmunoflurescencia indirecta (IFI), Hemoaglutinación, Elisa, etc.

Durante la fase eruptiva, el diagnóstico es a través de la biopsia de la lesión cutánea, la reacción histológica inicial se caracteriza por la proliferación de las células endoteliales y de los monocitos y macrófagos, atipias celulares, neoformación de vasos capilares y dan una imagen histológica parecida a una neoformación maligna; por coloraciones especiales (Warthin-Starry) hasta se puede observar la presencia de las bacterias dispersas.

Se puede cultivar, aunque con dificultad y aislar la Bartonella bacilliformis de la biopsia cutánea, crece entre 25-28°C, el crecimiento demora entre 5 a 30 días, siendo las colonias muy pequeñas, como gotas de rocío.

La biología molecular, ha sido utilizada en los últimos años con gran eficacia en las dos fase de la enfermedad.

TRATAMIENTO:

La mayoría de antibióticos se han mostrado activos contra la bacteria: penicilina, estreptomicina, tetraciclina, eritromicina, etc., pero para cubrir las frecuentes complicaciones salmonellósicas, se usa el cloranfenicol como droga de elección para la fase aguda. Las quinolonas se han usado con éxito en los últimos años.

Para la fase eruptiva se ha empleado la Estreptomicina asociada o sola con rifampicina, otros antibióticos son las quinolonas, la eritromicina, sultamicina y la azitromicina.

PREVENCIÓN:

El control de la Lutzomyia , ya que no es posible su erradicación, a través del control vectorial integrado, que incluye el control físico y químico para disminuir la población de adultos.

Bartonella quintana

Bartonella quintana es una bacteria gramnegtiva,de forma cocobacilar, pleomórfica causante de la Fiebre de las trincheras, que también se llama dependiendo de la zona geográfica como: fiebre Wolhynia, fiebre del hueso de la espinilla, fiebre Quintan, fiebre de cinco días, la fiebre del Mosa. La Fiebre de trinchera es una enfermedad transmitida por los piojos del cuerpo (Pediculus humanus corporis). La bacteria se encuentra en las paredes del estómago del piojo. Bartonella quintana está estrechamente relacionado con Bartonella henselae, el agente de la fiebre por arañazo de gato.

Bartonella quintana ingresa al ser humano por la contaminación de una herida en la piel con las heces del piojo humano.

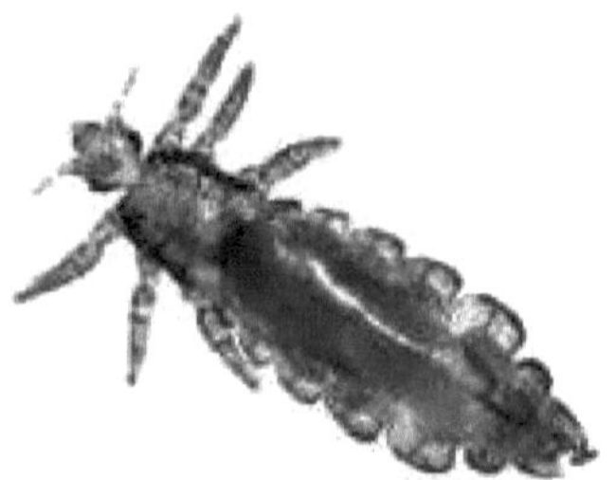

El período de incubación es de unas dos semanas. El inicio de los síntomas es repentino, con fiebre alta, cefalea intensa, mialgias y artralgias, siendo el máss característico el dolor de extremidades inferiores, específicamente en la cara anterior de las piernas. La enfermedad clásica transcurre con fiebre recurrente, con periodos asintomáticos entre picos. Las complicaciones, que son raras, son: trastornos cardíacos y mialgia crónica.

El diagnóstico se basa en pruebas serológicas: aglutinación de Weil-Felix que suelen ser poco sensibles y específicos y solo se positivizan después de mucho tiempo más allá de la aparición de los síntomas, porque determina anticuerpos tipo IgG. En la fase aguda el diagnóstico es netamente clínico por epidemiología, zona geográfica y antecedente de enfermedad y convivencia con artrópodos.

La tetraciclina y el cloranfenicol son los antibióticos recomendados para el manejo de esta enfermedad, que fue relativamente frecuente en la Primera Guerra Mundial, y hoy está prácticamente desaparecida.

BACILOS GRAMNEGATIVOS NUTRICIONALMENTE EXIGENTES

GENERO	Patógenos humanos	CLINICA	DIAGNOSTICO	Ab recomendado	OBSERVACIONES
Haemophilus	H. influenzae H. parainfluenzae H. ducreyi	(Hib): meningitis epiglotitis, celulitis, artritis séptica y neumonía. H.ducreyi: chancro blando	Cultivo: Agar chocolate más factor X y factor V H. ducreyii: Gram y cultivo(requiere solo factor V)	amoxicilina-clavulanato Ampicilina Cefalosporina 3G. eritromicina,cefalosporinas y cotrimoxazol	La vacuna contra Hib ha reducido la incidencia de meningitis. Chancro blando es lesión ulcerativa de trasmisión sexual
Bordetella	B. pertussis B. parapertussis	Tosferina	Bordet-Gengou (BG)	Eritromicina	Prevenible por vacuna
Brucella	B. mellitensis B. abortus B. suiss	Brucelosis	Hemocultiv Rosa de Bengala Seroaglutin PCR	Rifampicina y Doxiciclina Trimetropim-sulfametoxazol Gentamicina	Trasmitido por ingesta de productos animales: cabras, vacas y cerdos
Legionella	Legionella pneumophilla Legionella micdadei.	La fiebre Pontiac Enfermedad del legionario	Cultivo IFD Antigenuria Serología PCR	Macrólidos Rifampicina Quínolonas	Coloniza sistemas de agua doméstica sanitaria y fuentes ornamentales, spa, etc.

| Bartonella | B. bacilliformis | Enfermedad de Carrión
Verruga Peruana | Frotis sanguíneo
Biopsia
PCR | Penicilina, estreptomicina, tetraciclina, eritromicina, quinolonas | Picadura de Lutzomyia (Bartonelosis) |
| | B. quintana | Fiebre de las trincheras | | tetraciclina y el cloranfenicol | Heces de piojo(fiebre de las trincheras) |

BACILOS GRAM NEGATIVOS (BGN)

Anaerobios

Fusobacterium Bacteroides

Fusobacterium

Es un género del filo Fusobacteria, bacilo gram negativo pleomórfico, de aspecto filamentoso, anaerobio estricto, no esporulado, es parte de la microbiota normal de la cavidad oral y otras mucosas. Algunas de las especies contribuyen a numerosas enfermedades, incluyendo enfermedades periodontales, orofaringitis y el síndrome de Lemierre.

CLASIFICACIÓN:

Las especies importantes para el ser humano por las posibles infecciones que causa son:

- F. necrophorum
- F. nucleatum
- F. novum
- F. polymorphum

F. necrophorum

Es un germen gramnegativo, anaerobio, habitual en la flora de la cavidad bucal, antiguamente llamado *Bacillus funduliformis*. Se lo ha asociado a infecciones oro faríngeas que dan origen a una infección sistémica,: necrobacilosis, septicemia postanginosa o síndrome de Lemierre (en homenaje a André Lemierre que lo describió por primera vez en el año 1936), caracterizado por la tromboflebitis séptica de la vena yugular con abscesos metastásicos. Los abscesos son generalmente pulmonares complicados con empiema y derrame pleural. El hallazgo ocasional de hepatomegalia y esplenomegalia junto a hiperbilirrubinemia no necesariamente se asocian con abscesos hepáticos. El cuadro clínico se inicia con la aparición de odinofagia y se complica por factores inherentes al hospedero.

DIAGNÓSTICO MICROBIOLÓGICO:

El hallazgo de F. necrophorum en cultivos de sangre en condiciones de anaerobiosis, además de ser una técnica complicada y no al alcance de todos los laboratorios por las estrictas condiciones de anaerobiosis que debe reunir, no es un requisito básico para el diagnóstico. Los frotis coloreados con Gram de muestras sospechosas pueden mostrar bacilos gramnegativos largos. El diagnóstico es clínico y se basa en cuatro puntos cardinales: faringoamigdalitis, tromboflebitis séptica de la vena yugular, bacteriemia y abscesos metastásicos.

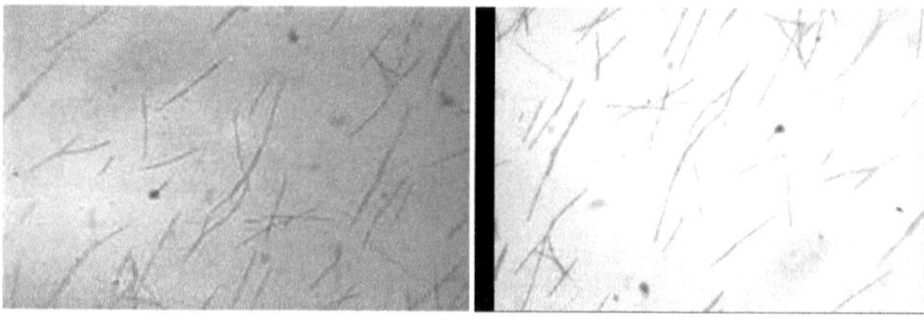

Los estudios imagenológicos también resultan de alto interés para confirmar la enfermedad.

TRATAMIENTO:

Fusobacterium es tradicionalmente sensible a la Penicilina, Clindamicina y Cloranfenicol. Es resistente a los macrólidos.

Fusobacterium nucleatum

Antiguamente llamada como F. fusiforme. Son bacilos Gramnegativos anaeróbicos estrictos, no esporulados, no mótil, son bacilos largos, ligeramente curvados, con la punta fina en forma de huso, indol positivo, H2S negativo, catalasa negativa.

Es encontrado en la boca, especialmente en la placa dental, genitales, tracto gastrointestinal y respiratorio. F. nucleatum es uno de causantes de la enfermedad periodontal por la inflamación que ocasiona en tejidos blandos orales y la habilidad para coagregar otras bacterias provocando sinergismo entre ellas y causando infecciones mixtas. También y de manera muy ocasional puede causar infecciones a distancia: pulmón, hígado, abdomen, etc.

F. nucleatum y F. necrophorum también están involucrados cuando se asocia con una bacteria treponémica como Treponema vincentii con la angina úlcero-necrótica o la Angina de Vincent: amigdalitis úlcero-necrótica unilateral, caracterizada por odinofagia, febrícula y astenia que aparecen mayoritariamente   en el adulto joven. Al examen físico aparece una adenopatía inflamatoria unilateral satélite, y en orofaringe, lesión amigdalar inflamatoria y ulcerativa más una boca séptica y un aliento fétido.

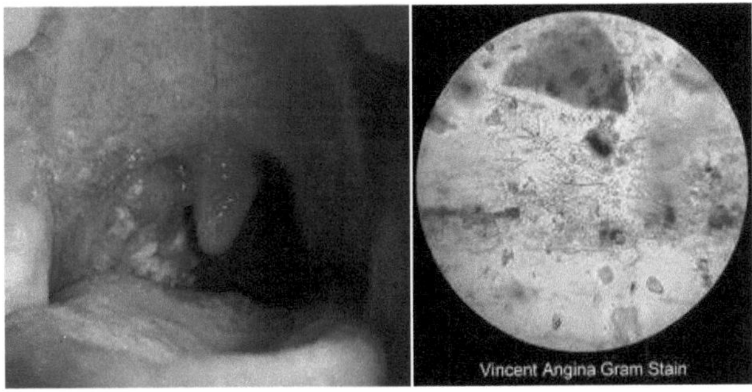

Tomado de: anginaymptombs.net   **Tomado de: flickr.com**

El diagnóstico se confirma con un examen directo del frotis faríngeo que nos confirmará la presencia de la asociación de una bacteria anaerobia, el bacilo fusoespirilar de Plaut-Vincent o Fusobacterium, y Treponema vincentii
El tratamiento de la Angina de Vincent es la penicilina, G o V, que se puede dar sola o combinada con metronidazol.

En los últimos años F. nucleatum ha sido muy estudiado por la posible relación con alteraciones del sistema inmunitario en los seres humanos y hasta su participación en el cáncer colon-rectal.

TRATAMIENTO:

F. nucleatum responde habitualmente a los mismos antibióticos que las otras fusobacterias.

Bacteroides

Bacilo gramnegativo anaeróbico, con forma de bacilo. no esporulado, móviles o inmóviles, dependiendo de la especie. Componente habitual de la flora intestinal, oral y vaginal. Es el germen más frecuente causante de bacteriemias por anaerobios. Aunque las especies *Bacteroides* son anaerobias, toleran el oxígeno y por lo tanto pueden sobrevivir en la cavidad abdominal.

En el intestino del huésped benefician a sus huéspedes evitando que otros potenciales patógenos colonicen el tracto digestivo y cumplen un papel importante en el procesamiento de las moléculas complejas en otras más simples.

CLASIFICACIÓN:

Se incluyen más de veinte especies del Grupo Bacteroides. La especie tipo es B. gingivales y la más patógena para el ser humano es B. fragilis. En el año 2006 B. distasonis y B. merdae fueron reclasificadas en el género Parabacteroides .

FACTORES DE VIRULENCIA:

El grupo Bacteroides ha adquirido varios factores de virulencia en los últimos años, siendo B. fragilis quien tiene más factores de virulencia del grupo. Entre ellos destacan:

- Adherencia: B. fragilis y B. ovatus pueden adherirse a las células intestinales mediante pilis, fimbrias perítricas y adhesinas tipo lectina.
- Producción de ácidos grasos de cadena corta: con lo cual evaden el sistema inmune e inhiben la actividad bactericida de los neutrófilos y adquieren la capacidad de interactuar con los macrófagos peritonelaes
- Actividad procoagulante: con lo que provoca depósitos de fibrina
- Polisacáridos capsulares: es el factor de virulencia más importante porque está relacionado con la formación de abscesos intraabdominales.
- Hialuronidasas y condroitin sulfatasa: que degradan la matriz extracelular del hospedero.

- Neuroaminidasa, colagenasa, fibrinolisinas y heparinasa: coadyuvan en la acción anterior y facilitan la internalización en las células del hospedero.
- Metaloproteinasa: exclusiva de B. fragilis enterotoxigénica: es dependiente del Zinc y produce diarreas en niños, especialmente.

PATOGENESIS:

B. fragilis representa en el colon el 0.5% de la microbiota mientras que, en el tracto genital femenino se encuentra en una frecuencia relativamente baja. B. fragilis es causa de abscesos intraabdominales, retroperitoneales, enfermedad inflamatoria pélvica y peritonitis que se presenta luego de una lesión en la mucosa intestinal, posterior a una cirugía, apendicitis o cáncer perforante de colon.

Esta bacteria también ha sido involucrado, aunque con poca frecuencia, en procesos inflamatorios en la mucosa cérvico-vaginal de etiología desconocida. Se ha sugerido que la enterotoxina excretada por el germen puede jugar un papel importante en la inflamación de la mucosa cérvico-vaginal, ya que, se ha demostrado induce una respuesta inflamatoria en células de colon humano T-84 y HT-29.

DIAGNÓSTICO MICROBIOLÓGICO:

La búsqueda de B. fragilis se realiza en aislamientos en hemocultivos y subcultivados en placas de Agar base triptosa con 5% de sangre de conejo desfibrinada suplementado con vitamina K1 y hemina y en atmósfera de anaerobiosis a 35°C durante 48 horas. Las colonias deben ser confirmadas con coloración Gram para encontrar bacilos gramnegativos. Las colonias características de este micoorgnismo presentan tolerancia a la bilis, producción de pigmentos y tiene sensibilidad a vancomicina, kanamicina y colistín.

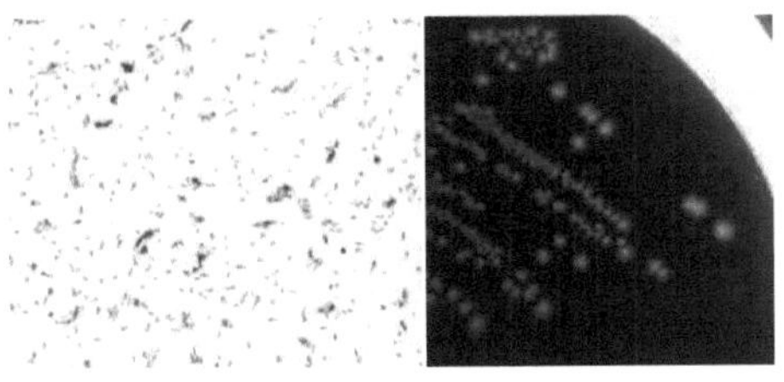

TRATAMIENTO:

En los últimos años, B. fragilis ha mostrado una alta resistencia a los agentes antimicrobianos usados tradicionalmente para combatirlo. Ahora la bacteria es generalmente resistente a los antibióticos betalactámicos y aminoglucósidos y muchas especies han adquirido resistencia a tetraciclina y macrólidos. La resistencia a clindamicina ha aumentado hasta llegar al 30% . Es generalmente susceptible a carbapenémicos, metronidazol e inhibidores de betalactamasas. Las cefalosporinas de 3era. generación combinadas con metronidazol pueden ser activas contra B. fragilis.

BIBLIOGRAFIA

- Gutiérrez M, López M. Microbiología y Parasitología médica. Ed. Méndez; 2003.
- Murray P, Baron E. Jorgensen J, Landry M, Pfaller M, editors. Manual of Clinical Microbiology, 9th edition. Washington DC: ASM Press: 2007.
- Jawetz, Melnick y Adelberg. Microbiología Médica, 25va Edición –Editorial: Mc.Graw.-.Hill
- Edición: 25ª Año: 2010
- Washington C. Winn / Stephen D. Allen / William M. Janda / Elmer W. Koneman / Gary W. Procop / Paul C. Schrenckenberger / Gail L. Woods Koneman. Diagnóstico microbiológico Médica Panamericana; Edición: 6ª. 2008
- H.G. Schlegel. Microbiología General 7a Ed.- 1997.   Ediciones Omega
- Bailey & Scott. Diagnostico Microbiologico (11ª ed.): Betty A. Forbes; Daniel f. Sahm; Alice S. Weissfeld , Ed. Panamericana, 2004.
- B. C. MIMS. Microbiología Médica. 2ª Edición. 2002. Mosby (Elsevier Science).
- Romero Cabello. Microbiología y Parasitología Humana. Editorial Panamericana, 3° Ed. 2007
- Soc. Esp. de Enf. Infec. y Microbiol. Clín. Tratado SEIMC de Enfermedades Infecciosas y Microbiología Clínica. 2006
- Tortora, Funke, y Case. Microbiología. Editorial Panamericana, 9ª Ed. 2007.
- Hernández F. Gardnerella vaginalis mobiluncus en la etiología de la vaginosis bacteriana. Rev Costarricense Ciencias Médicas 1998
- Hansen EA. Gardnerella. Rev Ginecol 2005
- Espinosa I, Lorenzo M, Bentancourt A, Riverón Y, Romero M. Caracterización bioquímica y antigénica de diferentes aislamientos de Gardnerella vaginalis. Rev Cubana Invest Biomed 2005.
- Vera PG. Vaginosis bacteriana. Rev Med Chile 2003
- Mendoza GA, Sánchez VJ, Sánchez PI. Frecuencia de vaginosis producida por Gardnerella vaginalis y su asociación con otros patógenos causantes de infección genital en la mujer. Ginec Obstet Mex 2001.
- Martínez TA, Ovalle SA. Biotipos y susceptibilidad antimicrobiana de Gardnerella vaginalis. Rev Chil Obstet Ginecol 2004.

- Boyce JM. Pasteurella species. En: Mandell GL, Bennett JE, Dolin R, editors. Principles and practice of infectious diseases. New York: Churchill Livingstone, 1995. .Boivin S, Ségard M, Piette F, Delaporte E, France L. Sweet syndrome associated with Pasteurella multocida bronchitis. Arch Intern Med 2000.
- Zurlo JJ. Pasteurella species. En: Mandell GL, Bennett JE, Dolin R (eds). Principles and
- Practice of Infectious Diseases, 5ª ed. Philadelphia: Churchill Livingstone, 2000
- Chey WD, Wong BC. Colegio Americano de Gastroenterología directriz sobre la gestión de Helicobacter pylori. Am J Gastroenterol. 2007.
- Linz B, Balloux F, Moodley Y, Manica A, Liu HA Roumagnac P, et al. An African origin for the intimate association between humans and Helicobacter pylori. Nature 2007
- Warren JR, Marshall BJ. Unidentified curved bacilli on gastric epithelium in active chronic gastritis. Lancet 1983
- Malaty HM. Epidemiology of Helicobacter pylori. Best Pract Res Clin Gastroenterol 2007.
- Saad R, Chey W. A clinician's guide to managing Helicobacter pylori infection. Clev Clin J Med 2005.
- Otero W, Gómez M, Trespalacios AA. Helicobacter pylori: después de todo. Temas escogidos de gastroenterología. Asociación Colombiana de Gastroenterología 2007.]
- Muhsen K, Cohen D. Helicobacter pylori infection and iron stores: a systematic review and metatanalysis. Helicobacter 2008
- Vakil N, Megraud F. Eradication therapy for Helicobacter pylori. Gastroenterology 2007
- Ishack RAH, Awad GAS, Mortada ND, Nour SAK. Preparation in vitro and in vivo evaluation of stomach specific metronidazole loaded alginate beads as local anti Helicobacter pylori therapy. J Control release 2007
- Graham DY, Shiotani A. New concepts of resistance in the treatment of Helicobacter pylori infections. Nature Clin Pract Gastroenterol Hepatol 2008
- Sugimoto M, Furuta T, Shirai N, Chise K, Masafumi N, Mutsuhiro I, et al. Evidence that the degree and duration ofacid suppression are related to Helicobacter pylori eradication by triple therapy. Helicobacter 2007
- Villoria A, García P, Clavet X, Gisbert JP, Vergara EM. Meta-analysis: high-dose proton pump inhibitors vs. Standard dose in triple therapy for Helicobacter pylori eradication. Aliment Phramacol Ther 2008

- Daghaghzadeh, H, Hasan M, Karimi S, Raisi M. One-week versus two-week furazolidone-based quadruple therapy as the first-line treatment for Helicobacter pylori. J Gastroenterol Hepatol 2007.

- Zaterka S, Eisig JN. Quadruple therapy with furazolidone for retreatment in patients with peptic ulcer disease. World J Gastroenterol 2008.

- Di Caro S, Franceschi F, Mariani A, Thompson F, Raimondo D, Masci E, Testoni A, et al. Second line levofloxacin based triple schemes for Helicobacter pylori eradication. Dig Liv Dis 2009

- Ramteke S, Ganeh N, Bhattachrya S, Hain NK. Amoxicillin, clarithromycin, and omeprazole based targeted nanoparticles for the treatment of H. pylori. J Drugs Targ 2009

- Center for Disease Control and Prevention (CDC). 2013. Incidence and trends of infection with pathogens transmitted commonly through foodfoodborne diseases active surveillance network, 10 US, sites, 1996-2012.

- Fernández, H; Vera, F; Villanueva, MP. Especies de Arcobracter y Campylobacter en aves y mamíferos del sur de Chile. Arch. Med. Vet. 2007.

- García, P; Valenzuela, N; Rodríguez, M; León, E; Fernández, H. 2009. Susceptibilidad antimicrobiana de Campylobacter jejuni aislado de coprocultivos en Santiago de Chile. Rev. Chil. Infect. 26,(6): 511-514. 8. Ge, Z; Schauer, D; Fox, J. 2008.

- Hughes, L; Bennett, M; Coffey, P; Elliott, P; Jones, T; Jones, R; Lahuerta-Marin, A; Leatherbarrow, A; Mc Niffe, K; Norman, D; Williams, N; Chantrey, J. 2009.

- Silva, J.; Leite, D.; Fernnades, M.; Mena, C.; Gibbs, P.; Teixeira, P. Campylobacter spp. as a foodborne pathogen: a review. Front Microbiol. 2, 2011.

- Talukder, K; Aslam, M; Islam, Z; Azmi, I; Duttad, D. Prevalence of virulence genes and cytolethal distending toxin production in Campylobacter jejuni isolates from diarrheal patients in Blangladesh. J. Clin Microbiol. 2008.

CAPITULO 11

OTROS BACILOS GRAMNEGATIVOS

Otros bacilos gram negativos

Francisella tularensis

Gardnerella vaginalis

Pasteurella

Helicobacter

Campylobacter

Francisella

El género Francisella (en honor a Edward Francis) quien demostró que este germen es el agente causal en el hombre de una enfermedad similar a la peste en los roedores. Los primeros casos de esta enfermedad en humanos fueron reportados en el condado de Tulare (California), por lo se dio a la enfermedad el nombre de tularemia y al microorganismo se lo identificó como Francisella tularensis.

CLASIFICACIÓN:

De acuerdo a los cultivos Francisella se dividen en tres biogrupos:

- Tularensis: llamado también biogrupo A de Jellison, es la causa de tularemia en América
- palearctica : biogrupo B de Jellison, causa la enfermedad en Europa
- novicida: extremadamente rara en humanos

Francisella tularensis

Francisella tularensis es un cocobacilo gramnegativo, aerobio, intracelular facultativa, pequeño: de 0.2 μm de ancho por 0.2 a 0.7 μm de largo. Es el agente causal de la tularemia, infección común en roedores salvajes y ocasionales en humanos por contacto con tejidos de animales infectados (conejos silvestres, castores, ardillas y otros roedores salvajes). También y de manera ocasional se puede transmitir por medio de garrapatas, picadura de moscas y mosquitos.

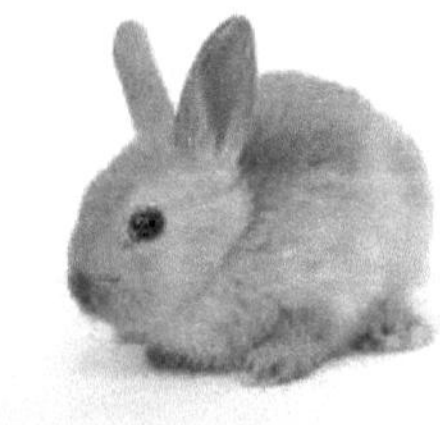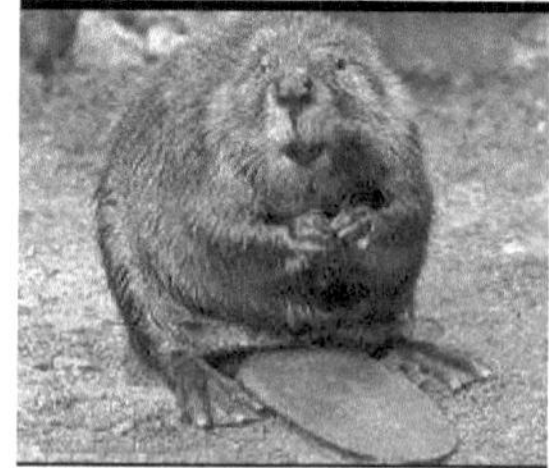

FACTORES DE VIRULENCIA:

Los factores de virulencia de Francisella no están muy estudiados y han sido considerados:

Cápsula: pero los estudios no han demostrado que la cápsula sea importante en la resistencia a la fagocitosis.

Lipopolisacárido: con poca actividad endotóxica.

El factor de virulencia más importante parece ser la capacidad para sobrevivir dentro de macrófagos frente a los radicales derivados del oxígeno. Se especula que la resistencia a la muerte dentro del macrófago se deba a una actividad externa de superóxido dismutasa; sin embargo, cuando los macrófagos se activan, los microorganismos si se mueren a causa del óxido nitroso intraleucocitario.

PATOGENESIS:

La infección se inicia cuando el microorganismo ingresa al ser humano por cualquiera de estas vías:

- La piel de un animal infectado al manipular, retirar o ingerir en raros casos. El contacto debe ser directo, a través de una herida en la piel, con la piel del animal infectado, con mayor frecuencia un conejo salvaje o en menor proporción una rata, un castor o una ardilla.
- Picadura de un mosquito, garrapata o mosca que a su vez ingirieron la bacteria de venados infectados. Esta forma de trasmisión es casi exclusiva en Norte América y Europa.
- Consumo de carne mal cocinada de un animal enfermo
- Manejo de fómites contaminados.
- La inhalación de material vegetal o tierra infectada, muy ocasional.

Una vez ingresada la bacteria y luego de un período de incubación de 2 a 10 días se produce una respuesta neutrofílica local que limita la infección en su etapa inicial, pero no logra contener su avance. La manifestación inicial es una úlcera en sacabocados cutánea localizada que después se transforma en una lesión cicatrizal cuando los neutrófilos son reemplazados por macrófagos.

La infección puede ser autolimitada o adquirir formas graves si los microorganismos de todas maneras logran diseminarse y forman granulomas, acumulándose en el tejido linfoide, y los pacientes muestran adenopatías dolorosas   y esplenomegalia. Las complicaciones, no muy frecuentes, son: osteomielitis, pericarditis, meningitis y neumonía.

 El pronóstico de la tularemia es relativamente bueno, es mortal en alrededor del 5% de los casos no tratados y en menos del 1% de los casos que reciben tratamiento.

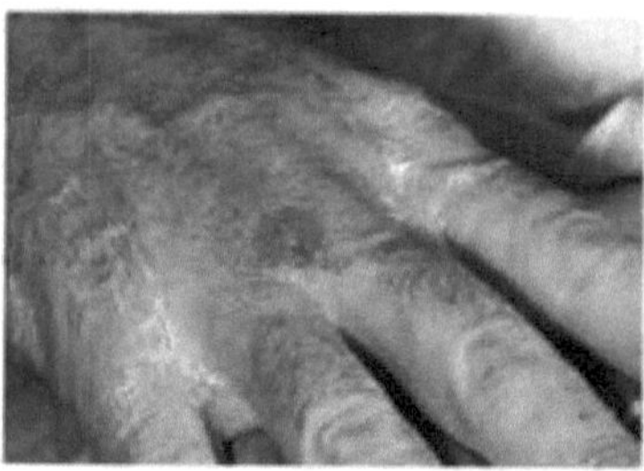
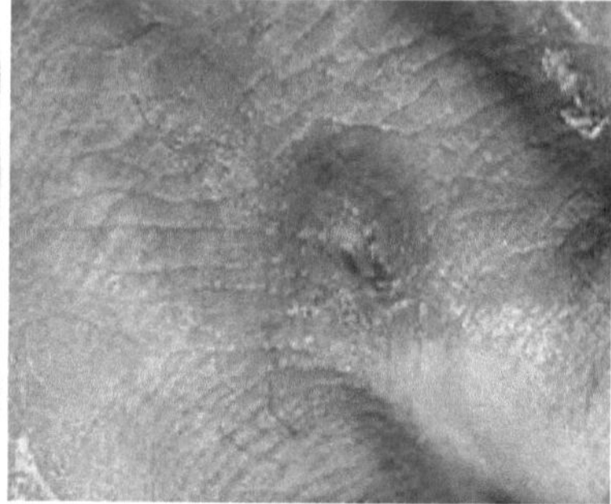

DIAGNÓSTICO MICROBIOLÓGICO:

El diagnóstico se basa en pruebas serológicas que detectan anticuerpos específicos contra Francisella. Un solo título sérico elevado es sugerente si los antecedentes y los datos físicos son compatibles con el diagnóstico. Si el título es bajo o dudoso y la clínica sugiere la enfermedad se debe realizar muestras pareadas de suero obtenidas con dos semanas de separación y si los valores entere la primera y segunda muestra   supera en cuatro veces el valor inicial es sugestiva de enfermedad. Si los títulos entre la primera y segunda son similares o persisten bajos descarta la enfermedad. Esta prueba puede falsos positivos porque reaccionan también en brucelosis.

La prueba cutánea suele producir una reacción de tipo tuberculínico durante la primera semana de la enfermedad, y puede reemplazar a la serología por su oportunidad; sin embargo la cutánea puede dar falsos positivos por reacciones cruzadas con otras bacterias o por enfermedad pasada por Francisella o Brucella.

En general, el frotis y el cultivo no contribuyen de manera decisiva al diagnóstico y además es riesgoso realizar cultivos de Francisella, porque las muestras en donde e va a investigar la bacteria presenta una dosis de infección muy baja, y es capaz de penetrar el cuerpo a través de las conjuntivas y por abrasiones en la piel.

La muestra para investigar Francisella es la sangre (hemocultivo) y se cultiva en agar chocolate suplementado con cisteína o agar con sangre y cisteína. Algunas cepas de F. Tularensis fermentan el glicerol, y todas las cepas fermentan la glucosa. Los microorganismos carecen de motilidad, son oxidasa-negativos y ureasa-negativos, no producen H2S sobre agar de hierro y azúcar triple (TSI) y no reducen los nitratos.

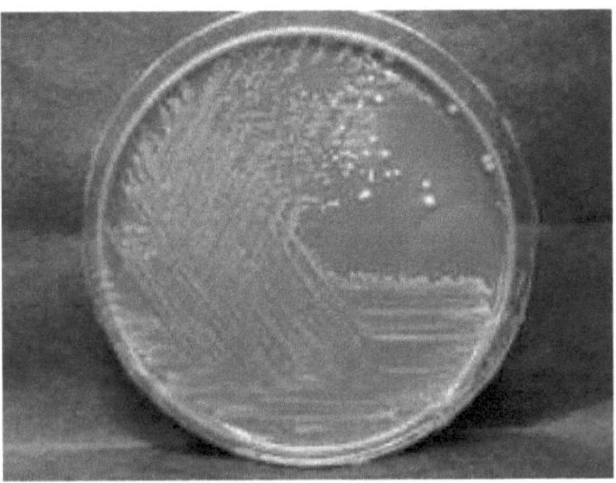

TRATAMIENTO:

La estreptomicina o la gentamicina han mostrado ser activo contra este microorganismo tanto in vitro como in vivo. La tetraciclina y el cloranfenicol puede tener la misma eficacia, pero las recaídas son más frecuentes. Las quinolonas han demostrado también actividad contra esta bacteria. La ceftriaxona es controversial, algunos estudios creen que no es eficaz frente a este germen, mientras otros lo consideran una alternativa válida.

PREVENCIÓN:

La vacuna contra la infección por F. tularensis se administra mediante punciones cutáneas múltiples (escarificacion), pero solo brinda inmunidad parcial. Se administra en personas con alto riesgo ocupacional.

Las medidas preventivas incluyen también utilizar guantes cuando se trata de pelar o adobar animales salvajes y evitar topar los animales muertos o enfermos.

Gardnerella vaginalis

Gardnerella vaginalis (antes Haemophilus vaginalis o Corynebacterium vaginale): es una bacteria gramnegativa, mide de 0,5 a 1,5 mm., anaerobia, no encapsulada, no mótil y no forma endosporas. Su nombre es en homenaje a Leopod Gardner y Dukes, que en la década de 1950 observaron que era la única bacteria encontrada en mujeres sintomáticas genitales y raramente se encontraba en mujeres sin infección. Es un bacilo implicado en la vaginosis bacteriana, enfermedad caracterizada por un desequilibrio en la microbiota normal de la vagina con una disminución de Lactobacillus y sobre crecimiento de Gardnerella vaginalis y otras bacterias aerobias y anaerobias.

CLASIFICACIÓN:

Gardnerella vaginalis se constituye como una sola especie y fue establecida como agente causal de la vaginosis (antes vaginitis inespecífica).

FACTORES DE VIRULENCIA:

Aparentemente esta bacteria no tiene factores de virulencia conocidos y la patogenicidad que causa a nivel de mucosa vaginal se debe a las acumulaciones de esta bacteria con sobre crecimiento y alteración de la microbiota vaginal. Cuando predomina Gardnerella vaginalis en cavidad vaginal produce succinato en cantidades necesarias para la proliferación de anaerobios, los que a su vez producen aminopeptidasas que liberan aminoácidos que son descarboxilados para producir diaminas. Las diaminas más comunes son la putresina, la cadaverina, la trimetilamina y las poliamidas. La trimetilamina, al parecer, es la principal responsable del olor a pescado de la secreción vaginal, característico de la vaginosis.

PATOGENESIS:

La Gardnerella vaginalis aparentemente es una bacteria habitante normal del cuerpo, que ayuda a mantener el nivel bacteriano adecuado; sin embargo, La Gardnerella Vaginalis prácticamente no existe en mujeres sin contacto sexual.

La vaginosis es definida como la inflamación de los tejidos vaginales; y se caracteriza microbiológicamente por la sustitución de la flora normal de Lactobacillus acidophylus con Gardnerella vaginalis, además de una gran variedad de bacterias, como son Mobiluncus spp, Bacteroides spp, Peptostreptococcus spp, Fusobacterium, Mycoplasma hominis, Peptococcus spp, Ureaplasma urealyticum y Streptococcus viridans.

El período de incubación de la infección es posiblemente entre 5 y 10 días después de la inoculación. La presentación más frecuente de la vaginosis es: flujo maloliente (que puede ser más marcado después de la relación sexual sin protección debido a que el flujo seminal alcalino favorece más el olor), prurito, sensación de quemazón y ocasionalmente malestar abdominal. El flujo generalmente es homogéneo y gris y en ocasiones blanco o verde-amarillento, con un PH de 5 – 5,5. La vulva ocasionalmente puede presentar erosiones y hemorragia puntiforme. El olor desagradable ("olor a pescado") pasajero puede ser expresado con más intensidad con la aplicación de hidróxido de potasio al 10 % en la secreción vaginal en una lámina de vidrio. Algunas mujeres con la bacteria pueden ser asintomáticas.
La vaginosis no se considera estrictamente como una enfermedad de trasmisión sexual (ITS), sin embargo el riesgo de padecer Gardnerella aumenta con el cambio de pareja sexual o relaciones con múltiples parejas o las mujeres menopaúsicas por la atrofia vaginal. Otros factores de riesgo son el uso de estrógenos, anticonceptivos orales o antibióticos sistémicos, la retención de tampones, los dispositivos anticonceptivos (DIU), diafragmas o esponjas.

La Gardnerella Vaginalis no invade la pared vaginal, a tal punto que las secciones histológicas no demuestran evidencias de inflamación u otras reacciones anormales.

Entre las complicaciones derivadas de padecer Gardnerella, de manera poco frecuente están la bacteriemia, especialmente post-cesárea, septicemia en el recién nacido, parto prematuro e infección de la herida post-histerectomía, enfermedad inflamatoria pelviana, infertilidad, sangrado uterino anormal, salpingitis, embarazo ectópico, absceso tubo-ovárico, sepsis ginecológica, rotura prematura de membranas y corioamnionitis.

DIAGNÓSTICO:

El diagnóstico de vaginosis propuestos por Amsel y colaboradores se basa en estos criterios:

- ✓ Secreción vaginal con descarga fina, blanca, adherente y homogénea.
- ✓ pH superior a 4,5.
- ✓ Prueba de amina positiva: la mezcla en placa de vidrio de secreción vaginal sospechosa con hidróxido de potasio al 10%. Se considera positiva cuando el olor desagradable se incrementa. El olor a aminas también puede encontrarse en mujeres con Trichomona vaginalis.
- ✓ Células indicadoras (células clave): célula "clue" (clave en español) y ausencia de lactobacilos. Son células epiteliales escamosas con muchas bacterias adheridas a su superficie, provocando que el borde de las células se torne oscuro. La prueba se realiza en fresco, diluyendo la secreción vaginal a investigar en 1 ml de solución salina y observando al microscopio.

En la vaginosis bacteriana es notable la falta de leucocitos polimorfonucleares; sin embargo en coinfecciones se presenta un incremento en el número de los PMN. Si predominan los leucocitos, se debe considerar la posibilidad de que la paciente tenga otra enfermedad debido a que la vaginosis bacteriana rara vez provoca un exudado con presencia de leucocitos.

La presencia de una prueba de amina positiva y el hallazgo microscópico de células clave, permite hacer un diagnóstico exacto y rápido de la vaginosis.

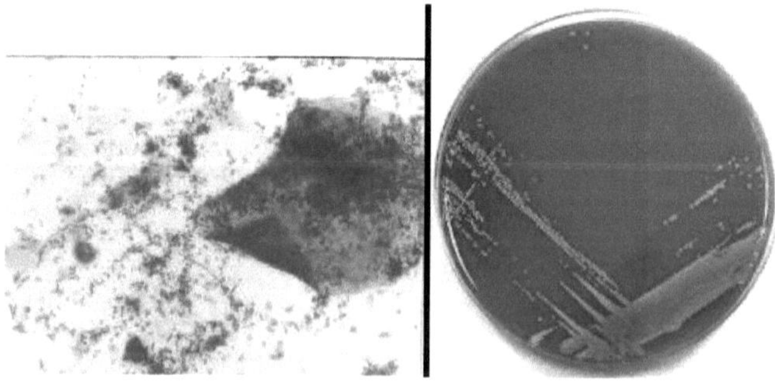

Al ser la vaginosis una infección polimicrobiana, los cultivos vaginales no son siempre confiables porque pueden crecer otros gérmenes y no la Gardnerella;   adicionalmente   aunque se ha demostrado su crecimiento en el 100% de cultivos en mujeres con vaginosis bacteriana, también se ha cultivado en más del 70% de las mujeres asintomáticas, que son portadoras de Gardnerella vaginalis

TRATAMIENTO:

El tratamiento se basa en la administración de metronidazol, clindamicina y ampicilina, en ese orden. La administración concomitante de terapia en la pareja sexual no ha sido bien establecida su utilidad considerando que el hombre no es afectado por la bacteria.

Pasteurella

El género Pasteurella (en reconocimiento a Louis Pasteur, que en 1880 aisló por primera vez, de sangre de pájaros), está constituido por cocobacilos pleomórficos, muy pequeños, gramnegativos, anaerobios facultativo e inmóvil, no esporulan. El hábitat de estos microorganismos es el medio ambiente en general, pero también forman parte de la microbiota nasofaríngea y gastrointestinal de perros y gatos. Las infecciones en seres humanos se producen por mordeduras o arañazos de estos animales.

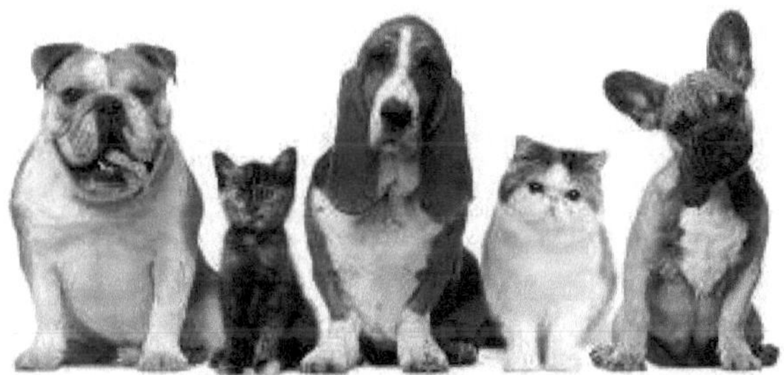

CLASIFICACIÓN:

El género Pasteurella incluye 20 especies que son, mayoritariamente microorganismos patógenos de animales y que en ocasiones causan infecciones en el hombre. La mayoría de infecciones humanas son producidas por Pasteurella multocida, y en menor frecuencia, Pasteurella canis, Pasteurella stomatis y Pasteurella dagmatis.

Pasteurella multocida

FACTORES DE VIRULENCIA:

No se han estudiado los factores de virulencia de esta bacteria en el ser humano, y apenas se mencionan en algunos estudios a:

- Capsula lipopolisacárido (LPS): como factor de adherencia y para evitar la fagocitosis
- Endotoxina: la bacteria produciría una endotoxina causante de los síntomas en el ser humano
- Toxina dermonecrosante: implicada en rinitis del cerdo, sin que se establezca como causal de sintomatología en el hombre.
- Fimbrias de tipo IV que facilitan la colonización respiratoria en los casos de neumonía
- Proteínas relacionadas con la adquisición del hierro tales como la proteína de enlace a hemoglobina, TonB, ExbD, y ExbB y la proteína de membrana externa PmOmpA.

PATOGENESIS:

La infección más frecuente en el ser humano es la cutánea y la participación pulmonar mucho menos frecuente se da, generalmente, en individuos inmunodeprimidos o con enfermedades crónicas debilitantes subyacentes, como enfermedad pulmonar obstructiva crónica (EPOC), bronquiectasias o neoplasias.

El hombre adquiere la infección por inoculación directa: arañazos o mordeduras de gatos y perros, y de manera excepcional la bacteria ingresa por contacto con secreciones de animales a través de heridas abiertas.

Las infecciones de piel y tejidos blandos se caracterizan por el desarrollo rápido de una celulitis, con o sin formación de abscesos, y drenaje purulento o serosanguinolento por la herida. Las complicaciones, muy raras, por extensión pueden ser osteomielitis y artritis séptica.

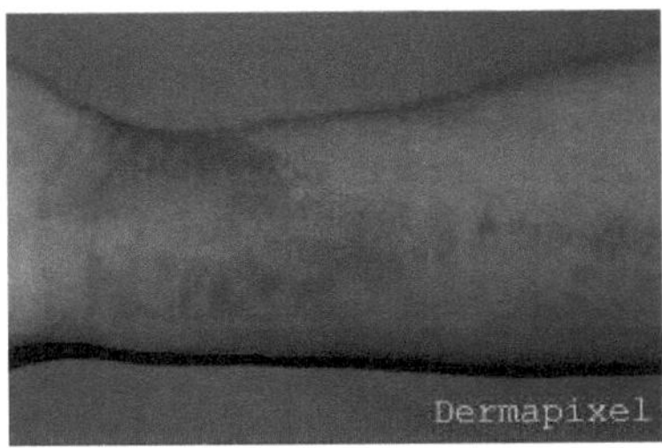

En personas con patología respiratoria subyacente como EPOC o bronquiectasias, y que vivan con perros o gatos, Pasteurella multocida puede colonizar el tracto respiratorio superior, y comportarse como un patógeno oportunista invadiendo los tejidos, causando cuadros de neumonía, bronquitis, empiema y abscesos pulmonares.

Otras complicaciones, mucho menos frecuentes son: sinusitis, epiglotitis y otitis, y se consideran muy raras a complicaciones como: peritonitis secundaria a la perforación de vísceras, abscesos intraabdominales e infección de heridas quirúrgicas.

DIAGNÓSTICO MICROBIOLÓGICO:

Las muestras a analizar dependiendo del cuadro clínico son: muestras de exudados de heridas o esputo, la bacteria crece bien en agar sangre, agar chocolate y Mueller-Hinton, no crece en agar McConkey, eosina azul de metileno (EMB), ni en otros medios selectivos o diferenciales empleados para el aislamiento de enterobacterias. Las colonias lisas de 1–2 mm de diámetro, de un color gris azulado brillante, no hemolíticas y en ocasiones mucosas se observan luego de 24 horas de incubación a 35-37°C. El crecimiento en agar sangre y la tinción bipolar ayudan a diferenciar P. multocida del género Haemophilus, se ayuda en el diagnóstico características como ser oxidasa y catalasa positivas, reduce los nitratos a nitritos y son indol (+).La sensibilidad a la penicilina (disco de 10 U), resulta de gran ayuda en la identificación. Pasteurella es siempre sensible a la penicilina

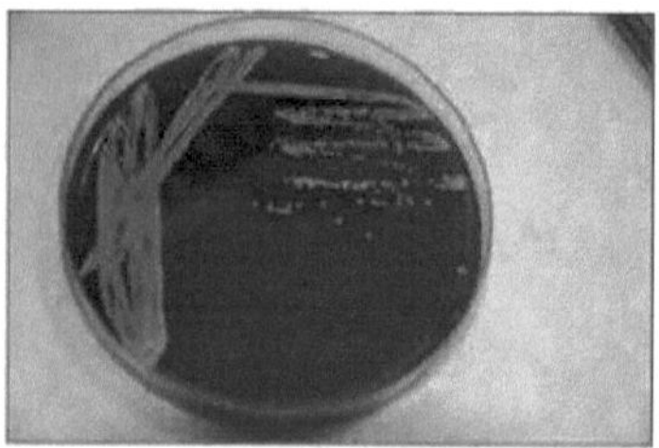

TRATAMIENTO:

El tratamiento de elección de la infección por P. multocida es la penicilina, a pesar que se han publicado casos de infecciones producidas por cepas productoras de betalactamasas. La mayoría de las cepas de Pasteurella multocida procedentes de muestras clínicas son sensibles a la tetraciclinas, cefalosporinas de segunda y tercera generación, quinolonas y cotrimoxazol. Las cefalosporinas de primera generación son menos activas y no están indicadas en el tratamiento de las infecciones producidas por este microorganismo. Pasteurella multocida suele ser resistente o mostrar sensibilidad intermedia a los macrólidos y algunas cepas son resistentes al cloranfenicol y todas lo son a la clindamicina.

Ante la sospecha de infección por arañazo de gato o mordedura de perro, que esté implicada la Pasteurella se considera de elección el tratamiento con amoxicilina-clavulánico, por la frecuencia con que se encuentran en estas infecciones junto a P. multocida otros microorganismos, sobre todo, S. aureus y anaerobios.

Helicobacter pylori

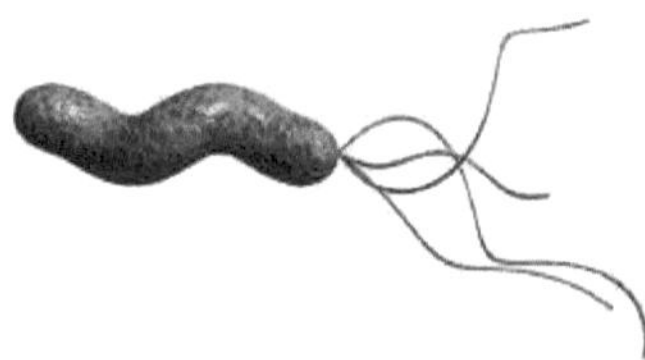

Helicobacter pylori fue conocida inicialmente como Campylobacter pyloridis, luego como

Campylobacter pylori y recién en 1989, se le ubicó dentro del género Helicobacter, después de secuenciar su ADN, y demostrar que no pertenecía al género Campylobacter. Pylori viene del latín pylorus, que hace referencia al píloro y significa "contrabarrera". Esta bacteria fue descrita en 1979 por el patólogo australiano Robin Warren, y 1981, junto a Barry Marshall, aislaron y cultivaron esta bacteria de las mucosas de estómagos humanos. Warren y Marshall afirmaron a partir de sus estudios que muchas de las úlceras estomacales y gastritis eran causadas por la colonización del estómago por H. pylori. En el año 2005, Warren y Marshall fueron galardonados con el Premio Nobel de Medicina por sus trabajos acerca de H. pylori.

H. pylori es una bacteria gramnegativa de forma espiral (de allí, el nombre de Helicobacter) de 3 um de largo y diámetro aproximado de 0,5 um. Tiene unos 4–6 flagelos. Es microaerófila. Usa hidrógeno y metanogénesis como fuente de energía, oxidasa y catalasa positiva. El Helicobacter pylori (HP) infecta la mucosa del estómago y duodeno, y se lo relaciona con el origen de enfermedades gastrointestinales como gastritis crónica, úlcera gástrica o duodenal y con algunos tumores.

CLASIFICACIÓN:

La especie pylori se considera la única del género de importancia médica en seres humanos.

FACTORES DE VIRULENCIA:

Los factores de virulencia de esta bacteria que explican la patología causada en la mucosa gástrica y duodenal son:

- El flagelo y su forma espiral, que con su movimiento prácticamente penetra la capa de mucus del estómago, y después puede quedarse suspendida en la mucosa gástrica o adherirse a células epiteliales
- Proteínas fijantes: que son adhesinas mediante las cuales se adhiere firmemente a las células epiteliales.
- Ureasa: una enzima que transforma la urea en amoniaco y en dióxido de carbono $(CO(NH_2)2 \longrightarrow 2NH_3 + CO_2,)$; el amoniaco va a neutralizar parcialmente la acidez gástrica permitiendo la sobrevida de la bacteria, pero también el amoniaco es tóxico y va a

dañar la superficie de las células epiteliales y provocar la formación de las úlceras. El daño al revestimiento mucoso permite que el jugo gástrico ácido atraviese el sensible revestimiento y juntos, el ácido estomacal y H. pylori inflaman la mucosa y submucosa del estómago y duodeno y causan una úlcera.

PATOGENESIS:

La bacteria al haber sido aislada de las heces, de la saliva y hasta de la placa dental de los pacientes infectados, sugiere una trasmisión gastro-oral o fecal-oral como posible vía de transmisión. El ingreso por estas vías usualmente comienza durante la niñez, pero los síntomas por lo general no aparecen sino hasta alcanzar la edad adulta y la mayoría de personas (aproximadamente 70%) nunca presentan síntomas. En ausencia de un tratamiento basado en antibióticos, una infección por H. pylori puede persistir durante toda la vida. El sistema inmunitario humano es incapaz de erradicarla. Hasta la presente fecha se desconoce porque la bacteria causa úlceras en ciertas personas pero no en otras. Se especula que el desarrollo de la úlcera dependa de la persona infectada, de la cepa de H. pylori y de otros factores que los investigadores suponen podrían ser factores de adherencia específicos para la bacteria.

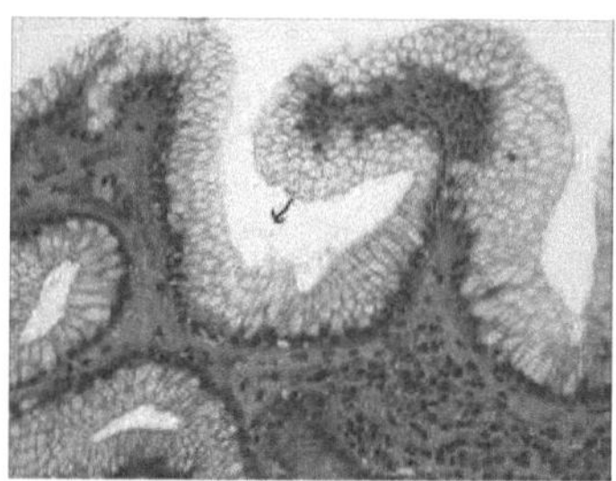

El estudio del genoma de H. pylori en relación con la patogenicidad ha encontrado que el microorganismo tiene unos 62 genes en la categoría de patogénesis.

Existen cepas más virulentas que producen una proteína citotóxica asociada al gen A (Cag A y Vac A). La infección con estas cepas se ha asociado con mayor daño epitelial y una mayor producción de citoquinas pro-inflamatorias. La proteína CagA ingresa a las células humanas, donde interrumpe el normal funcionamiento del citoesqueleto. Las cepas bacterianas que tienen el gen cagA, están asociadas con la habilidad de causar úlceras severas.

En los casos sintomáticos el dolor abdominal es el síntoma más común, tanto de las úlceras duodenales como las gástricas. El dolor se lo describe como sordo o ardiente y se presenta con mayor intensidad cuando el estómago está vacío o durante la noche; es característico que se alivie brevemente al ingerir alimento. Otros síntomas acompañantes pueden ser: anorexia, flatulencia, meteorismo, pérdida de peso, náuseas y vómitos. Tomar café, fumar y consumir alcohol incrementan los síntomas y el riesgo de una úlcera a causa de Helicobacter pylori.

A la bacteria se le ha atribuido también ser la causante del cáncer gástrico y el linfoma MALT (linfoma del tejido linfoide asociado a mucosa).}

Los mecanismos relacionados con esta supuesta capacidad de H. pylori de producir cáncer serían:

- ✓ La posibilidad de generar radicales libres asociada a una infección de H. pylori, la que a su vez produciría un aumento en la tasa de mutación de la célula huésped.
- ✓ La trasformación del fenotipo de la célula huésped por alteraciones en sus proteínas celulares por la presencia del microorganismo.
- ✓ La bacteria provoca una gastritis crónica atrófica multifocal, asociada a hiperclorhidria, lo cual produce un sobrecrecimiento bacteriano, y el aumento de nitrosaminas y nitrosamidas, que tienen alta capacidad mutagénica, por lo cual serían las responsables de las lesiones premalignas
- ✓ H. pylori al inducir inflamación eleva los niveles locales de factor de necrosis tumoral (TNF-alfa) y de interleucina 6 (IL6). La elevación de ellas alteraría la capacidad de adhesión de las células epiteliales del estómago y conducirían a la dispersión y migración de estas células epiteliales mutadas.

Sin embargo, la carcinogénesis gástrica no puede ser sólo explicada por la infección por el Helicobacter pylori, ya que solo una minoría desarrolla cáncer gástrico, mientras la mayoría desarrolla lesiones no neoplásicas. Se ha postulado que la infección por Helicobacter pylori asociado a una compleja interacción de factores genéticos, ambientales, alimentarios y edad explicarían los diferentes resultados a los que se llega con la infección.

DIAGNÓSTICO:

Las técnicas utilizadas en la actualidad para el diagnóstico de H. pylori se dividen en: técnicas no invasivas y técnicas invasivas.

<u>Técnicas no invasivas</u>:

1.- Detección de anticuerpos en sangre: reporta contacto previo con la bacteria y no enfermedad actual. No se recomienda después del tratamiento de H. Pylori, porque a pesar de erradicar la bacteria, el resultado seguirá siendo positivo.

2.- La prueba de aliento con urea: el paciente ingiere una capsula que contiene urea marcada con un átomo de carbono (14C o 13C), luego de pocos minutos, el paciente expira dentro de un recipiente, soltando dióxido de carbono. Si el átomo de carbono marcado se encuentra en el aire expulsado, se considera la prueba como positiva y que H. pylori está presente, pues la bacteria contiene grandes cantidades de ureasa, una sustancia química que descompone la urea en dióxido de carbono y amoniaco.

3.- Detección de antígeno en heces: identifica la infección activa por H. pylori. Excelentes valores predictivos positivos y negativos y es útil antes y después del tratamiento de H. pylori   .

<u>Técnicas invasivas</u>:

1.- Endoscopia o tránsito esofagogastroduodenal: procedimientos que permiten observar la mucosa gástrica y duodenal y evaluar el posible daño macro y microscópico, además de tomar muestras para análisis patológico. Dado que este procedimiento es invasivo, generalmente sólo se hace en personas sospechosas de tener una úlcera o en alto riesgo de padecer úlceras u otras complicaciones por Helicobacter pylori, como cáncer del estómago.

2.- Test rápido de la ureasa: mide la ureasa activa en la muestra para biopsia extraída. Excelente especificidad y muy buena sensibilidad

3.- Cultivo: de mucosa gástrica en el medio HPM, que ha demostrado ser el más eficiente para aislar la bacteria. Requiere tejido y crece en ambiente microaerofílico y no es ampliamente disponible

4.- PCR (reacción en cadena de la polimerasa), en mucosa gástrica que contiene la bacteria, la cual permite también identificar genes asociados a virulencia (CagA y VacA), genes asociados a adhesión (BabA) y genes de resistencia a antibióticos (Claritromicina).

Estos métodos aislados, no son concluyentes porque ninguno de ellos es completamente infalible, se requiere complementarlos y seguir una secuencia de acuerdo al cuadro clínico y los resultados obtenidos.

El cultivo es la prueba más específica y la histología la más sensible y aunque el cultivo del H. pylori es complicado, este método es fundamental para estudiar sus factores de virulencia involucrados en las patologías gastroduodenales.

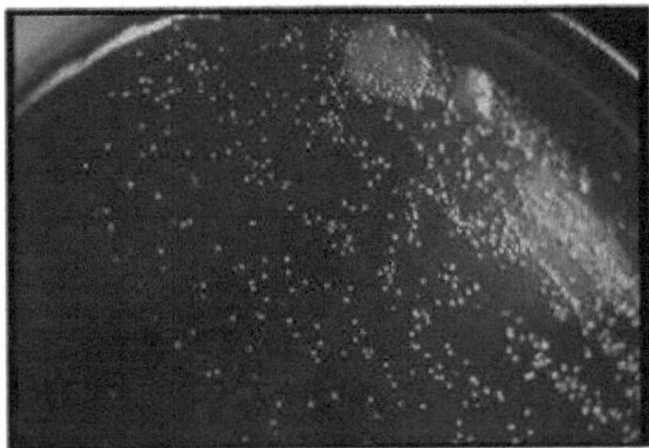

TRATAMIENTO:

Una vez que el H. pylori es detectado en pacientes con una úlcera péptica, la terapia de primera línea es la terapia triple consistente en los antibióticos amoxicilina y claritromicina, y un inhibidor de bomba de protones como el omeprazol. Inicialmente se utilizaba metronidazol, el cual presenta actualmente resistencia en más del 80% de los casos.

Se ha encontrado cada vez más bacterias resistentes a los antibióticos, y algunos estudiosos sugieren en la actualidad una terapia cuádruple que incluya la levofloxacina como parte de la terapia. También se considera una cuádruple terapia, incorporando el bismuto, un metal que es también efectivo en combinación con otros fármacos.

En pacientes que presentan una infección asintomática, el tratamiento generalmente no está recomendado. En pacientes de la tercera edad el tratamiento antibiótico debe ser muy estudiado, ya que la infección puede desaparecer espontáneamente conforme la mucosa estomacal se vuelva más atrófica e inhóspita para la colonización.

Debido a los altos niveles de resistencia antibiótica, para erradicar H. pylori, el esquema terapéutico debería basarse en pruebas de susceptibilidad, utilizando biopsias de la mucosa gástrica del paciente.

Campylobacter

Los microorganismos del género Campylobacter spp., son bacilos pequeños de 0,2-0,8μm × 0,5-5μm, móviles, con uno o varios flagelos polares, curvados en espiral, microaerofílicas . La mayoría de las especies de este género crecen a una temperatura de 37°C, a excepción de C. jejuni, C. coli y C. lari que pueden crecer a 42°C. Provoca infecciones intestinales aguda caracterizado por diarrea que puede o no ir acompañada de vómito, dolor abdominal, cefalea y malestar general.

CLASIFICACIÓN

Las especies del género Campylobacter spp., se ubican en el orden Campilobacterales, que incluye las familias Wolinella, Helicobacteraceae y Campylobacteraceae. Esta última comprende los géneros Campylobacter spp y Arcobacter spp. El género Campylobacter spp está constituido por 16 especies, y recientemente, se han sugerido especies adicionales, pudiendo llegar a 24 especies; de todas ellas   las más frecuentemente detectadas en enfermedades humanas son *C. jejuni* (subspecies *jejuni*) y *C. coli*. Otras especies como *C. lari* y *C. upsaliensis* también han sido aisladas ocasionalmente en pacientes con enfermedades diarreicas.

C. jejuni

Es una bacteria patógena que afecta al hombre, que causa diarrea y otras enfermedades como septicemia, meningitis o complicaciones, como artritis reactivas y el Síndrome de Guillian-Barré (GBS) .

Factores de virulencia

Se han identificado en los últimos años varios factores de virulencia que podrían estar involucrados en la patogenia que produce Campylobacter en el tracto gastrointestinal. Los factores de virulencia, que más se han relacionado con la patogenicidad son: la capacidad de adherencia e invasión a la célula humana, la motilidad por la presencia de flagelos, y la producción de citotoxinas

1.- La adherencia y colonización están relacionados con virulencia y son los genes flaA, cadF, racR y dnaJ, los responsables de la expresión de la invasión y el gen wlaN ha sido relacionado cómo el gen que presumiblemente está involucrado en el síndrome de Guillian-Barré. Todas las cepas de Campylobacter jejuni y Campylobacter coli participan en la adhesión celular uniéndose a la fibronectina, esta unión produce procesos de señalización para la adhesión que inducen la propia internalización de la bacteria en la célula hospedera .

2.- Los flagelos son indispensables para la colonización del intestino delgado, y una vez colonizado los flagelos le ayudan para que pueda trasladarse desde allí al colon. Además, los flagelos permite la supervivencia bacteriana en los diferentes nichos ecológicos que se encuentran en el tracto gastrointestinal. También se han involucrado a los flagelos en la formación de biofilms , si bien es cierto que no hay reportes de la formación de biofilms in vivo, si los hay en el agua y en el medioambiente.

3.- Las citotoxinas, producen una disminución importante en la capacidad de absorción del intestino, provocando el principal síntoma: la diarrea.

 Las citotoxinas de distensión son toxinas que causan muerte celular y en el caso de Campylobacter están compuestas por 3 sub unidades codificadas por los genes cdtA, cdtB y cdtC. La producción de citotoxinas de distensión contribuye a aumentar la patogenicidad prolongando la persistencia de la enfermedad gastointestinal, aumentando la inflamación de la mucosa gastrointestinal y l daño hepático

El lipopolisacárido (LPS), tiene actividad endotóxica típica. La estructura del antígeno "O" del LPS contiene ácido siálico, semejante a la de los gangliósidos humanos. Su presencia en las cepas aisladas de pacientes con síndrome de Guillian-Barré (SGB) sugiere un papel de Campylobacter en la patogenia de esta enfermedad. En varios estudios se ha demostrado que la mayoría de los pacientes que desarrollan el SGB después de una enteritis por C. jejuni tienen anticuerpos tipo IgG que reaccionan con los gangliósidos humanos.

PATOGENIA:

La campylobacteriosis es una zoonosis, es decir una enfermedad transmitida al ser humano por los animales o por productos de origen animal. Las especies de *Campylobacter* están ampliamente distribuidas en aves de corral, vacunos, porcinos, ovinos y mariscos; y en los animales de compañía como perros y gatos. La vía principal de transmisión son los productos cárnicos poco cocidos, así como la leche cruda o contaminada. El agua o el hielo contaminados son también una fuente de infección. En nuestro medio el consumo de carne de aves de corral poco cocida y la leche cruda son las fuentes principales de infección. Luego de un período de incubación de 1 a 7 días, los síntomas suelen ser diarrea acuosa a sanguinolenta, con fiebre y calambres abdominales y duran por lo general de tres a seis días. La infección es auto limitante, pero puede presentar secuelas de importancia en niños menores de dos años, ancianos e individuos inmunodeprimidos.

Las complicaciones son la bacteremia, hepatitis y pancreatitis. Entre las complicaciones más raras por su frecuencia figuran la artritis reactiva y trastornos neurológicos como el síndrome de Guillain-Barré, una forma de parálisis semejante a la poliomielitis que puede provocar disfunción respiratoria y neurológica grave y mortalidad ocasional.

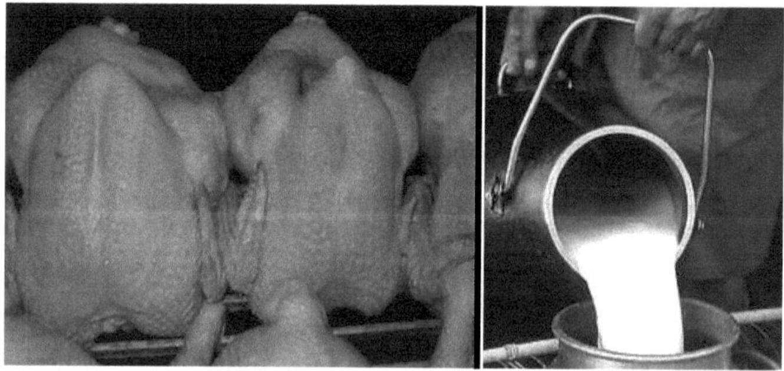

DIAGNÓSTICO MICROBIOLÓGICO:

La presencia de bacterias mótiles en fresco de heces fecales y la presencia de leucocitos podrían sugerir la presencia de Campylobacter.

Las bacterias pueden cultivarse a partir de heces mediante incubación microaerófila (O_2 al 5 %, CO_2 al 10 % y N_2 al 85 %) e incubación a 42°C. Son oxidasa positiva, no fermentan ni oxidan carbohidratos.

También se puede realizar la determinación en suero de anticuerpos (Ac) de referencia frente a antígenos O y H.

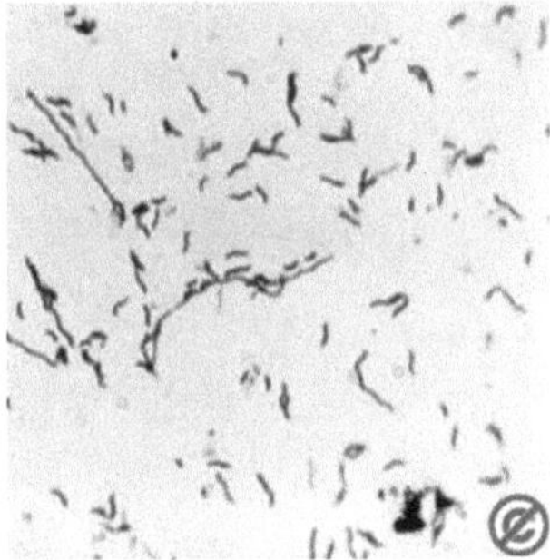

TRATAMIENTO:

Generalmente no requiere tratamiento antibacteriano, solo la reposición de electrolitos y la rehidratación. El tratamiento antimicrobiano (eritromicina, tetraciclina, quinolonas) es exclusivo en casos invasivos, para suprimir la condición de portador y en inmunodeprimidos.

PREVENCIÓN:

La prevención radica esencialmente en medidas de control en todas las etapas de la cadena alimentaria, desde la producción , la elaboración, manufactura y preparación de los alimentos tanto comercialmente como en los hogares.

La educación del consumidor (higiene de manos , lavado de alimentos, hervir la leche, etc.) y la capacitación de manipuladores de alimentos para que respeten normas de bioseguridad son

decisivo para prevenir las enfermedades por campilobacterias y todas las de transmisión
alimentaria.

BIBLIOGRAFIA

- Gutiérrez M, López M. Microbiología y Parasitología médica. Ed. Méndez; 2003.
- Murray P, Baron E. Jorgensen J, Landry M, Pfaller M, editors. Manual of Clinical Microbiology, 9th edition. Washington DC: ASM Press: 2007.
- Jawetz, Melnick y Adelberg. Microbiología Médica, 25va Edición –Editorial: Mc.Graw.-.Hill
- Edición: 25ª Año: 2010
- Washington C. Winn / Stephen D. Allen / William M. Janda / Elmer W. Koneman / Gary W. Procop / Paul C. Schrenckenberger / Gail L. Woods Koneman. Diagnóstico microbiológico Médica Panamericana; Edición: 6ª. 2008
- H.G. Schlegel. Microbiología General 7a Ed.- 1997. Ediciones Omega
- Bailey & Scott. Diagnostico Microbiologico (11ª ed.): Betty A. Forbes; Daniel f. Sahm; Alice S. Weissfeld , Ed. Panamericana, 2004.
- B. C. MIMS. Microbiología Médica. 2ª Edición. 2002. Mosby (Elsevier Science).
- Romero Cabello. Microbiología y Parasitología Humana. Editorial Panamericana, 3º Ed. 2007
- Soc. Esp. de Enf. Infec. y Microbiol. Clín. Tratado SEIMC de Enfermedades Infecciosas y Microbiología Clínica. 2006
- Tortora, Funke, y Case. Microbiología. Editorial Panamericana, 9ª Ed. 2007.
- Hernández F. Gardnerella vaginalis mobiluncus en la etiología de la vaginosis bacteriana. Rev Costarricense Ciencias Médicas 1998
- Hansen EA. Gardnerella. Rev Ginecol 2005
- Espinosa I, Lorenzo M, Bentancourt A, Riverón Y, Romero M. Caracterización bioquímica y antigénica de diferentes aislamientos de Gardnerella vaginalis. Rev Cubana Invest Biomed 2005.
- Vera PG. Vaginosis bacteriana. Rev Med Chile 2003
- Mendoza GA, Sánchez VJ, Sánchez PI. Frecuencia de vaginosis producida por Gardnerella vaginalis y su asociación con otros patógenos causantes de infección genital en la mujer. Ginec Obstet Mex 2001.
- Martínez TA, Ovalle SA. Biotipos y susceptibilidad antimicrobiana de Gardnerella vaginalis. Rev Chil Obstet Ginecol 2004.

- Boyce JM. Pasteurella species. En: Mandell GL, Bennett JE, Dolin R, editors. Principles and practice of infectious diseases. New York: Churchill Livingstone, 1995. .Boivin S, Ségard M, Piette F, Delaporte E, France L. Sweet syndrome associated with Pasteurella multocida bronchitis. Arch Intern Med 2000.

- Zurlo JJ. Pasteurella species. En: Mandell GL, Bennett JE, Dolin R (eds). Principles and

- Practice of Infectious Diseases, 5ª ed. Philadelphia: Churchill Livingstone, 2000

- Chey WD, Wong BC. Colegio Americano de Gastroenterología directriz sobre la gestión de Helicobacter pylori. Am J Gastroenterol. 2007.

- Linz B, Balloux F, Moodley Y, Manica A, Liu HA Roumagnac P, et al. An African origin for the intimate association between humans and Helicobacter pylori. Nature 2007

- Warren JR, Marshall BJ. Unidentified curved bacilli on gastric epithelium in active chronic gastritis. Lancet 1983

- Malaty HM. Epidemiology of Helicobacter pylori. Best Pract Res Clin Gastroenterol 2007.

- Saad R, Chey W. A clinician's guide to managing Helicobacter pylori infection. Clev Clin J Med 2005.

- Otero W, Gómez M, Trespalacios AA. Helicobacter pylori: después de todo. Temas escogidos de gastroenterología. Asociación Colombiana de Gastroenterología 2007.]

- Muhsen K, Cohen D. Helicobacter pylori infection and iron stores: a systematic review and metatanalysis. Helicobacter 2008

- Vakil N, Megraud F. Eradication therapy for Helicobacter pylori. Gastroenterology 2007

- Ishack RAH, Awad GAS, Mortada ND, Nour SAK. Preparation in vitro and in vivo evaluation of stomach specific metronidazole loaded alginate beads as local anti Helicobacter pylori therapy. J Control release 2007

- Graham DY, Shiotani A. New concepts of resistance in the treatment of Helicobacter pylori infections. Nature Clin Pract Gastroenterol Hepatol 2008

- Sugimoto M, Furuta T, Shirai N, Chise K, Masafumi N, Mutsuhiro I, et al. Evidence that the degree and duration ofacid suppression are related to Helicobacter pylori eradication by triple therapy. Helicobacter 2007

- Villoria A, García P, Clavet X, Gisbert JP, Vergara EM. Meta-analysis: high-dose proton pump inhibitors vs. Standard dose in triple therapy for Helicobacter pylori eradication. Aliment Phramacol Ther 2008.

- Daghaghzadeh, H, Hasan M, Karimi S, Raisi M. One-week versus two-week furazolidone-based quadruple therapy as the first-line treatment for Helicobacter pylori. J Gastroenterol Hepatol 2007.

- Zaterka S, Eisig JN. Quadruple therapy with furazolidone for retreatment in patients with peptic ulcer disease. World J Gastroenterol 2008.

- Di Caro S, Franceschi F, Mariani A, Thompson F, Raimondo D, Masci E, Testoni A, et al. Second line levofloxacin based triple schemes for Helicobacter pylori eradication. Dig Liv Dis 2009

- Ramteke S, Ganeh N, Bhattachrya S, Hain NK. Amoxicillin, clarithromycin, and omeprazole based targeted nanoparticles for the treatment of H. pylori. J Drugs Targ 2009

- Center for Disease Control and Prevention (CDC). 2013. Incidence and trends of infection with pathogens transmitted commonly through foodfoodborne diseases active surveillance network, 10 US, sites, 1996-2012.

- Fernández, H; Vera, F; Villanueva, MP. Especies de Arcobracter y Campylobacter en aves y mamíferos del sur de Chile. Arch. Med. Vet. 2007.

- García, P; Valenzuela, N; Rodríguez, M; León, E; Fernández, H. 2009. Susceptibilidad antimicrobiana de Campylobacter jejuni aislado de coprocultivos en Santiago de Chile. Rev. Chil. Infect. 26,(6): 511-514. 8. Ge, Z; Schauer, D; Fox, J. 2008.

- Hughes, L; Bennett, M; Coffey, P; Elliott, P; Jones, T; Jones, R; Lahuerta-Marin, A; Leatherbarrow, A; Mc Niffe, K; Norman, D; Williams, N; Chantrey, J. 2009.

- Silva, J.; Leite, D.; Fernnades, M.; Mena, C.; Gibbs, P.; Teixeira, P. Campylobacter spp. as a foodborne pathogen: a review. Front Microbiol. 2, 2011.

- Talukder, K; Aslam, M; Islam, Z; Azmi, I; Duttad, D. Prevalence of virulence genes and cytolethal distending toxin production in Campylobacter jejuni isolates from diarrheal patients in Blangladesh. J. Clin Microbiol. 2008.

CAPITULO 12

BACTERIAS QUE NO SE RELACIONAN CON LA COLORACION

BACTERIAS QUE NO SE RELACIONAN CON LA COLORACION DE GRAM

Mycobacterium (bacilos acidoalcoholresistentes o BAAR)

Borrellia (espirales)

Treponemas (espirales)

Leptospira (espirales)

Micoplasma (sin pared celular)

Rickettsia (bacterias intracelulares)

Chlamydia (bacterias intracelulares)

Mycobacterium

Mycobacterium es el único género de la familia de las bacterias Mycobacteriaceae. Mycobacterium deriva del griego "myces" (hongo o cera) y "bakterium" (pequeña varilla). Su significado literal es entonces: bacilo parecido a un hongo. El género Mycobacterium está formado por bacilos aerobios, inmóviles y no esporulados con un tamaño de 0,2 a 0,6 x 1 a 10 μm. Causan enfermedades en los seres humanos como: tuberculosis y lepra.

CLASIFICACIÓN:

El género Mycobacterium ha sido clasificado de muy diversas maneras y para ello se han tomado en cuenta desde factores bioquímicos, físicos, capacidad de ácido resistencia, presencia de ácidos micólicos, de guanosina y citosina, etc.

La mayoría de las especies son de vida libre en la tierra y el agua pero para unas pocas especies tienen como hábitat el tejido infectado de animales de sangre caliente. Básicamente se consideran tres tipos de infecciones causadas en el ser humano por Mycobacterium: tuberculosis, lepra y micobacteriosis, aquí se encuadran una serie de enfermedades infecciosas humanas ocasionadas por micobacterias diferentes a Mycobacterium tuberculosis y M. leprae.

Desde el punto de vista clínico y por su importancia en el ser humano la clasificación más simple es:

<u>Micobacterias tuberculosas (MT)</u>:

1. Complejo M. tuberculosis (mt): conformado a su vez por:

✓ Mycobacterium tuberculosis
✓ M. bovis
✓ M. africanum
✓ M. microti
✓ M. canettii

Micobacterias no tuberculosas (MNT):

1. Complejo Mycobacterium avium (MAC): constituido por:

   ✓ Mycobacterium kansasii
   ✓ Mycobacterium marinum.

Otras MNT patógenas son Mycobacterium abscessus, Mycobacterium chelonae y Mycobacterium fortuitum . Se caracterizan por ser de rápido crecimiento.

Mycobacterium tuberculosis

Mycobacterium tuberculosis son bacterias aerobias, no móviles, forma bacilar que pueden formar filamentos ramificados; tienen ácido-alcohol resistencia, no producen endosporas ni cápsulas y de crecimiento lento. Suelen considerarse grampositivas. Aunque las micobacterias no encajan en la categoría de coloración Gram para su identificación, y solo desde un punto de vista empírico (por la respuesta frente al colorante violeta de genciana) se ubicarían como Gram-positivas.
 M. tuberculosis es el agente causal de la tuberculosis humana. Es capaz de sobrevivir durante meses en el esputo mantenido en un lugar fresco y oscuro, y durante semanas en materiales como alfombras, piso de madera, papel o ropa, e incluso en cadáveres. Resiste muy bien al frío, a la congelación y a la desecación, pero es muy sensible al calor, a la luz solar y a la luz ultravioleta.

<u>Pared celular de Mycobacterium tuberculosis</u>: para explicar muchos fenómenos relacionados al germen es necesario establecer que su pared celular es diferente al de las otras bacterias y esto le proporciona características únicas en la patogenicidad, características tintoriales en el laboratorio y resistencia a factores ambientales, antisépticos y desinfectantes
La membrana citoplasmática está cubierta por una capa extensa de peptidoglicanos unidos a polisacáridos, los cuales se encuentran esterificados con los ácidos micólicos y constituyen el 60% del peso de la pared celular, esta estructura le da una apariencia cerosa y alta hidrofobicidad, que le confiere resistencia a detergentes y a varios antibióticos y le da afinidad por la tinción ácido alcohol resistente de Ziehl Neelsen y Kinyoun.

Las cadenas de péptidos son antígenos responsables de la estimulación de la respuesta inmune celular del hospedero.

Los ácidos micólicos forman complejos de apariencia acordonada cuando se unen a carbohidratos. Los sulfolípidos inhiben la fusión fago-lisosomal y se consideran indicadores de virulencia, ya que las cepas no virulentas carecen de sulfolípidos. La envoltura celular también incluye adhesinas.

Debido a esta complejidad de la pared y a la exigencia nutricional, M. tuberculosis crece lentamente, se dividen cada 12 a 24 horas y se necesitan hasta 8 semanas antes de poder detectar el crecimiento en los cultivos sólidos de laboratorio.

FACTORES DE VIRULENCIA:

En los últimos años se han detectado varios factores inherentes a la sobrevida intracelular de Mycobacterium que podrían ser asumidos como factores de virulencia y explicar la patogenicidad de la bacteria, la mayoría de ellos tienden a evadir el sistema inmunitario del hospedero y mantenerse viable por largo tiempo dentro de las células fagocíticas. Tradicionalmente los principales factores de virulencia son proteínas codificadas por genes contenidos en el cromosoma bacteriano, plásmidos o bacteriófagos, en el caso de M. tuberculosis los lípidos de pared celular son considerados como atributos patogénicos importantes, pero ninguno en particular es considerado como un factor de virulencia esencial, pues la patogenia del bacilo parece ser un fenómeno multifactorial. Por ello, definir factores de virulencia como en otras bacterias resulta extremadamente complicado; sin embargo algunos de los mecanismos ya estudiados son:

- Glicolípidos, lipoglicanos y polisacáridos: son de naturaleza lipídica y confieren protección en diferentes ambientes adversos como la temperatura, sequedad o humedad, etc.
- Lipoproteínas: que se opondrían a la secreción de ciertos péptidos antimicrobianos por parte de células epiteliales de pulmón, los cuales son capaces de eliminar a la micobacteria. Este está ligado a factores de resistencia natural y puede variar entre individuos debido a polimorfismos genéticos. Las lipoproteínas en combinación con la proteína Hspx, inhibirían ciertas respuestas del macrófago, del factor de necrosis tumoral (IFN-γ), particularmente aquellas relacionadas a la expresión de MHC-II y la presentación de antígenos. Esta inhibición promovería la evasión del M. tuberculosis a la respuesta

inmunitaria mediada por las células T, lo que implica la persistencia de la infección.

- La OmpA: proteína de la familia de las porinas y encontrada en un tipo de M. tuberculosis sería un factor importante de la bacteria que le permitiría sobrevivir en pH ácido, que es el pH dentro del macrófago.
- Lipoarabinomanano y los fosfatidilinositol manósidos: participan en la inhibición de la activación de los macrófagos infectados y de esta manera son los mayores contribuyentes a la evasión de M. tuberculosis a la respuesta inmune del hospedero.
- Formas de resistencia: el estado de latencia se considera como factor de virulencia debido a que en condiciones adversas (ambientales, nutricionales, o dentro del hospedero) la bacteria puede entrar en estado de latencia y volver a su estado de viabilidad total cuando las condiciones hayan mejorado o desaparecido.

PATOGENESIS:

La tuberculosis (TB) es una enfermedad sistémica, causada por el complejo Mycobacterium tuberculosis, es crónica y afecta al sistema respiratorio (85%), pero afecta también a otros órganos y tejidos. Se adquiere primordialmente por vía aérea.

La tuberculosis es una de las enfermedades infecciosas de mayor mortalidad en el mundo. De acuerdo a Global tuberculosis WHO Report: 9 millones de personas desarrollaron la enfermedad y 1.5 millones fallecieron en el año 2014.

Los individuos inmunodeprimidos, especialmente HIV positivos, son altamente susceptibles, así como pacientes con   diabetes mellitus, desnutridos y en terapias inmunosupresoras. Se han sugerido factores genéticos y ambientales como causa del desarrollo de la enfermedad.

La infección primaria ocurre por inhalación del microorganismo en aerosoles desde una persona infectada. Las bacterias ingresan al macrófago de manera eficiente porque son opsonizadas con moléculas de complemento (C3b), inmunoglobulinas (IgG), proteína de unión a manosas (MBP), y el factor surfactante A (SPA). Los macrófagos conteniendo el germen se distribuyen a otras áreas pulmonares y a ganglios linfáticos regionales. La replicación de las micobacterias ocurre dentro de células fagocíticas en vías aéreas terminales: bronquiolos pequeños y alveolos, provocando una lesión primaria o tubérculo.

En este momento de la infección primaria, las células T activadas producen citocinas, IFN-g y factor de necrosis tumoral alfa (TNFa). El IFN-g activa los macrófagos, que producen entonces óxido nítrico (NO), todas estas acciones inmunitarias contribuye a controlar la infección, las bacterias detienen su replicación y algunas son destruidas por acción del NO y se desarrollan granulomas. En individuos con factores de riesgo ya anotados se produce la caseificación, que consiste en la licuefacción de un granuloma con la formación de una cavidad en la que los bacilos se multiplican activamente.

En la mayoría de casos, las micobacterias colonizan a sus huéspedes sin que estos muestren signos de enfermedad. Esto es una primo infección, que permite desarrollar una respuesta inmune creando células de memoria que mantienen vigilancia específica sobre el microorganismo. Los síntomas – si existen- son tos productiva, fiebre en picos, diaforesis nocturna, decaimiento, anorexia y pérdida de peso. Debe descartarse la infección tuberculosa ante la presencia de una tos que persista más de 3 semanas, especialmente en aquellos grupos con más riesgo: niños, ancianos, inmunodeprimidos o en caso de hacinamiento de personas.

Alrededor del 10% de los infectados desarrollan la enfermedad activa, la mayor parte en el transcurso de los dos primeros años posteriores. Una lesión caseosa puede abrirse y descargar su contenido, creando una cavidad que daña el parénquima pulmonar y puede facilitar su dispersión, a través de las vías linfática y hematógena a: riñones (en la mayoría de casos), hígado, bazo, hueso o meninges. Los signos y síntomas dependen del órgano o tejido afectado.

La manera para evaluar la respuesta del paciente a la exposición de la bacteria es mediante la prueba cutánea de la tuberculina. Usualmente la prueba de la tuberculina es positiva después de 3 a 4 semanas de la exposición y la positividad solo indica contacto previo con Mycobacterium, pero no denota una infección activa, además de que la vacuna profiláctica con el bacilo de Calmette-Guérin (BCG) también positiviza la prueba.

Los síntomas de la tuberculosis pulmonar activa son generales como la astenia , anorexia, pérdida de peso, febrícula vespertina y diaforesis nocturna, que se presentan de manera precoz; entre los síntomas respiratorios, el más frecuente es la tos productiva(que puede ser escasa o abundante, de color blanquecino y aspecto purulento), la hemoptisis es más tardía e incluso puede faltar, puede oscilar desde un esputo ligeramente teñido de rojo hasta la sangre pura (hemoptisis franca) la disnea se presenta especialmente en las formas graves, y puede oscilar desde disnea de medianos esfuerzos hasta la disnea de reposo, el dolor torácico que puede deberse a la tos o a pleuritis asociada.

La tuberculosis renal le sigue en frecuencia a la pulmonar, es una enfermedad de evolución crónica, que puede llegar a comprometer ambos riñones, con la consecuente insuficiencia renal. Mycobacterium tuberculosis llega a los riñones por vía hematógena y, excepcionalmente, linfática. Los bacilos se ubican en la zona córtico-medular en forma de granulomas y, en la mayoría de los casos, no producen enfermedad renal. Sin embargo, igual que en la pulmonar pueden reactivarse luego de 10 a 12 años y ocasionar la enfermedad tuberculosa que puede progresar hasta la destrucción del parénquima renal. La enfermedad tiene un curso insidioso y los pacientes por lo general presentan disuria, hematuria, polaquiuria, urgencia miccional y lumbalgia. La mayoría de diagnósticos de tuberculosis renal son hallazgos de laboratorio cuando los sedimentos de orina presentan leucocituria o hematuria, y los cultivos son reiteradamente negativos para otros gérmenes.

Existen formas inusuales de TB: la forma adenopática es relativamente frecuente, la TB miliar y meníngea son generalmente de extraordinaria gravedad. La TB miliar representa el 0,6% de la TB activa y el 11% de la extrapulmonar con una mortalidad que oscila entre el 25 y el 50%; la TB pancreática o costal es excepcional; y otras formas de TB se pueden presentar de manera ocasional en prácticamente todos los tejidos y órganos del ser humano.

En los pacientes infectados por el VIH, la tuberculosis extrapulmonar adquirió tal importancia que se la incluyó como enfermedad definitoria de SIDA y hoy la dualidad TB/SIDA es muy frecuente.

Mycobacterium bovis

La Mycobacterium bovis (M. bovis) es otra Mycobacterium que puede causar enfermedad de tuberculosis en los seres humanos. La M. bovis se encuentra con más frecuencia en el ganado vacuno. En las personas, M. bovis causa la tuberculosis que puede afectar los pulmones, los ganglios linfáticos y otros órganos y tejidos en menor grado. Sin embargo, como ocurre con la M. tuberculosis, no todas las personas infectadas con M. bovis se enferman. Las personas infectadas no tienen síntomas y no pueden contagiar con tuberculosis a otras. Sin embargo, algunas personas con infección pueden presentar más adelante la enfermedad de tuberculosis.

Generalmente, las personas se infectan con M. bovis al comer o beber productos lácteos contaminados no pasteurizados. El proceso de pasteurización elimina la M. bovis de los productos lácteos. La infección también se produce por contacto directo con una herida, o al inhalar la bacteria exhalada al aire por animales infectados con M. bovis. La transmisión directa de los animales a los seres humanos a través del aire es rara, pero la M. bovis se puede propagar directamente de persona a persona por vía aérea al toser o estornudar.

La sintomatología es similar a la causada por M. tuberculosis.

OTRAS MICOBACTERIAS

Las micobacterias no-Tuberculosis (NTM), entre ellas M. avium, M. ovis, M. arupense, son potenciales patógenos para el humano. Su hábitat se encuentra en el medio ambiente: diversos tipos de agua, tierra, sistemas de conducción, animales domésticos y silvestres, y aparato digestivo.

En las dos últimas décadas se contemplan como infecciones emergentes, en especial en individuos inmunocomprometidos.
Las formas clínicas de los casos son muy heterogéneas: formas pulmonares progresivas, linfadenitis, afecciones de piel y tejidos blandos y diseminación.

DIAGNÓSTICO MICROBIOLÓGICO:

La detección microscópica de los bacilos acidorresistentes (BAAR) en muestras clínicas es el método más rápido para confirmar una infección por micobacterias. La muestra clínica se tiñe con Ziehl-Neelsen. La sensibilidad de la microscopía está entre 30 y 50% (se requieren al menos 5 000 bacilos/ml de esputo para que la microscopía resulte positiva) y la especificidad alrededor del 95%. Dado que la eliminación de bacilos puede ser discontinua, se recomienda el procesamiento de varias muestras para aumentar la sensibilidad de la observación microscópica directa. Es una técnica sencilla y de bajo costo. La microscopía de fluorescencia con auramina o rodamina ofrece un 10% más de sensibilidad, pero es más costosa.

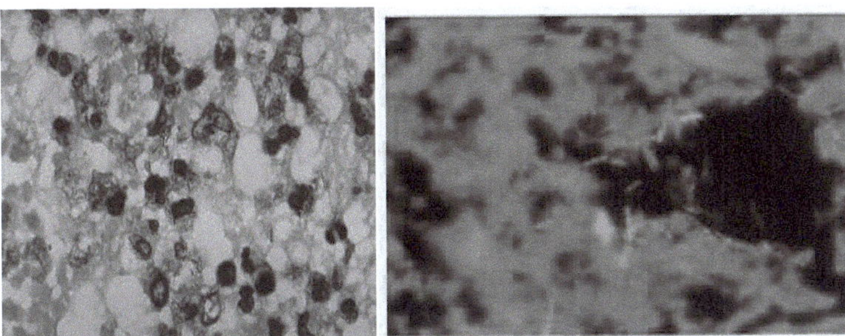

<u>Los cultivos</u> siguen siendo los métodos más sensibles (pueden detectar entre 10 y 100 bacilos/ml de esputo). Las muestras se inoculan en medios con huevo (Lowenstein-Jensen) y con agar (Middle-brook), pero la proliferación in vitro de las micobacterias se ve dificultada por su velocidad de crecimiento y esta prueba toma un tiempo prolongado de aproximadamente 4-8 semanas hasta observar colonias, además para evitar el crecimiento de otros gérmenes- muy frecuente en esputo u orina, por ejemplo- las muestras que vayan a cultivarse deben tratarse con reactivos descontaminantes para evitar la confusión con otras bacterias de crecimiento rápido.

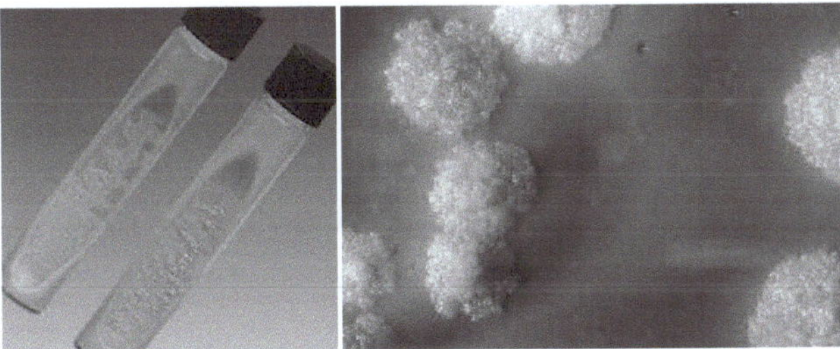

Los caldos de cultivo facilitan el crecimiento de la bacteria acortando el tiempo de crecimiento a tan solo 10-14 días. Los medios líquidos son más sensibles que los sólidos y son más rápidos porque los frascos con medio líquido Middlebrook 7H9 modificado (denominado Middlebrook

7H12) está marcado con un isótopo del carbono, y el crecimiento bacteriano se mide en función de la radiactividad emitida. En la actualidad se ha superado el riesgo de la radioactividad y la identificación es cromatográfica mediante análisis de los ácidos micólicos a través de un sensor de
fluorescencia.

La indicación para realizar cultivos son:

- Pacientes que presenten dos series de tres baciloscopías negativas
- Pacientes con VIH/SIDA
- Pacientes con TB extrapulmonar
- Casos con fracaso al tratamiento, recaída o segundo abandono al tratamiento

Se recomienda la combinación de medios sólidos y líquidos, especialmente en muestras con escaso número de bacilos.

<u>Amplificación de ácidos nucleicos</u> o reacción en cadena de la polimerasa (PCR): son más rápidas y sensibles que el cultivo y existen técnicas que diferencian las distintas micobacterias, siendo de especial interés en los casos de adenitis tuberculosa; sin embargo pueden aparecer falsos negativos por escaso número de micobacterias o presencia de inhibidores de la reacción y falsos positivos por contaminación de amplificados de pruebas previas. Sigue siendo una prueba de mediana complejidad y costo.

Las pruebas directas de detección de ácidos nucleicos de Mycobacterium tuberculosis en muestras clínicas y no sobre los cultivos han sido últimamente estudiadas y en teoría serían capaces de detectar la presencia de micobacterias, aunque se hallen en pequeñas cantidades en la muestra, pero sigue en discusión si son tan sensibles como los medios de cultivo líquido. Evidentemente son más sensibles que las baciloscopias y más rápidos que los cultivos.

<u>Adenosindeaminasa (ADA):</u> es una enzima que se ha considerado útil su medición en líquido pleural como un elemento más de diagnóstico diferencial entre las enfermedades que cursan con derrame pleural. Se ha demostrado la existencia de títulos altos en el caso de pleuresías tuberculosas, mientras que en las neoplasias éstos son bajos. La actividad de ADA aumenta solamente en efusiones pleurales linfocíticas de origen tuberculoso.

Detección del IFN-γ: liberado como respuesta a la estimulación in vitro de las células T sensibilizadas presentes en sangre periférica con antígenos específicos de M. tuberculosis. Los antígenos empleados están presentes en el complejo M. tuberculosis pero ausentes tanto en la vacuna antituberculosa como en otras micobacterias ambientales (excepto en M. kansasii , M. marinum y M. szulgai). Por lo tanto, estas técnicas discriminan a los individuos infectados por M. tuberculosis de los que han recibido la vacuna antituberculosa y de los expuestos a otras micobacterias. Además, incorporan controles para detectar la anergia y excluir así los falsos negativos. Esta técnica reemplaza con éxito a la tuberculina por su mayor especificidad para discriminar infección de enfermedad.

Las técnicas cromatográficas para el análisis de los ésteres de ácidos micólicos permiten realizar una identificación rápida, precisa y reproducible. La cromatografía líquida de alta eficiencia (HPLC) es la más eficiente, no obstante se requiere de abundante masa de bacterias para poder realizarlas lo que implica que se necesita más tiempo hasta conseguir que el cultivo alcance la suficiente masa, además son técnicas complejas, que requieren una infraestructura costosa y un gran entrenamiento del personal.

Técnicas serológicas: los tipos de antígenos de micobacterias utilizados para el diagnóstico serológico mediante técnicas de enzimoinmunoanálisis son de naturaleza proteica como el derivado proteínico purificado o PPD o de naturaleza lipídica, por lo que son muy poco específicas y pueden detectar anticuerpos contra el bacilo de la vacuna o de otras micobacterias no patógenas por lo que en la actualidad no se reconoce utilidad diagnóstica clara a ninguna determinación serológica.

ESTUDIOS DE SENSIBILIDAD:

Para estudiar la sensibilidad a los antibacterianos de las micobacterias, se emplea el método de las proporciones, que consiste en comparar el número de colonias que crecen en un medio con la droga a investigar y el número de colonias que crecen en el mismo medio sin la droga. Si el número de colonias en el primero no llega al 1% del segundo, la droga se considera efectiva.
La realización del antibiograma en medios líquidos se considera mejor que en medios sólidos por su relativa sencillez, reproducibilidad y rapidez, ya que los resultados pueden obtenerse en 5-10 días, frente a 3 semanas que requieren los medios sólidos. Los estudios se realizan fre   e a los 4

tuberculostáticos principales: isoniacida, estreptomicina, rifampicina y etambutol.

También es posible estudiar la sensibilidad a partir de pruebas moleculares determinando genes de resistencia: se han descrito diversos genes cuya mutación se asocia con la resistencia a drogas. Se han desarrollado múltiples métodos moleculares para detectar la posible existencia de estos mecanismos de resistencia a la isoniacida, etambutol , rifampicina y estreptomicina.

La finalidad de los estudios de sensibilidad es predecir, si la cepa aislada responderá al tratamiento antibacteriano convencional o si presenta algún mecanismo de resistencia que indica que una determinada droga no va a ser efectiva.

La indicación para realizar pruebas de sensibilidad son:

1. Estudios con fines epidemiológicos para establecer resistencias primarias y se realizan periódicamente bajo la coordinación de los programas de control de tuberculosis.

2. Estudios de sensibilidad individualizados: en los siguientes casos:

✓ Pacientes previamente tratados sin respuesta al tratamiento
✓ Pacientes con baciloscopia positiva luego de que ya se negativizó con el tratamiento.
✓ Cuando el examen microscópico no se negativiza tras los 2-3 primeros meses de tratamiento.
✓ Cuando el cultivo de esputo no se negativiza a los 6 meses de tratamiento.
✓ Pacientes infectados por cepas conocidas como resistentes a algún fármaco.
✓ Todos los pacientes tuberculosos VIH positivos
✓ Todos los pacientes menores de 15 años.

La imagenología permite observar lesiones como: cavernas en lóbulos superiores, condensaciones pulmonares, derrame pleural, imagen miliar, ensanchamiento mediastinal y cavernas en lóbulos inferiores (frecuentes en inmunosuprimidos).

TRATAMIENTO:

El manejo terapéutico de la tuberculosis cambió, de manera radical, después de la aparición del SIDA, y la resistencia creciente de Mycobacterium ante los fármacos de elección. En 2013, a nivel mundial, el 3.5% de los casos nuevos y 20.5% de los tratados previamente, presentaron multidrogo resistencia(MDR-TB) por tratamientos ineficientes o no cumplidos que derivaron finalmente como mutaciones cromosómicas en genes blanco (resistencia a isoniacida, rifampicina y en menor proporción al etambutol); y un 9.0% de estos pacientes, presentó "tuberculosis extremadamente resistente" (XDR-TB - Extensively Drug Resistance), que se define como "la resistencia a rifampicina e isoniazida + cualquier quinolona + al menos un agente inyectable de segunda línea, como capreomicina, amikacina, kanamicina". (WHO, 2009).

En el Ecuador, el Ministerio de Salud Pública, a través de Programa Nacional contra la Tuberculosis, "trabaja por disminuir la tasa de la enfermedad y evitar que el paciente abandone el tratamiento, que en ocasiones puede durar hasta dos años", y para ello ha implementado al menos dos esquemas de tratamiento:

ESQUEMA UNO: La fase inicial dura aproximadamente 2 meses (50 dosis), se administran diariamente (5 días por semana): isoniacida, rifampicina, pirazinamida y etambutol.
La fase de consolidación dura 4 meses (50 dosis), se administran 3 días por semana: isoniacida y rifampicina.

ESQUEMA DOS: la fase inicial dura aproximadamente 3 meses: 2 meses (50 dosis), se administran diariamente (5 dosis x semana): isoniacida, rifampicina, pirazinamida, etambutol y estreptomicina y 1 mes (25 dosis), se administran diariamente (5 dosis x semana): isoniacida, rifampicina, pirazinamida, etambutol.
La fase de consolidación dura 5 meses (60 dosis), se administran 3 veces por semana: isoniacida, rifampicina y etambutol.

El esquema DOS está indicado para todos los casos pulmonares o extrapulmonares antes tratados, confirmados con baciloscopía (cultivo o histopatología), específicamente.

PREVENCIÓN:

La vacuna actual, Bacille Calmette–Guérin (BCG) previene las complicaciones invasivas de la tuberculosis en la niñez, como la tuberculosis miliar, pero en el adulto la protección que ofrece contra la enfermedad pulmonar es variable, probablemente debido a la capacidad de las micobacterias patógenas para impedir la respuesta efectiva del hospedero.

En el caso de M. bovis, la fuente más comúnmente reportada de la infección es el consumo de productos lácteos no pasteurizados como la leche y el queso, por lo que éstos no se deberían consumir.

Mycobacterium leprae

Fue descubierta en 1874 por G. Armauer Hansen en Noruega, es un bacilo ácido-alcohol resistente, inmóvil, sin cápsula y sin esporas, mide entre 1 y 7 micras y un espesor entre 0,3-0,5 micras. Es intracelular y pleomórficos. Este organismo no ha podido ser multiplicado exitosamente en un medio de cultivo, pero sí se ha logrado su crecimiento en la almohadilla plantar del ratón y en el armadillo. Es la bacteria que causa la lepra o "enfermedad de Hansen".

La pared es similar a la de las otras micobacterias y está compuesta por: ácidos grasos, ácidos micólicos, ceras, polisacáridos y proteínas. Los lípidos son aproximadamente 40% de los compuestos de la pared. Estos lípidos confieren una alta resistencia a la pared bacteriana frente a los agentes externos y son la causa de su patogenia.

El análisis comparativo de citosina más guanina sugiere que M. tuberculosis y M. leprae derivan de un ancestro común, pero que muchos de los genes presentes en M. tuberculosis en el genoma de M. leprae se han perdido.

FACTORES DE VIRULENCIA:

El bacilo de la lepra no es muy virulento; sin embargo posee mecanismos de evasión muy eficaces que impide que sea fagocitado, y serían:

- Glicolípidos fenólicos de los que se rodearían cuando ingresan al ser humano, capaces de capturar los radicales libres producidos por los macrófagos.
- Lipoarabinomanano que bloquea la capacidad de respuesta de los macrófagos a los efectos activantes del interferón gamma perdiendo las células infectadas su capacidad para presentar antígenos. El lipoarabinomanano, junto con el PGL-1 de la pared celular han sido responsabilizados de la falta de respuesta de los linfocitos y macrófagos en la anergia de la forma lepromatosa. Estos dos componentes constituyen los factores de virulencia más importantes.
- Además, M. Leprae posee la habilidad de escapar de los fagosomas para multiplicarse en el citoplasma

También se considera que la inmunidad celular disminuida en el hospedero facilita la infección.

PATOGENESIS:

El contagio es de persona a persona a través de las vías respiratorias superiores, una descarga nasal de un enfermo con lepra lepromatosa contiene aproximadamente 100 millones de bacilos por ml, y pueden permanecer viables varios días en las secreciones desecadas. A partir de éstos se contaminaría la piel de los contactos íntimos; la diseminación a través de la piel es menos importante; sin embargo, estudios aislados pero muy importantes sugieren otras vías de trasmisión: Argaw y colaboradores demostraron que la infección se puede trasmitir por contaminación ambiental o por un vector a partir de pacientes infectados y Naafs propone que la piel puede ser el área del cuerpo más importante para la entrada del M. leprae. En cualquiera de los casos se considera como condición básica que el contacto con pacientes con lepra lepromatosa , multibacilares y sin tratamiento debe ser cercano y prolongado. Además, solo sufre la enfermedad quien tiene un trastorno de su inmunidad celular que le impide destruir los bacilos, e incluso se piensa que puede haber predisposición genética.

El contagio suele producirse durante la infancia o adolescencia. El único reservorio es el hombre.

Es una enfermedad infecciosa crónica como vimos escasamente contagiosa- debe reunir el sujeto pasivo varias condiciones- con afectación de los nervios periféricos, piel y en ocasiones otros órganos.

El período de incubación es muy variable aunque se estima que puede ser entre dos y siete años.

El comienzo del cuadro clínico es insidioso que se caracteriza por la inespecificidad de las

lesiones histológicas y escasos síntomas generales. Se distinguen tres formas clínicas de lepra:

<u>Lepra tuberculoide:</u> en esta etapa la sintomatología es escasa: manchas hipopigmentadas, anestésicas, con bordes elevados y eritematosos. Se encuentra afectación asimétrica de troncos nerviosos periféricos, no existen síntomas y signos respiratorios. La reacción de la lepromina o Mitsuda es positiva. Si la inmunidad celular del individuo es deficitaria por cualquier razón, evolucionará hacia lepra lepromatosa (LL)

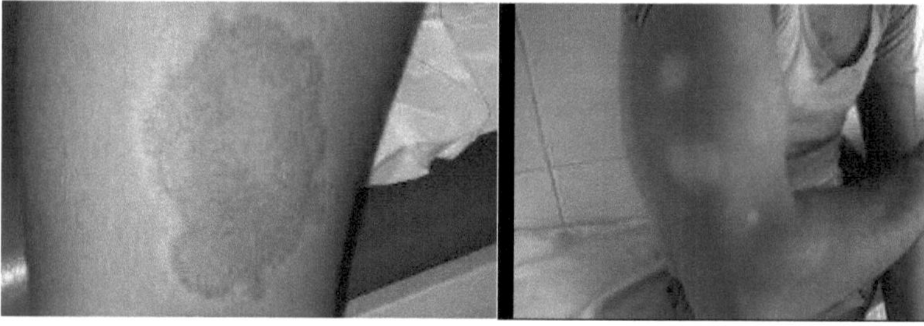

Tomado de: sgm.ac.uk   **Tomado de: sanar.org**

<u>Lepra lepromatosa:</u> es el otro extremo de la sintomatología, el paciente tiene nódulos cutáneos simétricos, placas y dermis engrosada. Como el bacilo crece mejor a temperaturas bajas, las áreas frías del cuerpo como nariz, lóbulo de la oreja, son las áreas más afectadas. Se manifiesta como manchas o placas hipopigmentadas, rojizas, cobrizas, nódulos e infiltración difusa generalizada; las lesiones están asociadas a anestesia, alopecia y anhidrosis. La localización más frecuente es en cara, tronco y extremidades. Puede haber infiltración difusa generalizada o zonas con trastornos de la sensibilidad sin lesión dermatológica. Lesiones de los nervios periféricos, con manifestaciones de pérdida de la sensibilidad y fuerza en manos, pies y cara. La mucosa nasal infiltrada por estos microorganismos, provocará una congestión nasal crónica y epistaxis. La progresión de este proceso- raro en la actualidad por tratamiento antibiótico- puede llevar a la destrucción del tabique nasal y deformidades de cara y manos. La reacción de la lepromina o reacción de Mitsuda es negativa.

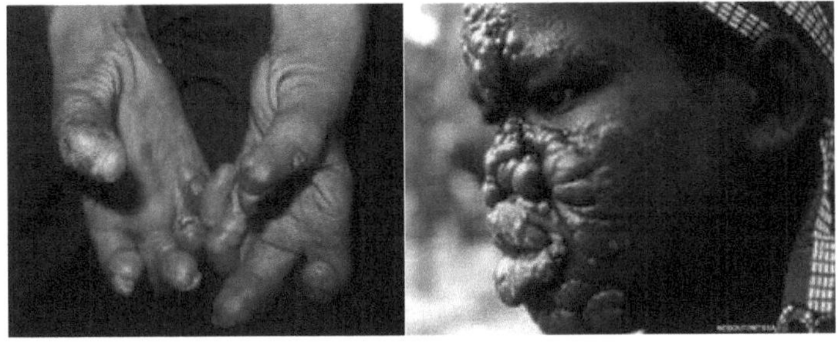

Tomado de: emedicinescape.com   **Tomado de: cmcmurillo.wikispaces.com**

<u>Lepra borderline</u>: es una forma intermedia, entre lepromatosa y tuberculoide, compartiendo formas clínicas de una y otra. La lepromina es positiva.

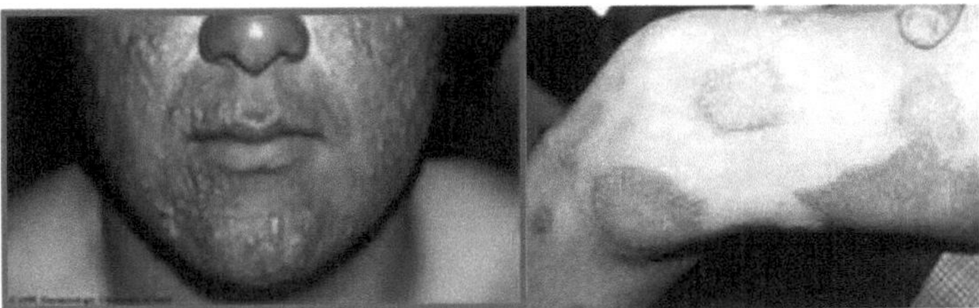

Tomado de: sanar.org

DIAGNÓSTICO MICROBIOLÓGICO:

Búsqueda de la bacteria mediante examen directo de micobacterias, a partir de raspados con hoja de bisturí de la mucosa nasal, o biopsia de la piel o del lóbulo de la oreja. Se fija éste y se colorea con el método de Ziehl-Neelsen para detectar BAAR (Bacilo Acido Alcohol Resistente). En la lepra tuberculoide las lesiones son paucibacilares y generalmente son reportadas como negativas.

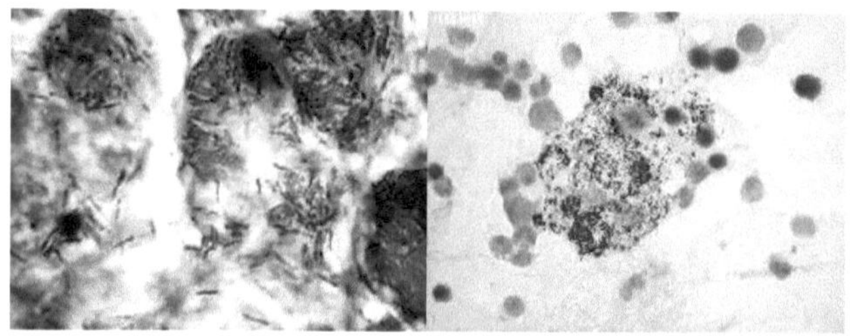

La reacción de Mitsuda consiste en inyectar 0.1 ml en forma intradérmica de preparados de lesiones humanas (Mitsuda H), o de lesiones de armadillo (Mitsuda A), y la lectura se hace a las 4 semanas. Una pápula endurecida y eritematosa en el sitio de la inyección se considera positiva.

- Sin induración: negativa
- 1-2 mm, ±   dudosa
- 3-5 mm   +
- Más de 5 mm   ++
- Con úlcera   +++

FORMA CLÍNICA	BACILOS EN MUCOSA NASAL	LEPROMINA (MITSUDA)
Tuberculoide	Negativo	Positivo
Lepromatoso	Positivo	Negativo
Borderline	Variable	Positivo

Las pruebas inmunológicas son muy limitadas y solo presentan mayor sensibilidad cuando los pacientes son multibacilares: la detección de antígenos en fase temprana o anticuerpos tienen limitaciones metodológicas y no ofrecen altos niveles de sensibilidad o especificidad.

TRATAMIENTO:

Mycobacterium leprae es sensible a las dapsonas, en combinación con rifampicina y clofazimina, con aplicación simultánea durante 18 meses y según las recomendaciones médicas actuales, el tratamiento de la enfermedad puede prolongarse hasta dos años.

La medida preventiva más importante consiste en evitar el contacto físico cercano y prolongado con personas enfermas, y sin tratamiento antibacteriano. Los pacientes dejan de contagiar la enfermedad tras un tratamiento a largo plazo. A los hijos de pacientes hansenianos se les administra quimioprofilaxis con dapsona hasta que los padres se vuelven no infecciosos.
 La vacunación en personas sanas pero expuestas con BCG (Bacillus Calmette-Guérin) en áreas endémicas es muy controversial y muchos estudios afirman que la ayuda es parcial y de corto plazo.

Mycoplasma

La familia Mycoplasmataceae está constituido por dos géneros que infectan a humanos: Mycoplasma y Ureaplasma, a los que se les menciona simplemente como mycoplasmas. Los mycoplasmas son las bacterias más pequeñas de vida libre, su tamaño varía de 0.2 – 0.8 micrómetros, es anaerobio facultativo, excepto M. pneumoniae, el cual es un aerobio estricto. La característica típica que distingue al género mycoplasma de otras bacterias, es la falta de pared celular y por esta ausencia pueden asumir diversas formas: redondas, en forma de pera e incluso la forma filamentosa. La falta de pared celular obliga a que la bacteria requiera esteroles para la estabilidad de su membrana plasmática, que adquieren del entorno, por lo general como colesterol a partir de los hospederos. El nombre Mycoplasma, del griego mykes (hongo) y de plasma (formado), se propuso en la década de 1950, en sustitución de la expresión organismos similares a los de la pleuroneumonía (PPLO, Pleuropneumonia-like organisms, en inglés)

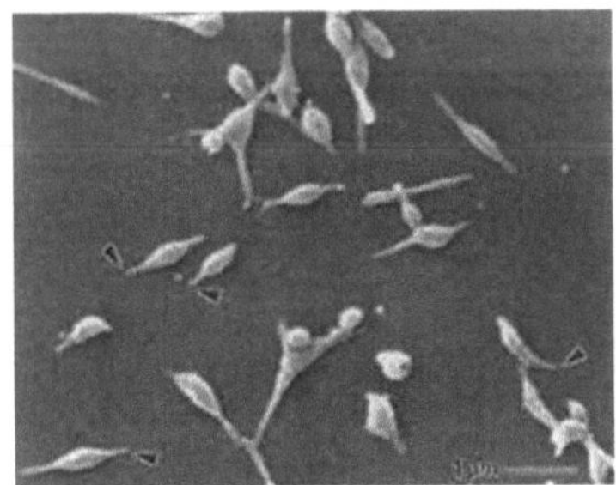

CLASIFICACIÓN:

A pesar que existen más de 100 especies reconocidas del género Mycoplasma., sólo cuatro son patógenos de seres humanos:

- ✓ Mycoplasma pneumoniae
- ✓ Mycoplasma hominis
- ✓ Ureaplasma urealyticum.
- ✓ Mycoplasma genitalium

Mycoplasma pneumoniae

En la actualidad, la infección por Mycoplasma pneumoniae es causa frecuente de infecciones respiratorias en niños y adultos.

FACTORES DE VIRULENCIA:

Todos los Mycoplasmas comparten los mismos factores de virulencia para el ser humano:

Proteínas de adherencia: La proteína de adherencia en M. pneumoniae se ha identificado como una proteína llamada P1. La adhesina P1 se localiza en la punta de las células bacterianas y se une con los residuos de ácido siálico localizados en las células epiteliales del hospedero. Las células de Mycoplasma pneumoniae suelen tener forma redondeada y poseen una extensión puntiaguda sobresaliente, en donde estaría ubicada la proteína involucrada en la adhesión a la célula huésped. En las otras especies de Mycoplasmas no ha sido establecida la naturaleza de la adhesinas. La colonización del tracto respiratorio por M. pneumoniae provoca el cese del movimiento ciliar defensivo de los pulmones lo cual se refleja en el desarrollo de una tos seca.

Productos metabólicos tóxicos: el peróxido de hidrógeno y el anión superóxido, son productos del metabolismo de mycoplasma que han sido implicados en la patogénesis de la enfermedad, por la acumulación de estos productos en los tejidos del hospedero, dañando a los tejidos del huésped.

Adicionalmente, el mycoplasma inhibe la actividad de la catalasa de la célula huésped, aumentando las concentraciones del peróxido.

Activación de macrófagos y estimulación de la producción de citocinas y la activación de linfocitos: los Mycoplasmas, en especial, M. pneumoniae se comporta como un super-antígeno y estimula los factores del huésped que pueden contribuir a la patogénesis, dañando los tejidos del hospedero.

PATOGENESIS:

La infección por M. pneumoniae se produce cuando los gérmenes son transportados desde un portador a una persona sana mediante gotitas de saliva, tos o estornudos. La infección puede ser asintomática hasta en un 20% de los casos, El período de incubación es de aproximadamente dos a tres semanas. Se observa gradualmente fiebre (menor a 38,5°), cefalea, malestar general, odinofagia y ronquera. Estas manifestaciones clínicas son inespecíficas por lo que se denominan a estas enfermedades como "neumonías atípicas". La neumonía, desarrollada no en todos los casos es generalmente leve pero de duración larga y raramente fatal. Algunos estudios han determinado que M. pneumoniae puede ser desencadenante de asma tanto en niños como adultos.

Conforme la infección avanza, los anticuerpos, en especial IgA juegan un rol importante en el control y erradicación de la infección.

DIAGNÓSTICO MICROBIOLÓGICO:

Al carecer de pared celular y por su pequeño tamaño las técnicas tintoriales de muestras de esputo no tienen utilidad práctica en el diagnóstico de micoplasmas.

Cultivo: el mycoplasma produce colonias de apariencia granular en forma de "huevo frito" en las placas de agar; luego de hasta tres semanas para desarrollarse por ser bacterias de lento crecimiento.

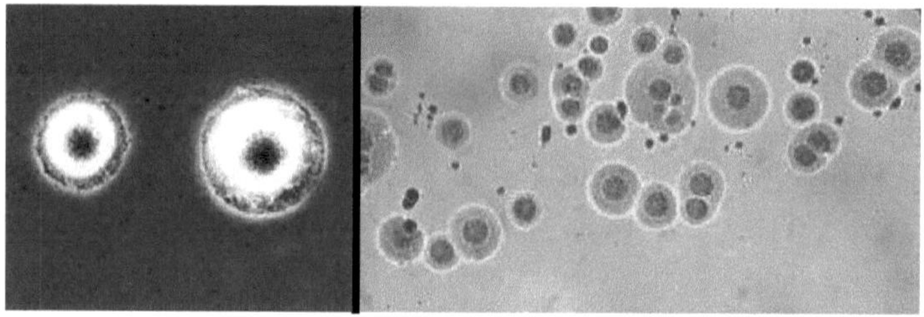

La tres especies principales de micoplasmas pueden ser diferenciadas por su habilidad bioquímica de metabolismo: si es capaz de metabolizar la glucosa es M. pneumoniae, si metaboliza la arginina es M. hominis y si es capaz de metabolizar la urea es U. urealyticum.

El diagnóstico serológico es más sensible y las pruebas que se utilizan son:

Fijación de complemento: presenta alta sensibilidad y especificidad; sin embargo, los títulos altos diagnósticos solo alcanzan su máximo después de 4 - 6 semanas de la infección. La seroconversión con un incremento de 4 veces el título inicial también es indicativo de una infección reciente. Los títulos elevados de anticuerpos pueden mantenerse hasta 1 año, por lo que no necesariamente indica que la infección esté actualmente presente.

Aglutininas en frío: las aglutininas en frío se denominan así porque son anticuerpos que aglutinan con eritrocitos humanos a 4°C pero no a 37°C. Estos anticuerpos se producen antes que los anticuerpos de la fijación del complemento y disminuyen sus niveles más rápidamente, lo que se consideran ventajas de este método; sin embargo y dentro de las desventajas es que las aglutininas en frío no son específicas para infecciones por M. pneumoniae, se positivizan también en mononucleosis infecciosa, influenza, y leucemia. Además no todos los pacientes con infección por M. pneumoniae desarrollan aglutininas en frío y solo alrededor del 50% los desarrollan.

Las imágenes radiográficas suelen ser muy específicas y precoces, incluso las anomalías pueden presentarse antes del inicio de los síntomas.

TRATAMIENTO:

El tratamiento antibiótico con macrólidos y tetraciclinas- en adultos- ha demostrado que acorta la duración de síntomas y disminuye la frecuencia de episodios de broncoespasmo, pero no disminuye ni evita el riesgo de contagio o transmisión a otras personas.

El uso de tratamiento antibiótico profiláctico en casos de epidemias por M. pneumoniae en ambientes cerrados, el uso de azitromicina profiláctica puede disminuir la tasa de transmisión y la aparición de síntomas.

Mycoplasma hominis y Ureaplasma urealyticum

Son las especies de micoplasmas urogenitales que se aíslan con mayor frecuencia del aparato urogenital y pueden ser encontrados incluso formando parte de la microbiota normal de la mucosa vaginal , o ser los causantes en el tracto urogenital de uretritis no gonocócica, pielonefritis, prostatitis, enfermedad inflamatoria pélvica, fiebre puerperal y pos-aborto; también en los últimos años se lo ha relacionado conjuntamente con otros gérmenes como causal de la vaginosis bacteriana por sobre crecimiento de la microbiota bacteriana aerobia y anaerobia, en donde se incluyen los micoplasmas o ureaplasmas, o ambos.

La colonización con M. hominis y U. urealyticum puede ocurrir durante el nacimiento pero en la mayoría de los casos la infección es autolimitada. De igual manera, las dos bacterias pueden ser trasmitidas cuándo los individuos comienzan a ser sexualmente activos, pero sólo en un pequeño número de casos la colonización persiste. Son portadores asintomáticos aunque los microorganismos se pueden comportar como patógenos oportunistas en inmunocomprometidos.

DIAGNÓSTICO MICROBIOLÓGICO:

La célula de un micoplasmas mide menos de 1 µm y por lo tanto, difíciles de detectar con un microscopio convencional, además de que no puede ser coloreado con el método de Gram porque no tienen pared celular.

Cultivo: las muestras de exudado endocervical se cultivan en medio de cultivo líquido, suplementado con arginina específico para M. hominis, y en medio de cultivo líquido, suplementado con urea específico para Ureaplasma spp. Se incuban a 37 ºC y cada 48 h se observan hasta visualizar cambio de coloración como indicador de crecimiento bacteriano. Los cultivos sin cambio de coloración en el transcurso de 7 días deben ser reportados como negativos para estos microorganismos.

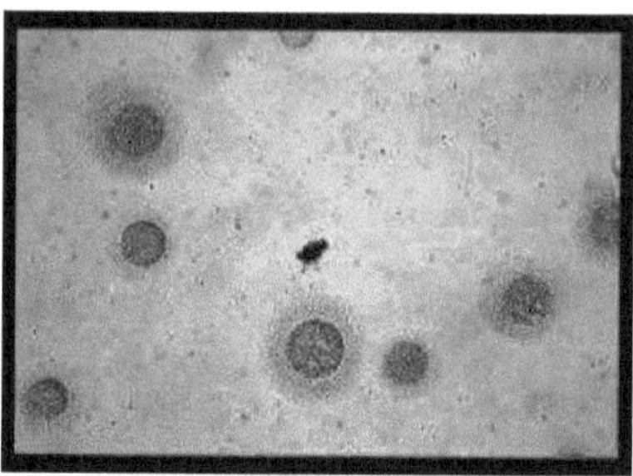

En los casos de cambio de color, se siembra en medios de cultivos sólidos y se interpreta así: medios de cultivo positivos a micoplasmas urogenitales, que hidrolizan la arginina y las colonias formadas sobre el medio sólido tienen morfologías semejantes a un "huevo frito", se identifican como M. hominis; las muestras que hidrolizan la urea y las colonias formadas sobre el medio sólido con formas semejantes a las de un "erizo de mar", se identifican como Ureaplasma spp.

Las pruebas serológicas son poco utilizadas por su escasa sensibilidad y las técnicas de biología molecular como la reacción en cadena de la polimerasa (RCP) más utilizadas para la identificación de U. urealyticum con fines investigativos para aclarar su identificación como nuevas especies taxonómicamente clasificadas.

TRATAMIENTO:

Los Mycoplasmas carecen de pared celular, y por lo tanto son naturalmente resistentes a antibacterianos cuya acción esté referida a esta estructura, como las penicilinas y cefalosporinas Los antibióticos, entonces, de elección son las tetraciclinas y los macrólidos como la eritromicina.

El Mycoplasma genitalium, es también conocido como el micoplasma genital. La bacteria se transmite por medio de las relaciones sexuales. La bacteria se encuentra en la uretra y mucosas genitales de la mujer. En la actualidad se considera que puede ser una importante causa en el hombre de la uretritis y en la mujer está asociada a la vaginosis bacteriana, inflamación del cuello del útero, inflamación de las trompas y enfermedad pélvica inflamatoria. La mayoría de veces la infección puede permanecer asintomática. Y si se presentan los síntomas en le hombre pueden ser: disuria inicial, prostatitis, secreción uretral en pequeña cantidad y transparente y como complicaciones en hombres y mujeres artritis. En la mujer: disuria, dispauremia, enfermedad pélvica inflamatoria, y en ocasiones flujo vaginal escaso y transparente. Los síntomas son muy parecidos a las infecciones por Chlamydia.

El diagnóstico microbiológico es complicado por el tamaño y ausencia de pared de la bacteria y porque esta especie es muy difícil de cultivar.

El tratamiento incluye antibacterianos como las tetraciclinas y macrólidos.

Borrelia

El género Borrelia pertenecen al orden Spirochaetales, que a su vez comprende las familias Spirochaetaceae, Serpulinaceae y Leptospiraceae. Borrelia está dentro de la familia Spirochaetaceae, y junto con Treponema, son los géneros de esta familia que son patógenas para el hombre. Las especies del género Borrelia son microaerófilas, móviles, filamentosos, largos y flexibles y con una forma característica en espiral. Al igual que el resto de las espiroquetas, Borrelia spp. posee un cilindro protoplásmico rodeado por la membrana citoplásmica y la vaina externa. Los flagelos están anclados de forma subproximal en el cuerpo bacteriano y se sitúan en el espacio periplásmico, poseen normalmente entre 7 y 11 flagelos. Causa enfermedades zoonóticas en humanos transmitidas principalmente por las garrapatas y piojos. El agente causal de la borreliosis de Lyme fue descrito por Burgdorfer en 1976 en la localidad de Lyme (Connecticut, EE.UU.)en un brote de lo que parecía artritis reumatoide juvenil.

De las 36 especies conocidas de Borrelia, 12 son conocidos patógenos humanos, causando la enfermedad de Lyme transmitida por garrapatas. Las especies de Borrelia más frecuentemente asociadas a la enfermedad de Lyme son:

- *Borrelia burgdorferi*
- *Borrelia afzelii,*
- *Borrelia garinii.*

En el complejo Bbsl se reconocen actualmente 19 genomaespecies: B. burgdorferi sensu stricto (Bbss), B. garinii, B. afzelii, B. valaisiana, B. lusitaniae, B. spielmani, B. bissetti, B. bavariensis, B. japonica, B. andersonii, B. tanukii, B. turdi, B. sinica, B. californiensis, B. yangtze, B. carolinensis, B. americana, B. kurtenbachii y B. finlandensis. La mayoría de ellas se consideran patógenas para el ser humano. El genoma de Bbsl es relativamente pequeño, lo que refleja probablemente su modo de vida como parásito obligado.

Otras especies de Borrelia causan fiebre recurrente, como la *Borrelia recurrentis*, transmitida por el piojo del cuerpo. Otras infecciones recurrentes transmitidas por garrapatas pueden ser producidas por otras especies de Borrelia: Borrelia hermsii o Borrelia Parkeri, las cuales pueden ser diseminadas por roedores. Borrelia hermsii y Borrelia recurrentis causan enfermedades muy similares, aunque la producida por Borelia hermsii presenta mayores recurrencias y es responsable de una mayor mortalidad, mientras que la enfermedad transmitida por Borrelia recurrentis tiene intervalos febriles más prolongados y duraderos y un período de incubación más largo.

Enfermedad de Lyme

FACTORES DE VIRULENCIA:

La Borrelia causante de la Enfermedad de Lyme tiene un ciclo de vida complejo porque alterna entre vectores artrópodos y hospederos vertebrados.

- Las proteínas de membrana externa y las proteínas adhesivas: son las encargadas de dotar a la bacteria de la capacidad de adherirse y sobrevivir en el intestino de la garrapata, pasar del epitelio intestinal a la hemolinfa y llegar a través de las glándulas salivares al flujo sanguíneo del hospedero, ya dentro del hospedero -el ser humano- evitar la reacción inmune y diseminarse a los órganos diana.

- Cambiar su morfología espiroquetal característica y móvil a esferoplastos o formas L o quistes no móviles (formas císticas): para poder sobrevivir dentro del ser humano y cuando las condiciones no son favorables por la presencia de antibióticos (sobre todo betalactámicos) ,o sobrevivir en líquido cefalorraquídeo (LCR), articulaciones o en otros medios con déficit de nutrientes, las borrelias son capaces de cambiar su morfología característica y a ello se le atribuye su supervivencia por largos períodos de tiempo, así como la ausencia de los anticuerpos contra pared celular. Cuando las condiciones son más favorables, se revierten a su forma espiroquetal.

PATOGENESIS:

La Enfermedad de Lyme o también llamada borreliosis de Lyme producida por *B. burgdorferi* sensu lato (B. burgdorferi en sentido lato o amplio) es una enfermedad multisistémica en la que predominan las manifestaciones dermatológicas, reumáticas, neurológicas y cardíacas. Su característica principal es una lesión cutánea denominada eritema migratorio. Es transmitida por las garrapatas de la especie Ixodes ricinus, cuyo reservorio animal lo constituyen roedores salvajes (excepciones de ratones y ratas comunes) y ciervos.

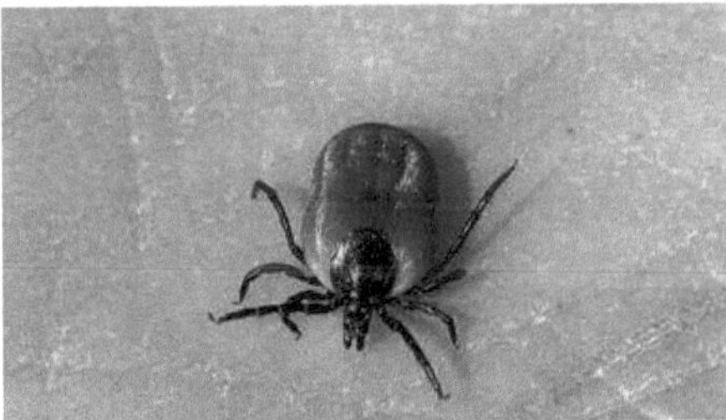

Después de un período de incubación de 3 a 32 días se presenta la enfermedad, que tiene tres períodos o fases: localizada, diseminada y persistente; sin embargo, algunos pacientes solo presentan la infección localizada, mientras que otros, solo tienen las manifestaciones tardías.

Estadio o fase 1 Infección localizada después del período de incubación, en el sitio de la mordedura de la garrapata, se presenta una lesión anular, eritematosa y homogénea que puede exhibir un aclaramiento central parcial, de un diámetro de al menos 5 cm (puede llegar a 15 cm), de lenta expansión denominadas como eritema migratorio o eritema crónico migratorio. El rash generalmente afecta a muslos, ingle, nalgas y axilas. Puede ir acompañada de malestar y fatiga, cefalea, artralgias, mialgias y fiebre.

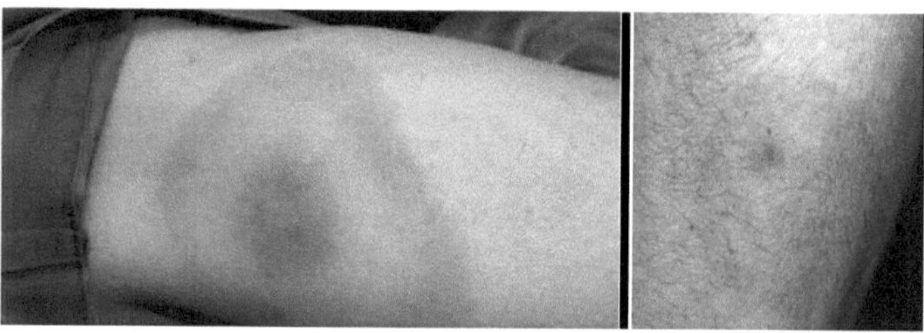

Tomado de: npic.orst.edu

Estadio o fase 2 Infección diseminada: días a semanas después del comienzo pueden aparecer múltiples eritemas migratorios en la piel, habitualmente acompañadas de síntomas de meningitis aguda, neuropatía craneal, radiculoneuritis, bloqueo nodal atrioventricular, mialgias y artralgias migratorias.Pueden presentarse en algunos casos: deterioro del lenguaje, visión borrosa, movimientos torpes, alucinaciones y parálisis facial por afectación del nervio facial.

Estadio o fase 3 Infección persistente: después de varios meses los pacientes no tratados muestran cuadros intermitentes de artritis, sobre todo en las articulaciones grandes como las rodillas y en las caderas, acrodermatitis crónica atrofiante en la superficie de la piel de las extremidades distales expuestas al sol, y neuropatías como encefalomielitis , polineuropatía o encefalopatía de Lyme, que son trastornos cognoscitivos insidiosos, dolor radicular espinal o parestesias distales.

Algunos estudios han determinado relación entre las genomaespecies de Borrelia y las manifestaciones clínicas. Así, B. garinii estaría relacionada con problemas neurológicos, B. burgdorferi sensu stricto con la artritis y B. afzelii con la acrodermatitis crónica atrofiante.

Se considera que podría existir un Lyme crónico que se presenta como dos síndromes posinfecciosos:

La artritis de Lyme resistente al tratamiento, en casi un 10 % de los pacientes con artritis, persiste la inflamación de las articulaciones durante años después del tratamiento correcto con antibióticos.

El síndrome pos-enfermedad de Lyme que se presenta en un porcentaje aún menor que el anterior con mialgias y artralgias incapacitantes, síntomas neurocognoscitivos y fatiga.

Se discute hasta el momento la causa de la cronicidad de la enfermedad, algunos autores sostiene que sería de causa auto inmunitaria sin ya la presencia de la bacteria, mientras que otros opinan que hay evidencia que indicaría que es la infección activa por B. burgdorferi la causa de la persistencia de los síntomas en el Lyme crónico, y los afectados necesitarían tratamiento antibiótico prolongado e incluso indefinido.

La transmisión transplacentaria de la bacteria se ha reportado en casos excepcionales y estarían relacionados con partos prematuros, muerte fetal intrauterina, muerte del recién nacido por anormalidades cardiovasculares, daños cerebrales perinatales, etc.

DIAGNÓSTICO MICROBIOLÓGICO:

El diagnóstico microbiológico de borreliosis es complicado por la falta de sensibilidad y baja specificidad de las técnicas utilizadas. Las pruebas que se utilizan en laboratorios de referencia son:

Visualización: B. burgdorferi se observa muy difícilmente en tejidos, LCR o muestras de sinovia debido al pequeño número de microorganismos. Se puede realizar con preparaciones no teñidas, en fondo oscuro, o teñidas con anticuerpos monoclonales o con naranja de acridina y no fluorescentes, por impregnación con plata.

Cultivo: el medio más utilizado es el de Barbour-Stoenner-Kelley (BSK-I), pero su complejidad, lentitud de crecimiento (3-4 semanas y, a veces, meses) y bajos índices de recuperación hacen que no sea práctico su uso habitual.

Las pruebas serológicas buscan determinar la presencia de antígenos o anticuerpos.

Antígenos: Los antígenos disponibles incluyen células lisadas enteras de distintas cepas; sin embargo es complicado su identificación porque presentan una importante variabilidad y tienen baja especificidad   ya que muchos epítopos están presentes en otros microorganismos (espiroquetas, enterobacterias, etc.)

Anticuerpos: la determinación de anticuerpos es generalmente positiva cuando existen manifestaciones generales en fases secundaria y terciaria de la enfermedad. Cuando la única manifestación es el eritema migrans, los anticuerpos suelen aparecer en menos del 50 % de los casos . Se debe realizar una prueba ELISA (anticuerpos totales o IgG e IgM) o una prueba de IFI. Todo resultado positivo o dudoso se debe confirmar con Western-blot de IgG y/o IgM. Los anticuerpos IgM pueden permanecer positivos durante mucho tiempo. Puede haber falos positivos en las infecciones agudas por herpes virus, VIH, colagenopatías , etc.

El diagnóstico de la neuroborreliosis se podría ayudar con la detección de anticuerpos intratecales, para lo que se analizan paralelamente muestras de sueros y LCR; cuando el título de anticuerpos en el LCR excede el título en suero, o sea, el índice resultante o relación entre ellos es mayor que 1.

La positividad de bandas en el Western-blot puede indicar una infección aguda activa, una infección persistente, síndromes post-infecciosos, reactividad cruzada con otros microorganismos, o una estimulación monoclonal o policlonal inespecífica de linfocitos B en el curso de infecciones por virus linfotropos.

La detección directa de secuencias de ADN específicas mediante PCR a futuro podría ser una técnica prometedora que complemente las pruebas serológicas. La causa de error más frecuente es la aparición de falsos positivos como consecuencia de la amplificación de un ADN distinto en la muestra analizada y los falsos negativos se deben, sobre todo, a la existencia de una pequeña cantidad de ADN diana y a la presencia de inhibidores de la Taq polimerasa.

La sensibilidad de la PCR es muy variable (10-83%) porque depende del tipo de muestra clínica y del gen diana seleccionado para la amplificación. Los valores más altos se reportan para la detección de borrelias en muestras de biopsias de piel de eritemas migratorios, mientras que los valores más bajos se obtienen cuando las son muestras de sangre y LCR.

Con todos estos criterios, el CDC excluye muchos casos de Lyme y se ha demostrado en muchos estudios que las pruebas serológicas dan muchos falsos negativos por lo que el diagnóstico, a falta de mejores pruebas, es clínico.

TRATAMIENTO:

Los tratamientos empleados con mayor frecuencia son la doxiciclina (primera elección) y amoxicilina (para niños y embarazadas) por   14 a 21 días en las manifestaciones precoces localizadas o durante 1 o 2 meses en la artritis.

Para el tratamiento de las manifestaciones neurológicas se usa la vía parenteral con ceftriaxona durante 2 a 4 semanas (o penicilina durante 4 semanas).

Fiebre recurrente

Borrelia recurrentis causa la fiebre recurrente, que tiene dos formas principales: la epidémica, transmitida por los piojos del cuerpo (Pediculus humanus humanus) y la forma endémica, transmitida por garrapatas blandas del género Ornithodoros. Es más común en Centro y Sudamérica la trasmitida por piojos. La bacteria llega a los piojos cuando éstos se alimentan de un humano infectado, y luego la bacteria se multiplica en el aparato digestivo del piojo. Cuando un piojo infectado se alimenta de un humano sano, la borrelia ingresa en el momento en que la víctima expulsa el piojo o se rasca el área donde el piojo le ha picado. Una vez ingresada la bacteria, pasa a las mucosas, desde donde accede al torrente sanguíneo. Luego de un período de incubación de 4 a 18 días, aparecen los primeros síntomas.

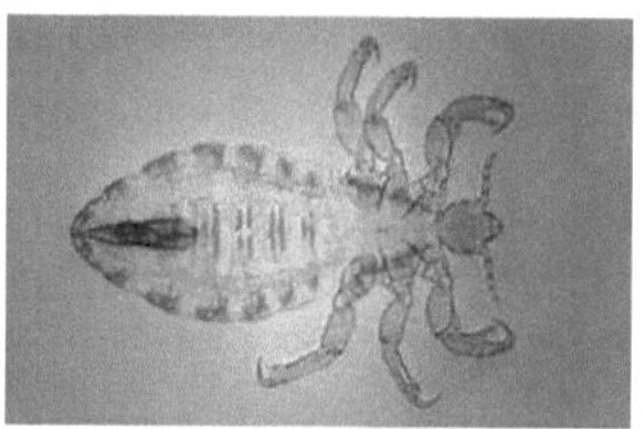

La enfermedad alterna períodos de fiebre y apirexia; Borrelia pasa al torrente sanguíneo y permanece durante los episodios febriles, desaparece durante los lapsos afebriles y queda secuestrada en diversos órganos. La fiebre por lo general dura de tres a seis días, el episodio de la fiebre puede terminar en una crisis de escalofríos seguidos de diaforesis, baja de temperatura e hipertensión arterial. Otros síntomas, menos frecuentes, son: sangrados generalizados, cefalea, mialgias, náuseas y vómitos, rigidez de cuello, debilidad e inestabilidad al caminar. Se encuentra con frecuencia hepatosplegomegalia y en ocasiones inyección conjuntival o un exantema petequial. Las complicaciones pueden incluir: parálisis facial, hepatopatías crónicas, neumonía y coma. En raras ocasiones puede aparecer shock posterior a la toma de antibióticos (reacción de Jarisch-Herxheimer), que se manifiesta con aumento de temperatura, leucopenia, taquicardia, taquipnea, hipotensión y muerte súbita coincidiendo con la antibioterapia.

Conforme avanza el número de episodios febriles, la fiebre y el resto de manifestaciones clínicas van disminuyendo en intensidad. El número medio de recaídas es de tres, aunque puede alcanzar más de diez.

La explicación para estos períodos alternos sería porque cuando la espiroqueta pasa a la sangre se produce el episodio febril, la fiebre desaparece tras la producción de anticuerpos específicos frente a la proteína variable de membrana de la Borrelia. Cuando se produce una nueva variante antigénica y la bacteria se replica, reaparece el episodio febril. De esta manera, la producción secuencial de anticuerpos específicos y nuevas variantes antigénicas determinan el curso recurrente de la fiebre. La finalización definitiva de las fiebres se atribuye a la actividad humoral específica de anticuerpos más que a la de las células fagocíticas.

DIAGNÓSTICO MICROBIOLÓGICO:

El mejor método diagnóstico por el laboratorio de la fiebre recurrente es la observación directa de espiroquetas en sangre periférica, que llega a ser positiva hasta en un 70% de los casos si la toma se realiza durante los picos febriles de la enfermedad. Los microorganismos se pueden observar en preparaciones frescas de sangre bajo microscopio de campo oscuro, o bien con tinciones de Wright o Giemsa, naranja de acridina o inmunofluorescencia.

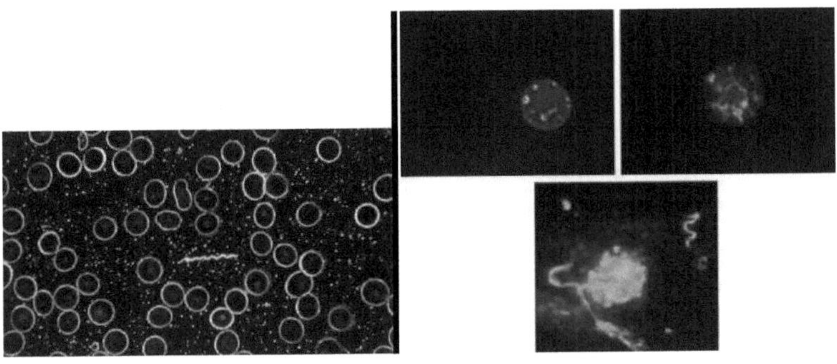

Tomado de: mouches-volantes.com

La serología, con técnicas de aglutinación y de fijación de complemento entre otras, no ha demostrado eficacia, debido a los cambios antigénicos que las bacterias experimentan en las recurrencias de la enfermedad.

De manera indirecta, la leucopenia, trombocitopenia y la elevación de las aminotransferasas y una prueba VDRL falsamente positiva podría ayudar en el diagnóstico, siempre y cuando la clínica y la epidemiología así lo sugiera.

TRATAMIENTO:

El tratamiento de elección es la tetraciclina, pero la penicilina, el cloranfenicol o los macrólidos son también efectivos. En los niños menores de 8 años y mujeres embarazadas se utiliza la eritromicina en dosis única. Otras posibilidades terapéuticas son la penicilina y las cefalosporinas de tercera generación.

PREVENCIÓN:

La erradicación de la población de garrapatas de las áreas geográficas es imposible dada la gran variedad de hospedadores, por lo que la educación a la población, respecto al modo de transmisión de estas enfermedades, es importante.

También resulta importante, el uso de repelentes aplicados a la ropa o piel y el uso de ropa adecuada en zonas geográficas donde existan garrapatas. La impregnación de la ropa con permetrina constituye un método eficaz, pero es costoso y se recomendaría solo en casos de alta exposición profesional a las garrapatas.

Examen corporal para eliminar las garrapatas adheridas. La forma más adecuada para eliminar la garrapata de la piel es realizar con pinzas una tracción suave y constante de manera perpendicular a la piel para evitar que el hipostoma de la garrapata quede introducido en la piel.

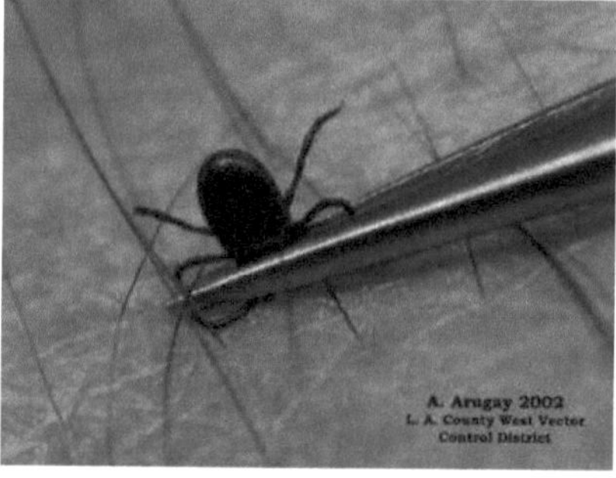

La vacuna para la borreliosis de Lyme sería de utilidad, pero ya no está disponible desde el año 2002.

Leptospira

Leptospira (del griego leptos: delgado; y del latín spira: espiral), está constituido por espiroquetas flexibles y helicoidales de 0,1 µm de diámetro y de 6-20 µm de longitud, con una distancia promedio entre crestas consecutivas de unos 0.5 µm, con extremidades incurvadas en forma de gancho, aerobios obligados. No se colorean con el método de Gram o aparece como coloración débil. Por ser tan delgadas, son bacterias que se visualizan con mayor facilidad con un microscopio de campo oscuro o se usan técnicas de impregnación argéntica. El alemán Adolf Weil en 1886 describe por primera vez la infección y la forma ictérica de la enfermedad por lo que lleva su nombre. Stimpson le dio al microorganismo el nombre de Spirocheta interrogans debido a la morfología del organismo en forma de signo de interrogación. El reservorio natural fue descubierto en las ratas en Ecuador y México entre los años 1818 y 1819.

Las Leptospira, patogénicas y saprotróficas, pueden ocupar diversos ambientes; sin embargo, al ser hidrofílicas, requieren una alta humedad y pH neutro. Por esto el hábitat preferido de esta bacteria son: aguas estancadas, pantanos, lagunas, estanques, y charcos. Viven en ratas y ratones, pero no en hámster y cuyes. Perros y vacunos podrían participar en la diseminación del microorganismo en razón del tropismo de la Leptospira por los riñones, liberándose al ambiente por la orina de estos animales: roedores, perros y ocasionalmente vacunos y cobayos.

Leptospira interrogans produce la enfermedad de Weil, una enfermedad zoonótica cosmopolita, pero que afecta con más frecuencia a zonas tropicales y subtropicales. Otros nombres como se conoce a la Enfermedad de Weil son: fiebre icterohemorrágica; fiebre de los arrozales; fiebre de los pantanos; Ictericia hemorrágica o Enfermedad de Stuttgart.

CLASIFICACIÓN:

Leptospira, junto con los géneros Leptonema y Turneriella, pertenecen a la familia Leptospiraceae. Por sus determinantes antigénicos, el género Leptospira se divide en dos especies:

- ✓ L. biflexa: espiroqueta saprófita de vida libre sin capacidad patogénica para el ser humano
- ✓ L. interrogans: reconocida como la única patógena para el hombre

Los miembros de las Leptospira se agrupan en serotipos, de acuerdo a sus relaciones antigénicas. Actualmente existen más de 200 serotipos reconocidos.

FACTORES DE VIRULENCIA:

La membrana externa de la bacteria contiene una variedad de lipoproteínas, proteínas periféricas y de transmembrana y éstas pueden ser de importancia en la adhesión de la Leptospira a los tejidos del huésped y en la resistencia a las acciones del sistema del complemento al adherirse a la matriz extracelular y al factor H, una proteína de control del complemento.

Los dos flagelos de la Leptospira que se extienden desde la membrana citoplasmática en los extremos de la bacteria, y a través del espacio periplásmico son necesarias para la motilidad del microorganismo y aportarían en la capacidad invasiva

La enzima hialuronidasa altera la permeabilidad del tejido conjuntivo al hidrolizar el ácido hialurónico y es el factor más importante para invadir tejidos.

Una proteína de unión a la hemina HbpA, ubicada sobre la superficie de L. interrogans facilita la obtención de hemina; además L. interrogans no secreta sideróforos, pero tiene la capacidad de obtener hierro de sideróforos secretados por otros microorganismos.

Sin embargo, no solo los factores de patogenicidad y virulencia, son los causantes de los síntomas sino también la interrelación con los mecanismos de defensa del huésped, se ha demostrado por ejemplo que el LPS de leptospiras patógenas es un potente activador de macrófagos in vitro y que actúa como un potente mitógeno para las células B, pero no para las células T. Otros estudios han demostrado la presencia de complejos inmunes en vasos sanguíneos, músculo esquelético, corazón, riñones e hígado de pacientes con leptospirosis y encontraron anticuerpos anticardiolipina de la clase IgG, en altas concentraciones en leptospirosis severa, por lo se podría concluir que la leptospira puede inducir daño vascular endotelial severo o inducir cambios en los fosfolípidos de las membranas celulares, lo que explicaría la aparición de anticuerpos antifos folípidos o anticardiolipina.

PATOGENESIS:

Los animales infectados eliminan el germen con la orina, contaminando terrenos y aguas. Las leptospiras pueden estar en el animal enfermo, incluso perros inmunizados pueden excretar leptospiras infecciosas en la orina durante largo tiempo.

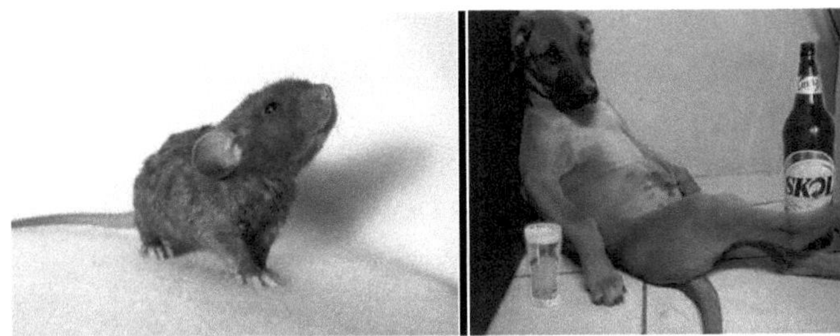

Tomado de www.humor12.com

En el hombre, la infección, se produce por contacto directo con la orina o los tejidos del animal infectado o por medio del agua y el suelo contaminados, a través de la piel erosionada o mucosas sanas; no se propaga de una persona a otra, y ocasionalmente se transmite a través del contacto sexual, trasmisión vertical o por medio de la leche materna. El microorganismo se difunde rápidamente y después de 48 horas se encuentra en todos los humores y tejidos, en especial en riñón, hígado, corazón y músculo esquelético, lo que se denomina fase leptospirémica. Luego de 5 a 7 días los anticuerpos específicos formados favorecen la opsonización del microorganismo y deja de ser encontrado en la sangre y se eliminan por la orina durante semanas o meses, denominada la fase inmune o de leptospiruria.

La leptospirosis es una enfermedad generalizada, sistémica, caracterizada fundamentalmente por una vasculitis infecciosa, en especial de los capilares de hígado, pulmón y riñón.

La Leptospira puede causar una enfermedad febril anictérica autolimitada, que es el cuadro clínico que con más frecuencia se presenta (85 a 90% de casos) o manifestarse bajo su forma más severa conocida como síndrome de Weil (5 a 10 % de casos). El período de incubación es de 2 a 26 días (término medio de 5 a 14), la enfermedad se inicia en forma brusca con escalofrío, fiebre elevada, mialgias y cefalea intensa. Las mialgias predominan en músculos de pantorrillas, paravertebrales y abdomen. También, aunque con menos frecuencia el paciente presenta náuseas, vómitos y diarrea. La congestión conjuntival (fotofobia, dolor ocular, y hemorragia conjuntival, sin pus ni secreciones), es el signo clásico de la enfermedad, y lo que permite distinguir de otras patologías febriles tropicales, pero no es constante.   Pueden aparecer lesiones cutáneas: exantema eritematopapuloso, urticariforme, petequial o hemorrágico.

Esta fase dura de 4 a 9 días y es frecuentemente auto limitante: en las formas leves el enfermo se recupera totalmente en 3 a 6 semanas. En las formas más severas el curso de la enfermedad puede ser prolongado o bifásico.

En un porcentaje menor de casos, se puede llegar a la segunda fase o inmune; después de 1 a 3 días de aparente recuperación, en apirexia, reaparecen los síntomas. Las manifestaciones de la enfermedad se dividen en:

Formas anictéricas; cuya principal manifestación es la meningitis, y ocasionalmente encefalitis, mielitis, parálisis de nervios craneanos, neuritis periférica, convulsiones. Petequias y hemorragias de piel y en el paladar, son frecuentes. A nivel ocular: congestión conjuntival, hemorragias, iritis, iridociclitis, coriorretinitis, coroiditis. La hepatomegalia es más frecuente que la esplenomegalia. Tos seca o con expectoración hemoptoico son frecuentes. La muerte puede ser por distrés respiratorio.

Forma ictérica o síndrome de Weil: el cuadro clínico es más severo y prolongado, con grave disfunción hepática y donde la ictericia es el signo prominente. La ictericia es un síntoma de gravedad y en esta fase la mortalidad es elevada. Son frecuentes la disfunción renal, hemorragias, alteraciones hemodinámicas, cardíacas, pulmonares y de conciencia. Las principales causas de muerte son las hemorragias y las complicaciones cardíacas. Existen arritmias cardíacas y trastornos de conducción por la enfermedad y agravados por los disturbios electrolíticos. Las hemorragia por alteraciones vasculares son frecuentes (petequias, equímosis, hemorragias pulmonares y digestivas) La muerte a menudo es resultado del fallo renal agudo o fallo miocárdico. Los pacientes que sobreviven estas complicaciones usualmente se recuperan totalmente en 6 a 12 semanas.

La inmunidad que produce la infección puede durar toda la vida, pero es específica sólo para el serotipo infectante.

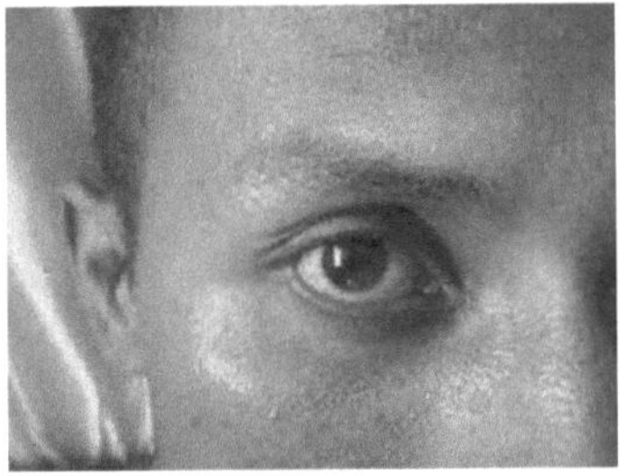

DIAGNÓSTICO MICROBIOLÓGICO:

La leptospira puede ser observada en la orina mediante microscopía de campo oscuro, sin embargo esta prueba tiene poca sensibilidad por la cantidad de bacterias en la muestra.

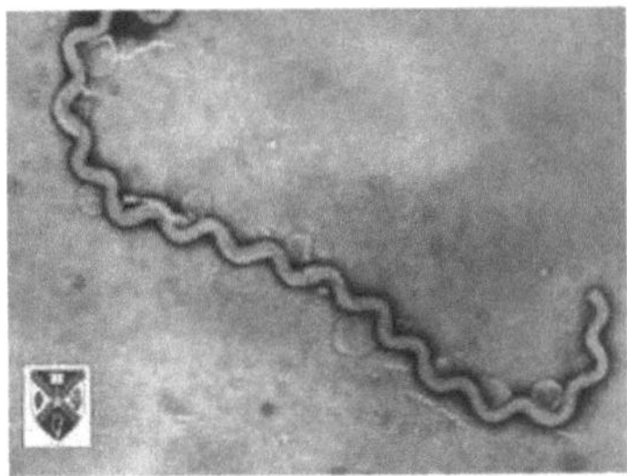

Cultivo: la muestra a analizar es sangre y las Leptospira son cultivadas a 30 °C en el medio Ellinghausen-McCullough-Johnson-Harris (EMJH), el cual puede ser suplementado con 0,2-1% de suero de conejo para favorecer el crecimiento de cepas muy exigentes. Otro medio empleado es Tween 80-Albumina bovina. El crecimiento se produce a los 4-7 días. Este examen es poco práctico como método de rutina en la práctica clínica por el tiempo requerido para su detección e identificación. Dependiendo de la evolución de la enfermedad, leptospira puede cultivarse de otros fluidos biológicos como orina, liquido cefalorraquideo, peritoneal y amniótico.

La confirmación se obtiene por técnicas serológicas: se asocia la seroconversión en muestras pareadas con diferencia de 4-7 días o se demuestra la presencia de IgM específica. La prueba estándar de referencia es la aglutinación microscópica, cuyas siglas en inglés son "MAT".

La reacción del MAT se basa en la aglutinación de antígenos de superficie presentes en los organismos vivos. Los títulos de aglutinación son persistentes y no son un buen indicativo de infección reciente. A pesar que el "MAT" es la prueba serológica de elección, su complejidad limita su aplicación a laboratorios especializados.

ELISA detecta anticuerpos contra diferentes antígenos de leptospiras como lipopolisacáridos (LPS), proteínas de flagelo, proteínas de la pared celular y carbohidratos de bajo peso molecular y no solo contra aquellos involucrados en la aglutinación. ELISA es una prueba más exacta, reproducible y fácil de realizar. El análisis simultáneo de lgG e lgM no es siempre ventajoso, a veces brinda información acerca del estado de la enfermedad, pero en algunos pacientes la relación lgM/IgG decae en la fase de recuperación, mientras los títulos del MAT pueden permanecer constantes.

Los exámenes serológicos en sangre se deben realizar durante la primera semana de enfermedad y el cultivo en orina en la segunda etapa.

Las pruebas moleculares para Leptospira desarrolladas en los últimos años presentan alto poder discriminatorio, resultados reproducibles, de fácil y exacta interpretación, pero no son parte de la rutina laboratorial por su complejidad y costos.

Otros exámenes de laboratorio, que sin ser específicos pueden ayudar en el diagnóstico son: en la primera fase, en la biometría hemática, usualmente se encuentra neutrofilia y velocidad de eritosedimentación elevada; en el examen de orina hay glóbulos rojos, leucocitos, cilindros granulosos, hemoglobina y cilindros hialinos. La proteinuria y mioglobinuria son frecuentes. Los altos niveles de CPK, hasta 10 veces su valor normal, en suero reflejan la miositis.

En la segunda fase anicterica: el líquido cefalorraquídeo es claro, con aumento de proteínas y linfocitos, aunque inicialmente pueden predominar los polimorfonucleares. Los niveles de glucosa son normales.. El nivel de transaminasas en suero es normal o está ligeramente aumentado en 2 a 5 veces. En la biometría hemática la hemoglobina es normal, excepto en hemorragias. Es frecuente la leucocitosis con aumento de polimorfo nucleares, acompañada de trombocitopenia. La amilasa puede estar aumentada aunque la pancreatitis es inhabitual.

Durante la fase ictérica: La ictericia es intensa con predominio de la bilirrubina conjugada. Cuando existe ya fallo renal hay aumento de azoemia y creatininemia, con potasemia normal o particularmente disminuida y aumento en la excreción de sodio. El tiempo de protrombina está alargado y el tiempo de trombina alterado.

TRATAMIENTO:

El tratamiento con penicilina. de elección, o tetraciclinas preferentemente doxiciclina puede ser eficaz en los primeros días de la infección. Otros antibacterianos alternativos son: ampicilina, azitromicina y ceftriaxona

PREVENCIÓN:

- ✓ La desratización, la separación, tratamiento y sacrificio de animales enfermos, la destrucción de leptospiras en terrenos encharcados, no son definitivos y solo han aportado resultados relativos.
- ✓ Las medidas de protección de los trabajadores (uso de botas y guantes) y el no bañarse en agua de río o estancada, resulta más eficiente.
- ✓ En personas con exposición pasajera es   útil la quimioprofilaxis con doxiciclina .
- ✓ La vacuna aplicada en animales, nunca contiene todos los serotipos existentes y no confiere, por lo tanto, un 100% de protección. No se dispone de vacuna para uso humano

TREPONEMAS

Son bacterias gram negativas, delgadas y con forma de hélice, de aproximadamente 0.1-0-5 x 5-20 um. Posee una membrana externa formada por múltiples capas a manera de envoltura celular o vaina externa que envuelve el citoplasma. Presenta unos flagelos completamente intracelulares de estructura y composición similares al de resto de bacterias, llamados filamentos axiales. Las treponemas viven en las mucosas como comensales. La bacteria fue visualizada por primera vez por Schaudinn y Hoffman en 1905, en úlceras sifilíticas. El T. pallidum es una bacteria gram-negativa, por las características de pared; sin embargo, por su extrema delgadez no aceptan la coloración sino ligeramente, de ahí el nombre del latín palidecen: pallidum.

CLASIFICACIÓN:

Las dos especies de Treponema que producen enfermedad en el ser humano son Treponema pallidum y Treponema carateum. Son morfológicamente idénticas.

- ✓ La subespecie pallidum es el agente etiológico de la sífilis
- ✓ La subespecie endemicum de T. pallidum produce la sífilis endémica o bejel
- ✓ La subespecie pertenue de T. pallidum causa la frambesia
- ✓ T. carateum origina la pinta.

El bejel, la frambesia y la pinta no son enfermedades de trasmisión sexual.

TREPONEMA PALLIDUM

Treponema pallidum son espiroquetas delgadas, enroscadas con extremos rectos y puntiagudos. Mide de 5 a 20 micras de largo y 0,5 de diámetro, compuestos por entre ocho a veinte espiras enrolladas, dándole un movimiento de rotación similar a un sacacorchos. Su estructura básica consiste en un filamento axial incluido en un cilindro helicoidal de citoplasma. El filamento es morfológicamente similar al flagelo bacteriano y le otorga movilidad. Es una espiroqueta altamente contagiosa. Causa en el ser humano la sífilis. Las espiroquetas son bacterias anaerobias estrictas; sin embargo, pueden usar la glucosa de manera oxidativa. Es una bacteria frágil fuera del ser humano, no soporta los climas secos o las temperaturas superiores de 42°C. Las espiroquetas son excesivamente delgadas para ser visualizadas al microscopio óptico en las muestras teñidas con Gram o con Giemsa. Pero, las formas móviles se pueden observar en el microscopio de campo oscuro o mediante la tinción con anticuerpos específicos antitreponema marcados con colorantes fluorescentes. Son incapaces de crecer in vitro.

FACTORES DE VIRULENCIA:

La incapacidad de T. pallidum para crecer in vitro no ha permitido la detección de los factores de virulencia específicos; sin embargo está bien establecido que es una bacteria que característicamente tiene una baja toxicidad y alta capacidad de invasión. Algunos productos génicos se han asociado de manera específica a estas características:

- Las proteínas de la membrana externa le permiten adherirse a las células del hospedero.
- Pmetaloroteinasa MMP-1: enzima que degrada el colágeno y las uniones endoteliales, coloniza y empieza a penetrar en los tejidos
- La hialuronidasa facilita la infiltración perivascular.
- Tp155 y Tp483 mediante las cuales se une a la fibronectina de la célula del hospedero y de esta manera se protegería frente a la fagocitosis.
- Neelaredoxin: una proteína que convierte el O2- liberado por los macrófagos en H2O2, y la hidroxiperoxidasa de membrana la convierte en H2O, evadiendo las especies reactivas de O2 del sistema inmune.
- Un mucopolisacarido: una sustancia similar de los tejidos del huésped le permite camuflarse y de esta manera se disemina por la sangre uniéndose al epitelio vascular y pasando así al espacio perivascular donde produce destrucción de los vasos, endarteritis obliterante, inhibición del aporte sanguíneo, necrosis y ulceración, dando lugar al chancro y luego diseminarse por los vasos sanguíneos a todo el cuerpo.
- Endoflagelos y proteína MCP que detecta histidina y glucosa en los tejidos y sirve como factor quimiotáctico para treponema, que le provee de una alta capacidad de invasión a los tejidos del huésped.

Sin embargo, se considera que la destrucción tisular en la sífilis, no sería causada de manera importante por el germen, sino se deberían fundamentalmente a la respuesta inmunitaria del paciente a la infección, en respuesta a Tpn47 la principal proteína de esta espiroqueta, que desencadena una respuesta inmune generalizada, pero que resulta muy poco eficaz para eliminar el treponema porque éste es muy poco antigénico. Aunque la respuesta inmunitaria no está bien estudiada, los mecanismos involucrados son tanto humoral (producción de anticuerpos contra antígenos treponémicos), como celulares (características histológicas de las lesiones sifilíticas).

En la infección temprana, la primera línea de defensa del huésped contra el treponema es la producción de inmunoglobulinas de tipo M y tipo G contra antígenos de superficie, la producción de IgM es sustancialmente mayor que la de IgG. Después del tratamiento efectivo, IgM desaparece de la circulación, y solo persiste la IgG producida por las células memoria inmunocompetentes.

PATOGENIA:

La transmisión ocurre por contacto con superficies mucosas mediante relaciones sexuales o por vía transplacentaria, que es la sífilis congénita y ocasionalmente por sangre en trabajadores de laboratorio.

<u>Sífilis primaria</u>:

Luego de una incubación de aproximadamente tres o cuatro semanas se produce una pápula, que después se erosiona para convertirse en una ulcera única, indolora, de bordes nítidos y fondo limpio, llamada chancro sifilítico. Esta lesión se desarrolla siempre en el sitio de entrada del treponema: mucosas genitales, orales o anales. En algunos pacientes- no todos- se desarrollan linfadenopatías regionales indoloras entre 1 y 2 semanas después de la aparición del chancro. El chancro desaparece espontáneamente, con o sin tratamiento a los pocos días de su aparición. En la mujer tiene más riesgo de pasar desapercibido al ser indoloro e intravaginal. En el chancro están presentes numerosas espiroquetas, por lo que la lesión es muy infecciosa, que se pueden diseminar en el organismo a través del sistema linfático y de la sangre. Esta fase dura de 3 a 6 semanas, y si no se trata de manera adecuada llega la fase de sífilis secundaria.

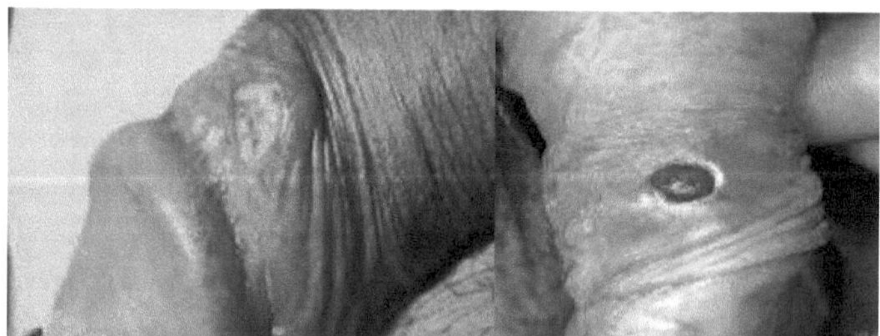

<u>Sífilis secundaria:</u>

Se presenta alrededor de la sexta semana del ingreso de la bacteria-si no ha sido tratada adecuadamente- pero puede tardar hasta un año después. Esta fase dura 4 a 8 semanas. Los pacientes presentan de forma característica un síndrome pseudogripal con odinofagia, cefalea, fiebre, mialgias, anorexia, linfadenopatías y un exantema mucocutáneo generalizado, macular, papular o pustular, simétrica, con aumento de tamaño y no doloroso, puede cubrir toda la superficie cutánea, pudiendo ser confundido con cualquier patología infecciosa de piel (por esto a esta fase también se le denomina "la gran simuladora"), es característico que a diferencia de otras patologías las lesiones incluyan las palmas de las manos y las plantas de los pies. Puede causar alopecia en cejas y barba. El síndrome pseudogripal y las linfadenopatías suelen aparecer primero y después de varios días el exantema cutáneo diseminado.

Las lesiones del exantema de la sífilis secundaria son ricos en treponemas y suelen ser muy infecciosos. El exantema y los otros síntomas desaparecen de forma espontánea, y el paciente pasa a la fase de latencia o clínicamente inactiva de la enfermedad. Algunos pacientes-aproximadamente el 33%- desarrollan erosiones verrugosas indoloras en genitales y el perineo: condilomas planos. Las lesiones son abundantes en espiroquetas y muy contagiosas, estas lesiones también se resuelven de manera espontánea después de varias semanas. En algunos casos se puede resolver definitivamente de manera espontánea y en otro queda latente y después de muchos años evoluciona a la sífilis terciaria.

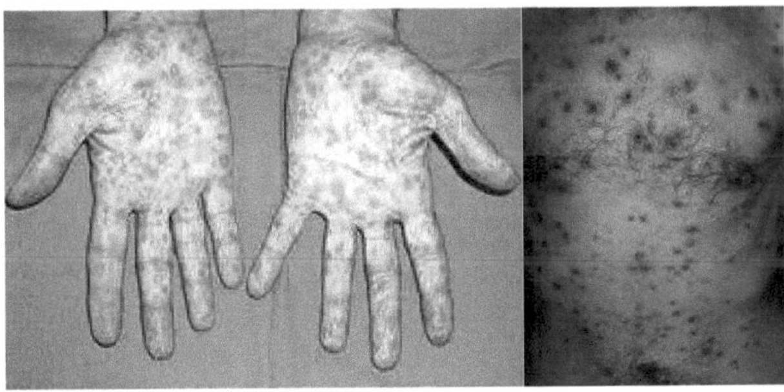

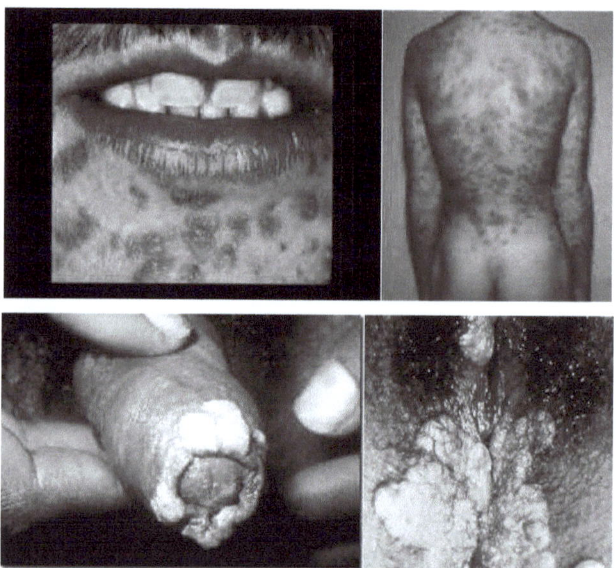

Sífilis terciaria (sífilis tardía):

Las lesiones en esta etapa se caracterizan por ser granulomas grandes con amplias zonas de necrosis, denominadas gomas sifilíticas, se pueden encontrar en el hueso, la piel y en otros tejidos. Se la denomina habitualmente neurosífilis porque afecta principalmente al sistema nervioso central (SNC), pero pueden también existir complicaciones cardiovasculares como la aortitis y como consecuencia puede formarse una aneurisma; la inflamación difusa y crónica que caracteriza a esta fase puede producir además una gran destrucción en casi cualquier órgano o tejido. Si llegara a afectar los cordones posteriores de la médula provocaría una parálisis general progresiva, con marcha atáxica, pérdida de sensibilidad, hiperreflexia o arreflexia, pérdida de control vesical, artropatía de Charcott, etc. Puede presentarse degeneración de la corteza cerebral lo que provoca disminución de la memoria, alucinaciones y hasta psicosis.

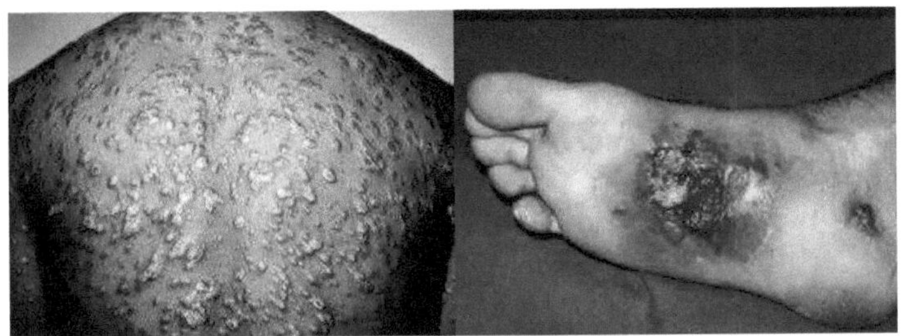

<u>Sífilis congénita:</u>

Las embarazadas, como todos los enfermos, tienen los niveles más altos de espiroquetas en sangre durante las etapas primaria y secundaria de la infección; por lo tanto, estas etapas corresponden al mayor riesgo de infección fetal; durante estas etapas de la enfermedad en la madre el 100% de los fetos se infectarán, determinando abortos, mortinatos, partos prematuros y muertes neonatales en el 50% de los fetos expuestos y sífilis congénita en el otro 50%. El riesgo de infección en el feto disminuye al 80% en la etapa latente precoz de la madre y disminuye gradualmente a menos del 50% después que ha pasado más de un año de la infección materna. Las infecciones intrauterinas pueden producir una enfermedad fetal grave que origina infecciones latentes, malformaciones multiorgánicas, o la muerte del feto.

La infección se transmite al feto en cualquier etapa del embarazo; sin embargo, las manifestaciones de sífilis congénita son más frecuentes sólo después de las 16 semanas de gestación porque el daño tisular es por la respuesta inflamatoria del organismo. Los neonatos infectados durante el tercer trimestre son normales al nacer y pueden enfermar durante las primeras semanas de vida, pero con más frecuencia muestra signos de enfermedad entre la segunda y sexta semana, se puede producir una rinitis y un exantema maculopapular generalizado y descamativo. Posteriormente, las malformaciones dentales y óseas, la ceguera, la sordera y la sífilis cardiovascular son frecuentes en niños no tratados que sobreviven a la enfermedad.

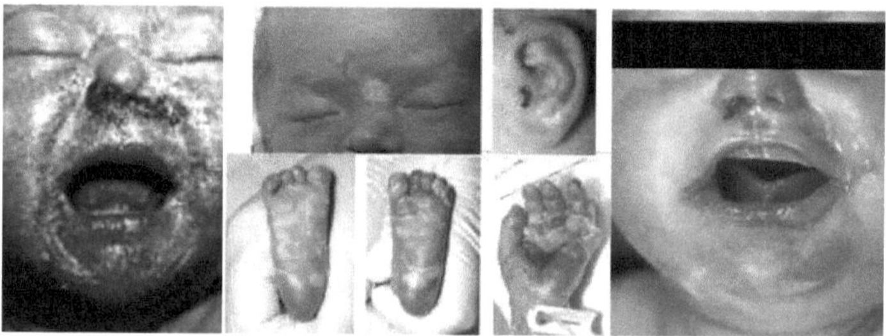

Tomado de: monografías.com

DIAGNÓSTICO MICROBIOLÓGICO:

El diagnóstico de la sífilis primaria, secundaria o congénita se puede hacer mediante el análisis de exudados de chancro o lesiones cutáneas, respectivamente con un microscopio de campo oscuro buscando espiroquetas que se muevan activamente, por lo que el examen debe ser de manera inmediata a la toma de muestra, ya que las espiroquetas no sobreviven mucho tiempo activas y los restos tisulares se pueden confundir con espiroquetas. No se debe examinar el material recogido de las muestras bucales y rectales debido a su contaminación por espiroquetas bucales o intestinales no patógenas.

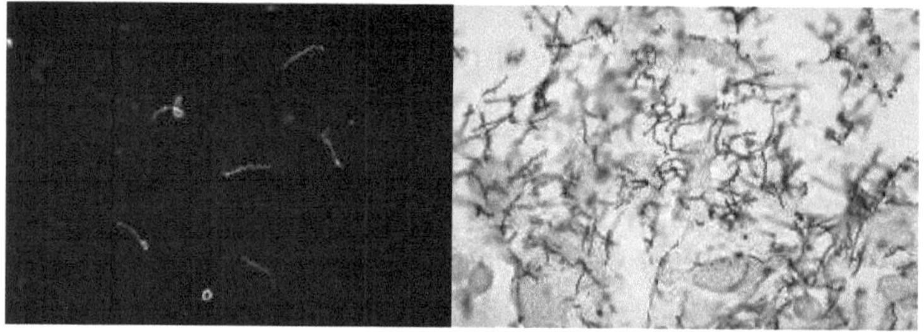

La detección de T. pallidum con anticuerpos fluorescentes directos, es de mayor utilidad. Se utilizan anticuerpos treponémicos marcados con fluoresceína para teñir las bacterias. Las ventajas de esta prueba es que es específica para los treponemas patógenos, por lo que se pueden examinar muestras tanto bucales como rectales y permite teñir las espiroquetas tanto móviles como inmóviles, por lo que no es necesario examinar las muestras inmediatamente después de su obtención.

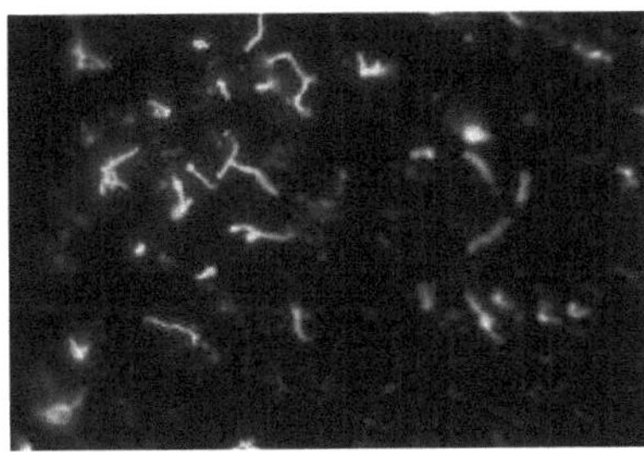

Las tinciones de plata se han utilizado para poner de manifiesto la presencia de treponemas en muestras tisulares con las mismas ventajas de la anterior.

Pruebas serológicas: se utilizan dos tipos generales de pruebas:

- ✓ Las pruebas no treponémicas: biológicamente inespecíficas
- ✓ Las pruebas treponémicas: que son más específicas.

Las pruebas no treponémicas determinan los anticuerpos reagínicos tipo IgG e IgM desarrollados frente a los lípidos que se liberan de las células dañadas durante la fase precoz de la enfermedad y están presentes en la superficie celular de los treponemas. El antígeno que se usa para las pruebas no treponémicas es la cardiolipina.

Las pruebas no treponémicas que se usan son VDRL (Venereal Disease Research Laboratory) y RPR (reagina plasmática rápida). Las dos utilizan la técnica de floculación.

Estas pruebas no treponémicas pueden arrojar resultados falsos positivos en pacientes con enfermedades virales, lepra, malaria o colagenopatías u otras treponematosis no venéreas.

Las pruebas treponémicas se basan en detectar anticuerpos específicos contra treponema. Las pruebas son absorción de anticuerpos treponémicos fluorescentes (FTA-ABS) y la aglutinación de partículas de Treponema pallidum (TP-PA).

FTA-ABS es una prueba de anticuerpos fluorescentes indirectos. El procedimiento se basa en colocar células de T. pallídum inmovilizadas en un portaobjetos que sirven como antígeno. El portaobjetos se recubre de suero del paciente, al que previamente se ha mezclado con un extracto de treponemas no patógenos y anticuerpos marcados con fluoresceína con el propósito de detectar la presencia de anticuerpos específicos en dicho suero, mediante la observación en microscopio de fluorescencia.

La prueba TP-PA es una prueba de aglutinación. Se mezclan partículas de gelatina sensibilizadas con antígenos de T. pallidum con diluciones del suero del paciente. Las partículas se aglutinan cuando existen en el suero anticuerpos.

Enzimoinmunoanálisis (EIA) tiene sensibilidad y especificidad semejantes a las de las pruebas treponémicas y obviamente mayores a las no treponémicas, y tiene la ventaja que el método puede ser automatizado y cuantitativo. ELISA-IgM se positiviza a las 2 semanas de la infección y ELISA-IgG es positiva a las 4 semanas de la infección. IgG puede permanecer positiva aún luego de la curación de la enfermedad.

Tanto en pruebas treponémicas y no treponémicas los resultados pueden permanecer positivos por muchos años e incluso toda la vida, sin que esto signifique que se crea inmunidad permanente, sino es una huella inmunológica.

El diagnóstico de sífilis congénita podría establecerse por la detección de espiroquetas en muestras clínicas del recién nacido mediante microscopia de campo obscuro; sin embargo, la sensibilidad es baja debido a que generalmente el microorganismo está presente en muy baja concentración. Los pilares del diagnostico son las pruebas no treponemicas: VDRL y RPR y las pruebas treponemicas : FTA/ABS y MHA-TP y ELISA.

En caso de que haya pruebas no treponémicas reactivas en la madre debe solicitarse una prueba treponemica, que son las pruebas de confirmación . Las pruebas serológicas se debe realizar dos veces durante el tercer trimestre, a las 28 y 32 semanas y durante el parto.

En el RN con sospecha de sífilis por títulos altos de la madre la serología es discutida debido al paso transplacentario de anticuerpos tipo IgG de la madre al recién nacido. Tampoco la IgM materna no aporta al diagnóstico de sífilis congénita, pues su positividad no se correlaciona necesariamente con el riesgo de que el recién nacido presente la enfermedad. Si los RN infectados presentan títulos cuatro veces mayores que los maternos, haría el diagnostico de infección.

IgM positivo en el recién nacido permite diagnosticar tempranamente la sífilis congénita; sin embargo, una IgM negativa en un niño de riesgo no permite descartar el diagnóstico de sífilis congénita y requiere de un seguimiento hasta los 18 meses con un test treponémico (FTA/Abs) que evalúe IgG o ELISA bajo las mismas condiciones.

El reto para el laboratorio lo representa la incapacidad de identificar cual RN asintomático pero posiblemente infectado está en realidad sin infección, las pruebas que ayudarían son: VDRL cuantitativo, Test treponémico, LCR para análisis y obviamente el examen físico exhaustivo: hígado y bazo más grande de lo normal e inflamación del hueso, pueden aportar en el diagnóstico de sífilis congénita. Una clave para afinar el diagnóstico de sífilis en el RN sería:

Si VDRL y FTA/Abs son negativas en el RN se puede excluir la infección. Si existe sospecha por IgM positiva en la madre, la excepción sería infección reciente y las pruebas se deben repetir en 15 a 21 días.

 Si VDRL y FTA/Abs son positivas en el RN es infección sifilítica, se debe averiguar si es reciente o antigua, si fue tratada o si es una cicatriz inmunológica, mediante la determinación de IgM.

Si VDRL es negativa y FTA/Abs positiva, se podría considerar infección antigua o no activa.

Si VDRL es positiva y FTA/Abs negativa se podría excluir sífilis congénita.

TRATAMIENTO

La penicilina es el fármaco de elección para tratar las infecciones por T. pallidum. La penicilina benzatínica (acción prolongada) se ha mostrado de mayor utilidad durante las fases iniciales de la sífilis, mientras que penicilina G se recomienda en la sífilis congénita y la sífilis tardía.

En los pacientes alérgicos a penicilina las alternativas terapéuticas son: la tetraciclina y doxiciclina; sin embargo en neurosífilis y madres gestantes se debe desensibilizar a los pacientes alérgicos a este antibiótico, porque no se deben tratar con tetraciclinas, en el primer caso porque no atraviesa barrera hematoencefálica y en el segundo por la contraindicación de su uso en embarazo.

Otros treponemas

Otras enfermedades treponémicas no de trasmisión sexual son: bejel, frambesia y pinta.

La subespecie endemicum de T. pallidum es el agente etiológico del bejel o sífilis endémica. La enfermedad se transmite de persona a persona por compartir utensilios de comida contaminados. Las características clínicas de esta enfermedad incluyen lesiones bucales iniciales y lesiones secundarias que incluyen pápulas orales y placas mucosas. En etapa tardía se observan: gomas en la piel, los huesos y la nasofaringe. La enfermedad es poco frecuente y se lo ha visto en zonas tropicales de África, Asia y Australia, especialmente en niños desnutridos.

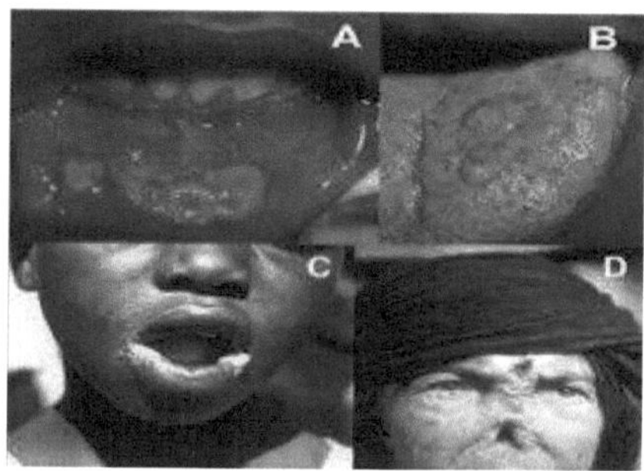

T. pertenue causa la frambesia y se produce por contacto directo de piel con lesiones cutáneas infectadas, es una enfermedad granulomatosa con lesiones cutáneas en la fase inicial de la enfermedad y lesiones destructivas en la piel, los huesos y los ganglios linfáticos posteriores. La enfermedad es exclusiva en las zonas tropicales primitivas de Sudamérica, África central y el sudeste asiático.

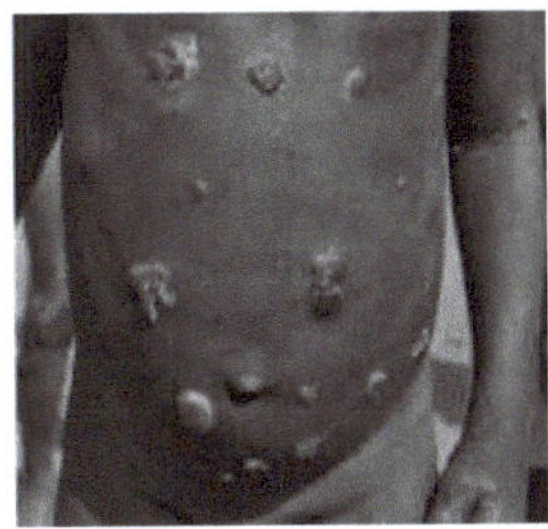

T. carateum produce la pinta, se transmite igualmente por contacto directo con las lesiones cutáneas infectadas. Se caracteriza por pequeñas pápulas pruriginosas en la superficie cutánea. Estas lesiones aumentan de tamaño y persisten durante meses o años antes de desaparecer. A lo largo de los años se pueden formar lesiones diseminadas, recurrentes e hipopigmentadas que dan lugar a cicatrices y a alteraciones desfigurantes. La pinta también es de zonas tropicales en Centroamérica y en Sudamérica.

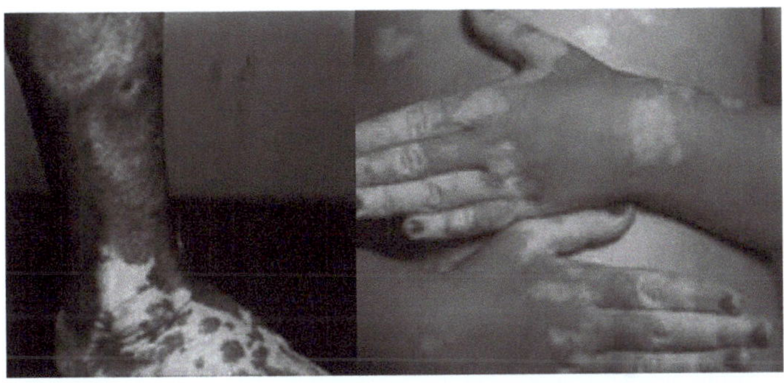

El diagnóstico de la frambesia y de la pinta se confirma mediante la detección de las espiroquetas en las muestras cutáneas con un microscopio de campo oscuro, pero esta prueba no se puede utilizar para detectar las espiroquetas en pacientes portadores de las lesiones bucales del bejel, porque se producirían falsos positivos al observar espiroquetas no patógenas de mucosa oral. VDRL y RPR son positivos.

El tratamiento de estas entidades se ha basado en la administración de penicilina, tetraciclina y cloranfenicol.

Rickettsia

Rickettsia es un género que pertenece a la familia Rickettsiaceae: Son bacterias intracelulares obligatorias, muy pequeñas, gramnegativas, no esporuladas. Pleomórficas se presentan como cocos, bacilos o forma de hilos alargados. No se tiñen o se tiñen mal con la tinción de Gram. Se tiñen mejor con Giemsa o Giménez Porraz. Frente a la duda de años anteriores que los consideraban como etapa intermedia entre bacterias y virus, hoy no existe duda alguna de su ubicación como bacterias porque: poseen paredes celulares con una capa del peptidoglicano débil y lipopolisacárido. Además es susceptible a antibacterianos y contienen ARN y ADN además de enzimas para realizar el ciclo de Krebs, y ribosomas para la síntesis de proteínas. Las rickettsias causan algunas enfermedades transmitidas por las más diversas formas: mordeduras, picaduras, rasguños, y ocasionalmente aguas y alimentos contaminados o aerosoles.

CLASIFICACIÓN:

Se han reconocido muchas especies de Rickettsias, sin embargo las más importantes como causa de enfermedades en el hombre son:

- o Rickettsia rickettsii: Fiebre Manchada de las Montañas Rocallosas (FMMR)
- o Rickettsia prowazekii: tifus epidémico
- o Rickettsia typhi: tifus murino o endémico
- o Rickettsia akari: rickettsiosis exantemática
- o Coxiella burnetii: productora de la fiebre Q.
- o R. conorii: fiebre botonosa

FACTORES DE VIRULENCIA:

Algunos de los factores de virulencia estudiados en todo el género de Ricketsias son:

- ➢ Proteínas OMP A y B: que estimulan la fagocitosis en el hospedero y de esta manera consigue penetrar a la célula
- ➢ Fosfolipasa D y Hemolisina C: se encargan de degradar la membrana del fagolisosoma y de esa manera se liberan en el citoplasma.

> Proteínas Rick-A y la ARP 2/3: le dota de movilidad intracelular por la polimerización la actina

> Las Rickettsias podrían originar una inmunosupresión leve del tipo de la hipersensibilidad retardada.

Las bacterias de este género tienen como mecanismo patogénico la vasculitis -en piel, pulmón, hígado, riñón, miocardio, músculo, meninges y encéfalo- causada por la proliferación de las rickettsias en el endotelio de pequeñas arterias, venas y capilares. El daño endotelial genera a su vez aumento de la permeabilidad vascular, hemorragias petequiales, formación de microtrombos, acúmulo de mononucleares y, en algunas ocasiones obstrucción vascular y microinfartos. En la fiebre Q el daño primario no consiste en una vasculitis ya que la Coxiella no infecta a las células endoteliales, más bien se aprecia edema endotelial y ocasionalmente la formación de trombos capilares, sin infiltrados perivasculares.

La lesión vasculítica también y de manera ocasional puede afectar el sistema nervioso central, con microhemorragias que adquieren el aspecto de "nódulos". Las neuropatías son más frecuentes en el tifus epidémico, pero aparecen lesiones similares en otras rickettsiosis.

PATOGENESIS:

Las enfermedades causadas por Rickettsia están ampliamente distribuidas en el Mundo en focos endémicos, re emergen cada ciertos períodos de tiempo en forma de epidemias en poblaciones humanas. Las rickettsias son muy sensibles a factores ambientales y raramente sobreviven fuera del huésped (reservorio o vector), a excepción de Coxiella burnetii que es resistente a la desecación, al calor y la luz solar y por ello se transmite fundamentalmente por vía aérea. Las rickettsias normalmente viven en ácaros, garrapatas, pulgas y piojos y pueden transmitirse a los humanos a través de las mordeduras de estos vectores, por contaminación de la picadura con las heces del insecto o bien por inoculación de las mucosas con las heces contaminadas del vector. La inhalación de aerosoles contaminados con rickettsias es excepcional y son accidentes de laboratorio al manipular las muestras.

El período de incubación dura aproximadamente siete días e incluyen fiebre, cefalea y exantema.

El exantema generalmente no aparece sino hasta el segundo o cuarto día, comienza de color rosa delicado y en 24 horas se puede expandir incluso al paladar. En la fiebre Q no aparece erupción alguna.

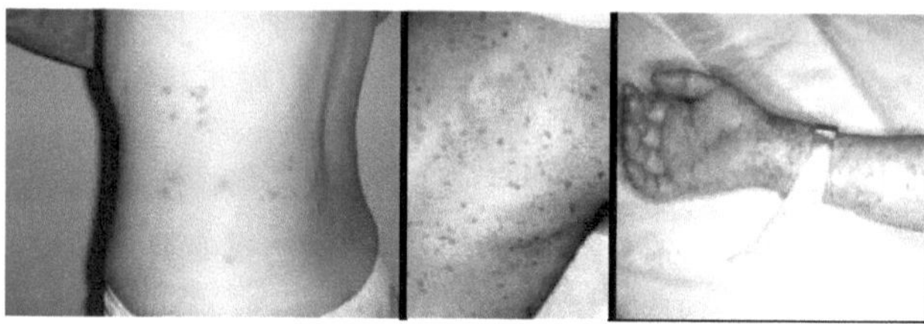

R. rickettsii: la manifestación patológica más importante es la fiebre maculosa. La bacteria no produce toxinas, y parece que las manifestaciones clínicas son el resultado de la replicación de las bacterias en las células endoteliales y la extravasación de los vasos sanguíneos. La hipovolemia y la hipoproteinemia producidas por la pérdida de plasma en los tejidos pueden llevar a la reducción de la perfusión y fallo multiorgánico.

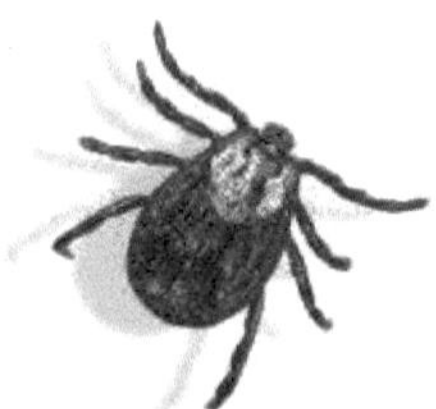

garrapata

R. prowazekii: causa el tifus epidémico y su principal vector es el piojo del cuerpo humano, y por esta razón es más frecuente y casi exclusivo en personas que viven en condiciones de hacinamiento. La fiebre desaparece en dos semanas y la convalecencia completa puede durar más de 3 meses.

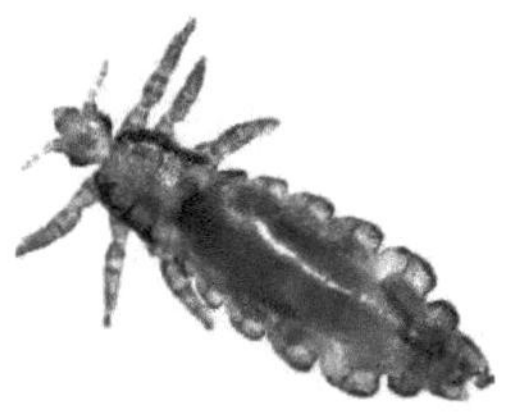

piojo

R. typhi: es el agente causal del tifus murino o endémico; las pulgas de la rata y el gato son los vectores de la enfermedad. El exantema aparece en menos de la mitad de los pacientes, aparece hacia el final de la enfermedad y está restringida de forma característica al tórax y el abdomen. La enfermedad dura menos de 3 semanas incluso en pacientes no tratados.

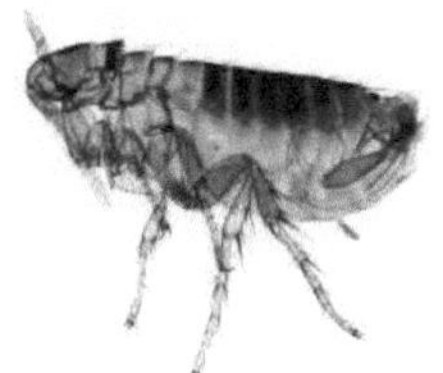

pulga

Rickettsia akari: causa la rickettsiosis exantemática. Infrecuente en Sudamérica, la bacteria se propaga por la picadura de un ácaro que vive en los ratones. La enfermedad comienza con un una nódulo eritematoso, firme e indoloro. El nódulo se transforma en una ampolla y luego en una costra. La erupción auto limitante desaparece al cabo de una semana.

Coxiella burnetii

La fiebre Q, causada por la Coxiella burnetii sólo produce enfermedad en el hombre. Suele tratarse de un cuadro febril auto limitado. La infección aguda puede resolverse sin tratamiento específico alguno o llegar a una fase crónica con compromiso de pulmón, hígado y válvulas cardíacas. La afectación neurológica no es muy frecuente y puede ir acompañando a las otras o cursar separadamente. Las manifestaciones neurológicas Incluyen cefalea, mialgias, insomnio y en casos raros meningitis, meningoencefalitis, neuritis craneales, cuadros extrapiramidales, psicosis y otras alteraciones conductuales. La recuperación con tratamiento suele ser bueno.

La fiebre botonosa es una enfermedad benigna causada por R. conorii y produce un cuadro caracterizado por fiebre, erupción eritematosa papular y postración.

Si bien es cierto que es común a todas las rickettsiosis la cefalea intensa y la fiebre, pueden haber complicaciones neurológicas que se manifiestan como: confusión, irritabilidad, insomnio, fotofobia, que también pueden atribuirse al estado tóxico por la fiebre. A nivel ocular, se han descrito uveítis, retinitis y neuritis ópticas. También se han descrito asociadas a síndromes de Guillain-Barré y Miller-Fisher.

ESPECIE DE RICKETTSIA	ENFERMEDAD	VECTOR
Rickettsia rickettsii	Fiebre Manchada de las Montañas Rocallosas (FMMR)	Garrapata
Rickettsia prowazekii	tifus epidémico	Piojos humanos
Rickettsia typhi	tifus murino o endémico	Piojos, pulgas
Rickettsia akari	rickettsiosis exantemática	Garrapata
Coxiella burnetii	fiebre Q	vía aérea
R. conorii	fiebre botonosa	Garrapata

DIAGNÓSTICO:

El diagnóstico de una infección por Rickettsia puede confirmarse identificando el organismo en cultivos celulares de muestras de sangre o tejido, u observando el organismo con el microscopio, utilizando coloraciones especiales (Ggimenez o Naranja de Acradina) o bien identificando anticuerpos contra el organismo en una muestra de sangre. Las técnicas son complejas y sólo es posible en laboratorios especializados.

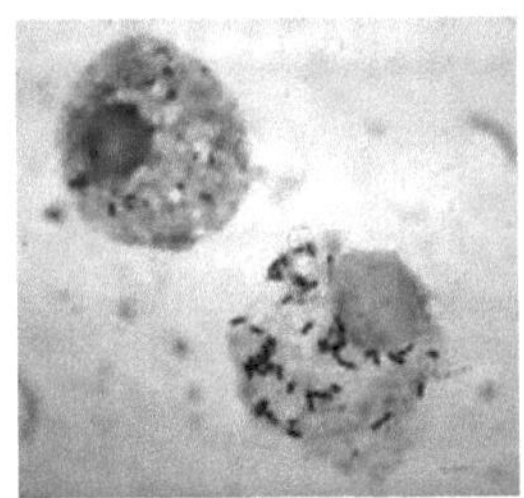

La confirmación del diagnóstico de una enfermedad por rickettsias requiere estudios serológicos La reacción de Weil-Felix es poco sensible y específica, ya que se basa en una prueba de aglutinación que utiliza ciertas cepas de Proteus vulgaris como antígeno.

Las pruebas confirmatorias son fijación del complemento, hemaglutinación indirecta o inmunofluorescencia directa e indirecta.

No existe alteraciones analíticas en la biometría hemática en el parámetro número y fórmula leucocitaria. Pueden hallarse leves alteraciones de la función hepática y renal y en los casos más graves, aparece anemia normocítica, leucopenia y/o trombocitopenia.

TRATAMIENTO:

La infección por Rickettsias responde rápidamente al tratamiento precoz con cloranfenicol o tetraciclinas.

Chlamydia

Chlamydia (del griego khlamýdös: "capa" o "encapotado") es un género de bacterias perteneciente a la familia Chlamydiaceae, orden Chlamydiales, filo Chlamydiae. Las clamidias son bacterias intracelulares gramnegativas, de tamaño pequeño y forma cocos agrupados en cadenas. Presentan una pared celular tipo gramnegativa, sin embargo, el peptidoglicano está ausente o imperceptible Tiene un ciclo vital particular (forma infecciosa extracelular y replicativa intracelular), lo cual las convierte en parásitos obligados. Afectan a diversos mamíferos y prácticamente a todas las aves.

En el ser humano, la clamidiasis es la enfermedad bacteriológica de trasmisión sexual más común y se transmite a través del sexo vaginal, anal y oral.

CLASIFICACIÓN:

La taxonomía y nomenclatura de este género bacteriano es un tema controvertido sobre el cual no existe un total acuerdo; para algunos autores en la actualidad la familia Chlamydiaceae, debería estar dividida en dos géneros: Chlamydia y Chlamydophila. Esta división se basa en que Chlamydophila se diferencia de Chlamydia por su secuenciamiento genético y proteico, no produce glucógeno detectable y tiene un solo operón ribosomal, mientras que Chlamydia tiene dos. Las especies más reconocidas por su patología en hombres o animales son:

- *C. trachomatis*
- *C. pneumoniae*
- *C. psittaci*
- *C. pecorum*

Las dos primeras se consideran parásitos estrictos del ser humano y productoras de enfermedad infectocontagiosa. C. psittaci infecta accidentalmente al hombre por contacto con aves infectadas: la ornitosis o psitacosis y C. pecorum no infecta al hombre. Los genotipos de *Chlamydia trachomatis* más frecuentes y que están asociados a infecciones urogenitales son: D, E y F. Mientras otros estudios consideran que los serovares A-C, D-K, L1-L3 son los patógenos de transmisión sexual más comunes.

FACTORES DE VIRULENCIA:

Pared celular: los principales antígenos de las clamidias están presentes en la membrana externa de la pared, las misma que está compuesta por lipopolisacárido (LPS), una proteína principal de la membrana externa (MOMP, del inglés "Major Outter Membrane Protein") y otras dos proteínas ricas en cisteína: una proteína de envoltura y una lipoproteína . La MOMP y el LPS, son los componentes antigénicos más importantes.

Parásitos intracelulares obligados, características que les permite escapar del sistema inmunitario. Su ciclo de desarrollo adquiere dos formas: el corpúsculo elemental y el corpúsculo reticulado o inicial, que representan la forma extracelular e intracelular del parásito respectivamente. Este crecimiento intracelular permite a las Chlamydiae producir infecciones crónicas: arteriosclerosis como complicación de la Chlamydia pneumoniae, tracoma con ceguera y salpingitis con obstrucción tubárica en el caso de Chlamydia trachomatis.

Durante su ciclo celular adopta dos morfologías distintas, una forma infecciosa extracelular, denominada cuerpo elemental, y una forma replicativa intracelular, el cuerpo reticular.

El cuerpo elemental es pequeño y denso y de forma característica de pera en C. pneumoniae y redondeados de C. trachomatis y C. psittaci. Durante esta fase no obtiene nutrientes del exterior y carece de actividad metabólica y de replicación. Posee una pared celular rígida que le hace resistente a los factores ambientales.
El cuerpo reticular es más grande, obtiene nutrientes del citoplasma de la célula hospedadora y se multiplica por división binaria.
El ciclo celular se inicia cuando un cuerpo elemental se une a una célula por un mecanismo del tipo adhesina-receptor. Penetran en la célula por endocitosis y se forma un fagosoma, pero no un fagolisosoma. Se modifica la membrana externa y se conforman las porinas. El cuerpo elemental se transforma en reticular cuando penetran metabolitos, como fosfatos ricos en energía, y aminoácidos, aumentando la actividad metabólica. La liberación de los cuerpos elementales de las células infectadas se puede realizar por lisis celular, extrusión o exocitosis, y se cierra el ciclo de desarrollo permitiendo la infección de nuevas células.

Debido a condiciones ambientales, de la bacteria o de la célula hospedadora, el ciclo se puede detener, permanente o temporalmente, en la fase de cuerpo reticular, y en esta fase se llama cuerpo persistente. Este estado conlleva la reducción en la expresión de antígenos, cambios de la morfología y la pérdida de la infectividad y podría ser la causa que explique la patogénesis de la infección crónica. Los cuerpos persistentes podrían ser una adaptación de la bacteria al huésped para evitar ser atacado por el sistema inmunológico, o mantenerse viable en condiciones adversas.

La reinfección suele ser frecuente por las variantes alélicas, debido a la presión inmunológica o recombinación genética en la infección mixta y sobretodo porque la capacidad de neutralización de los anticuerpos para evitar nuevas infecciones es escasa o nula.

Chlamydia trachomatis

La Chlamydia trachomatis es una bacteria que causa una de las infecciones de transmisión sexual (ITS) más frecuentes en el mundo. La Organización Mundial de la Salud (OMS) estima que anualmente se detectan 92 millones de nuevas infecciones clamidiásicas.

Las mujeres siempre tienen rangos más altos de prevalencia que los hombres, además de tener más posibilidades de infección asintomática e índices más altos de complicaciones como Enfermedad Pélvica Inflamatoria (EPI), infertilidad y embarazos ectópicos. Otras complicaciones menos frecuentes son la artritis reactiva y síndrome de Reiter. La infección por Chlamydia puede facilitar otras ITS como VIH.

La infección por *Chlamydia trachomatis* suele no causar síntomas y cuando los síntomas se presentan son escasos y no específicos, se estima que entre el 70 y el 80 % de las mujeres con un diagnóstico positivo a *C. trachomatis* son asintomáticas por lo que se conoce a esta infección como la "epidemia silenciosa."

Durante el embarazo la infección por clamidia, aumenta la probabilidad de parto pretérmino o puede transmitírsela al bebé durante el parto, lo que ocasionaría una infección en los ojos o neumonía en el recién nacido.

La edad representa un factor de riesgo diferenciado para la adquisición de la Chlamydia, las mujeres menores a 24 años presentan con mayor frecuencia la infección por esta bacteria y se debería entre otras causas al hecho de que existe una base biológica: las adolescentes y adultas jóvenes presentan ectopia cervical: la unión de las células escamosas y columnares se encuentra más expuesta hacia el exterior del útero, y son estas últimas el hospedero primario de C. Trachomatis.

En el hombre, los síntomas son muy escasos o no se presentan, puede cursar con secreción uretral blanquecina, escasa y sin sintomatología acompañante. La secreción puede ser visible solo en la mañana antes de la primera micción: "la gota matinal", y con el chorro urinario desaparece durante el resto del día. Las complicaciones en el hombre son epididimitis, prostatitis y al igual que la mujer en menor proporción la artritis reactiva y síndrome de Reiter.

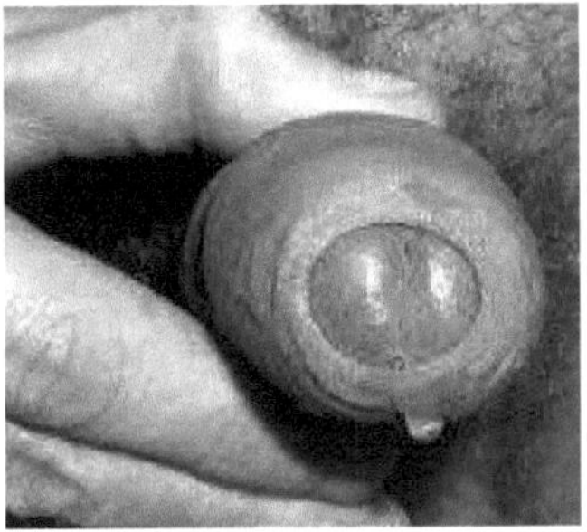

Tomado de: soc.ucsb.edu

DIAGNÓSTICO:

La determinación de infección por *Chlamydia trachomatis*, la mayoría de veces asintomática, se vuelve importante en población de riesgo. Las alternativas diagnósticas son:

Los cultivos son técnicamente difíciles de realizar y no son parte de la rutina diagnóstica, mientras que las coloraciones por el pequeño tamaño de la bacteria no son adecuadas para el diagnóstico.

Pruebas serológicas que determinen anticuerpos tipo IgG en infecciones pasadas o IgM en infecciones actuales, han demostrado poca sensibilidad y especificidad. Además durante la fase de los cuerpos persistentes podría tener falsos negativos por la escasa expresión de antígenos bacterianos.

Las pruebas moleculares como el PCR se consideran las más útiles para detectar la bacteria en frotis endocervicales en las mujeres y uretrales en hombres, y en ambos la muestra puede ser orina; el desempeño de un método basado en la amplificación de una región del plásmido críptico de la Chlamydia, demostró ser muy sensible y específico.

TRATAMIENTO:

El tratamiento antibiótico recomendado es la doxiciclina, o la azitromicina. El tratamiento siempre debe incluir a la pareja sexual, ya que los pacientes pueden ser infectados nuevamente si sus compañeros sexuales no reciben tratamiento.

Chlamidya trachomatis (tipos L1, L2 y L3)

Chlamydia trachomatis, inmunotipos L1, L2 y L3, es la causante de una enfermedad de trasmisión sexual emergente denominada linfogranuloma venéreo (LGV) o granuloma inguinal o enfermedad de Durand-Nicolas-Favre o bubón climático o bubón estrumoso o linfogranuloma inguinal. La enfermedad tiene un periodo de incubación de 10 a 14 días. El microorganismo penetra por vía genitorrectal por abrasiones diminutas en las mucosas causados durante el contacto sexual. Después se produce una linfangitis local, una perilinfangitis con infección de ganglios linfáticos con o sin ulceración, perforación en el recto y ocasionalmente una diseminación sistémica, si las condiciones inmunológicas del individuo están deprimidas.

El cuadro clínico se divide en tres fases:

<u>Primera fase:</u> luego del período de incubación se presenta una pequeña pápula, erosión o una úlcera, indolora, algunas veces de aspecto herpetiforme, puede acompañarse de uretritis o cervicitis inespecífica; la mayoría de personas en esta fase, no son sintomáticas, pero pueden ya transmitir la infección a otras personas.

<u>Segunda fase o síndrome inguinal</u>: entre 10 y 30 días (en ocasiones hasta seis meses) después puede aparecer el típico signo   del LGV: adenopatías regionales (inguinales, femorales, perirrectales, en los iliacos profundos), eritema perilesional, erupción o bubones, enfermedad pélvica inflamatoria y dolor lumbar en el caso de las mujeres. Las adenopatías son dolorosas, generalmente unilaterales, más tarde se fistulizan (bubón supurativo) y una parte se rompe, el signo de Groove o del ligamento inguinal, es patognomónico y consiste en adenopatías por encima y por debajo del ligamento de Poupard.

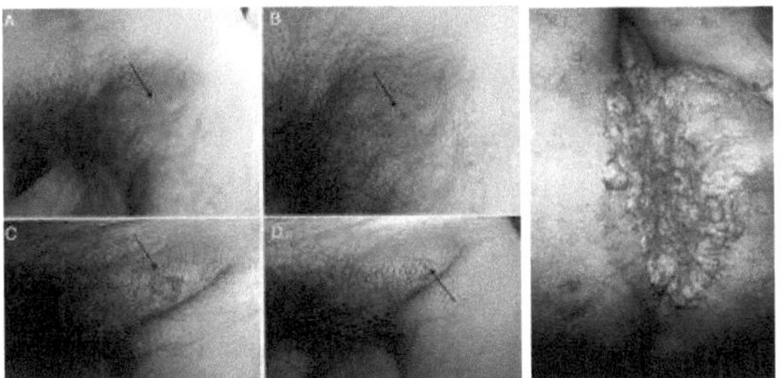

Tomado de: elsevier.es

En el recto puede desarrollarse proctitis, estreñimiento o diarrea, dolor, presencia de pus o sangre en el ano. Se pueden desarrollar úlceras o abscesos rectales.

En sexo oral, las glándulas linfáticas cervicales o axilares pueden edematizarse, acompañada de fiebre y malestar.

Tercera fase o síndrome ano-genital: se desarrolla una proctocolitis, hiperplasia del tejido linfático perirrectal e intestinal, abscesos perirrectales, fístulas anales e incluso estenosis rectales.

Puede presentarse un síndrome uretro-genito-perineal, elefantiasis peneano-escrotal, eritema nudoso y adenopatías en la boca y la faringe.

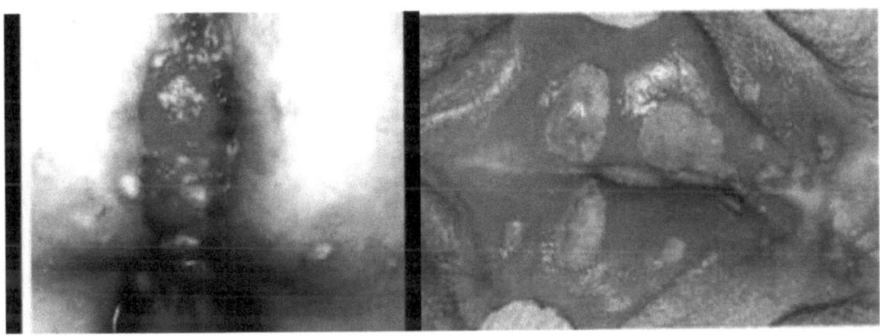

DIAGNÓSTICO:

El diagnóstico por el laboratorio no es sencillo por la falta de sensibilidad y especificidad de las pruebas.

El cultivo es positivo en menos de 30% de los casos y requiere técnicas complejas, como el cultivo celular, y es generalmente tardío, por lo que este método no es empleado en la práctica rutinaria.

El análisis histopatológico es de gran ayuda: en la exploración histopatológica se aprecia ulceración, infiltrado inflamatorio mixto constituido por polimorfonucleares, histiocitos y plasmocitos, células gigantes multinucleadas y abscesos en los ganglios linfáticos; pero rara vez se distinguen los microorganismos aún con coloraciones especiales, como la tinción de Giemsa

El diagnóstico lo determina el estudio serológico, dentro del cual la fijación de complemento es el estudio serológico más útil. Títulos positivos se puede apreciar a las cuatro semanas del inicio de la enfermedad.

La observación directa de los cuerpos elementales en las muestras clínicas, por medio de anticuerpos monoclonales fluorescentes, puede resultar un método simple, rápido, sensible y específico, pero no es posible realizarlo en todos los laboratorios.

TRATAMIENTO:

El tratamiento de primera línea es la doxiciclina o la eritromicina. Otras opciones son azitromicina, sulfisoxasol o sulfadiazina. Se recomienda que además del tratamiento antibiótico pueda hacerse un drenaje quirúrgico de las lesiones.

C. pneumoniae

C. pneumoniae o *Chlamydophila pneumoniae*, según algunos taxonomistas, causa infecciones respiratorias agudas, incluidas bronquitis y neumonía. El período de incubación es variable, es de varias semanas (medio de tres). La forma de trasmisión es al inhalar partículas de pequeño tamaño (< 10 micras) emitidas al hablar, toser o estornudar por personas infectadas. Las células del epitelio columnar son las más afectadas por la presencia de la bacteria y como son las responsables del arrastre ciliar, este fenómeno se ve reducido en cantidad y frecuencia. Los antígenos de la pared de la bacteria se liberan a la superficie de la célula, estimulando la respuesta inmune del huésped, inhibiendo la apoptosis; se produce ingreso de la bacteria por endocitosis mediada por receptores y se diferencian en cuerpos reticulados que se dividen formando una microcolonia, que puede ser observada en el microscopio como una "inclusión clamidial".

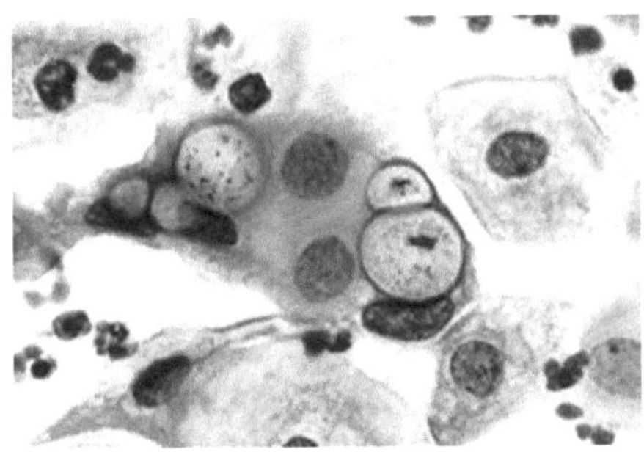

Las manifestaciones clínicas de las infecciones por Chlamydia pneumoniae varían desde las formas asintomáticas hasta las graves, las infecciones respiratorias de vías superiores: faringitis, sinusitis, o inferiores: bronquitis y neumonías son las manifestaciones más habituales. Los síntomas de una infección pulmonar por Chlamydia pneumoniae son variados e incluyen: fiebre moderada (entre 38 y 39 ° C), escalofríos, tos seca o con expectoración mucosa, mialgias y artralgias, cefalea, congestión o secreción nasal. En los casos menos graves los signos clínicos pueden confundir con un síndrome pseudogripal y solo una auscultación pulmonar permitirá detectar una afectación del pulmón. En los casos graves también se han descrito endocarditis, miocarditis, pericarditis, eritema nudoso, vasculitis, polineuritis de Guillain-Barré, meningitis, encefalitis e incluso, de manera inusual, implicaciones de las estenosis valvulares cardíacas de origen no reumático y artritis reactiva. Algunos estudios afirman de algún efecto de C. pneumoniae en la patogenia de enfermedades crónicas como la arterioesclerosis y el asma. Aunque la asociación arteriosclerosis-Chlamydophila es aparente en muchos estudios, otros agentes infecciosos pueden estar involucrados en la aparición de la arteriosclerosis, ya que las infecciones crónicas pueden ejercer un efecto proaterogénico al actuar a nivel sistémico o de forma local sobre la pared vascular.

DIAGNÓSTICO

El diagnóstico por el laboratorio de C. pneumoniae presenta algunas dificultades como la falta de sensibilidad y especificidad de las pruebas serológicas. Algunas alternativas diagnósticas son:

Cultivo: se realizan cultivos celulares, obteniéndose la muestra preferentemente nasofaríngea, con pobres resultados y dificultad técnica, que lo hace una prueba poco práctica.

Fijación de complemento y microinmunofluorescencia: miden anticuerpos y se considera como infección aguda títulos aislados de IgM elevados o un aumento de más de 4 veces para IgG, en muestras pareadas. En la primoinfección, el alza de IgM ocurre alrededor de las 3 semanas y la de IgG alrededor de las 6 a 8 semanas.

Biología molecular mediante Reacción de polimerasa en cadena: es un test con alta sensibilidad y especificidad, pero aún no es parte de la rutina laboratorial.

Los análisis de sangre podrían ser de ayuda porque mostrarán leucocitosis que diferenciará de las infecciones pseudogripales por su parecido clínico.
Las radiografía de tórax a veces mostrará signos de infección, aunque no característica de C. pneumoniae.

TRATAMIENTO:

Las clamidias en general son sensibles a los antibióticos que inhiben la síntesis proteica como las tetraciclinas y los macrólidos. Las quinolonas también se han mostrado activas contra este género bacteriano. Las sinusitis, faringitis o bronquitis leves, sin complicaciones no precisan de tratamiento antibiótico, porque suelen ser auto limitante

BIBLIOGRAFIA

- Murray P, Baron E. Jorgensen J, Landry M, Pfaller M, editors. Manual of Clinical Microbiology, 9th edition. Washington DC: ASM Press: 2007.
- Jawetz, Melnick y Adelberg. Microbiología Médica, 25va Edición –Editorial: Mc.Graw.-.Hill Edición: 25ª Año: 2010
- Washington C. Winn / Stephen D. Allen / William M. Janda / Elmer W. Koneman / Gary W. Procop / Paul C. Schrenckenberger / Gail L. Woods Koneman. Diagnóstico microbiológico Médica Panamericana; Edición: 6ª. 2008
- B. C. MIMS. Microbiología Médica. 2ª Edición. 2002. Mosby (Elsevier Scien ce).
- H.G. Schlegel. Microbiología General 7a Ed.- 1997. Ediciones Omega
- Romero Cabello. Microbiología y Parasitología Humana. Editorial Panamericana, 3º Ed. 2007
- Bailey & Scott. Diagnostico Microbiologico (11ª ed.): Betty A. Forbes; Daniel f. Sahm; Alice S. Weissfeld , Ed. Panamericana, 2004.
- Soc. Esp. de Enf. Infec. y Microbiol. Clín. Tratado SEIMC de Enfermedades Infecciosas y Microbiología Clínica. 2006
- Tortora, Funke, y Case. Microbiología. Editorial Panamericana, 9ª Ed. 2007.
- Smith I. Mycobacterium tuberculosis Pathogenesis and Molecular Determinants of Virulence. Clinical Microbiology Reviews 2003.
- Beresford N, Patel S, Armstrong J, Balázs SZ, Fordham-Skelton AP, et al. MptpB, a virulence factor from Mycobacterium tuberculosis, exhibits triple-specificity phosphatase activity. Biochem J 2007.
- World Health Organization (WHO). Tuberculosis Report No 411; 2009.
- López LM, Díaz F, Vallecillo AJ, Esquivel H, Gutiérrez JA. Tuberculosis humana y bovina en Latinoamérica: De estudios sobre virulencia hacia herramientas para su control. Rev Latinoam Microbiol 2006.
- Kinhikar AG, Verma I, Chandra D, Singh KK, Weldingh K, Andersen P, et. al. Potential role for ESAT6 in dissemination of M. tuberculosis via human lung epithelial cells. Mol Microbiol 2010.
- Davis JM, Ramakrishnan L. The Role of the Granuloma in Expansion and Dissemination of Early Tuberculous Infection. Cell 2009.

- Álvarez N, Borrero R, Reyes F, Camacho F, Mohd N, Sarmiento M, Acosta A. Mecanismos de evasión y persistencia de Mycobacterium tuberculosis durante el estado de latencia y posibles estrategias para el control de la infección latente. Vaccimonitor 2009.
- Baughn, R.E., Musher, D.M. Secondary syphilitic lesions. Clinical Microbiology Reviews. 2005.
- Cameron, C.E. The T. pallidum outer membrane and outer membrane proteins. In: J.D. Radolf, S.A. Lukehart (Eds). Pathogenic Treponema: Molecular and Cellular Biology 2006.
- Castro, R., Prieto, E.S., Águas, M.J., Manata, M.J., Botas, J., Araújo, C., Borges, F., Aldir, I., Exposto, F.L. Evaluation of the Treponema pallidum particle agglutination technique (TP.PA) in the diagnosis of neurosyphilis. Journal of Clinical Laboratory Analysis. 2006.
- Centers for Disease Control and Prevention. National Center for HIV, STD and TB Prevention. Division of Sexually Transmitted Diseases. Syphilis 2004.
- Organización Panamericana de la Salud, Unidad VIH/SIDA. Hoja informativa sobre sífilis congénita. Washington, D.C., febrero de 2004.
- Pumarola Suñé T., Jiménez de Anta Losada M. T. Leptospirosis. Medicine. 2002.
- Abdulkader R., Daher E.F., Camargo ED., Spinosa C., da Silva M.V. Leptospirosis severity may be associated with the intensity of humoral immune response. Rev Inst Med Trop S. Paulo. 2002.
- Guerrero A. Sífilis y otras treponematosis. Leptospirosis. Enfermedad de Lyme y otras borreliosis. En: Rodes Teixidor J, Guardia Massó J, editores. Medicina Interna. Barcelona: Masson; 2004.
- Escudero R, Barral M, Pérez A, Vitutia MM, García-Pérez AL, Jiménez S, et al. Molecular and pathogenic characterization of Borrelia burgdorferi sensu lato isolates from Spain. J Clin Microbiol. 2000
- Collares-Pereira M, Couceiro S, Franca I, Kurtenbach K, Schafer SM, Vitorino L, et al. First isolation of Borrelia lusitaniae from a human patient. J Clin Microbiol. 2004.
- Medline
- Stanek G, Strl F. Lyme borreliosis. Lancet. 2003.
- Wornser GP, Ramanthan R, Nowakoski J, Finkel MF, Wormser JP, Rush TJ, et al. Duration of antibiotic therapy for early Lyne disease. Ann Intern Med. 2003.

- Krupka M, Raska M, Belakova J, Horynova M, Novotny R, Weigl E. Biological aspects of Lyme disease spirochetes: unique bacteria of the Borrelia burgdorferi species group. Biomed Pap Med Fac Univ Palacky Olomouc Czeck Repub. 2007.
- Tilly K, Rosa PA, Stewart PE. Biology of infection with Borrelia burgdorferi. Infect Dis Clin N Am. 2008.
- Marques AR. Lyme disease: a review. Curr Allergy Asthma Rep. 2010.
- Gordillo-Pérez G, Vargas M, Solórzano-Santos F, Rivera A, Polaco OJ, Alvarado L, et al. Demonstration of Borrelia burgdorferi sensu stricto infection in ticks from the northeast of Mexico. Clin Microbiol Infect. 2009.
- liosis de Lyme en Cuba. A propósito de nuevos casos. Rev Panam Infectol. 2009; 11(3):37-41.
- Rodríguez I, Fernández C, Sánchez L, Martínez B, Siegrist HH, Lienhard R. Prevalence of antibodies to Borrelia burgdorferi sensu stricto in humans from a Cuban village. Braz J Infec Dis. 2012.
- Centers for Disease Control and Prevention. Lyme disease diagnosis; 2010.
- Cedillo-Ramírez L, Gil C, Zago I, Yanez A, Giono S. Association of Mycoplasma hominis and Ureaplasma urealyticum with some indicators of non-specific vaginitis. Rev Latinoam Microbiol 2000.
- Vogel I, Thorsen P, Hogan VK, Schieve LA, Jacobsson B, Ferre CD. The joint effect of vaginal Ureaplasma urealyticum and bacterial vaginosis on adverse pregnancy outcomes. Acta Obstet Gynecol Scand 2006.
- Díaz-Gracía FJ, Herrera-Mendoza AP, Giono-Cerezo S, Guerra-Infante FM. Mycoplasma hominis attackes to and locates intracellularly in human spermatozoa. Human Reprod 2006
- Waites KB, Katz B, Schelonka RL. Mycoplasmas and ureaplasmas as neonatal pathogens. Clin Microbiol Rev. 2005.
- Fagundo R, Sánchez A, Jáuregui J. Comportamiento antimicrobiano de aislamientos clínicos de Mycoplasma hominis y ureaplasma urealyticum así como la evolución de su resistencia en un periodo de cinco años. Labciencia. 2006.
- Walker DH. Rickettsiae and rickettsial infections: the current state of knowledge. Clin Infect Dis. 2007
- Bechah Y, Capo C, Mege JL, Raoult D. Rickettsial diseases: from Rickettsia arthropod relationships to pathophysiology and animal models. Future Microbiol.2008

- Blanco JR, Jado I, Marín M, Sanfeliu I, Portillo A, Anda P, et al. Microbiological
- diagnosis of emerging bacterial pathogens: Anaplasma,
- Bartonella, Rickettsia, and Tropheryma whipplei. Enferm Infecc Microbiol Clin. 2008.
- Mercado MC. Rickettsiosis. Historia y actualidades. Enf Inf Microbiol 2010
- Organization WH. OMS | Infecciones de transmisión sexual. Descr Note [Internet]. World Health Organization; 2013
- Jeanne Marrazzo, MD M. Epidemiology of Chlamydia trachomatis infections [Internet]. 2015
- MSP. Encuesta Nacional de Salud y Nutrición- ENSANUT 2012 Demografía, salud materna e infantil y salud sexual y reproductiva. 2012.
- Centers for Disease Control and Prevention. Sexually Transmitted Disease Surveillance 2013 [Internet]. Atlanta: U.S. Department of Health and Human Services; 2014.
- Versteeg B, Van Rooijen MS, Schim Van Der Loeff MF, Jc De Vries H, Bruisten SM. No indication for tissue tropism in urogenital and anorectal Chlamydia trachomatis infections using high-resolution multilocus sequence typing. BMC Infect Dis [Internet]. 2014
- Levinson W. AccessMedicine | Content. In: McGraw-Hill, editor. Review of Medical Microbiology and Immunology [Internet]. 3th ed. New York; 2014.
- Jeanne Marrazzo, MD M. Clinical manifestations and diagnosis of Chlamydia trachomatis infections [Internet]. UptoDate. 2015.
- Byron E Batteiger M. Screening for Chlamydia trachomatis [Internet]. UptoDate. 2015
- M. M, S. S, A. M, S. M, M. B. Genital Chlamydia trachomatis: An update 2013.
- Bradley Stoner, MD P. Current Epidemiology of Selected STDs - std-epidemiology.pdf [Internet]. Center of Desease Control. 2012
- Lee V, Tobin JM, Foley E. Relationship of cervical ectopy to chlamydia infection in young women. J Fam Plann Reprod Health Care. 2006
- Ovalle A, Martínez M a, Fuente F De, Falcon N, Feliú F, Fuentealba F, et al. Prevalencia de infecciones de transmisión sexual en mujeres embarazadas atendidas en un hospital público de Chile. Revista Chilena de Infectología . Santiago de Chile; 2012.

CAPITULO 13

VIROLOGÍA

GLOSARIO DE TERMINOS DE VIROLOGIA:

ÁCIDO NUCLEICO (AN): ARN o ADN de cadena doble o sencilla. Puede haber una o más moléculas de AN; pero siempre de un solo tipo.

CÁPSIDE: envoltura proteica que envuelve al ácido nucleico (AN). Las cápsides vacías son subproductos del ciclo de replicación de los virus con simetrías icosaédricas.

CAPSÓMEROS: subunidades polipeptídicas que se observan en el microscopio electrónico sobre la superficie de las partículas víricas icosaédricas.

CUBIERTA: Membrana que contienen lípidos y que circunda a ciertas partículas víricas. Se adquiere durante la maduración del virus a través de membranas celulares.

GLICOPROTEÍNAS: proyecciones de la envoltura (peplómeros) con actividad enzimática.

INFECCIÓN PERSISTENTE CRÓNICA O LATENTE: persistencia de los síntomas por largos períodos de tiempo

INFECCIÓN AGUDA: al inicio aparecen los síntomas, que luego desaparecen junto con los virus. Si hay inmunidad permanente, no habrá nueva infección, si no deja inmunidad, puede haber reinfección con virus exógeno.

INFECCIÓN PERSISTENTE: al inicio aparecen los síntomas, luego decaen, y existen reapariciones una o varias veces. El virus queda en estado de latencia.

NUCLEOCÁPSIDE: cápside junto con el AN encapsulado.

PROTEÍNAS de la superficie: proteínas de la cápside (capsómero).

PROTEÍNAS INTERNAS: Proteínas asociadas al AN. Proteína M de la cara interna de la envoltura.

PROTEÍNAS: la fracción más importante de los componentes víricos (50-90%).

UNIDADES ESTRUCTURALES: bloques proteicos básicos de la envoltura. Pueden ser la acumulación de más de un polipéptido no idéntico.

VIRIÓN: partícula viral completa infectante, puede ser idéntica a la nucleocápsida. Se consideran virus sin envoltura. Sirve para transmitir el AN viral de una célula a otra.

VIRUS DEFECTUOSOS: partícula vírica que es funcionalmente deficiente en algunos aspectos de la replicación y puede interferir en la replicación de virus normales.

ESTRUCTURA DE LOS VIRUS

Los virus son agentes infecciosos pequeños y son parásitos intracelulares obligados. Se diferencian de las bacterias y células eucariotas porque no presentan organización celular.

Están compuestos por una molécula de ácido nucleico (AN) rodeado de una cubierta protectora proteica (cápside). Las dos estructuras forman la nucleocápsida que puede estar recubierta por una envoltura lipídica.

Las partículas virales dependen completamente de la célula hospedera, no son capaces de reproducir ni amplificar la información de sus genomas, por lo que se denominan "parásitos genéticos", ya que poseen las enzimas e información requeridas para programar a las células infectadas con el objeto de que sinteticen los componentes necesarios para su replicación. La célula infectada por un virus es necesariamente una célula intacta que pueda sintetizar cientos o miles de viriones y la síntesis siempre es dirigida por el virus infectante.

Los virus se miden en nanómetros (1/1000 micrómetro), oscilando su tamaño entre los 20 - 300 nanómetros.

Los virus tienen como componentes básicos:

A.- Cápside: la cubierta externa, constituida a su vez por capsómeros, que son polipéptidos entretejidos. Los capsómeros a su vez están constituidos por monómeros (formado por dos moléculas proteicas). Las cápsides virales son de dos tipos básicos de estructura: simetría icosaédricas, de forma aproximadamente esférica, o simetría helicoidal, formas filamentosas tubulares que pueden estar encerradas dentro de una envoltura que le da a la partícula forma esférica o de bastón. Algunos virus como el Poxvirus, tienen simetría compleja (no helicoidal ni icosaédricas), con lípidos tanto en la envoltura como en las membranas externas. La cápside además de proporcionarles protección, también le es útil al virus en la penetración de las células.

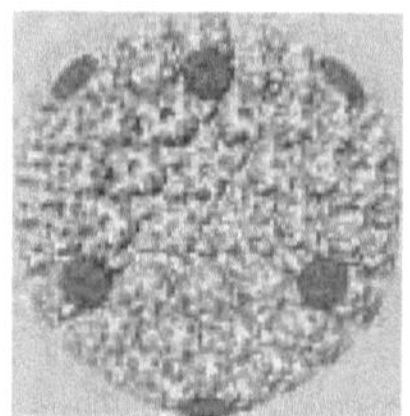 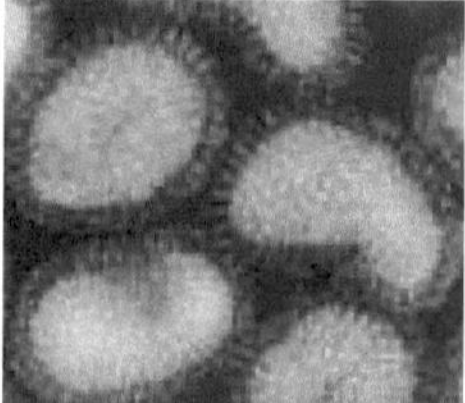 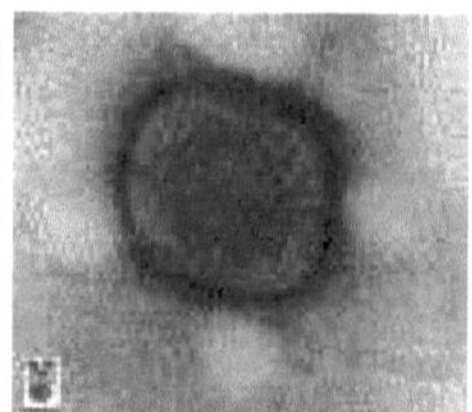

icosaédrica   **helicoidal**   **compleja**

B.- ADN, la mayoría de virus presentan un genoma bicatenario, con excepción de los parvovirus, constituidos por ADN monocatenario. Las moléculas de ADN viral pueden ser lineales o circulares. La conformación circular confiere al virus ventajas, como es que le otorgan protección frente al ataque de exonucleasas, facilitando la replicación completa de la molécula y su posible integración al ADN celular. Los DNA virus, no se encargan de forma directa de la síntesis de proteínas. Las copias de RNA de segmentos apropiados de DNA son utilizados como "templados" para dirigir dicha síntesis.

C.- Los ARN de los virus son en su gran mayoría de cadena simple, en algunos grupos de virus, el ARN genómico está segmentado en varios fragmentos, cuyo número es característico de cada familia. Si el ARN de un virus puede emplearse directamente como ARN mensajero (ARNm), es una "polaridad positiva" (+); en cambio, cuando requiere de una transcriptasa para hacer copias complementarias en sentido positivo, es "polaridad negativa (-)".

D.- Proteínas estructurales: forman a la partícula viral

E.- Proteínas no estructurales: que funcionan como enzimas específicas, principalmente polimerasas y transcriptasas.

F.- Envoltura lipídica o de hidratos de carbono que rodea a la cápside, se originan de la misma membrana plasmática de la célula hospedera, y es adquirida al salir las nuevas partículas virales de la célula en un proceso de gemación. Los capsómeros atraviesan esta envoltura como proyecciones tridimensionales de diversas formas y con diferentes funciones. El espacio entre cápside y envoltura lipídica se denomina tegumento y está ocupada habitualmente por hidratos de carbono. La envoltura no siempre está presente.

G.- Peplómeros: presentes solo en algunos virus son estructuras (espículas) que se proyectan al exterior, son importantes en la replicación.

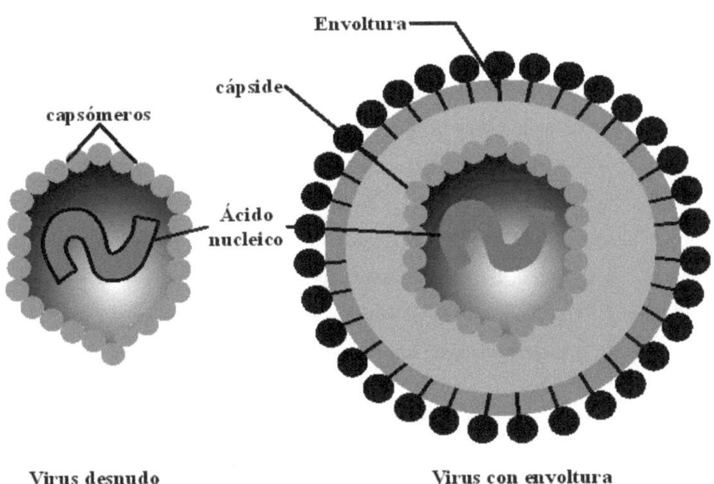

La cápside más el ácido nucleico constituyen la nucleocápside.
La partícula viral completa más la envoltura externa constituye un virión.

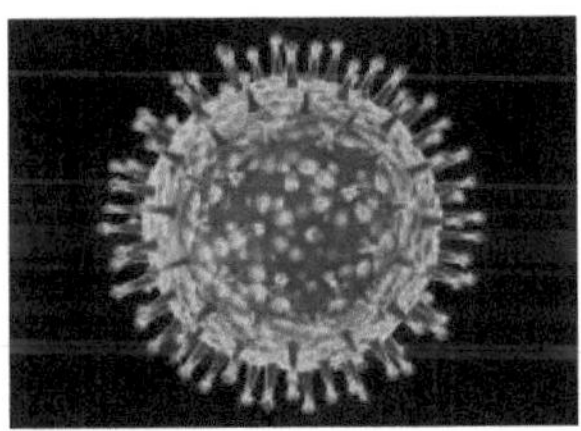

INFECCIÓN VIRAL:

Los virus para causar infección siguen determinados pasos consecutivos y coordinados:

1.- Adherencia: los virus reconocen a sus receptores celulares, pero esto no significa que las células tengan receptores para virus. Esta etapa es reversible. Ejemplos: el VIH se adhiere a la molécula CD4 en células T.

2.- Ingreso a la célula: hay diferentes formas de entrar a la célula:
   a) Translocación directa a través de la membrana celular, de esta manera pasan virus que no tiene envoltura lipídica.
   b) Viropexia: los virus con envoltura lipídica se fusionan con los lípidos de la membrana de la célula infectada liberándose la partícula viral al citoplasma.
   c) Captación de fagosomas: la envoltura se fusiona con la membrana del fagosoma y se libera el virus.

Cuando el virus que ingresa es ADN de virus bacteriófago puede utilizar la vía lítica: el ADN ingresa y se "apodera" de la maquinaria enzimática, se ensambla, empaqueta y provoca la lisis de la célula del hospedero. O puede utilizar la vía latente o fase lisogénica: el virus se queda en estado de profago, es decir la bacteria invadida reconoce el ADN viral como propio.

3.- Pérdida de la cubierta: se libera el ácido nucleico, y de acuerdo al tipo de AN se comporta de diferente manera:
   a) ADN: se transcribe a ARN mensajero y se inicia la síntesis proteica, o se queda en el núcleo en estado latente.
   b) ARN: Si el ARN es de sentido positivo, pasa directamente a los ribosomas.

REPLICACIÓN VIRAL:

Una vez que el virus se ha adherido e ingresado a la célula del hospedero se inicia la síntesis de ARN mensajero viral, proteínas, cápsides y ácidos nucleico viral. Inmediatamente se inicia el ensamblaje de las cápsides que se forman alrededor del ácido nucleico. El último paso de esta fase es la liberación por gemación en los virus con envoltura lipídica.

DISEMINACIÓN VIRAL:

Los virus pueden diseminarse de diversas formas:

- Local: el virus ingresa y se multiplica exclusivamente en el sitio por donde ingresó. Ejemplo: rotavirus, solo causa infecciones en el tracto digestivo.
- Sistémico: los virus ingresan, se multiplican en ese sitio y luego se diseminan activamente en sangre y hacen viremia, distribuyéndose a todo el organismo. Ejemplo: el virus de las paperas.
- Vertical: cuando el virus pasa de la madre al embrión o feto vía placentaria. Ejemplo: rubeola.
- Transportados por artrópodos; se replican en artrópodos hematófagos y son transmitidos por mordeduras a los hospedadores vertebrados.

EFECTOS VIRALES:

Los virus pueden causar diversos efectos sobre las células, tejidos u órganos del ser humano:

- Lítico: el virus lisa la célula hospedera por la gran cantidad de virus que se produce.
- Hiperplasia: la célula invadida por virus se transforma y se multiplica aceleradamente.
- Mixto: tiene acción combinada de las dos anteriores: lítico e hiperplasia: induce una transformación y luego lisa la célula.
- Formación de sincicios: las membranas celulares de las células hospederas se funden y aparecen como multinucleadas.
- Oncogénicos: las células invadidas sufren procesos de transformación en células malignas.
- Formación de cuerpos de inclusión: en la célula se acumulan restos de material sobrante del metabolismo y puede ser intranuclear o intracitoplasmático.

DIAGNÓSTICO DE INFECCIONES VIRALES

Durante los últimos años, el desarrollo progresivo de nuevas y mejores herramientas para diagnosticar por el laboratorio las causas de infección viral, hace posible que estas enfermedades se puedan diagnosticar y estudiar no sólo a nivel de laboratorios especializados, sino también en laboratorios de menor grado de complejidad.

El diagnóstico virológico pretende la detección e identificación del agente etiológico de una infección clínica o subclínica, y /o de la respuesta inmune específica del huésped. Evidentemente el diagnóstico por el laboratorio es necesario, pero generalmente tiene un carácter de orientación. El diagnóstico de una infección viral se basa principalmente en la historia clínica, el cuadro clínico y de la situación epidemiológica.

Las pruebas diagnósticas simples, rápidas y poco costosas para la demostración de antígenos han reemplazado en la mayoría de los casos a las técnicas tradicionales, largas y complejas con una mejor oportunidad en la definición del diagnóstico. La detección de la presencia de antígenos virales es importante en algunas enfermedades siendo esta prueba la única evidencia de la exposición al virus cuando no existe aumento de los niveles de anticuerpos circulantes porque aún el individuo no los sintetiza ya sea por el corto período de tiempo de la exposición o en pacientes inmunodeprimidos. La determinación de anticuerpos es importante tanto para el diagnóstico como para documentar la prevalencia de una infección en individuos y poblaciones. Las pruebas moleculares, la Reacción en Cadena de la Polimerasa (PCR) es la más utilizada, han mejorado de modo categórico la evidencia del agente patógeno viral, su progresión, seguimiento terapéutico y pronóstico.

Los métodos utilizados para diagnosticar las infecciones por virus pueden clasificarse en:

- ✓ DIRECTOS: demuestran la presencia del virus o de alguno de sus constituyentes (antígeno o genoma viral)

- ✓ INDIRECTOS: detectan la respuesta de anticuerpos específicos del huésped en el curso de la infección.

MÉTODOS DIRECTOS

Los métodos directos incluyen las siguientes técnicas:

- Visualización de la partícula viral mediante las tinciones para microscopía de luz, la microscopía electrónica y el cultivo o aislamiento viral.
- Demostración de antígenos virales mediante los inmunoensayos ((ELISA, IFA, RIA) y látex.
- Presencia de material genético viral como: ensayos de amplificación genética (reacción en cadena de la polimerasa, PCR e hibridización (sondas, ADN ramificado, etc.)

Microscopía de luz: mediante tinciones especiales (Wright o Giemsa) de lesiones donde se visualizan las inclusiones o los cambios celulares ocasionados por la invasión viral- no el virus por su pequeño tamaño-. Esta técnica se usa para ayuda diagnóstica de infecciones causada por citomegalovirus donde se observan inclusiones intracitoplasmáticas en células del sedimento urinario y la prueba de Tzank para observar las células infectadas por herpes o varicela zóster, mediante un raspado de la base de vesículas. La sensibilidad de esta técnica es menor que la de la inmunofluorescencia y el cultivo viral.

Microscopía electrónica: debido a la gran resolución permite visualizar la partícula viral mediante tinciones especiales con sales de metales pesados como el uranio o el tungsteno. Tiene como desventajas el costo por el equipo utilizado y la baja sensibilidad cuando hay un bajo número de partículas virales.

Aislamiento Viral: el aislamiento de virus se realiza a partir de los cultivos celulares que son empleados para la propagación de los virus. Tiene una sensibilidad y una especificidad muy alta, sin embargo, algunas de las desventajas son: el proceso es lento, ya que demanda algunos días e incluso semanas para la identificación, y la mayoría de veces deja de ser oportuno para influir en la atención del paciente; es un proceso laborioso, sofisticado, emplea recursos tecnológicos caros y requiere el uso de sistemas de cultivos adecuados.
Estos sistemas diagnósticos son poco usados y sólo se utilizan a nivel investigativo o académico.

Detección de Antígenos: se pueden encontrar antígenos virales circulantes o los que se encuentran en los tejidos del huésped (lavado nasal, o hisopado nasofaríngeo), o en muestras biológicas como las heces fecales, con buena especificidad y buena sensibilidad, si la cantidad de antígeno presente es adecuada. Permiten una demostración rápida y son muy prácticas para el diagnóstico;

se utiliza un anticuerpo específico antiviral conjugado con una molécula marcada, que puede ser isotiocianato de fluoresceína y la prueba se llama Inmunofluorecencia, un isótopo radioactivo 125I o 131I, es el radioinmunoanálisis (RIA), o una enzima: peroxidasa, fosfatasa alcalina, o biotina-avidina en inmunoensayo enzimático (EIA), para poder observar la reacción. El test de aglutinación es una técnica rápida y barata que se usa para detectar antígeno de Rotavirus en heces y Adenovirus mostrando una buena sensibilidad cuando se lo compara con el EIA.

Reacción en cadena de la polimerasa (PCR): mediante esta técnica se logra la amplificación in vitro de secuencias específicas de DNA o RNA viral existentes en una muestra permitiendo posteriormente detectar dichas secuencias mediante hibridación de ácidos nucleicos o electroforesis. Una de las mayores ventajas de la PCR, es que puede evidenciar una infección asintomática o cuando el paciente se encuentra en ventana inmunológica, descubrir portadores del virus de hepatitis B, en el diagnóstico de virus mutantes de la hepatitis B que no expresan antígeno e (HBe), en la hepatitis C los resultados obtenidos con PCR son superiores a la prueba de demostración de anticuerpos. En el caso de infección por citomegalovirus (CMV) es importante para descubrir infecciones subclínicas o que no han sido descubiertas por otros métodos, especialmente en pretransplante de donador y receptor y en personas VIH positivos para iniciar la profilaxis antes que la infección comience.

Hibridización con sondas: esta técnica se utiliza a partir de fragmentos de ADN del material genómico específico y altamente conservado de un determinado virus que se utiliza como sonda. Esta sonda frente a sus secuencias complementarias se hibridiza para formar una molécula dúplex. Esta técnica se aplica para confirmar la identificación de un virus en cultivo o identificarlo directamente en una muestra. Se pueden utilizar células o tejidos fijados con sustancias que conserven la morfología celular y la integridad del ADN o ARN. Estas técnicas se utilizan en pacientes que se encuentran en ventana inmunológica, además es de gran utilidad en el pronóstico y la progresión de la infección así como en el control de la terapia antirretroviral.

MÉTODOS INDIRECTOS

Los métodos indirectos reconocen la respuesta inmune humoral o celular del hospedero. Durante una infección viral la síntesis de anticuerpos varían: en una primera fase predominan IgM, mientras que con el transcurso del tiempo las IgM disminuyen hasta desaparecer, en cambio aumentan las IgG, entonces la búsqueda de anticuerpos IgM es de utilidad para hacer diagnóstico de infección reciente o durante el período agudo de la enfermedad. La búsqueda de anticuerpos IgG se utiliza como técnica de tamizaje, para detectar enfermedad pasada o vacunación previa.

En ocasiones y a efecto de afinar un diagnóstico de infección viral se deben realizar muestras pareadas con diferencia de 2 o 3 semanas para determinar la seroconversión, que es el aumento del título de anticuerpos cuatro veces o más; si esto ocurre se puede confirmar la enfermedad que se está estudiando.

La determinación de anticuerpos también nos informa sobre el estado inmune del individuo frente a infecciones virales, donde la presencia de anticuerpos específicos tipo IgG nos indica que ha estado expuesto previamente al virus ya sea por enfermedad o vacunación y que es inmune temporal o definitiva para una nueva infección.

En recién nacidos el diagnóstico serológico viral se realiza mediante la detección de IgM, ya que su presencia en el suero del niño confirma que el niño está infectado, porque la IgM no atraviesa la placenta y por tanto no puede ser de origen materno. En cambio cuando se determina IgG, la interpretación de los resultados es difícil porque se pueden detectar IgG en el suero del niño y éstas pudieron provenir de la madre por vía transplacentaria y no es posible diferenciar la IgG del niño de la IgG de la madre. Para mejorar la interpretación se realizan determinaciones seriadas de IgG en el suero del recién nacido: un descenso de los títulos de anticuerpos sugiere que los anticuerpos eran maternos y se interpreta como que el niño no está infectado, en cambio sí hay aumento en los títulos de anticuerpos indica que el niño estaría produciendo anticuerpos y por lo tanto se interpretaría como recién nacido infectado.

La determinación de anticuerpos se realizan por diversas técnicas: la fijación del complemento (FC), hemaglutinación indirecta (HI), aglutinación por látex, la inhibición de la neuraminidasa (que mide la capacidad de los anticuerpos para bloquear la infectividad viral), y las más utilizadas por su alta sensibilidad y especificidad, procesos completamente automatizados y bajo costo como son: la IFA indirecta, ELISA, Quimioluminicencia y el Western blot.

Las desventajas de estos métodos son los falsos positivos debidos a la presencia del factor reumatoide y de anticuerpos heterotípicos, esto se da específicamente entre virus de la familia Herpes-viridae, pues pacientes infectados con cualquiera de los virus de esta familia, por ejemplo si un paciente está infectado por el virus varicela-zóster pueden mostrar anticuerpos IgM también para CMV sin que haya infección por este virus o tener reacción cruzada tipo IgG entre Herpes 1 y Herpes 2. Las IgM también pueden tener falsos negativos, si la IgG presente inhibe o compite con la IgM por los sitios de unión al antígeno.

La interpretación de anticuerpos que se usan de manera amplia en la práctica clínica deben ser muy cuidadosos y hay criterios muy definidos para la interpretación de un título de anticuerpos: tipo de la infección, la naturaleza del virus, la clase de anticuerpos y la condición del huésped.

Las técnicas de Inmunoblot o Western Blot (WB) son particularmente útiles para el diagnóstico del HIV. Este método permite evidenciar la reactividad de un suero frente a antígenos virales que han sido inmovilizadas en una matriz de nitrocelulosa. La técnica de WB se basa en la separación electroforética de proteínas virales con el objeto de determinar la presencia de anticuerpos específicos contra cada una de esas proteínas.

TRATAMIENTO ANTIVIRAL

Los antivirales son fármacos usados para el tratamiento de infecciones producidas por virus. Al igual que los antibióticos existen antivirales específicos para distintos tipos de virus. La mayoría de los antivirales no matan a las partículas del virus sino inhiben su reproducción al interferir con el proceso de infección, esta interferencia se logra de diferentes maneras: bloqueando al virus de la célula huésped, previniendo que la célula libere su información genética cuando ingrese al núcleo, o evitando que la información genética del virus se deslice dentro del ADN de la célula huésped. Otros antivirales muy específicos atacan a las enzimas y proteínas usadas por la célula huésped infectada para evitar que funcionen correctamente y que creen nuevas partículas de virus. Finalmente un tipo de antiviral ataca al virus indirectamente aumentado la eficacia del sistema inmune del huésped para que pueda combatir la infección viral. Los antivirales deben inhibir la replicación viral a concentraciones no tóxicas para el huésped.

Los primeros antivirales se desarrollaron en la década de los 60, y su objetivo en ese entonces era atacar a los herpes virus. Para desarrollar los primeros antivirales, se cultivaron poblaciones de células y las infectaron con virus. Para verificar el efecto antiviral se introdujeron ciertas sustancias químicas y, las que conseguían el efecto deseado de combatir los virus, se seleccionaron para un estudio mayor.

Este procedimiento consumía mucho tiempo, y demostró no ser muy efectivo para el descubrimiento de antivirales. Entonces, durante la década de los 80 y cuando comenzaron a ser descritas las secuencias genéticas completas de los virus, es que los investigadores empezaron a aprender su funcionamiento en detalle y exactamente qué tipo de moléculas se necesitaban para atacar la estructura de los virus. El primer antiviral exitoso fue el aciclovir, y demostró ser muy efectivo contra el herpes virus. En cambio, la primera sustancia antiviral en ser aprobada para tratar el VIH fue la zidovudina (AZT).

Los viricidas, en cambio, son compuestos químicos que destruyen las partículas virales que están presentes en el ambiente. Estos compuestos son: detergentes, disolventes orgánicos: éter, cloroformo, soluciones de superoxidación con pH neutro, cloro, podofilinas, etc. Todos estos se caracterizan por tener acción sobre superficies inertes y no sobre el ser humano porque destruyen tejidos del huésped.

CLASIFICACIÓN DE LOS ANTIVIRALES

Para entender el mecanismo de acción de los antivirales es necesario recordar los pasos que el virus sigue para infectar a las células del ser humano y que son:

1. Adhesión
2. Penetración
3. Duplicación del genoma viral.
4. Duplicación de las proteínas virales.
5. Ensamblaje o armadura.
6. Liberación

Los antivirales pretenden entonces interceptar estos pasos del virus y pueden ser clasificados de acuerdo al mecanismo de acción y perfil de actividad en:

- Impiden la Adhesión a la célula huésped
- Inhiben la penetración a la célula
- Inhiben la decapsidacion viral o el desensamblaje del virion
- Inhibición de la transcripción del genoma viral

La inhibición de la transcripción del genoma viral se subdivide a su vez en:

- Inhiben la DNA polimerasa viral
- Inhiben la RNA polimerasa viral
- Inhiben la transcriptasa reversa
- Inhibición de la traducción del mRNA viral
- Inhibición del ensamblaje y liberación
- Inhibición de la maduración y la liberación

Mecanismo de Acción	Antiviral	Usos clínicos
Impiden la Adherencia	Interferón	Hepatitis B y C, leucemias y linfomas, infecciones por CMV, HVS.
Inhiben la penetración	Amantadina, Rimantadina Oseltamivir, Zanamivir Docosanol	Amantadina: virus influenza A, La Rimantadina tiene 4-10 veces más actividad. Oseltamivir y Zanamivir: virus influenza. Docosanol, uso tópico, interfiere en virus herpes 1 y herpes 2
Inhibir el denudamiento	Amantadina	amantadina : virus influenza A
Inhibición de la transcripción del genoma viral		
Inhiben la DNA polimerasa	Aciclovir, Fanciclovir, Ganciclovir, Valaciclovir, Idoxuridina, Trifluridina, Vidarabina, Foscarnet, Adefovir, Fomivirseno Ribavirina	Aciclovir: herpes virus. Valaciclovir: pro fármaco del Aciclovir. Ganciclovir: herpes virus y citomegalovirus. Valganciclovir: pro fármaco del Ganciclovir. Adefovir: hepatitis B Fomivirseno. CMV intravitrea. Foscarnet: herpes virus, HIV, CMV Idoxuridina. Herpes virus y poxvirus. Trifluridina.
Inhiben la RNA polimerasa	Ribavirina	HCV y VSR
Inhiben Transcriptasa reversa	Zalcitabina, Didanosina, Zidovudina, Estavudina	Antiretrovirales: HIV
Inhibición de la traducción del mRNA viral	Interferón	Hepatitis B y C, leucemias y linfomas, infecciones por CMV, HVS.
Inhibición del ensamblaje y liberación	Interferón	Hepatitis B y C, leucemias y linfomas, infecciones por CMV, HVS.
Inhibición de la maduración y la liberación	zanamivir y oseltamivir	Virus de la gripe
Inhibidores de proteasas	Saquinavir, Ritonavir, Indinavir	Antiretrovirales: HIV

<u>Bloqueo de la adhesión y penetración a la célula huésped:</u>

Las infecciones virales se inician en una etapa muy temprana cuando los virus se sujetan y entran en la célula huésped. Interfieren con la entrada del virus al huésped la amantadina que actúa sobre el virus influenza A, inhibiendo la decapsidacion viral o el desensamblaje del virion durante la endocitosis. La Rimantadina es un derivado del anterior con 4 a 10 veces más actividad. Oseltamivir y Zanamivir actúan inhibiendo la actividad de neuraminidasa del virus influenza. Docosanol, exclusivo de uso tópico, interfiere en la fusión de los virus herpes 1 (causante de herpes labial) y herpes 2 (herpes genital) a las células del huésped.

<u>Antivirales que actúan sobre la fase de replicación del genoma viral:</u>

Una segunda alternativa es evitar que el virus sintetice sus componentes. La alternativa ya probada han sido nucleótidos o análogos nucleósidos, que interfieren con las enzimas que sintetizan el ARN o el ADN una vez que el análogo es incorporado. La acción de la transcriptasa inversa ha permitido conocer mejor a análogos de los nucleósidos para tratar las infecciones del VIH, por ejemplo la lamivudina, que también ha sido aprobado para tratar la hepatitis B, que utiliza la transcriptasa inversa como parte de su proceso de replicación.

Algunos ejemplos de antivirales que actúan sobre la fase de replicación del genoma viral son:

Aciclovir: que inhibe la síntesis del ADN viral. Tiene acción sobre los herpes virus.
Valaciclovir: pro fármaco del Aciclovir.
Ganciclovir: también inhibe la síntesis del ADN viral con acción sobre los herpes virus, pero sobretodo es un potente inhibidor de la replicación del citomegalovirus.
Valganciclovir: pro fármaco del Ganciclovir.
Adefovir: inhibidor competitivo de las polimerasas del ADN y transcriptasas inversas virales. Ha demostrado selectividad por la ADN polimerasa del virus de la hepatitis B, por lo que está aprobado para el tratamiento de la hepatitis B crónica.
Cidofovir y Penciclovir: inhiben la síntesis de ADN viral de los herpes virus.
Famciclovir: Pro fármaco del Penciclovir. Es de administración exclusivamente oral.
Fomivirseno. Inhibe la replicacion del CMV humano. Se administra de forma intravitrea.

Foscarnet: actúa sobre los herpes virus y la transcriptasa reversa del HIV. Inhibe a la mayoría de citomegalovirus resistentes a ganciclovir.

Idoxuridina: Inhibiendo la síntesis de ADN viral de herpes virus y poxvirus.

Ribavirina: se utiliza en combinación con el Interferón en el tratamiento de las infecciones crónicas de hepatitis C.

Las proteasas, codificadas por los virus, cumplen la función de "modificar" o clivar proteínas para su propio beneficio en la activación de enzimas, fusión de glicoproteínas de envoltura, maduración de viriones, etc. Frente a esto pequeños oligodesoxinucleótidos sintéticos complementarios con la secuencia del ARN viral podrían inhibir la expresión de los genes virales, inhibiendo a las proteasas virales. Los inhibidores de proteasas son Saquinavir, Ritonavir, Indinavir, Nelfinavir.

La etapa final del ciclo de vida de un virus es la aparición de virus completos desde la célula huésped y en este paso dos medicamentos: zanamivir y oseltamivir previenen el lanzamiento de partículas virales bloqueando una molécula llamada neuraminidasa que se encuentra en la superficie de los virus de la gripe.

FARMACOS INMUNOMODULADORES:

Otra manera efectiva para luchar contra los virus implica estimular al sistema inmune para defenderse de ellos, más que atacarles directamente. Una de las sustancias de esta clase más conocidas son los interferones, que inhiben la síntesis viral en células infectadas. El Interferón humano llamada "interferón alfa" ya ha sido probado para ser utilizado en el tratamiento de la hepatitis B y C.

Los interferones, descubiertos en 1957 por Isaacs y Lindemman, impiden la síntesis de proteínas virales y producen proteínas efectoras en las células expuestas, lo que contribuye a un estado de resistencia viral. Son productos celulares naturales y tienen amplio espectro contra todos los virus. Los interferones pueden ser Interferón alfa (interferón leucocitario tipo 1), beta (interferón fibroblástico tipo 1), gama (interferón de leucocitos T). Esta clasificación es de acuerdo al origen de las células que sintetizan dichas proteínas. Son específicas de especie- el interferón sintetizado por seres humanos solo es activo sobre seres humanos y los sintetizados por otros animales solo actúan sobre ellos-. Actúan por períodos cortos de tiempo. Los interferones están indicados en el tratamiento de Hepatitis B y C, leucemias y linfomas, infecciones por CMV, HVS.

Los anticuerpos monoclonales son una alternativa válida en ciertas infecciones virales, consiste en sintetizar anticuerpos idénticos contra un objetivo particular en el patógeno que previamente fue identificado. Algunas experiencias positivas se han conseguido en el tratamiento de infecciones por virus sincitial respiratorio en bebés.

Resistencia a los antivirales:

En los últimos años, el desarrollo de resistencia clínica a los agentes antivirales, se ha visto con alguna frecuencia en varios virus de importancia clínica: el virus de influenza, herpes virus, citomegalovirus y sobretodo HIV. Como en la resistencia bacteriana una de las principales causas para la resistencia viral es el uso indiscriminado y cada vez más frecuente y rutinario de los antivirales.

Hasta el momento no es posible realizar pruebas que midan con certeza – como en las bacterias- el grado o nivel de resistencia o sensibilidad a los antivirales, ya que para ello es necesario obtener primero un aislamiento viral y a partir de éste se pueden probar métodos diferentes para establecer comportamiento frente a los diferentes fármacos: medir la replicación vial en presencia de concentraciones variables de antivirales, hibridización de ADN o ARN, inmunofluorescencia y ensayos con colorantes.

En la actualidad y por PCR se han descubierto mutaciones que son responsables de la resistencia a ciertos agentes antivirales, el gen de la transcriptasa reversa del VIH asociado con resistencia a zidovudina; la ADN polimerasa asociada con la resistencia al aciclovir o el gen M2 del virus de influenza que se asocia con resistencia a amantadina y rimantadina.

Es imprescindible a corto plazo se puedan estandarizar métodos que permitan establecer la resistencia antiviral ya que inevitablemente los gérmenes patógenos evolucionarán adquiriendo resistencia a todos los medicamentos diseñados para luchar contra los microorganismos a largo o mediano plazo, utilizados hasta hoy ; esto incluye a los virus y ningún antiviral será una solución permanente y la estructura del fármaco tendrá que ser modificada a medida que mute el virus.

CLASIFICACIÓN DE LOS VIRUS:

La clasificación de los virus sigue siendo controversial y depende de varios factores: morfología, tipo de vector que los acarrea o síndromes que producen. La clasificación de los virus podría ser más congruente considerando las secuencias de nucleótidos de su genoma o si se basan además en: tipo y estructura de ácido nucleico, simetría de la cápside viral y envoltura lipídica.

Clasificación taxonómica:

Orden:	virales
Familia:	viri**dae**
Subfamilia:	viri**nae**
Género:	virus
Familia:	Los virus que infectan a humanos frecuentemente se agrupan en 21 familias
Género:	Cada familia está conformada por uno o varios géneros.

Se consideran las familias más importantes de virus causantes de patología en seres humanos y basados en el tipo de genoma: ADN o ARN de acuerdo al siguiente cuadro:

ADN VIRUS

FAMILIA	GENERO	VIRUS	ENFERMEDAD
Herpesviridae	Alphaherpes-virinae	Herpes simple TIPO 1	estomatitis aguda, herpes labial
		Herpes simple tipo 2	Herpes genital
		Varicella zoster virus tipo 3	Varicela, Herpes Zóster
	Gammaherpes-virinae	Epstein Barr virus tipo 4	Mononucleosis, hepatitis
	Betaherpes-virinae	Cytomegalovirus Humano tipo 5	Mononucleosis, hepatitis
		Herpesvirus humano tipo 6	Roseola
		herpes virus humano tipo 7	Roseola
		herpes virus tipo 8	Sarcoma de Kaposi
Adenoviridae	Mastadeno-virus	Adenovirus Humano	Infecciones respiratorias.
Papovaviridae	Papilloma-virus	Papillomavirus Humano	Verrugas y tumores
Hepadnaviridae	Hepadna-virus	Virus de la Hepatitis B	Hepatitis, cirrosis, tumores hepáticos.
Poxviridae	Orthopox-virus	Monkeypox virus	Viruela
Parvoviridae	Parvo-virus	B19 parvovirus	Exantema infeccioso.

ARN VIRUS

FAMILIA	GENERO	VIRUS	ENFERMEDAD
Picornaviridae	Entero-virus	Polioviruses	Meningitis aséptica, poliomielitis paralítica
	Rhino-virus	Human rhinoviruses	Resfriado común
		Echoviruses	Meningitis aséptica
		Coxsachieviruses	Meningitis aséptica, miopericarditis
	Hepato-virus	Virus de la Hepatitis A	Hepatitis A
Caliciviridae	Calici-virus	Norwalk virus	Gastroenteritis
	Hepe-virus	Virus de la Hepatitis E	Hepatitis E
Paramyxoviridae	Paramyxo-virus	Parainfluenza viruses	Resfríado común
	Rubula-virus	Virus de las Paperas	Parotiditis, meningitis aséptica
	Morbilli-virus	Virus del sarampión	Sarampión
	Pneumo-virus	Virus Sincitial respiratorio (RSV)	Resfriado común
Orthomyxoviridae	Influenza-virus A	Influenza virus A	Influenza
	Influenza-virus B	Influenza virus B	Influenza
Rhabdoviridae	Lyssa-virus	Virus de la Rabia	Rabia
Filoviridae	Filo-virus	Virus de Ebola	Fiebre hemorrágica
Retroviridae	Onco-virinae	Human T-lymphotropic virus type-1 (HTLV1)	Paraparesia espástica tropical (TSP) Leucemia
	Lenti-virinae	Virus tipo 1 y 2 de la inmunodeficiencia humana	SIDA
Togaviridae	Rubi-virus	Virus de la Rubeóla	Rubeola
Flaviviridae	Flavi-virus	Virus de la Fiebre Amarilla	Fiebre Amarilla
		Virus del Dengue	Dengue
		Virus del Chikungunya	Chikungunya
	Hepaci-virus	Virus de la Hepatitis C	Hepatitis C
Reoviridae	Rota-virus	Rotaviruses Humano	Gastroenteritis

ADN VIRUS

FAMILIA HERPESVIRIDAE

Herpesviridae es una familia que comprende a 3 sub-familias: Alphaherpesvirinae, Betaherpesvirinae y Gammaherpesvirinae. Son DNA virus con simetría icosahédrica.

Son partículas virales grandes (150-250 nm). El ADN es lineal, envoltura lipídica con peplómeros; son frágiles a las condiciones ambientales, además muchos solventes orgánicos desestabilizan al virus, por lo que la trasmisión es por contacto directo. La replicación nuclear demora aproximadamente 36 horas e ingresa a la célula hospedadora mediante fusión de membranas. Todos los miembros de la familia inducen infecciones latentes en el ser humano, por lo que siempre hay portadores y reactivación viral. Tienen predilección por piel y mucosa, sobre todo mucosa bucal, conjuntiva, aparato genitourinario tracto respiratorio y el torrente sanguíneo.

Se reconocen ocho herpes virus que afectan a seres humanos:

- ✓ Herpes simple tipo 1 (HSV-1)
- ✓ Herpes simple tipo 2 (HSV-2)
- ✓ Varicella virus o herpes simple tipo 3 humano (VZV).
- ✓ Epstein Barr herpes virus humano tipo 4
- ✓ Citomegalovirus o herpes tipo 5
- ✓ Roseolovirus o herpes virus humano tipo 6 y 7 (HHV-6, HHV-7)
- ✓ Rnadinovirus o herpes tipo 8 (HHV-8)

Herpes simple tipo 1 (HSV-1)

Es causa de Herpes labial, llamado también ampollas febriles o herpes simple oral, es una infección de las mucosas los labiales, especialmente, de la boca o las encías. El primer episodio puede ser leve o severo y por lo regular ocurre en niños entre 1 y 5 años de edad. El período de incubación es de 1 o 2 semanas, e ingresa el virus a partir de gotas de saliva o contacto directo de mucosas orales. Puede existir un pródomo con odinofagia, fiebre y síntomas de advertencia como prurito, ardor, aumento de la sensibilidad o sensación de hormigueo en mucosas labiales unos dos días antes de la aparición de las ampollas. Las ampollas o vesículas dolorosas son pequeñas, y contienen un líquido claro amarillento, cuando se rompen drenan y se forman costras amarillas que se desprenden y revelan la piel rosada de cicatrización. Es auto limitante. En ocasiones se acompaña de adenopatía cervical. Las complicaciones que se producen en pocos casos incluyen: queratoconjuntivitis, meningoencefalitis y herpes visceral.

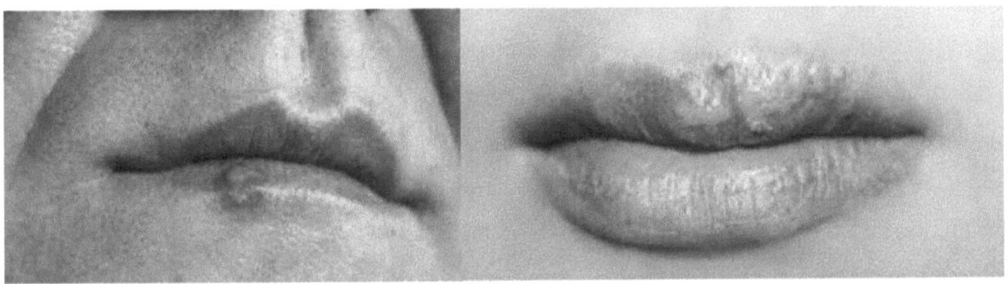

El virus luego permanece inactivo, las partículas virales migran al sitio de latencia que es el ganglio del trigémino, en este estado de latencia no hay síntesis de ADN. Cuando el equilibrio entre el virus y el hospedador se rompe - no se conocen las causas exactas y se especula pueden ser fiebre, calor, trauma, estrés- el virus vuelve generalmente al lugar de la primo infección a través de las prolongaciones axonales, normalmente hacia el mismo sitio donde ocurrió la primoinfección. Los episodios posteriores generalmente son más leves.

El diagnóstico es esencialmente clínico observando las características de la lesión. Se puede confirmar el diagnóstico mediante la determinación de anticuerpos tipo IgM de Herpes simple tipo 1 o evidenciar infecciones pasadas por IgG.

El cultivo del virus, las pruebas de ADN del virus o la prueba de Tzanck de la lesión cutánea no se utilizan en la práctica clínica y son evidencias científicas o académicas.

Tratamiento: Aciclovir, famciclovir y valaciclovir por vía oral acortan el curso de los síntomas y disminuyen el dolor. Sin tratamiento medicamentoso los síntomas normalmente desaparecerán en una o dos semanas.

Herpes simple tipo 2 (HSV-2)

Herpes simple tipo 2 (HSV-2) es el causante del herpes genital, que es una enfermedad de transmisión sexual. Un individuo infectado con herpes en el pasado, así no tenga ninguna úlcera de herpes activa, puede transmitir la infección. Las madres pueden infectar a sus bebés durante el parto.

El período de incubación es aproximadamente dos semanas y los síntomas genitales incluyen ampollas pequeñas y dolorosas, en las mujeres se presentan en los labios mayores, mucosa vaginal, el cuello uterino, región perianal. En los hombres: en el pene, el escroto, región perianal, y en mucosa labial en sexo oral de hombres y mujeres. Afecta mucosa rectal en sexo anal. Antes de que las lesiones aparezcan, puede haber prurito y dolor donde las lesiones van a aparecer. Las ampollas se rompen espontáneamente y dejan úlceras superficiales muy dolorosas, las cuales finalmente forman costra y desaparecen aun sin tratamiento al cabo de 7 a 14 días. El virus inactivo pasa al sitio de latencia que son los ganglios de las raíces sacras en la región genital y la infección se puede reagudizar o reactivar en cualquier momento.

Un nuevo brote puede aparecer semanas o meses después y casi siempre es menos intenso y más corto que el primero. Los hechos que pueden desencadenar la activación de la infección latente se cree pueden estar asociados a: fatiga física y emocional, traumatismo genital o infección local por otros gérmenes.

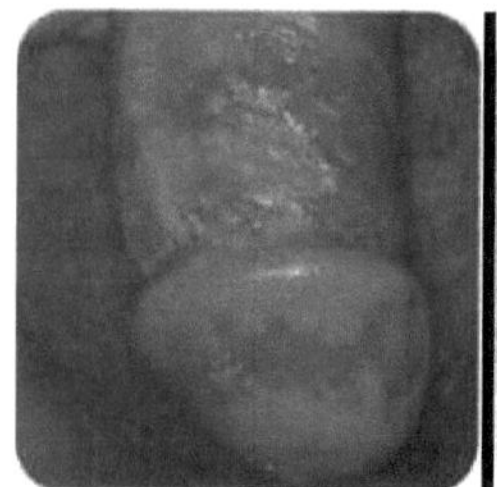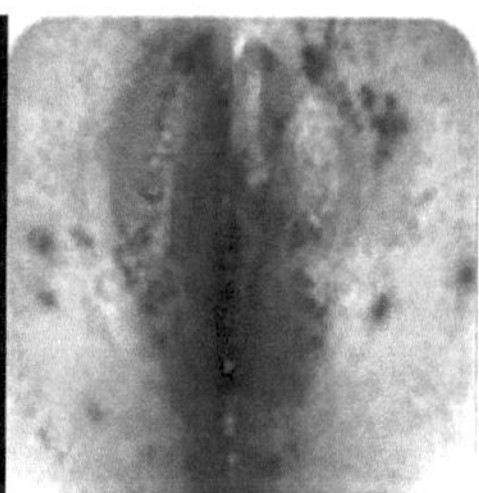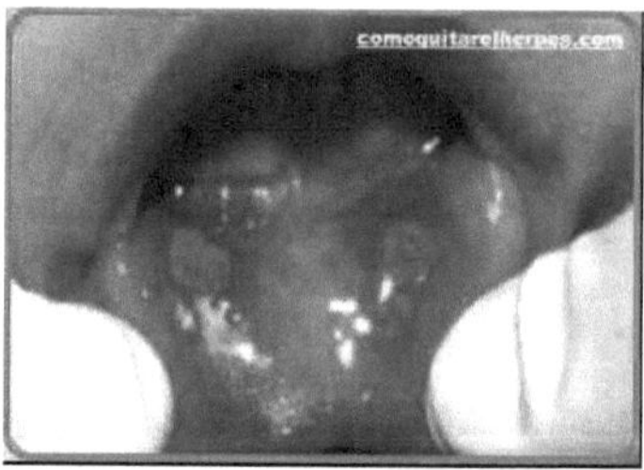

El diagnóstico por el laboratorio incluye la determinación de anticuerpos tipo IgM en fase aguda e IgG en infecciones pasadas. Por las reacciones cruzadas con el VHS tipo 1, la información clínica es relevante para evitar diagnósticos falsos positivos.

El cultivo del líquido de una ampolla o úlcera abierta y el PCR realizado en el mismo líquido puede ser positivo aun si hay pequeñas cantidades de virus o ADN, respectivamente. Estos exámenes son más específicos para el diagnóstico, pero no se utilizan en la rutina clínica.

Tratamiento: el virus del herpes genital no es posible erradicarlo del todo, y persiste en los tejidos nerviosos perigenitales; sin embargo, la medicación antiviral alivia el dolor y disminuye el tiempo de exposición de las lesiones. Los medicamentos usados son el aciclovir, famciclovir y valaciclovir.

El uso de condones o preservativos ayuda a reducir, pero no eliminar el riesgo de contraer o contagiar el herpes, aun sin lesiones activas.

Varicella virus o herpes simple tipo 3 humano (VZV).

La varicela es una enfermedad generalmente leve, caracterizada por la fiebre y erupciones pruriginosas en la piel en forma de vesícula, auto limitante. Una persona tiene un episodio de varicela en su vida, pero el virus puede permanecer en el cuerpo en estado latente y manifestarse años después en un tipo de erupción cutánea diferente conocida herpes zoster.

El período de incubación es de 14 a 16 días y el contagio se produce por gotas de saliva de persona a persona, el mayor riesgo de contagiosidad se da cuando las ampollas se rompen ya que su contenido es una fuente de virus. Otros fluidos corporales como la orina también pueden ser fuente de contagio, de manera menos frecuente. Los síntomas y signos se inician con una erupción cutánea pruriginosa de color rojo que aparece primero en el abdomen, el rostro o la espalda y luego se propaga a casi todas las partes del cuerpo incluidos el cuero cabelludo, la boca, la nariz, las orejas y los genitales, respetando palmas de manos y plantas de pies. La erupción se transforma en ampollas frágiles conteniendo un líquido transparente, que luego se vuelve turbio, las ampollas al romperse dejan pequeñas heridas abiertas que al secarse genera una costra de color marrón. Las lesiones cutáneas típicas no son sincronizadas y van en este orden: mácula – pápula – vesícula – pústula – costra. Las lesiones pueden coexistir en el paciente simultáneamente.

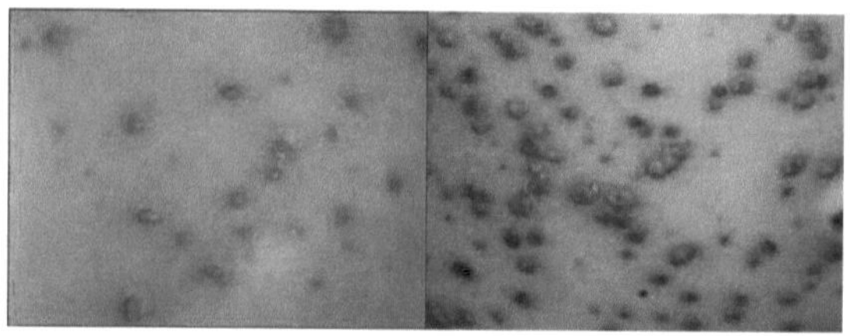

Si una mujer embarazada se infecta durante este período- muy raro en nuestro medio porque más del 90% de la población ya adquirió la enfermedad en la infancia- puede causar en el feto el síndrome de varicela congénita, que se manifiestan con defectos al nacer en músculos y huesos, malformaciones y parálisis de las extremidades, y en casos extremos ceguera, y retraso mental. El período de mayor riesgo para el feto es cuando la madre contrae la enfermedad durante las primeras 20 semanas del embarazo.

Algunos niños presentan además fiebre, y ocasionalmente dolor abdominal, odinofagia, cefalea y sensación de cansancio y malestar general. En los niños la infección suele ser leve y no generar complicaciones. En los adultos las manifestaciones pueden ser más severas y complicarse con encefalitis o neumonía viral o bacteriana, en especial si hay algún grado de inmunodepresión.

La varicela se diagnostica habitualmente por el examen físico, y solo en pocos casos requiere la confirmación del laboratorio por la determinación de anticuerpos tipo IgM.

Tratamiento: al ser una enfermedad auto limitante las medidas son de tipo general: aseo de piel y antipruriginosos para evitar infecciones sobreañadidas por bacterias y el aciclovir solo está indicado en pacientes con riesgo de presentar varicela severa, como niños inmunocomprometidos o adultos. La vacuna es la medida preventiva más eficiente y se recomienda aplicarla a todos los niños entre los 12 y los 18 meses de edad y una segunda dosis entre 4 y 6 años. Al ser la vacuna de virus vivo atenuado, no se debe administrar a inmunodeprimidos.

Varicela zoster

Es causada por el mismo virus Zoster y siempre es recurrencia, de la varicela.   El virus permanece latente en ganglios radiculares dorsales. La varicela zoster se caracteriza por erupción vesicular localizada, unilateral, dolorosas y pueden producir parestesias. Las lesiones son contagiosas y pueden causar varicela. El nombre «zóster» viene del latín zoster, a su vez derivado del griego ζωστήρ, que significa   «cinturón», por la distribución alrededor de los nervios intercostales, generalmente, precisamente simulando un "cinturón". Los factores desencadenantes para la enfermedad pueden ser: edad avanzada, inmunosupresión, traumas con fracturas, tumores cerebrales o de médula ósea.

Al desaparecer la erupción, el paciente puede desarrollar una neuralgia posherpética por daño de las neuronas sensitivas que se activan de manera espontánea y muestran una hipersensibilidad a estímulos externos mientras se produce su regeneración.

En ancianos inmunodeprimidos el período de incubación es menor a 14 días; la erupción es muy prolongada (semanas o meses), las vesículas son más numerosas y las complicaciones y la infección secundaria son más frecuentes.

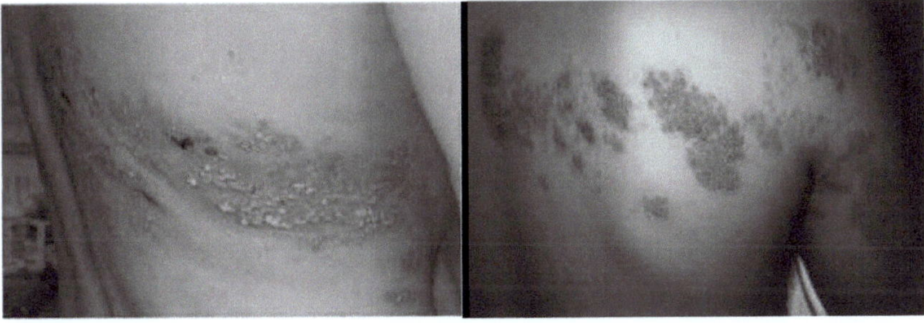

El diagnóstico es esencialmente clínico, pero puede ser ayudado por el laboratorio mediante la preparación de Tzanck (examen microscópico que observa las alteraciones de las células presentes en la base de las lesiones), pero no distingue entre el VHS y el VVZ. La prueba más utilizada detecta los anticuerpos IgM específicos del VVZ en la sangre. Los anticuerpos están presentes durante el curso del herpes zóster y la varicela, pero no se encuentran mientras el virus está latente. PCR y cultivo del virus en fluidos provenientes de las lesiones son de uso investigativo y académico.

El tratamiento incluye el aciclovir que inhibe la replicación del ADN viral, se ha mostrado como el más efectivo en disminuir la progresión de los síntomas, y en prevenir la neuralgia posherpética, aunque otros autores consideran que no influiría mayormente en la recuperación de la sintomatología. Otros antivirales utilizados son el valaciclovir y el famciclovir.

Epstein Barr herpes virus humano tipo 4

El herpes virus de Epstein Barr (VEB) es el agente causal de la mononucleosis infecciosa, también conocida como la "enfermedad del beso", ya que es transmitido entre seres humanos por medio de las secreciones bucales. Existen otras causas de mononucleosis, pero la inmensa mayoría de los casos pueden ser atribuidos a la infección aguda por VEB. Otras agentes causales de mononucleosis pueden ser citomegaloviris(CMV), otros tipos de herpes virus, virus de la hepatitis, rubéola, toxoplasmosis y faringitis bacterianas. En los humanos se han identificado dos tipos de VEB: el EBV-1 y el EBV-2

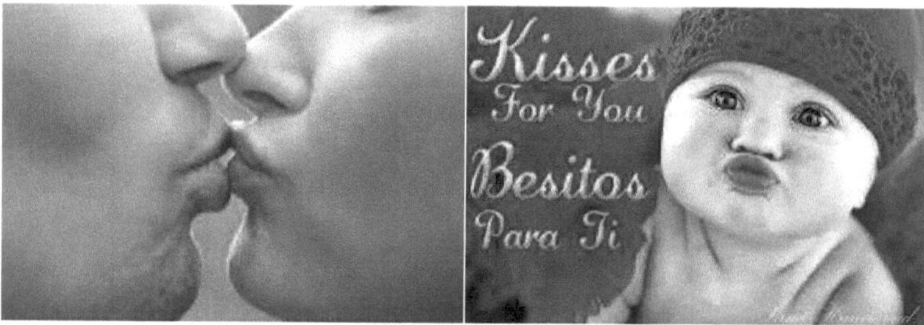

El VEB se replica en las células linfoides y algunos son capaces de replicarse en epitelios o en fibroblastos. Estos virus afectan a humanos y cierto tipo de primates, y el receptor del VEB en el organismo es una molécula de superficie de los linfocitos B.

La infección por el VEB se inicia después de tener contacto con las secreciones de una persona portadora del virus y se infectan el epitelio de la oro faringe o los linfocitos B localizados en el epitelio de las criptas amigdalinas de la persona infectada. En etapas tempranas el virus se mantiene de forma latente y como consecuencia de esto se desencadena una respuesta celular muy activa, que se manifiesta con una linfocitosis atípica en sangre periférica, que se constituye en un signo clásico de la infección primaria; la linfocitosis característica de la mononucleosis infecciosa es a expensas de los CD8 y son los responsables de los síntomas clásicos de mononucleosis. L a ausencia de esta respuesta como ocurre en los pacientes inmunodeprimidos da lugar a los procesos linfoproliferativos y a la infección severa post-trasplante.

La mononucleosis se caracteriza por una triada sintomática: fiebre, faringitis y adenopatías, precedido de un período prodrómico de síntomas inespecíficos, parecidos a cuadro gripal. El cuadro clínico a menudo es leve y auto limitante. Las complicaciones, más bien raras, incluyen: abscesos periamigdalinos, con obstrucción de las vías aéreas a consecuencia de la hipertrofia de amígdalas y adenoides, complicaciones hematológicas como anemia hemolítica autoinmune, rotura del bazo y hepatitis granulomatosa.

El diagnóstico es usualmente clínico y el laboratorio aporta con la determinación de anticuerpos contra el virus en sangre. Los anticuerpos heterófilos dirigidos contra las células infectadas por el VEB, se componen predominantemente de IgM, entonces el diagnóstico de la infección por VEB se realiza determinando IgM contra los antígenos de la cápside viral (VCA) en la sangre, IgG se produce en contra de antígenos de cápside viral, antígenos tempranos y proteínas EBNA. Los niveles de IgM aumentan notablemente en etapas tempranas y desaparece a los 2-6meses y su presencia prácticamente confirma el diagnóstico de la enfermedad. Las desventajas de la prueba son su pobre especificidad por reacciones cruzadas con otros virus del grupo herpes o falsos positivos en las enfermedades con gran activación inmune, y falsos negativos porque los anticuerpos heterófilos tienen una sensibilidad muy baja en los menores de 2 años y baja en los menores de 4 años.

La IgG es un marcador de haber padecido infección por Epstein Barr, aparece en el 100% de los casos y se mantiene de por vida.

La linfocitosis atípica en la biometría hemática es una ayuda diagnóstica indirecta en la fase temprana de la enfermedad.

La detección de DNA viral mediante PCR es un método muy sensible y se utiliza específicamente en pacientes inmunodeprimidos con riesgo de desarrollar patología grave relacionada con este virus, en tumores sospechosos de estar relacionados con VEB y en pacientes que han recibido transfusiones o inmunoglobulinas de forma reciente.

Tratamiento: en base a que esta patología en la mayoría de las veces tiene un curso benigno y auto limitado, el tratamiento es sintomático mientras el cuadro desaparece. Los antivirales no se recomiendan para el tratamiento de esta enfermedad.

Citomegalovirus (CMV) o herpes tipo 5

El citomegalovirus (CMV) o herpes virus humano tipo 5 (HHV-5), es denominado así por el aumento de tamaño que se observa en las células infectadas por el debilitamiento del citoesqueleto.

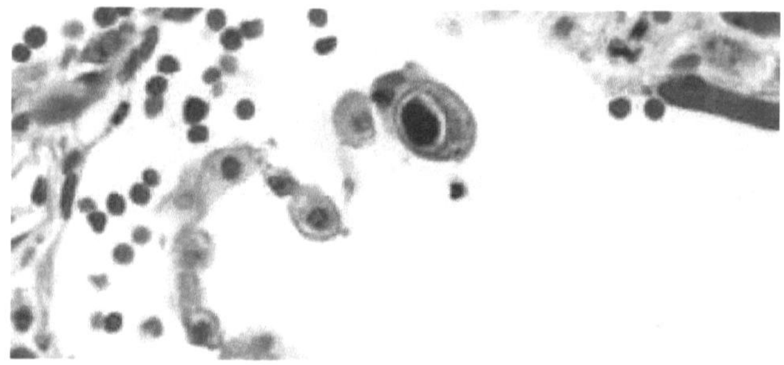

El CMV afecta a personas tanto inmunocompetentes como inmunodeprimidos; sin embargo en inmunodeprimidos, pacientes trasplantados, con SIDA o en infección congénita se comporta como un patógeno oportunista, causando enfermedad , secuelas graves e incluso la muerte, mientras en los inmunocompetentes las infecciones suelen ser leves.

La infección por citomegalovirus humano (CMV) tiene una altísima prevalencia mundial, siendo casi del 100% en nuestro medio; tras la infección primaria, el virus pasa a un estado de latencia, pudiendo aparecer recurrencias por reinfección con una cepa nueva o por reactivación de la replicación del CMV latente.

La infección primaria es cuando el CMV causa infección por primera vez, durante la fase activa los síntomas en inmunocompetentes suelen ser leves o asintomáticos, pudiendo ser una mononucleosis como el principal síndrome asociado a esta, con prueba negativa a anticuerpos heterófilos frente a virus de Epstein Barr (VEB), característicamente, la mononucleosis por CMV cursa con menor grado de tonsilitis, linfadenopatía y faringitis que la producida por VEB. Los signos y síntomas que se dan en la mayoría de los pacientes son fiebre, elevación discreta de transaminasas y linfocitosis con linfocitos atípicos, después de la infección -que es auto limitada-, el CMV será excretado en los líquidos corporales, y el virus permanece en el cuerpo en estado latente o inactivo, generalmente por el resto de la vida. Los anticuerpos tipo IgG contra el CMV estarán presentes también por el resto de la vida.

Las vías de entrada de CMV son el epitelio genitourinario, el tracto digestivo superior y el tracto respiratorio, y en el feto la vía hematógena. La diseminación del virus se daría por los leucocitos y el endotelio vascular. Puede transmitirse también por órganos trasplantados.

La infección recurrente se da como en otros virus de la familia Herpes viridae, es posible que el CMV se reactive y puede ocurrir en cualquier momento, pero especialmente cuando el sistema inmunitario está alterado o débil. Cuando ocurre una reactivación, los niveles de anticuerpo contra el CMV pueden aumentar y la excreción del virus puede reaparecer.

Los cuadros clínicos más graves se dan en infección congénita, en pacientes inmunodeprimidos, y trasplantados en los que se comporta como patógeno oportunista.

Los niños infectados congénitamente, que son una minoría por la protección que le ofrece la madre a través delas inmunoglobulinas, tienen variadas manifestaciones clínicas que van desde retardado en el crecimiento intrauterino, hepatoesplenomegalia, coriorretinitis, encefalitis y microcefalia. Las calcificaciones periventriculares son un hallazgo patognomónico en los casos graves. La mortalidad al nacer es frecuente. Los recién nacidos que sobreviven presentan microcefalia o alteraciones del sistema nervioso central con un elevado riesgo de desarrollar graves secuelas neurológicas, déficits cognitivos y motores, y afectación visual y auditiva. Si los recién nacidos están asintomáticos el pronóstico es favorable aunque también pueden desarrollar secuelas a largo plazo, en especial afectación de la función auditiva. La infección perinatal ocurre por reactivación o reinfección de la madre.

La infección en inmunodeprimidos no se deben de forma directa a la replicación viral en el órgano afectado, sino a las citocinas producidas por el sistema inmune. En este grupo de pacientes se pueden dar tanto infecciones primarias como recurrencias. La gravedad de la infección por CMV en inmunodeprimidos se da en pacientes con recuento muy bajo de linfocitos CD4. El síndrome por CMV se caracteriza por leucopenia y viremia y puede presentarse neumonitis, retinitis y encefalopatía. CMV puede estimular la replicación del VIH aunque el CMV no se esté replicando. Ambos virus habitualmente infectan el mismo órgano e incluso la misma célula.

En pacientes postrasplante, CMV es la causa más frecuente de enfermedad viral en los 6 primeros meses; las manifestaciones clínicas más frecuentes son fiebre, malestar general, artralgias, y exantema macular. Algunos pacientes desarrollan neumonitis, úlceras gastrointestinales e insuficiencia hepática.

En cuanto al diagnóstico las técnicas serológicas de determinación de anticuerpos tipo IgM e IgG son de elección en la infección primaria y para determinar el estado inmune frente a CMV, respectivamente. La infección por CMV induce la formación de anticuerpos específicos IgM, IgA e IgG. Los anticuerpos tipo IgM pueden mantenerse elevados durante 2-8 meses en inmunocompetentes y las IgA hasta 1 año después. En pacientes inmunodeprimidos, la producción de IgM puede no detectarse. Los anticuerpos tipo IgG también aparecen tras la primoinfección, declinando sus título ligeramente después y, luego perdurando toda la vida. En la embarazada , la presencia de IgG se interpreta como infección primaria antes del embarazo y se correlaciona con un menor riesgo de transmisión al feto.

Las desventajas de la determinación de anticuerpos son los falsos positivos por reacciones cruzadas, así la IgM en la mujer embarazada no es aconsejable y se prefiere determinar la seroconversión de anticuerpos IgG en dos muestras pareadas. Las pruebas de avidez para diagnosticar infección primaria en la embarazada están indicadas ante un resultado positivo de IgM e IgG. Durante las primeras semanas de la infección primaria, los anticuerpos IgG muestran muy baja avidez, pero conforme van madurando, la avidez aumenta progresivamente.

La detección precoz de antígeno o cultivo en orina del recién nacido, en las primeras 2 semanas de vida, es útil para el diagnóstico de infección congénita, pero sus técnicas no son empleadas en la rutina diagnóstica, e incluso las técnicas moleculares, han mostrado alta sensibilidad y especificidad y han reemplazado al cultivo o la detección de antígeno. Las técnicas moleculares constituyen la mejor alternativa para diagnóstico, pronóstico, seguimiento, tratamiento y estudio de resistencia a antivirales en pacientes trasplantados.

Las técnicas de detección de la respuesta inmune celular se deben utilizar exclusivamente en candidatos a trasplante y son más que la medición de anticuerpos IgG en pacientes de alto, medio y bajo riesgo de infección postrasplante por CMV.

La carga viral es útil para pronóstico de la enfermedad, ya que una carga elevada se ha relacionado con un mayor riesgo en todo tipo de pacientes. La viremia por CMV con recuentos bajos de linfocitos CD4 se asocia a mayor mortalidad, independientemente de la carga viral de VIH.

Tratamiento: en pacientes inmunocompetentes no se recomienda tratamiento antiviral. En la infección congénita, con recién nacido asintomático la terapia con ganciclovir puede reducir el riesgo de secuelas a largo plazo. En la mujer embarazada la inmunización pasiva con inmunoglobulinas y el tratamiento antiviral con valaciclovir podrían reducir el riesgo de infección congénita. En el paciente trasplantado, la profilaxis universal con ganciclovir, valganciclovir o aciclovir reduce el riesgo de enfermedad y mortalidad por CMV. En la actualidad algunos CMV han demostrado resistencia a ganciclovir, por mutación del gen UL97, que codifica para la ADN polimerasa viral.
Las vacunas como medida preventiva siguen en estudio y aun no son aplicadas en la población.

Roseolovirus o herpes virus humano tipo 6 y 7 (HHV-6, HHV-7)

Roseolovirus o herpes virus humano tipo 6 y 7 (HHV-6, HHV-7) es el agente causal de la roséola o sexta enfermedad. Los ataques de roséola infantil se presentan entre los 6 meses y los 3 años. Habitualmente no hay un período prodrómico, más bien el comienzo suele ser brusco con fiebre alta, constante o intermitente, que dura de tres a cinco días,   irritabilidad en niños pequeños y algunos niños mayores, se quejan de cefalalgia v dolor abdominal. La temperatura suele caer en crisis, en coincidencia con la aparición de una erupción cutánea exantemática. El exantema predomina en el tronco y la espalda, aparece discretamente en la cara, las extremidades y detrás de las orejas, la erupción es rosada, de configuración macular, pequeña e irregular, y desaparece a la presión. Las adenopatías suboccipitales, cervicales posteriores y postauriculares se presentan ocasionalmente y son debatidas si es a causa del virus o por infecciones bacterianas sobreañadidas. Como en todos los miembros de la familia Herpes viridae pueden presentarse reactivaciones del HHV-6 con signos de mononucleosis, pero son muy raros.

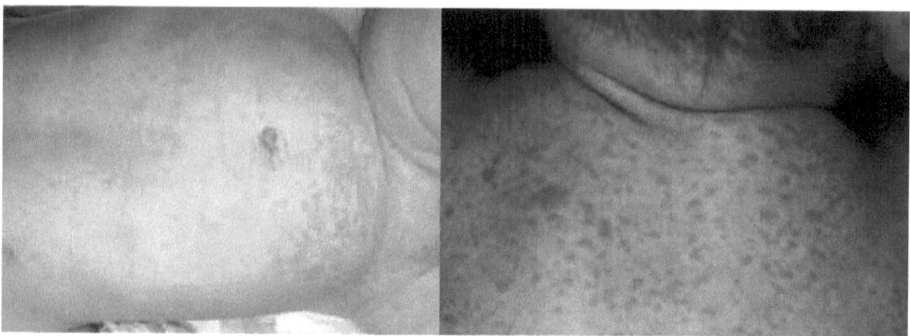

El diagnóstico de la roséola es clínico y debe realizarse diagnóstico diferencial con sarampión, rubeola, varicela y mononucleosis. No existen pruebas de laboratorio específicas para esta enfermedad y se lo hace generalmente por descarte de otras patologías.

Tratamiento: es sintomático y los antivirales no son indicados al ser una enfermedad auto limitante.

Rnadinovirus o herpes tipo 8 (HHV-8)

Este virus ha sido involucrado por una interacción entre el VIH y un sistema inmunitario debilitado como el causante del sarcoma de Kaposi. En los pacientes con SIDA, este cáncer se puede desarrollar rápidamente comprometiendo la piel, los pulmones, el tracto digestivo y otros órganos.

El Sarcoma de Kaposi se caracteriza por tumores como protuberancias de color rojo azulado o púrpura en la piel, muy vascularizados, pueden aparecer primero en los pies o los tobillos, los muslos, los brazos, las manos, la cara o cualquier otra parte del cuerpo. Pueden acompañarse de expectoración hemoptoica y disneas, además de afectación grave del estado general.

La enfermedad se sospecha en pacientes HIV/SIDA y se confirma con biopsia de piel.

Tratamiento: terapia antiviral contra el VIH, quimioterapia, crioterapia, radioterapia y otros esquemas de especialidad oncológicos.

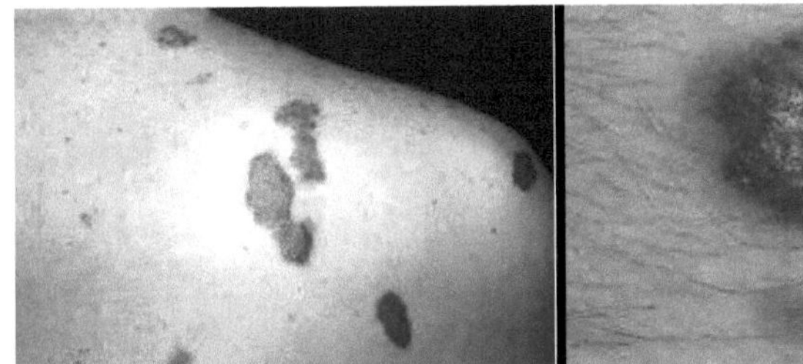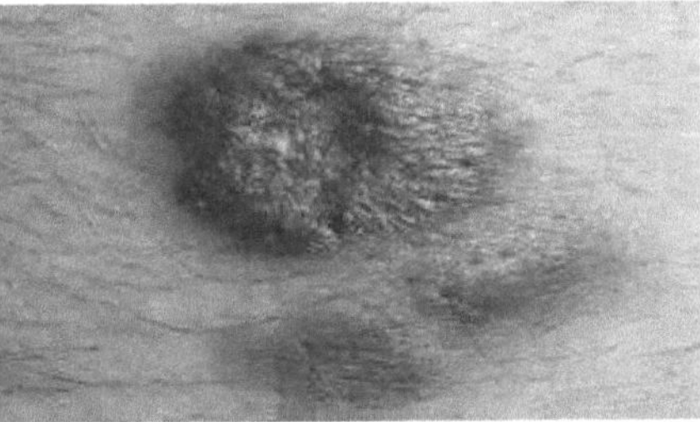

Familia Adenoviridae

Adenovirus Humano

La familia Adenoviridae comprende los géneros Mastadenovirus (que infectan a seres humanos) y Aviadenovirus (que infectan a las aves). Constan de un genoma de ADN bicatenario en una cápside icosaédrica, sin envoltura y con un diámetro de alrededor de 80 nm y una fibra única.

Los adenovirus son transmitidos esencialmente por contacto directo, en menor proporción por vía fecal-oral e inhalatoria y ocasionalmente a través de aguas estancadas. Afecta a casi todas las mucosas por su especial predilección por las células epiteliales.

Los adenovirus ocasionan diversas infecciones en el ser humano: del aparato digestivo (gastroenteritis), del aparato respiratorio (trastornos respiratorios agudos y neumonía), de las vías urinarias (cervicitis, uretritis, cistitis hemorrágica) y oculares (queratoconjuntivitis epidémica), fiebre faringoconjuntival, de acuerdo a los diferentes serotipos.

Los adenovirus tipo 40 y 41 son cusa importante de diarrea en menores de 2 años, acompañados de vómitos con una duración promedio de 9 a 12 días. A los 4-5 años el 50% de los niños han adquirido anticuerpos contra adenovirus entéricos.

La enfermedad respiratoria aguda, luego de un periodo de incubación de 5-7 días, se caracteriza por fiebre, faringitis, laringitis, traqueítis y tos no productiva, en ocasiones el proceso inflamatorio puede extenderse a los bronquios, bronquíolos y parénquima pulmonar, la enfermedad es auto limitante y se resuelve en un periodo de 8 a 36 días. El adenovirus serotipo 7 es el agente causal de enfermedad severa en niños, como enfermedad pulmonar crónica y bronquiectasias. La neumonía severa por adenovirus es más frecuente en niños con inmunosupresión, malnutrición o infección viral severa reciente.

La conjuntivitis folicular aguda, es la infección viral más frecuente y benigna del ojo, es generalmente unilateral y se manifiesta por lesiones foliculares en la superficie conjuntival. La forma infantil de queratoconjuntivitis epidémica afecta a lactantes menores de dos años de edad, se manifiesta con quemazón, sensación de cuerpo extraño y eritema conjuntival, es autolimitada y se resuelve en un plazo de 10 días a tres semanas. La conjuntivitis pseudo membranosa se acompaña de fiebre, faringitis, otitis, diarrea y vómitos.

Las diferentes patologías se explican porque una vez que ingresa el virus, interacciona con las células y produce los siguientes efectos:

Infección lítica: en células epiteliales se produce el ciclo replicativo completo, con multiplicación extensa, llegando a producir entre 10,000 y 1'000,000 de virus por célula. La finalización del ciclo replicativo implica por lo general lisis celular, con liberación de viriones infecciosos los cuales al alcanzar el torrente sanguíneo permiten su diseminación (primera viremia).

Infección latente: son las células linfoides las afectadas y se produce una infección crónica, que puede reactivarse en inmunocomprometidos. La amplificación del proceso inflamatorio en esta fase es por la transcripción de factores que favorecen la producción de citoquinas inflamatorias. En la fase latente los adenovirus inducen a inhibir la apoptosis de las células huéspedes. El virus alcanza a las células del epitelio bronquiolar, se replican y produce destrucción celular, respuesta inflamatoria local y síntesis de inmunoglobulinas específicas, del tipo Ig M e Ig G. Los viriones de este nuevo ciclo replicativo al alcanzar el torrente sanguíneo producen una segunda viremia, y coincide con el inicio de las manifestaciones clínicas.

El diagnóstico por el laboratorio es complicado en su interpretación porque como las infecciones por los diversos serotipos de adenovirus se repiten a lo largo de la vida en múltiples ocasiones, los pacientes generalmente presentan una prueba positiva sin que necesariamente tengan la enfermedad actual. Se utilizan antígenos comunes para detectar la respuesta de anticuerpos en dos muestras de suero obtenidas, al menos, con una semana de diferencia. La seroconversión o el aumento significativo del título de anticuerpos es la prueba indiscutible del contacto con el microorganismo pero, como desventaja el diagnóstico suele resultar tardío.

Otras técnicas diagnósticas como la observación del patógeno, la detección de sus antígenos o su genoma, o el aislamiento por cultivo, no son utilizadas como rutina por su complejidad, costo o insuficiencia de equipos en laboratorios de rutina diagnóstica.

TRATAMIENTO:

Como en la mayoría de infecciones virales, no hay tratamiento específico. El sistema inmune del paciente inmunocompetente suele resolver   en tres a cinco días en la mayoría de casos la infección, y solo se aconsejan medidas generales. Cidofovir se ha utilizado con éxito discutido para tratar infecciones severas del adenovirus en pacientes inmunes suprimidos

La vacuna oral contra los tipos 4 y 7 del adenovirus fue aprobada por los E.E.U.U Food and Drug Administration (FDA) en marzo de 2011 para el personal militar de los E.E.U.U entre 17 y 50 años de edad. No se conocen casos de aplicación de la vacuna en otros países.

FAMILIA PAPOVAVIRIDAE

Virus del papiloma humano

El virus del papiloma humano (VPH) o HPV (en inglés) son virus ADN pertenecientes a la familia de los Papillomaviridae. Estructuralmente son partículas pequeñas, sin envoltura, icosaédricas. Cada virión está formado por 72 capsómeros, y cada uno de ellos contiene 5 moléculas de la proteína mayor de la cápside (proteína L1), el genoma está formado por una molécula de ADN circular de doble hebra. El genoma puede dividirse en una región temprana (E), una región tardía (L) y una región control. Son causa de una de las enfermedades de transmisión sexual más comunes. Se reconocen más de una centena de tipos virales y entre treinta y cuarenta de ellos se transmiten por contacto sexual e infectan la región anogenital. La mayoría de las infecciones con VPH en mujeres jóvenes son temporales, el 70 % de ellas desaparecen en 1 año y hasta el 90 % en 2 años; y entre el 5 y el 10% pueden desarrollar lesiones precancerosas cervicales y cáncer cervical invasivo, en un período de tiempo entre 15 y 20 años. El médico alemán Harald zur Hausen en el año 2008, recibió el Premio Nobel de Medicina por el descubrimiento de VPH como una causa de cáncer cervical. Algunos tipos de VPH pueden producir verrugas genitales. La aparición del VPH genital trasmitido de madre a hijo es rara.

CLASIFICACIÓN:

Cinco géneros de la familia Papillomavirus, infectan a seres humanos: Alphapapillomavirus, Betapapillomavirus, Gammapapillomavirus, Mupapillomavirus y Nupapillomavirus. Los 5 géneros abarcan a más de 170 tipos de virus.

En relación a su patogenia oncológica, se clasifican en tipos de alto y de bajo riesgo oncológico. Los tipos VPH 16, 18, 31, 33, 35, 39, 45, 51, 52, 56, 58, 59 y 66 se consideran carcinógenos para los humanos y tipos de alto riesgo oncológico, y otros tipos, como el VPH 6 y el VPH 11, son posibles carcinógenos para los humanos o tipos de bajo riesgo oncológico. Aproximadamente el 50 % de las lesiones de alto grado y los carcinomas están asociados a infección por el HPV 16 y un 10 % al HPV 18; este último está asociado con mayor frecuencia al cáncer invasor; el tipo 16, ha sido asociado con carcinoma oro faríngeo de células escamosas; sin embargo cada vez se establecen cambios en relación a la oncogenia de acuerdo a diversos estudios y países.

Las diferencias genotípicas de los tipos de papiloma virus son por los diferentes aminoácidos que constituyen la proteína L1 y por ello su genotipo específico es el que se usa para poder clasificar a estos virus en alto o bajo riesgo.

PATOGENESIS DEL CANCER POR VPH:

Una vez ingresado el virus por trasmisión sexual- contacto piel a piel- deben entrar a las células basales no diferenciadas por endocitosis, lo que se facilita si existen microabrasiones de la mucosa que permiten un acceso más fácil a las zonas basales del epitelio. Una vez dentro de la célula, el genoma viral es transportado al núcleo y se transcriben los genes tempranos (E), lo que permite realizar una replicación inicial del ADN; cuando las células basales entran en el proceso de diferenciación para convertirse en queratinocitos, y migran hacia las capas superiores del epitelio, se produce una replicación "explosiva" del ADN viral, conocida como «replicación vegetativa». En las capas superiores del epitelio se expresan los genes tardíos L1 y L2, que son las proteínas estructurales que van a formar parte de la cápside. El ensamblaje de los viriones se produce cuando se descaman las células muertas del epitelio del huésped, de manera que el ciclo de vida viral continua.

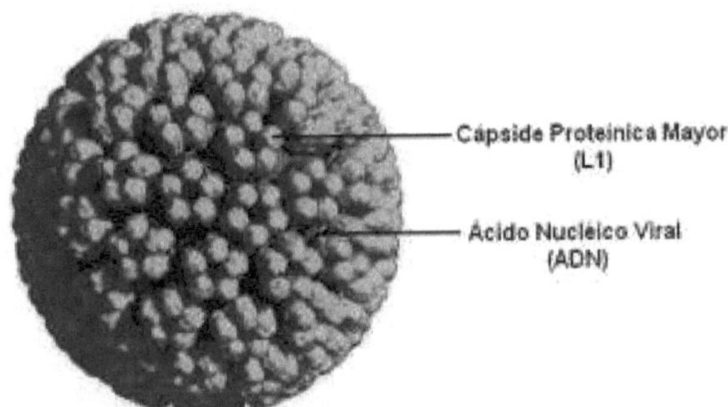

Como los papilomavirus no poseen enzimas para replicar su ADN, utilizan la maquinaria de la célula huésped, y en razón de que los queratinocitos diferenciados normalmente no se dividen y no replican su ADN, el virus debe inducir la síntesis de ADN celular, a través de la proteína viral E7, que activa la expresión de genes implicados en la progresión en el ciclo celular y en la síntesis de ADN, de esta manera la célula se "obliga" a activar la maquinaria de replicación del ADN, necesaria para la amplificación del genoma viral.

Los productos del gen E7 de los tipos de alto riesgo VPH 16 y 18 expresan con mayor afinidad que proteínas E7 de virus no-oncogénicos, lo cual explicaría las diferencias en su capacidad oncogénica.

Además los tipos VPH 16 y 18 mediante el producto del gen E6 es capaz de mediar la destrucción de la proteína p53, que tiene como función primordial la reparación del ADN dañado y la activación de la apoptosis cuando las lesiones no pueden repararse. Los papilomas virus oncogénicos dirigen la degradación de p53, y con ello se inhibe la apoptosis de la célula infectada, manteniéndola con vida hasta que ha generado una cantidad suficiente de progenie viral.

La acción conjunta de E7 y E6 produce un efecto sinérgico provocando una proliferación descontrolada de las células infectadas por el virus, y al inhibirse la apoptosis el número de células se multiplican de manera anárquica y desordenada.

Como el objetivo final del virus no es inducir una transformación maligna de la célula huésped, sino solo replicar su genoma y en razón de que las células que han sido transformadas por el virus en células cancerosas son incapaces de replicar el genoma viral ni generar viriones, se explicaría que solo una pequeña proporción de mujeres infectadas con VPH presentan cáncer. Para que se produzca el cáncer se debería integrar el ADN viral en el genoma celular, lo que constituiría un fenómeno que ocurre con muy baja frecuencia. La persistencia del virus de los tipos de alto riesgo oncogénico facilitaría la progresión de lesiones culminando finalmente en el desarrollo de cáncer.

Los virus de bajo riesgo provocan lesiones escamosas intraepiteliales de bajo grado (LSIL), mientras que los de alto riesgo pueden generar lesiones de alto grado (HSIL) y, finalmente transformación neoplásica de la unión escamocolumnar. Los factores de riesgo para esta progresión son dependientes del virus: tipo de virus y persistencia de ellos en mucosa genital o anal y de los hábitos del huésped: número de parejas sexuales, inicio de actividad sexual, anticoncepción hormonal oral, coinfecciones (Chlamydia trachomatis y el Herpes simple tipo 2), tabaquismo, inmunodepresión, etc.

Otros tipos de infecciones por VPH:

En caso de presentación de verrugas genitales, algunos de los síntomas más importantes son: pequeñas verrugas en el área ano-genital de número, tamaño y apariencia variable: verrugas planas o acuminadas. Aunque hay una amplia variedad de tipos de VPH que pueden causar verrugas genitales, los tipos 6 y 11 dan cerca del 90 % de todos los casos. La mayoría de casos resuelve la infección rápidamente sin desarrollar otros síntomas. Los tipos de VPH que tienden a causar verrugas genitales no son los mismos que causan cáncer cervical. Sin embargo, la presencia de verrugas no excluye de manera definitiva la posibilidad de la presencia de tipos de alto riesgo del virus.

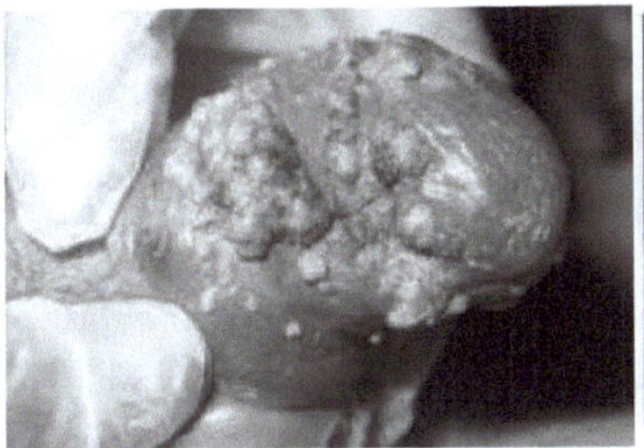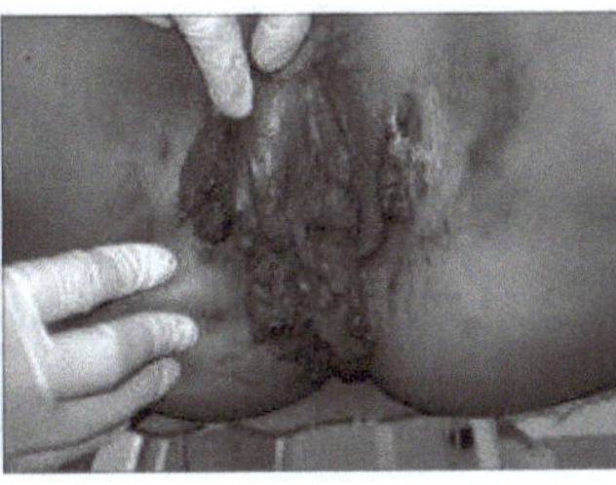

VPH cutáneos: VPH-1 o 2 o 5 pueden ser causa de verrugas comunes en piel, especialmente en niños y remiten espontáneamente con el curso de semanas a meses, pero en la mayoría de casos ni siquiera manifiestan síntoma clínico alguno. Se encuentran con frecuencia en manos y pies, estas verrugas tienen una superficie característica de coliflor, típicamente elevada por encima de la piel circundante. Las verrugas planas se ubican comúnmente en los brazos, cara o nuca y se presentan más en niños y adolescentes. Los tipos cutáneos de VPH no causan usualmente verrugas genitales y no se asocian con el desarrollo de cáncer. La falta de sintomatología se cree se deba al control inmunológico del tipo específico, es decir un individuo puede ser resistente a un tipo de VPH mientras permanece susceptible a otros tipos.

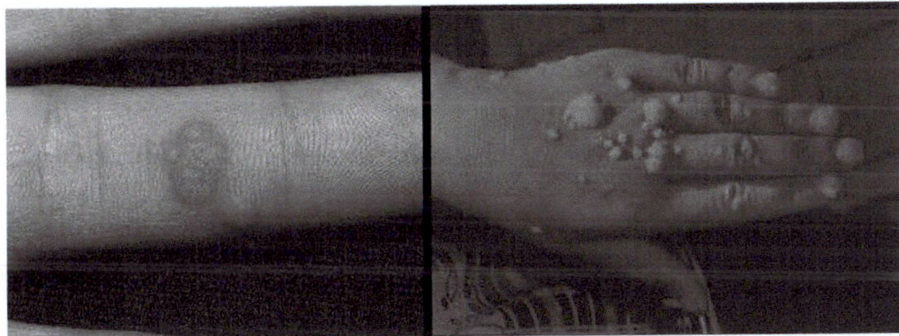

Verrugas plantares: se ubican en la base del pie; y crecen por debajo de la piel causando dolor al caminar. La trasmisión es a partir de superficies contaminadas, como pisos de duchas comunales. Suelen ser auto limitados.

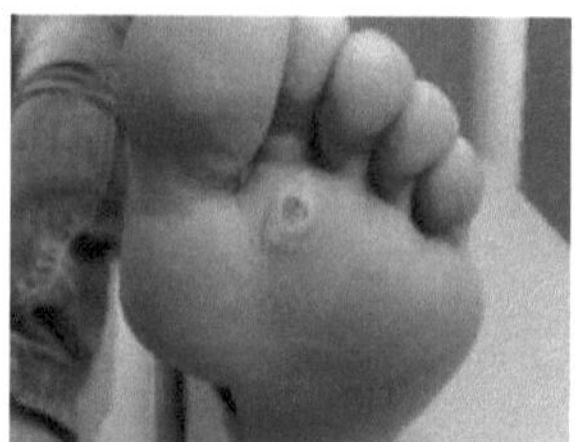

Papilomatosis respiratorias: los tipos de VPH 6 y 11 pueden causar de manera muy poco frecuente la papilomatosis laríngea, verrugas que pueden recurrir frecuentemente, y requieren cirugías repetitivas porque interfieren con la respiración, y en casos extremadamente raros progresar hacia cáncer. En caso de que la mujer embarazada se encontraría afectada por los virus del papiloma humano genotipo 6 u 11, en el momento del parto vía vaginal el bebé podría llegar a inhalarlo y esto desencadenaría una papilomatosis respiratoria recurrente en él, patología muy rara en los recién nacidos.

DIAGNÓSTICO DE LABORATORIO:

El CDC (Centro para el Control y la Prevención de Enfermedades de Estados Unidos) recomienda que las mujeres se hagan el primer Papanicolaou no más allá de 3 años después de su primera relación sexual y cada año hasta los 30. Dependiendo de los factores de riesgo el test debe ser realizado cada 2 o 3 años hasta los 65 años. La prueba de Papanicolaou detecta anormalidades celulares causadas por VPH. La introducción de citología en medio líquido, ha permitido la detección de VPH sin necesidad de un nuevo muestreo y la reducción de las muestras insatisfactorias. Los homosexuales deberían hacerse un Papanicolaou anal de rutina, especialmente aquellos infectados con HIV.

La prueba de captura híbrida, para la detección de infecciones por VPH de alto riesgo en conjunto con Papanicolaou se sugiere debería ser realizada de manera rutinaria en una revisión ginecológica.

El estudio colposcópico es importante y confiable para el diagnóstico de patologías de cérvix, aunque puede presentar hasta un 10% de falsos negativos y llegando a los falsos positivos en un porcentaje aún mayor

El diagnóstico molecular ha permitido el desarrollo de nuevos marcadores biológicos que han mejorado considerablemente el diagnóstico citológico e histológico de las lesiones cervicales; estos marcadores son altamente sensibles y específicos, y permiten identificar las células inclusive en proceso de transformación cancerosa.

Añadir la prueba molecular de VPH a todas las mujeres mayores de 30 años con algún riesgo de VPH mejora la sensibilidad de la citología y permite aumentar el intervalo entre citologías hasta 3 años.

Aunque es posible testear el ADN del VPH en hombres, se considera que la prueba es inconcluyente y médicamente innecesaria.

En fase de estudio se hallan la detección de anticuerpos circulantes contra la proteína viral de la cápside L1. La seroconversión conferiría inmunidad tipo-específica frente a futuras infecciones, habiéndose descrito cierto grado de inmunidad cruzada entre tipos virales.

Tratamiento:

Cuando el diagnóstico es temprano, los métodos terapéuticos son menos invasivos: ácido tricloroacético al 90 %, o tratamientos destructivos locales con cauterio. En el caso de detección de VPH y existan las lesiones precancerosas, el tratamiento más adecuado es la eliminación quirúrgica de las zonas afectadas. Un antiviral está actualmente en las primeras etapas de la investigación, y puede ofrecer un tratamiento genérico contra el VHP si resulta exitoso.

Prevención:

Las vacunas contra el VPH, previenen la infección con los tipos que causan la mayoría de cáncer cervical, es decir protege contra los tipos 16 y 18, y los dos tipos de VPH causantes del 90 % de las verrugas genitales. El CDC recomienda la vacunación entre los 11 y 26 años, dependiendo de inicio de actividad sexual y factores de riesgo. Las vacunas están basadas en la producción de partículas similares al virus. La vacuna proporciona poco o ningún beneficio a las mujeres que ya estén infectadas con los tipos VPH 16 y 18, porque las vacunas no tienen ningún efecto terapéutico sobre la infección ya existente ni sobre las lesiones cervicales.

Las pruebas de citología y Papanicolaou, deben seguir realizándose las mujeres incluso después de haber recibido la vacuna, ya que las actuales vacunas no protegen frente a todos los serotipos de VPH que causan cáncer cervical.

El uso de preservativo puede proteger de la infección por VPH en un 70 % de los casos, no protege cuando no abarca lesiones en zonas no cubiertas por el preservativo y por el mal uso del condón.

FAMILIA HEPADNAVIRIDAE

Virus de la Hepatitis B

El virus de la Hepatitis B (VHB) fue descubierto en 1965 por Blumberg. El VHB es un virus DNA y se clasifica dentro del orden de los pararetrovirus, género Hepadnavirus, tiene forma esférica de 42 nm de diámetro y está conformado por dos zonas muy diferenciadas: una interna o núcleo o core, donde se encuentra el genoma, y una externa de composición lipoproteica. El virus, considerado endémico en todo el mundo, es eliminado por todos los fluidos corporales de los portadores de una infección aguda o crónica. Para quienes se infectan con el VHB en el nacimiento o en la primera infancia, el riesgo de convertirse en portadores del virus puede alcanzar el 90%. Por el contrario, cuando la transmisión ocurre en adolescentes o adultos por contacto sexual, objetos cortos punzantes contaminadas o por transfusión de productos sanguíneos, casi todos los afectados por el VHB están libres de síntomas y llevan una vida normal. Menos del 5% se convierten en portadores y permanecen infectados durante más de seis meses ; y de ellos cerca del 25%, el VHB puede provocar graves daños en el hígado (fibrosis y cirrosis) incluso después de décadas de infección. En los casos graves, la hepatitis B puede ocasionar insuficiencia hepática y carcinoma hepatocelular (CHC).

Se calcula que dos mil millones de personas en el Mundo tienen evidencia serológica de infección pasada o presente con VHB, y 350 millones tienen infección crónica y corren el riesgo de desarrollar hepatopatía relacionada con VHB. En el Ecuador existen datos estadísticos aislados acerca de las hepatitis, así tenemos que según el INEC del año 2009 la cirrosis y otras enfermedades hepáticas se encuentran en el puesto número 9 como causas de mortalidad con un porcentaje del 3% con respecto a otras enfermedades.

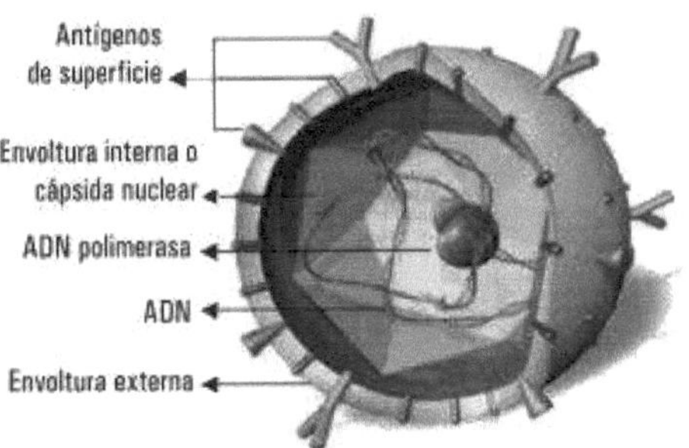

MARCADORES SEROLÓGICOS

Antígeno de superficie del VHB (HBsAg)

Puede ser detectado en el suero a partir de la cuarta semana de infección mediante técnicas de enzimoinmunoanalisis (EIA)o Quimioluminicentes (QL) con alta sensibilidad y especificidad. Los falsos negativos pueden ser por estudio antes del primer mes del periodo de incubación de la infección o en caso de mutación del VHB que determina una incapacidad de éste para sintetizar el HBsAg. Estas circunstancias son excepcionales en la práctica clínica y la negatividad de este antígeno se considera sinónimo de ausencia de infección por el VHB.

Anticuerpos frente al antígeno del core de tipo IgM (anti-HBc IgM)

Tiene una sensibilidad muy alta-prácticamente del 100%- de detección de hepatitis aguda. Su negatividad descarta una infección aguda, en cambio su especificidad no es tan alta, ya que puede seguir siendo positivo en caso de infección crónica por el VHB si existe replicación viral elevada.

Antígeno e (HBeAg)

Se detecta en suero con técnicas de EIA y QL y su positividad significa invariablemente, replicación viral, excepto en los pacientes infectados por virus mutantes que no sintetizan el HbeAg.

Anticuerpos frente al antígeno e (anti-HBe)

La sensibilidad es muy alta y su presencia indica baja o nula replicación y, consecuentemente, poca infectividad del virus. Este marcador puede ser falso positivo, con replicación viral elevada, cuando el enfermo está infectado por una cepa mutante que no expresa el HBeAg.

Anticuerpos frente al antígeno del core (anti-HBc)

La respuesta humoral frente a la presencia del virus es la producción de anticuerpos. Aparecen casi simultáneamente a la detección del HBsAg y permanecen detectables aún después de la resolución de la infección como prueba de haber estado en contacto con el VHB. Las personas vacunadas frente al VHB no presentan este anticuerpo, ya que la vacuna sólo contiene el HBsAg. Se detecta por EIA o QL con una especificidad muy alta. Un falso positivo, excepcional, es en infección pasada y que no se detecten, por haberse perdido los estímulos antigénicos, la presencia de anticuerpos frente al antígeno de superficie, ni detecta tampoco el DNA y la respuesta a la vacuna es anamnésica.

Anticuerpos frente al antígeno de superficie (anti-HBs)

Este anticuerpo está presente esencialmente en sujetos vacunados contra la hepatitis B y supone un estado inmunitario frente al HBsAg. La detección de este anticuerpo, sin embargo también se puede detectar tras una infección pasada frente al VHB apareciendo entonces unido al anti-HBc. Anti-HBs aparece tras la desaparición del HBsAg y nunca antes de los cuatro meses de la infección por el virus. La presencia simultánea de HBsAg, anti-HBc y anti-HBs, es excepcional y solo se presenta cuando una persona con inmunidad frente al virus B se infecta por otra cepa mutante del virus.

DNA del VHB (DNA-VHB)

Este marcador molecular para determinar la carga viral en suero es importante para el pronóstico de la enfermedad porque su positividad indica replicación viral. Se reporta como copias/ml.
Las indicaciones para solicitar la determinación de DNA del VHB son: valoración inicial de una

infección crónica por el VHB; decisión de tratamiento de una hepatitis crónica, sólo deben tratarse los enfermos con replicación viral positiva y monitorizar el tratamiento con antivirales o interferón.

PATOGENESIS:

El VHB está presente en el semen y las secreciones vaginales, por lo que la hepatitis B se transmite a través de la actividad sexual, esencialmente. Es de mayor riesgo cuando las relaciones son entre hombres. La transmisión perinatal de madres infectadas por el VHB a sus hijos antes o durante el parto es más probable si la madre tiene una carga viral de VHB elevada en la sangre; aunque el antígeno de superficie del VHB, está presente en la leche materna, no existen indicios de que la hepatitis B se contagie a través de la lactancia materna si el lactante está vacunado. Luego de la trasmisión sexual, la hepatitis B trasmitida por objetos corto punzantes contaminados es la más frecuente. También puede ser trasmitida por tatuajes o piercings con objetos contaminados. La transmisión del VHB de manera muy ocasional puede darse entre niños pequeños por arañazos y mordiscos en zonas en que el virus es endémico. Aunque el VHB es detectable en la saliva, no se conocen casos de contagio por estornudos, tos, ni por compartir utensilios de comida o vasos.

Una vez ingresado el virus por cualquier vía, la replicación viral se inicia con la adherencia del virus al hepatocito por medio de la proteína Pre-S1; luego de penetrar en la célula, el DNA se convierte en DNA cerrado circular e inicia la replicación, completándose la cadena incompleta que se transcribe a RNA pregenómico y sintetizándose a través de la transcriptasa inversa una nueva cadena negativa de DNA viral para, posteriormente generarse la positiva. El VHB no es un virus citopático y la lesión celular está condicionada por una respuesta inmunológica celular, que es capaz de eliminar las células infectadas y bloquear la infección de nuevas células. La eliminación de las partículas vírales intracelulares depende de una actividad citolítica específica y de la supresión de la actividad viral por el factor de necrosis tumoral (TNF-α) y el interferón-γ liberados por células T. De esta manera la intensidad de la respuesta inmunitaria del hospedero es crucial para eliminar el virus, pero esto a la vez provoca daño hepático. El virus de hepatitis B se hace directamente citopático solo muy ocasionalmente, cuando hay una inmunosupresión profunda, por ejemplo en la coinfección HIV-VHB.Los individuos que cronifican la infección son aquellos incapaces de sostener una respuesta inmune y sufren episodios intermitentes de destrucción hepatocítica. En los enfermos portadores asintomáticos se produce una respuesta atenuada frente a los antígenos vírales expresados en la superficie celular.

VHB puede ser un virus que no se manifieste agresivo al principio de la infección porque no induce ningún gen que sea regulado por interferón, permaneciendo en estado latente sin inducir respuesta inmunitaria.

Las manifestaciones clínicas de la infección por VHB puede manifestarse como:

- ✓ Hepatitis aguda
- ✓ Portador asintomático
- ✓ Hepatitis crónica

Hepatitis aguda: El cuadro clínico no presenta ninguna característica especial ni patognomónica de hepatitis B y la clínica no permite diferenciar de otras hepatitis agudas virales o tóxicas. Se presenta con o sin elevación de la bilirrubina, es decir puede o no existir ictericia. Es clínicamente mucho más expresivo en adultos que en los niños. Para su confirmación, en el laboratorio existe la positividad del HBsAg, y de anti-HBc de tipo IgM, además de elevación de amino transaminasas. La evolución del proceso es hacia la curación en el 95% de los casos, con normalización de la cifra de amino transaminasas y negativización de los marcadores virales (HbsAg, y de anti-HBc de tipo IgM). En un 4% de casos la enfermedad evoluciona hacia una hepatitis crónica y sólo en un 1% puede desarrollar un fallo hepático agudo.

Portador asintomático: se define como portador asintomático cuando el individuo no presenta síntomas ni signos de enfermedad hepática, pero presenta estos resultados de laboratorio:

- HBsAg se mantiene positivo más de 6 meses
- HBeAg negativo y anti-HBe positivo
- DNA-VHB es menor de 105 copias/ml
- Amino transaminasas en valores normales
- biopsia hepática con nula o mínima actividad necroinflamatoria .

Los pacientes con estos valores en la inmensa mayoría de casos, presentan una evolución favorable con muy bajo riesgo de hepatocarcinoma o cirrosis. En cambio, si existe la aparición de anti-HBs positiva y sobretodo muestra actividad viral elevada, determinada por HbeAg positiva y anti-HBe negativa, el pronóstico es mucho más incierto y brotes de actividad necroinflamatoria subclínicos pueden determinar una progresión más grave de la enfermedad.

Hepatitis crónica: es la patología más grave de la hepatitis B y se caracteriza por:

- HBsAg positivo superior a 6 meses
- DNA-VHB mayor a 105 copias/ml
- elevación de las amino transaminasas de forma persistente o intermitente
- biopsia hepática demostrando actividad necroinflamatoria

Existen casos en los cuales la hepatitis crónica B es HBeAg negativo, este grupo de pacientes reúnen todas las características de hepatitis crónica B pero no expresan en suero el HbeAg porque la infección es por el VHB mutante e impide la síntesis del HBeAg.

En la actualidad se han detectado dos tipos de mutaciones en el VHB, unas naturales y otras secundarias a los tratamientos antivirales. La mutación natural que implica la ausencia de secreción del HbeAg, es la más importante. Otras mutaciones en la misma zona del genoma, determinan la ausencia de síntesis de la proteína core o con múltiples variaciones en la estructura genómica que da lugar a una infección por el VHB que no expresa ningún antígeno viral. Por su importancia preventiva la mutación que afecta a la proteína S, y que condiciona un virus frente al cual los anticuerpos inducidos por la vacunación no protegen al individuo vacunado, constituye la mutación natural más relevante.

Las mutaciones determinadas por la presión de los fármacos utilizados, son secundarias al tratamiento con lamivudina.

DIAGNÓSTICO DE LABORATORIO DE HEPATITIS B

Durante la fase aguda de la infección el diagnóstico se basa en la detección de HBsAg y anti-HBc (IgM), también se pueden utilizar marcadores de replicación viral: HBeAg y ADN del VHB y marcadores bioquímicos como las amino transaminasas y las bilirrubinas. La recuperación se manifiesta en el laboratorio por la desaparición del ADN del VHB, seroconversión de HBeAg a anti-HBe, y posteriormente desaparición de HBsAg con seroconversión a anti-HBs con anti-HBc (IgG) positivo.

El diagnóstico de la infección crónica por VHB se define como la persistencia de HBsAg durante más de 6 meses. Debe establecerse si el individuo está en la fase HBeAg-positiva o HBeAg-negativa de la infección. Debe buscarse marcadores de replicación de VHB: HBeAg y ADN del VHB sérico, además de alanina amino transaminasa (ALT).

La infección oculta por VHB puede definirse como la persistencia de ADN del VHB en el hígado y en algunos casos en sangre de personas en los que no se detecta el antígeno de superficie de hepatitis B (HBsAg) en la sangre.

UTILIDAD DE LOS MARCADORES DEL VHB.

MARCADOR	UTILIDAD CLINICA	OBSERVACIONES
HBsAg	Infección aguda o crónica	Se mantiene positivo más de 6 meses en portador asintomático y portador crónico
Anti-HBc IgM	Infección aguda	Su negatividad descarta una infección aguda
Antígeno e (HBeAg)	Su positividad significa invariablemente, replicación viral.	En los pacientes infectados por virus mutantes puede ser negativo.
Anticuerpos frente al antígeno e (anti-HBe)	Positivo: indica baja o nula replicación y poca infectividad del virus.	falso positivo en cepas mutantes que no expresa el HBeAg.
Anticuerpos frente al antígeno del core (anti-HBc)	Aparecen casi simultáneamente a la detección del HBsAg y permanecen detectables aún después de la resolución.	Las personas vacunadas frente al VHB no presentan este anticuerpo.
Anticuerpos frente al antígeno de superficie (anti-HBs)	Este anticuerpo está presente en sujetos vacunados contra la hepatitis B	También se puede detectar tras una infección pasada. Anti-HBs aparece tras la desaparición del HBsAg y nunca antes de los cuatro meses de la infección por el virus.
DNA del VHB (DNA-VHB)	Valoración inicial de una infección crónica Decisión de tratamiento de una hepatitis crónica, y monitorizar el tratamiento con antivirales o interferón.	Determina la carga viral, su positividad indica replicación viral.

TRATAMIENTO:

El tratamiento medicamentoso de la hepatitis B está indicado solo en hepatitis crónica o en portadores asintomáticos con riesgo de agravar el cuadro clínico, en razón que en la fase aguda de la inmensa mayoría de enfermos, la lesión hepática de base depende de la presencia de la replicación viral, y se ha demostrado que, cuando se anula ésta, se reduce el nivel de inflamación y mejora el pronóstico de la enfermedad, sin necesidad de tratamiento. Las recomendaciones de los organismos de Salud especializados para iniciar el tratamiento son:

- Pacientes HBeAg-positivos con amino transaminasas (ALT) persistentemente altas y ADN VHB elevado superior a 104 UI/mL.
- biopsia hepática muestre inflamación moderada a severa o con fibrosis significativa.
- cirrosis o reactivación severa de hepatitis B.

No se considera el tratamiento en los casos de hepatitis aguda, hepatitis fulminante, y portadores de VHB con amino transaminasas repetidamente normales.

Los antivirales hasta ahora probados para ser utilizados en el tratamiento de la hepatitis B son: interferón (IFN) o PEGinterferón alfa, Lamivudina (LAM), Adefovir (ADF), Entecavir (ETV), Telbivudina (LdT), Tenofovir (TDF)

PREVENCIÓN:

La vacunación contra hepatitis B es altamente efectiva Introducción. Deben ser vacunados:

Todos los recién nacidos en el momento del nacimiento, todos los niños y adolescentes que no hayan sido vacunados previamente, adultos no vacunados expuestos a riesgos de infección VHB.

La vacunación primaria consiste en tres dosis intramusculares de vacuna contra hepatitis B administrada a 0, 1, y 6 meses. En personas que hayan tenido una exposición reciente a sangre u otros líquidos corporales parenteral o sexual, debe considerarse la profilaxis posterior a la exposición, previa evaluación del estado del antígeno de superficie de hepatitis B de la fuente infectante y el estado anti-HBs de la persona expuesta. Los individuos sin vacunación previa deberían recibir tanto inmunización adicional pasiva (HBIg), como la vacuna contra hepatitis B inmediatamente después de la exposición (antes de las 24 horas). En cambio, las personas inmunocompetentes con concentraciones anti-HBs de $\geq$ 10 mIU/mL no necesitan inmunización adicional pasiva ni activa después de una exposición a HBV.

FAMILIA POXVIRIDAE

MONKEYPOX VIRUS

VIRUELA

La viruela fue una enfermedad infecciosa grave, contagiosa, causada por el *Variola virus*, que en algunos casos podía provocar la muerte. V*iruela* proviene de la palabra latina que significa "manchado" y era la manera de graficar a los abultamientos en la cara y en el cuerpo que se presentaban en una persona infectada. La viruela ha sido completamente erradicada (OMS) y el último caso adquirido naturalmente en el mundo (en Somalia, específicamente) ocurrió en 1977. Una vez que la enfermedad se erradicó, se suspendió la vacunación de toda la población porque ya no había necesidad de prevenirla. Actualmente se mantiene por razones científicas y como reservas el virus en estado criogénico en dos laboratorios: Instituto VECTOR de Rusia y en el Centro de Control de Enfermedades Infecciosas (CDC) de Estados Unidos.

La viruela fue una enfermedad devastadora en el siglo XVIII en Europa, y se extendía en forma de pandemia desfigurando a millones de personas y con alta tasa de mortalidad que llegaba hasta el 30% de la población afectada. La enfermedad llegó a América traída por los conquistadores españoles en 1534 y como los nativos no tenían defensas contra este virus causó una altísima mortalidad. En nuestra región, específicamente, la viruela causó la muerte de Huayna Capac y la Historia relata que por las guerras y esta enfermedad se produjo una disminución de la población tan importante que en el Tahuantisuyo, que antes de la llegada de los españoles contaba con 14 millones de habitantes, en el siglo XVIII llegó a apenas 1,5 millones.

Las formas clínicas de la viruela fueron dos: la variola mayor que era la forma más grave y más común de la viruela, que ocasionaba una erupción más extendida y fiebre más alta, con una tasa de mortalidad del 30% y la variola menor un tipo menos común de la viruela y una enfermedad mucho menos grave, con tasas de mortalidad de 1% o menos.

La trasmisión de la viruela se producía de una persona a otra, por contacto directo y prolongado o por medio de fluidos corporales infectados o con objetos contaminados, como sábanas o ropa en general. De manera muy rara el virus de la viruela se propagaba transportado por el aire en sitios cerrados. No hubieron casos de viruela transmitidos por insectos o animales. El ser humano es el único afectado por la enfermedad. La persona infectada era capaz de contagiar la enfermedad desde cuando empezaba la fiebre, y hasta que se le haya caído la última costra de viruela.

LA VACUNA: En 1796 Edward Jenner inició un ensayo con muestras de pústula de la mano de una granjera infectada por el virus de la viruela bovina , y lo inoculó a un niño de 8 años, quien tras un período de 7 días presentó malestar, y luego de repetir por varios días el procedimiento, el niño no desarrolló la enfermedad. Jenner en sus publicaciones llamó a esta experiencia como *variolae vaccine* (viruela de la vaca) y se considera a este científico como el precursor de la vacuna contra la viruela, aunque hoy en día sus métodos de experimentación serían inaceptables por contravenir los principios de la ética y la bioseguridad médicas.

Luego de una ardua lucha de las Organizaciones de Salud se logró la vacunación masiva contra la enfermedad en todo el Mundo y en la década de 1950 la Organización Mundial de la Salud (OMS) anuncia que la enfermedad fue erradicada en América, y posteriormente en el resto del Mundo.

FAMILIA PARVOVIRIDAE

Parvovirus Humano B19 (P-B19)

La familia Parvoviridae está formada por tres géneros: Parvovirus, Dependovirus y Densovirus. Los Dependovirus infectan al hombre sólo cuando se asocian a otro virus como el adenovirus y los Densovirus sólo infectan a insectos. Son los virus ADN más pequeños que involucran enfermedades en el hombre. El Parvovirus Humano B19 (P-B19) se le ha relacionado con el eritema infeccioso, la anemia aplásica y últimamente se cree pudiera estar involucrado en infertilidad de la mujer.

PATOGENESIS:

La infección se produce cuando el virus ingresa desde una persona enferma a una sana través de gotas de saliva por inhalación. El virus se multiplica primero en vías respiratorias altas y después se disemina mediante viremia hasta la médula ósea. El virus B 19 se replica en células con actividad mitótica y prefiere a la serie eritroide, como células de médula ósea humanas. Después de la unión y la internalización, el virión pasa al núcleo. Los ARNm sintetizan entonces proteínas reguladoras no estructurales y estructurales de la cápside. Las proteínas víricas sintetizadas en el citoplasma vuelven al núcleo, donde es ensamblado el virión. Se produce degeneración de las membranas nuclear y citoplasmática y la lisis celular conduce a liberación del virus.

La viremia se produce a los ocho días del contagio y se acompaña de síntomas inespecíficos. La segunda fase, con un síndrome característico de la enfermedad: exantema y las artralgias del eritema infeccioso coinciden con la aparición de Ig M específica para el virus y con la desaparición de virus B 19 detectables.

El Eritema infeccioso o quinta enfermedad (porque se suponía era la quinta enfermedad eruptiva de la infancia)) aparece generalmente en edad escolar y consiste en la aparición de un cuadro gripal con rash de intensidad variable en las mejillas con extensión posterior a la cara extremidades y tronco. En ocasiones pueden afectarse las palmas de las manos y las plantas de los pies. Se resuelve espontáneamente en 3 semanas.

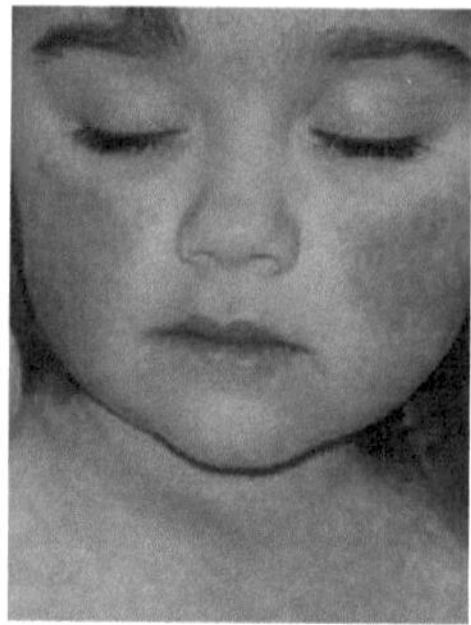

Tomado de www. B19.vir...

Artralgias y artritis simétricas de las manos y muñecas es más frecuente en adultos y sexo femenino. Puede ir o no precedida del rash y habitualmente dura entre 2 y 4 semanas

La Crisis aplásica transitoria (CAT) es la desaparición de los reticulocitos periféricos que vuelven a la normalidad transcurridos unos 10 días, ha sido relacionada con antecedentes de anemia falciforme, esferocitosis, talasemia e incluso con la hemorragia aguda. Es más frecuente su aparición en los pacientes en edad escolar.

La infección en la embarazada se acompaña de intensa viremia y el P-B 19 puede alcanzar la placenta y feto, y ser causa de muerte fetal, aunque la mayoría de los embarazos complicados con el P-B 19 llegan a término sin problemas.

DIAGNÓSTICO

La infección activa se diagnostica por la positividad de una prueba para la determinación de IgM. IgM es detectable a los 3 o 4 días de la aparición de los síntomas. La detección de anticuerpos es por ELISA . La sensibilidad y especificidad es alta si la cantidad de anticuerpos tiene concentraciones suficientes. IgG en el suero se interpretaría como infección pasada y protección adecuada para el hospedero. Los anticuerpos de clase IgG se desarrollan varios días después de los IgM y persisten tras la infección indefinidamente. La muestra preferida para el diagnóstico serológico es la sangre periférica, pero también se han podido detectar mediante ELISA anticuerpos IgG e IgM en saliva con sensibilidad y especificidad muy alta.

La presencia de antígenos , partículas virales, DNA viral o alteraciones típicas en las células, es una alternativa diagnóstica poco utilizada en laboratorios de rutuna diagnóstica.

TRATAMIENTO:

No existe tratamiento específico para este virus y en pacientes con eritema infeccioso inmunocompetentes y sin alteraciones hematológicas la infección es autolimitada. En adultos con artralgias el tratamiento es apenas sintomático, con analgésicos y en caso de anemia aplásica, las transfusiones se utilizan mientras perista la viremia.

ARN VIRUS

FAMILIA PICORNAVIRIDAE

Picornaviridae toma su nombre de "pico", que significa pequeño, con lo que "picornavirus" significa literalmente "virus RNA pequeños". El RNA es monocatenario de sentido positivo que se comporta como ARNm y presenta carácter infeccioso. Presentan una cápside carente de envoltura viral y estructuralmente tiene simetría icosaédrica, de un tamaño de 22 a 30 nm. Replican y maduran en el citoplasma.

Los virus ingresan por vía fecal.-oral y la partícula viral se une a los receptores de la superficie celular, y se liberan ácidos mirísticos, que forman un poro en la membrana celular a través del cual se inyecta el ARN. El ARN se libera de la cubierta y la cadena positiva se replica a través de un ARN intermedio de doble cadena. En alrededor de 8 horas, la célula del hospedero está lisada para liberar las partículas virales.

Los picornavirus contienen un único filamento de ARN de sentido positivo y como la mayoría de los genomas de ARN de sentido positivo, el material genético por sí solo es infeccioso, aunque mucho menos virulento que si figura dentro de la partícula viral. Desempeña una función clave en el empaquetamiento del genoma en la cápside y el inicio de la síntesis del ARN vírico. Potencia la infectividad del ARN.Las cápsides son estables en presencia de calor y detergentes.

Los efectos citopáticos del virus son los responsables de la sintomatología de la enfermedad, más que los efectos inmunitarios. La respuesta de secreción de anticuerpos es transitoria, pero puede evitar el inicio de la infección. Los anticuerpos séricos bloquean la diseminación del virus impidiendo los síntomas.

Los picornavirus incluyen importantes patógenos para seres humanos. Las enfermedades que causa son tan variadas, como el resfriado común y la poliomielitis. Se clasifican en:

- Enterovirus
- Rhinovirus
- Coxsackie A

- Coxsackie B
- ECHO virus
- Hepato-virus

Los Enterovirus infectan al tracto gastrointestinal, mientras que los Rhinovirus infectan principalmente al tracto respiratorio alto, entre otras razones porque los primeros son estables bajo condiciones ácidas y, por tanto, sobreviven al pH gástrico, mientras que los Rhinovirus al ser inestables al ácido se limitan a nariz y garganta.

ENTEROVIRUS

Se transmiten vía la ruta oro-fecal, y producen enfermedades que afectan al aparato respiratorio, digestivo y sistema nervioso. Los enteros virus son resistentes a pH ácido, al éter, fermentos proteolíticos y sales biliares y presentan cierta resistencia a las condiciones ambientales, pero se inactivan por radiaciones, calor, cloro y formol. Son virus citolíticos. Presentan dos antígenos (Ag) que corresponde a dos tipos de partículas: Ag denso (D) relacionado con la nucleocapside, induce la aparición de anticuerpos (Ac) específicos y Ag C (capsidal), relacionado con proteínas capsidales, es menos específico y presenta reacciones cruzadas. El género Enterovirus incluye a 3 poliovirus.

Los enterovirus son causa de infecciones como:

<u>Infección gastrointestinal</u>: Los virus que ingresan por la vía oro-fecal infectan las mucosas oro-faríngea y tejido linfoide local en donde se replican y son liberados al tracto gastrointestinal y provocan infecciones de la mucosa intestinal y placas de Peyer. Aquí el virus se replica y es liberado en heces durante meses después de la infección primaria. Afecta a niños, en especial los menores de 5 años que sufren infecciones asintomáticas en la mayoría de veces. Muchos brotes de enfermedades febriles acompañados de erupciones dermatológicas son también causados por enterovirus. Del tracto gastrointestinal pasa a sangre, para provocar una viremia primaria e infecta a las células que tienen receptores adecuados, como células del cuerno anterior del cordón espinal, ganglios de la raíz dorsal, músculo esquelético, neuronas motoras y algunas células del sistema linfoide.

Aproximadamente diez días después de la infección inicial, el virus puede infectar a las células del sistema retículo-endotelial, provocando una viremia secundaria que afecta a las células del sistema nervioso central, y provocar síntomas inespecíficos como fiebre y malestar general. En raros casos puede causar una forma meningítica, que es una meningitis aséptica (rigidez de cuello y vómitos), sin parálisis.

Y solo en el 0.1 % de los casos, la enfermedad puede evolucionar a una forma paralítica, cuando el virus penetra en las neuronas y las destruye. El grado de parálisis depende de las neuronas afectadas. El virus tiene actividad neurolítica, afectando a las neuronas motoras de las astas anteriores de la medula espinal e incluso otras neuronas de las astas posteriores, ganglios nerviosos y áreas bulbares, cerebrales y cerebelosas. La posible parálisis resultante dependerá de la cantidad de neuronas afectadas y de su localización. La afectación bulbar puede llegar a ser fatal. En la parálisis espinal una o más extremidades pueden estar afectadas o puede ocurrir una parálisis flácida completa. La parálisis puede afectar de por vida o haber una recuperación completa en un periodo de 6 meses a varios años. La tasa de mortalidad es de 2-3%.

Los anticuerpos de las clases IgG, IgM e IgA aparecen rápidamente frente a la infección. La IgA secretoria es importante en la defensa frente a la infección. Los pacientes con deficiencias en la inmunidad humoral son especialmente susceptibles a las infecciones por enterovirus.

Las vacunas frente a la poliomielitis han logrado eliminar la cepa salvaje del virus de la poliomielitis en el hemisferio occidental, pero todavía existe poliomielitis paralítica en África y otras zonas que no disponen de la vacuna, así como en las comunidades en las que la vacunación se opone a las creencias religiosas u otras tradiciones. "En Ecuador no se han registrado casos de poliomielitis desde 1990, debido a la estrategia de vacunación para prevenir la enfermedad". (Ministerio de Salud Pública del Ecuador).

Existen dos vacunas antipolio: vacuna inactivada tipo Salk, formada por poliovirus inactivados por calor y formol, es de administración parenteral y confiere inmunidad superior a 6 años y la vacuna atenuada tipo Sabin, formada por poliovirus atenuados, es de administración oral, confiere inmunidad duradera e intensa. Las vacunas están contraindicadas en inmunodeprimidos y embarazadas, ya que estas cepas pueden revertir hacia la neurovirulencia.

RINOVIRUS

Son Picornavirus similares a los enterovirus, pero difieren en la densidad de flotación, en la temperatura óptima de crecimiento (crecen mejor a 33 ºC) y son sensibles al pH bajo. Producen infecciones de las vías respiratorias altas, exclusivamente y pueden ser aisladas de mucosas oral y nasal y pocas veces de las heces- no logran atravesar la barrera gástrica por el pH ácido-. Se reconocen más de 100 serotipos y algunos dan reacciones cruzadas.

Se transmiten por aerosoles y fómites, por contacto directo con secreciones nasales, conjuntivales y menos frecuentes con la saliva. Tienen alta contagiosidad y poder de difusión. El hábitat del virus es la mucosa nasal donde la temperatura es ligeramente menor que en sangre, por lo que no producen viremias, solo infecciones localizadas. Se replica en la mucosa nasal y producen inflamación, edema, infiltración celular, secreción y descamación. Tienen acción citopática como los enterovirus. Es el agente causal del 30-40 % de los resfriados comunes. La inmunidad por la inmunoglobulina A secretoria es específica contra el serotipo causal.

COXSACKIEVIRUS.

Los virus Coxsackie son de dos tipos: A y B. Los dos pueden causar meningitis aséptica o viral con cefalea, rigidez de cuello, fiebre y malestar general. La enfermedad suele ser auto limitada, aunque en algunos casos las complicaciones a futuro pueden ser problemas neurológicos leves.

El Coxsackie virus A puede causar herpangina una enfermedad poco común que cursa con fiebre y úlceras dolorosas en mucosas del paladar y la lengua, acompañado de disfagia y ocasionalmente vómitos.

Los virus Coxsackie A y B pueden ser causa de miocarditis en los neonatos y en los niños pequeños. El cuadro, muy raro, se caracteriza por fiebre, dolor torácico, arritmia e incluso fallo cardiaco. Las tasas de mortalidad son altas.

La infección neonatal por Coxsackie virus se da por vía transplacentaria o contaminación por heces de la madre durante el parto. El cuadro puede ser una hepatitis o meningitis o miocarditis o todas simultáneamente, con mal pronóstico.

Son virus que ingresan tanto por vía la oral como la respiratoria. Causan infecciones locales: resfriado común, conjuntivitis hemorrágica aguda y enteritis, a diferencia de los rinovirus pueden llegar a sangre y causar viremias, y desde allí provocar meningitis, encefalitis o miocarditis.

El diagnóstico suele ser clínico y el laboratorio aporta con pruebas de determinación de anticuerpos específicos tipo IgG, IgM e IgA en los casos de viremias o afectaciones sistémicas de estos virus -excepto rinovirus- con poca especificidad por las reacciones cruzadas entre los diferentes serotipos.

El tratamiento es sintomático y de soporte y hasta hoy no se ha demostrado efectividad importante con ningún medicamento antiviral.

Hepato-virus

Virus de la Hepatitis A

El virus de la hepatitis A (VHA) pertenece a la familia de los Picornaviridae, y el género Hepato virus. Tiene un solo genoma ARN lineal de orientación positiva y una forma icosaédrica no capsulada de aproximadamente 28 nm de diámetro. El genoma se traduce en solo una poliproteína, que por sí sola puede causar una infección. El virus es muy resistente a altas temperaturas, ácidos y álcalis. El VHA es un virus hepatotropo.

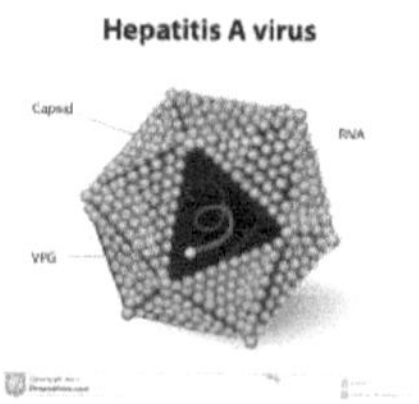

La hepatitis A se asocia a falta de educación sanitaria y saneamiento deficiente, se transmite por la ingestión de alimentos o bebidas contaminados o por contacto directo con una persona infectada por el virus.

La hepatitis A generalmente no causa hepatopatía crónica y rara vez es mortal, pero puede causar síntomas debilitantes y muy ocasionalmente hepatitis fulminante. Luego de una infección, el sistema inmunitario produce anticuerpos en contra del virus de la hepatitis A y le confiere inmunidad permanente a la persona contra futuras infecciones.

El virus de hepatitis A se transmite casi exclusivamente por vía fecal-oral, los brotes transmitidos por el agua, son muy infrecuentes y están relacionados con contaminación por aguas residuales o de abastecimiento de agua insuficientemente tratada. El virus también puede transmitirse- muy ocasionalmente- por contacto físico estrecho y prolongado con una persona infectada.

El periodo de incubación es entre 14–28 días, y los síntomas se caracterizan por fiebre, malestar general, anorexia, diarrea, náuseas, dolor abdominal- no muy frecuente- , coluria e ictericia. No siempre se presentan todos estos síntomas, pueden faltar la coluria e ictericia, y en otros casos no existe sintomatología alguna o pueden ser inespecíficos, simulando un proceso gripal. Los menores de seis años suelen no tener síntomas importantes, y solo el 10% muestran ictericia. Entre los escolares, adolescentes y los adultos la infección puede ocasionar síntomas más relevantes, con ictericia en más del 70% de los casos. Los síntomas suelen remitir lentamente, a lo largo de varias semanas o meses, dependiendo de la edad, el estado general e historia médica del individuo.

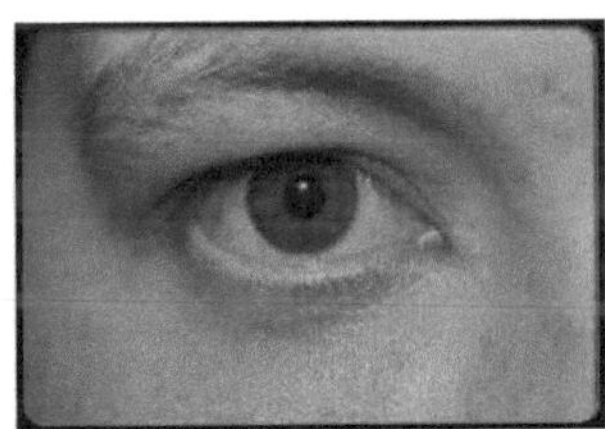

Tomado de www.sanar.org

Diagnóstico

El diagnóstico por el laboratorio se establece mediante la detección en la sangre de anticuerpos tipo IgM en la fase aguda y de IgG para determinar infección pasada o vacunación previa. Luego de un mes de haber recibido una sola dosis de la vacuna, prácticamente todas las personas habrán desarrollado niveles protectores de anticuerpos tipo IgG.

Tratamiento

El tratamiento incluye la rehidratación y medidas de soporte, ya que no hay ningún tratamiento específico para la hepatitis A.

Prevención

La vacunación es la medida preventiva más importante. Hay varias vacunas contra la hepatitis A con niveles de protección muy adecuados. Además de la vacuna otras medidas importantes son: sistemas adecuados de abastecimiento de agua potable, eliminación apropiada de las aguas residuales e higiene regular de las manos.

FAMILIA CALCIVIRIDAE

Calici-virus

Norwalk virus

El virus de tipo "Norwalk", del género Norovirus es un ARN virus responsable de brotes de gastroenteritis por intoxicación alimentaria. Afecta a las personas de todas las edades y es transmitido por alimentos contaminados, por aguas con contaminación fecal y por contacto persona a persona. El virus se identificó inicialmente durante un brote de gastroenteritis en Norwalk, Ohio, en 1972. Del Virus de Norwalk se conocen diferentes geno grupos, de los cuales la mayoría de los que infectan a los seres humanos se clasifican en los genogrupos G1 y G2.

Los virus de Norwalk ingresa al organismo a través de mariscos contaminados o aguas residuales, se elimina en la materia fecal y el vómito, se puede contagiar también de persona a persona a través del contacto directo, e incluso se ha sugerido que el virus puede contagiarse a través del aire durante el vómito. Mucho. La mayoría de los brotes se deben a la manipulación de alimentos por una persona infectada.

El período de incubación es de uno a dos días, luego de lo cual el paciente presenta náuseas, vómito, diarrea líquida, dolor abdominal, y en algunos casos, pérdida del sabor. Por la deshidratación el individuo se presentará débil y letárgico, con mialgias, cefalea y comúnmente febrículas. La diarrea suele ser acuosa y sin sangre. La diarrea es más común en los adultos y el vómito es más común en los niños. La enfermedad se auto-limita y la mayoría de quienes contraen la enfermedad se recuperan dentro de dos o tres días. Las infecciones severas son raras.

Después de la recuperación la inmunidad al virus de Norwalk generalmente es incompleta y temporal. Se cree que hay una predisposición hereditaria a la infección y algunas personas están más predispuestas a padecer la enfermedad.

El diagnóstico es habitualmente clínico por la epidemiología y porque ocurren generalmente en brotes en sitios cerrados o semicerrados: cárceles, ancianatos, escuelas, etc. En el laboratorio la ayuda se puede realizar a través de detección de anticuerpos por inmunoensayos, que no son tan efectivos porque cuando se detectan ya la persona se ha recuperado espontáneamente, y no se utilizan en la práctica clínica habitual. Las pruebas de PCR en tiempo real son más oportunas y sensibles, pero no son parte de la rutina laboratorial.

En cuanto al tratamiento, no se dispone de un tratamiento específico. Las personas necesitan ser rehidratadas a través de la ingestión de líquidos orales y ocasionalmente intravenosos.

La prevención es importante y se conoce que el virus se inactiva por calor o por medio de desinfectantes a base de cloro. El virus es resistente a los alcoholes y detergentes.

HEPE-VIRUS

VIRUS DE LA HEPATITIS E

El virus de la hepatitis E (VHE) se clasificó originalmente en la familia Caliciviridae, pero más recientemente ha sido clasificado como un virus ARN de sentido positivo de clase IV perteneciente al género Hepevirus, único miembro de la familia Hepeviridae. El VHE es un virus sin envoltura en el que se han caracterizado 4 genotipos con un único serotipo. Los genotipos 1 y 2 son los predominantes en los países en desarrollo y solo infectan a seres humanos, mientras que los 3 y 4, predominan en los países industrializados. El virus de la hepatitis E (VHE) es responsable de infecciones hepáticas agudas auto limitadas de transmisión oral-fecal. Otras vías de transmisión ocasionales que también se han observado son: la transmisión alimentaria por ingestión de productos derivados de animales infectados, la transfusión de productos sanguíneos infectados y la transmisión vertical de una embarazada al feto. Es más frecuente en adultos que en niños con una alta mortalidad en embarazadas.

El VHE ingresa al ser humano principalmente por vía oral y su periodo de incubación es 3 a 8 semanas, con un promedio de 42 días. La presentación clínica de la infección por VHE es indistinguible de la observada en otros virus hepatotropos. La infección aguda es variable y van desde las formas subclínica anictérica a hepatitis colestásica severa con ictericia, anorexia, náuseas, vómitos y fiebre que duran de 1 a 6 semanas. El fallo hepático fulminante puede ocurrir de manera muy rara en pacientes con hepatopatías crónicas y con más frecuencia en mujeres embarazadas. En términos generales se considera que la tasa de mortalidad de la infección por VHE es mayor que la de la hepatitis A.

DIAGNÓSTICO:

Al ser la hepatitis E clínicamente indistinguible de los otros tipos de hepatitis viral aguda, el diagnóstico debe basarse en pruebas de laboratorio: serológicas que detecten anticuerpos y detección de ARN viral (los niveles del ARN-VHE en suero y heces son muy elevados desde el comienzo de la infección y caen bruscamente en el período de recuperación).
La IgM anti-VHE aparece durante la fase aguda de la enfermedad a los 4 días del inicio de la ictericia y permanece detectable durante 4 o 5 meses constituyendo el marcador más adecuado para el diagnóstico de la infección aguda.La respuesta de IgG anti-VHE también es muy precoz, y comienza a desarrollarse poco después o incluso simultáneamente a la respuesta de IgM. La IgG anti-VHE permanece positiva incluso años después de la infección, aunque sus niveles van disminuyen progresivamente con el tiempo. De tal manera que la aparición de IgM anti-VHE sin

IgG indica infección muy reciente, en tanto que la presencia de IgG anti-VHE sin IgM sugiere infección pasada.

El ARN-VHE por PCR se puede detectar en suero y heces durante la fase aguda de la infección, incluso antes de la elevación de ALT; sin embargo el ARN-VHE tiene un valor limitado para el diagnóstico de infección aguda por lo breves que son los periodos de viremia, por lo que su ausencia no descarta el diagnóstico de infección aguda por VHE.

El diagnóstico de laboratorio de la hepatitis E aguda se basa entonces en la presencia de IgM anti-VHE en suero y/o la detección de ARN del VHE en suero o heces.

En la actualidad algunos estudios han demostrado que los antígenos del VHE, pueden detectarse a los 7 días de la infección en bilis y heces, incluso antes o simultáneamente con el inicio de la elevación de la alanina-aminotransferasa (ALT), sugiriendo que el VHE es liberado de los hepatocitos a la bilis, y por tanto a las heces, antes del pico de ALT .

TRATAMIENTO:

En la mayoría de pacientes el tratamiento de la hepatitis E es sintomático considerando que la infección es auto limitada; sin embargo en mujeres embarazadas, o en patología hepática crónica e individuos inmunocomprometidos. se ha planteado la posibilidad de terapia mediante interferón y/o ribavirina.

PREVENCIÓN:

Las medidas principales de prevención son el saneamiento ambiental y la adecuación de las distribuciones de agua potable, así como la educación en higiene personal de la población. También es importante la correcta manipulación de los alimentos, y evitar el consumo de carne poco cocida o cruda. Se hallan en estudio vacunas que serían de una gran utilidad en mujeres embarazadas, pacientes con hepatopatías crónicas o inmunocompromezidos.

FAMILIA PARAMYXOVIRIDAE

PARAINFLUENZA VIRUSES

Los parainfluenza viruses o virus paragripal pertenecen a la familia de paramixovirus ARN con envoltura de dos glicoproteínas: HN con actividad de hemaglutinina y neuraminidasa y la F, con actividad hemolítica y de fusión celular. Fueron aislados por primera vez en 1956. Son causa de infecciones de vía respiratorias altas y bajas en todas las edades, pueden confundirse como un resfriado común porque causan únicamente rinorrea. La mayoría de los adultos ya sufrieron de la enfermedad durante la niñez y tienen anticuerpos contra el virus, que no les ofrece inmunidad total y duradera y pueden presentar infecciones repetitivas.

Se reconocen cuatro serotipos de virus paragripal , con reacciones antigénicas cruzadas entre sí, y con otros paramixovirus animales, además del virus de la parotiditis. Los virus tipo 1 produce infecciones en roedores y cerdos; los tipo 2 producen la enfermedad de crup en humanos, los del tipo 3 afectan a bovinos y los tipo 4 se subdividen en 4A y 4B.

Los virus de esta familia producen infecciones respiratorias frecuentes y de gravedad variable, y es común que se presenten síntomas similares al resfriado, como rinorrea y tos leve. Los síntomas respiratorios más graves se pueden observar en recién nacidos y en inmunocomprometidos.

Las Infecciones del tracto respiratorio son las más frecuentes y se presentan tanto como primoinfección como reinfección en niños y adultos, afectan a senos para nasales (sinusitis), mucosa nasal (rinitis), faringitis e incluso bronquitis, suelen ser auto limitadas(aproximadamente ocho días) y de buen pronóstico.

El Crup o laringotraqueítis obstructiva ocurre en niños pequeños, de 6 meses a 6 años de edad; con énfasis alrededor de los dos años. La bronquiolitis y neumonías son raras y ocurren en menores de seis meses, y son producidos mayoritariamente por el serotipo 3.

El diagnóstico es clínico, si bien existen pruebas que se realizan en muestra nasal para pruebas virales rápidas, que no son usadas en la rutina diagnóstica.

En relación al tratamiento no existe tratamiento específico para la infección viral. En caso de crup y bronquiolitis los tratamientos son de sostén para facilitar la respiración. No hay vacunas disponibles para la parainfluenza.

<h2 style="text-align:center">RUBULA-VIRUS</h2>

<h2 style="text-align:center">VIRUS DE LAS PAPERAS</h2>

Las paperas, cuyo nombre científico es parotiditis es causada por el   Mixovirus parotiditis un virus ARN   del género rubula- virus, de   la familia Paramyxoviridae El hombre es el único reservorio de este agente patógeno. La enfermedad puede ser aguda o crónica localizada en una o ambas glándulas parótidas, es más frecuente en niños y adolescentes, aunque puede también causar infecciones en adultos no vacunados. La enfermedad produce inmunidad de por vida. Las complicaciones más frecuentes son la meningitis y la orquitis que puede provocar infertilidad por atrofia testicular.

Las paperas se transmiten de una persona a otra por medio de las gotitas de saliva y a través del contacto directo con artículos que contienen saliva infectada. El período de incubación es de aproximadamente de 12 a 24 días.

Los síntomas iniciales de la parotiditis son cefalea, malestar general, febrículas y dolor mandibular, principalmente al tacto. Luego es característico la inflamación y el edema facial provocado por el crecimiento de las glándulas parótidas, lo más frecuente es que no aumenten de tamaño las dos al mismo tiempo. Las complicaciones son la orquitis en hasta un 40% de los varones postpuberales afectados, que se manifiesta por inflamación y dolor testicular y sensación de "tumor" escrotal por la inflamación (ocasionalmente puede causar infertilidad) , otros órganos y tejidos afectados incluyen el páncreas, el sistema nervioso central , los ovarios y sordera permanente uni o bilateral (antes del desarrollo de la vacuna la enfermedad era una de las mayores causas de sordera en los niños), podría ser causa de incremento en abortos espontáneos en mujeres embarazadas que se infectan durante el primer trimestre de embarazo. Sin embargo entre el 20% y el 30% de los casos son asintomáticos y las personas con esta enfermedad generalmente evolucionan bien, incluso si hay órganos comprometidos. La enfermedad suele durar dos semanas. La muerte, extremadamente rara, ocurre por encefalitis.

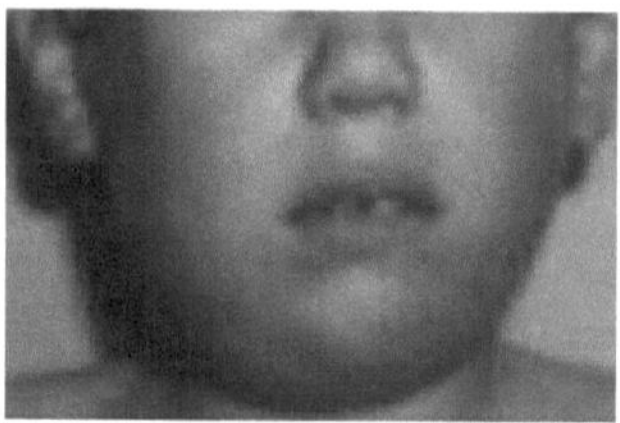

Tomado de : www.medicina y prevención.com

El diagnóstico es básicamente clínico y el laboratorio aporta con la detección de IgM específica; hay que considerar que en personas vacunadas la sensibilidad de este marcador disminuye drásticamente en su sensibilidad y especificidad . En la actualidad, el diagnóstico de laboratorio debe complementarse con técnicas de detección viral directo como el aislamiento del virus en cultivo celular o la detección de ácidos nucleicos por PCR en casos complicados o de difícil diagnóstico clínico.

También es de gran ayuda diagnóstica indirecta la elevación de amilasa en sangre y de lipasa en las complicaciones pancreáticas.

No existe un tratamiento que sea efectivo y causal y se basa únicamente en la mejora de los síntomas, con medidas generales: reposo durante el periodo febril y analgésicos tipo acetominofén

En la prevención, la Organización Mundial de la Salud (OMS) recomienda que la vacunación contra las paperas sea conseguida mediante la vacuna SPR en lugar de usar el componente contra las paperas individualmente. La vacuna triple viral protege contra el sarampión , las paperas y la rubeola , y se debe aplicar a los niños entre 12 a 15 meses de edad. La vacuna se aplica de nuevo entre los 4 y 6 años o entre los 11 y 12 años, si no se había aplicado antes.

VIRUS DEL SARAMPION

El sarampión es causado por un virus ARN monocatenario , de la Familia paramixovirus, género Morbilivirus . En la superficie del virus se encuentran dos glicoproteínas: hemaglutinina o proteína H y la proteína de fusión F. Los receptores de la célula humana son el el CD 50 y CD46. Se han

reportado 23 genotipos o variantes genéticas, agrupados en ocho serotipos (A-H). El sarampión es
una enfermedad muy contagiosa y grave, antes de que se generalizara el uso de la vacuna, en
1980, el sarampión causaba cerca de 2,6 millones de muertes al año .Hoy a pesar de la vacuna que
es muy segura y eficaz, sigue siendo mortal y se calcula que en 2013 murieron 145 700 personas
por esta causa, la mayoría de ellas menores de 5 año; sin embargo se calcula que entre 2000 y
2013, la vacuna contra el sarampión evitó 15,6 millones de muertes.

Los niños pequeños no vacunados son quienes corren mayor riesgo de sufrir la enfermedad, al
igual que las mujeres embarazadas sin vacunación previa; sin embargo, puede infectarse cualquier
persona que no esté inmunizada (no haya sido vacunada y no haya sufrido la enfermedad). El virus
del sarampión es muy contagioso y se propaga por la tos y los estornudos. El virus presente en el
aire o sobre superficies infectadas sigue siendo activo y contagioso durante periodos de hasta
2 horas, y puede ser transmitido por un individuo infectado desde 4 días antes hasta 4 días después
de la aparición del exantema. El virus es muy sensible a temperaturas elevadas, luz solar
(radiaciones UV), desinfectantes como el hipoclorito de sodio, etanol, glutaraldehidos, etc.

El período de incubación dura de 4-12 días. Las primeras manifestaciones del sarampión son: la
fiebre alta, que dura entre 4 y 7 días, rinorrea, tos, ojos llorosos y rojos, y pequeñas manchas
blancas en la cara interna de las mejillas (manchas de Koplik). Luego de varios días aparece un
exantema, generalmente en la cara y la parte superior del cuello, que se extiende en unos 3 días,
a las manos y pies. El exantema dura 5 a 6 días, y luego desaparece. Las complicaciones se dan en
niños pequeños malnutridos, o cuyo sistema inmunitario se encuentra debilitado. Las más graves
son la ceguera, la encefalitis, la diarrea grave, las otitis y sobretodo la neumonía con infecciones
sobreañadidas con bacterias. La mayoría de las muertes se producen en menores de 5 años y
adultos de más de 20 años. La infección también puede provocar complicaciones graves en las
mujeres embarazadas e incluso ser causa de aborto o parto prematuro. Los pacientes que se
recuperan del sarampión se vuelven inmunes el resto de su vida.

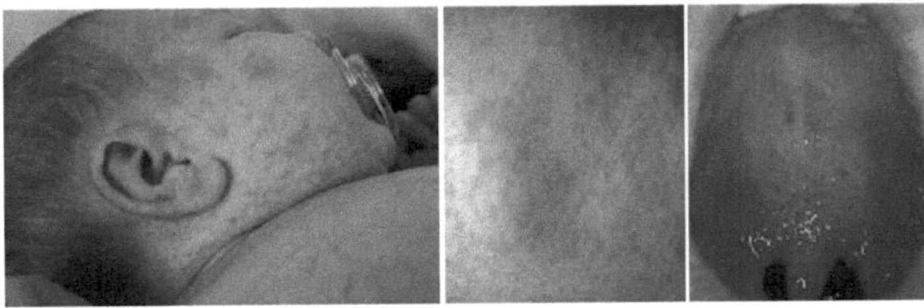

DIAGNÓSTICO:

El diagnóstico del sarampión es esencialmente clínico y el laboratorio aporta mediante test serológicos que permiten detectar los anticuerpos IgG e IgM contra el virus. Otros test que detectan el virus, en la faringe, por técnicas de amplificación molecular o cultivo celular son poco empleadas en la rutina clínica, y han demostrado utilidad en caso de brotes desde un punto de vista epidemiológico, ya que facilita conocer el origen de los brotes y trazar las cadenas de transmisión.

TRATAMIENTO

No existe tratamiento antiviral específico contra el virus del sarampión. Las complicaciones pueden evitarse con un tratamiento de apoyo que garantice una buena nutrición, una ingesta suficiente de líquidos y el tratamiento de la deshidratación . Se deben prescribir antibióticos para tratar la neumonía y las infecciones de los oídos y los ojos, cuando se han presentado bacterias como infección sobreañadida. Suplementos de vitamina A incluso en los niños bien nutridos, y puede ayudar a prevenir las lesiones oculares y la ceguera. Además, se ha demostrado que los suplementos de vitamina A reducen la mortalidad por sarampión en un 50%.

PREVENCIÓN

La vacuna contra el sarampión junto con las vacunas contra la rubéola y/o la parotiditis ha demostrado ser eficaz y su eficacia es similar tanto si se administra aisladamente como si se combina con estas vacunas. Para garantizar la inmunidad y prevenir posibles brotes, se recomiendan dos dosis de la vacuna (antes del primer año y entre los 4- 6 años de edad) , puesto que aproximadamente un 15% de los niños no adquieren inmunidad con la primera dosis.
En la región de las Américas, hasta el 06 de junio de 2015 se han reportado 520 casos de sarampión, 145 en Brasil, 195 en Canadá, 174 en Estados Unidos, cinco en Chile y uno en México. "El Ecuador, ha aplicado las estrategias de vacunación recomendadas por la OPS/OMS para eliminar esta enfermedad, por lo que se mantuvo 14 años libre de ella, hasta que en 2011, a partir de un caso importado de Estados Unidos, se generó un brote epidémico de sarampión (257 en 2011 y 72 casos en 2012)" de acuerdo a datos oficiales del Ministerio de Salud Publica del Ecuador.

VIRUS SINCITIAL RESPIRATORIO (VSR)

El virus sincitial respiratorio humano (VSR) es un virus de cadena simple de ARN en sentido negativo de la Familia Paramyxoviridae, género Pneumovirus. Es un virus envuelto (bicapa lipídica),contiene glicoproteínas virales (F, G y SH), las cuales participan en la unión (G) y penetración (F) del virus a la célula hospedera. La infección respiratoria por VSR se presenta mayoritariamente en niños entre las seis semanas y los nueve meses de edad, es el primer agente causal de bronquiolitis, bronquitis y neumonía en esta edad, y la presencia de anticuerpos maternos, no reduce el riesgo de transmisión e infección. También aunque en menor proporción puede presentarse en personas de todas las edades.

El VSR se transmite principalmente a través de manos u objetos contaminados , y en menor proporción por aerosoles. El período de incubación de dos a cuatro días, luego de lo cual se inicia la fase aguda que dura de una a tres semanas y se caracteriza por tos, sibilancias, disnea, cianosis y puede o no presentar fiebre. La enfermedad es auto limitada y puede durar de 10 a 14 días. La infección natural con el VSR no induce inmunidad y las personas podrían infectarse nuevamente. En los adultos, solo ocasiona los síntomas típicos de un resfriado común.

DIAGNÓSTICO:

El diagnóstico clínico es complicado porque puede ser confundido por otros agentes patógenos, por lo que el laboratorio ayuda en la identificación del virus mediante :

Ensayos inmunoenzimáticos (ELISA) que detectan anticuerpos específicos tipo IGM e IGG, que son los más utilizados.
Inmunofluorescencia para diagnóstico rápido a partir de secreciones respiratorias, técnica muy eficaz, pero de uso restringido por las complicaciones del método.
El aislamiento del virus por cultivo y Reacción de la Polimerasa en Cadena (RT-PCR), en Centros especializados.

TRATAMIENTO

El tratamiento del VRS consiste en medidas de soporte: hidratación y oxigenación hasta que la enfermedad complete su ciclo. El uso de ribavirina ha sido cuestionada por resultados controversiales. El uso de anticuerpos monoclonales específicos(Palivizumab) contra el Virus sincitial respiratorio humano solo está indicado para pacientes de alto riesgo, lactantes prematuros y con enfermedad crónica pulmonar o cardíaca, y en mayores de 65 años con enfermedades cardíacas o pulmonares de base.

PREVENCIÓN:

No existe una vacuna aprobada para prevenir la infección por el VRS, han existido algunos intentos de producir vacunas contra el VSR sin éxito total, así tenemos que algunas de las vacunas probadas solo protegen a niños mayores de cuatro años y adultos pero insuficientemente atenuada para niños seronegativos. Otro tipo de vacunas puede utilizarse en niños seropositivos (primo-infección), en adultos mayores y en inmunización materna.

FAMILIA ORTHOMYXOVIRIDAE

INFLUENZA-VIRUS

El nombre de influenza derivaría del término "influencia". Estos virus se clasifican en tipos A, B y C.

Los virus de la influenza tipo A

El virus de la Influenza A pertenece a la familia Orthomyxoviridae causante de la gripe en seres humanos en episodios aproximados de cada 10 a 15 años (la última pandemia se registró en el año 2009). El potencial del virus de la influenza A para producir pandemias se relaciona con su capacidad para generar "rearreglos" en los 8 segmentos de su genoma, con contactos entre especies animales. Las epidemias se inician de forma brusca, y desaparecen en algunos meses. Los virus influenza A son similares en todos los subtipos: ARN envueltos de forma esférica o filamentosa. El genoma codifica diez proteínas HA, NA, NP, M1, M2, NS1, NS2, PA, PB1 y PB2, pero las más importantes en la infección en humanos son: HA y NA.

HA codifica una hemaglutinina (H) que es la encargada de determinar la severidad de la infección. Mediante HA el virus se adhiere a la enzima triptasa, que se halla exclusivamente en el epitelio pulmonar, con excepción de los subtipos H5 y H7, que pueden adherirse a otras enzimas e infectar otros órganos, además del pulmón. NA codifica una neuraminidasa (N).

CLASIFICACIÓN:

La única especie conocida es Virus influenza A, que causa la gripe en aves, porcinos y seres humanos; se consideran a las aves el reservorio natural. Los virus de la influenza A a su vez se dividen en subtipos de acuerdo con la hemaglutinina (H) y neuraminidasa (N) . Se conocen hasta la actualidad 18 subtipos H y 11 subtipos N.

La mayoría de los infecciones en humanos con los virus de la influenza aviar de tipo A se producen por contacto directo o cercano con aves de corral infectadas. En los seres humanos las enfermedades van de leves a graves. Aunque los virus de la influenza aviar de tipo A generalmente no causan infecciones en seres humanos, la propagación de la enfermedad entre personas puede ser importante, a pesar de sus limitaciones.

El Virus H1N1 Pandémico una cepa de origen porcino, fue el responsable de la pandemia del año 2009. El 30 de abril del año 2009 la OMS la llamó como gripe A H1N1 porque la letra A designa la familia de los virus de la gripe humana y de la de algunos animales como cerdos y aves, y las letras H y N (Hemaglutinina y Neuraminidasa) corresponden a las proteínas de la superficie del virus que lo caracterizan. El origen de la infección fue una variante de la cepa H1N1 con material genético proveniente de una cepa de las aves , dos cepas porcinas y una humana que mutaron y fue capaz de contagiar desde los cerdos a los humanos (heterocontagio) y después permitir el contagio de persona a persona. El 10 de agosto de 2010 la OMS anunció el fin de la pandemia, que tuvo una amplia distribución y una baja mortalidad, con aproximadamente 19.000 víctimas mortales.

Los subtipos actuales de virus de influenza A que se detectan en las personas son A (H1N1) y A (H3N2).

PATOGENIA:

Los signos y síntomas de las infecciones con el virus A en humanos son : de baja incidencia patógena (LPAI) y se caracterizan por conjuntivitis o fiebre, tos, odinofagia., mialgias e incluso neumonía. Las infecciones de la forma altamente patógena de la influenza aviar (HPAI) en los seres humanos van desde conjuntivitis hasta enfermedad similar a la influenza, de características graves: neumonía, insuficiencia respiratoria aguda, neumonía viral, y fallo multiorgánico, y en algunos casos estado mental alterado y convulsiones. En la actualidad se han asociado con esta patología a los virus H7N9 LPAI y H5N1 HPAI.

La mayoría de las personas se recuperan en una o dos semana sin requerir tratamiento alguno. En infantes, ancianos, pacientes con enfermedades de base como respiratorias crónicas, Diabetes Mellitus , cáncer, enfermedades renales y cardiológicas, la Influenza puede ser mortal. En los últimos años, en el Mundo las epidemias anuales han variado entre tres y cinco millones de casos severos de la enfermedad, y con una mortalidad entre 250 000 y 500 000 .

DIAGNÓSTICO:

La infección por el virus de influenza aviar de tipo A no se puede diagnosticar solo por la sintomatología por su parecido con otras infecciones de vías respiratorias. El laboratorio aporta mediante cultivo, pruebas moleculares o ambas, en una muestra de la mucosa nasal o faríngea de la persona enferma durante los primeros días de la enfermedad. En la fase de recuperación del paciente recuperado plenamente, puede ser difícil encontrar el virus de influenza aviar tipo A y en estos casos es posible que aún se pueda diagnosticar una infección mediante la detección de anticuerpos específicos en dos muestras pareadas de sangre: una tomada durante la primera semana de la enfermedad y otra entre las semanas 3 y 4.

TRATAMIENTO:

La Amantadina y la Rimantadina fueron las únicas drogas antivirales, durante muchos años, en la actualidad la mayoría de los virus influenza tipo A también son susceptibles al oseltamivir, peramivir y al zanamivir (Inhibidores de Neuraminidasa); sin embargo, se han observado ya resistencia antiviral de los virus H5N1 HPAI y de los virus H7N9, en especial a la amantadina. Los antivirales cuando son tomados antes de la infección o durante los estadios tempranos de la enfermedad ayudan incluso a prevenir la enfermedad y si ya se ha iniciado puede reducir la duración de los síntomas en uno a dos días.

PREVENCIÓN:

La vacunación es la medida principal para prevenir la Influenza y reducir el impacto de las epidemias; sin embargo los cambios genéticos continuos en los virus Influenza, determinan que la composición vírica de la vacuna deba ser ajustada anualmente basados en estudios de La Red Global de Vigilancia de la Influenza de la Organización Mundial de la Salud (OMS) , la vacuna contiene las tres cepas más virulentas en circulación.

Los virus de la influenza tipo B

El virus de la influenza tipo B, causante de la gripe, es un virus de emisión aérea altamente contagioso, por vía aérea de persona a persona a través de las secreciones respiratorias al toser, estornudar o hablar. Además, puede hacerlo a través de las manos o artículos contaminados con estas secreciones, los síntomas pueden durar más de dos semanas que incluyen mialgias, escalofríos, mareos, cefaleas, náuseas y vómitos.

El impacto de los virus de la Influenza tipo B es menor que los Influenza A porque evolucionan con más lentitud; no obstante el virus muta con tanta rapidez que dificulta al sistema inmunitario la instalación de una protección duradera.

Los virus de la influenza B no se dividen en subtipos y más bien pueden dividirse en líneas y cepas. Los virus de la influenza B que afectan actualmente a los seres humanos pertenecen a una de las dos líneas: B/Yamagata y B/Victoria.

El tratamiento es sintomático pues los fármacos antivirales tienen una eficacia discutida. Los más eficaces son los inhibidores de la neuraminidasa (oseltamivir, peramivir y al zanamivir).

La prevención se realiza a partir de la vacuna humana trivalente, que contiene proteínas purificadas e inactivadas de tres cepas: dos subtipos del virus A y uno del virus B, que se considera que van a ser las más comunes en la siguiente epidemia. La vacuna pierde eficacia debido a las frecuentes mutaciones que sufre el virus.

El virus influenza C generalmente no produce epidemias y sólo es causante de infecciones a menudo asintomáticas o con cuadros clínicos poco trascendentes, y solo en casos aislados puede causar enfermedad severa y epidemias localizadas.

FAMILIA RHABDOVIRIDAE

VIRUS DE LA RABIA

El virus de la rabia pertenece al género Lyssavirus de la Familia Rhabdoviridae. Es un ARN de simetría helicoidal. La envoltura de lipoproteína transporta espículas compuestas de glicoproteína. La rabia es una zoonosis que afecta a animales domésticos y salvajes, y se propaga a las personas a través del contacto con la saliva infectada a través de mordeduras o arañazos. Es una enfermedad prevenible mediante vacunación.

En el Ecuador ... "2001, año en el que se presentó el último caso de rabia humana transmitida por perros y al 2007, año en el que por primera vez no se presentaron casos de rabia canina... " (Ministerio de Salud Pública del Ecuador).

Los seres humanos se infectan por la mordedura o el arañazo profundos de un animal infectado, en especial los perros. Otros animales que pueden trasmitir la rabia son los murciélagos y de forma muy rara zorros, mapaches, mofetas y chacales. De manera aún más rara también puede contraerse la rabia por trasplante de órganos infectados o inhalación de aerosoles que contengan el virus, mientras que la ingesta de carne o tejidos crudos de animales infectados no es fuente de infección humana.

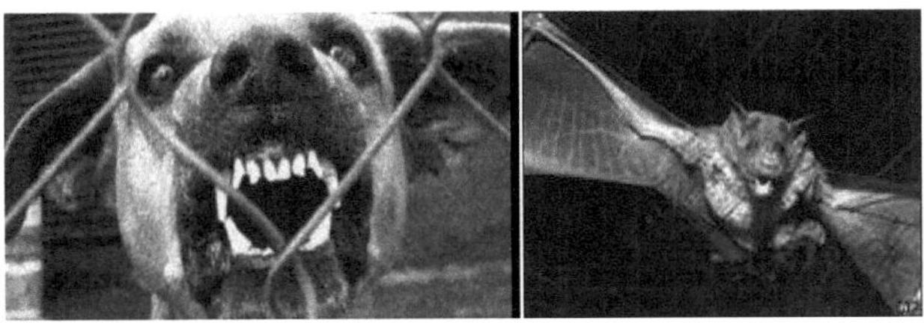

El periodo de incubación de la enfermedad es muy variable, entre una semana a más de un año, siendo lo más común entre 1 a 3 meses. Las primeras manifestaciones clínicas son la fiebre, dolor o parestesias en el lugar de la herida. La enfermedad se presenta de dos formas diferentes:

- La rabia furiosa, con hiperactividad, excitación, hidrofobia y, a veces, aerofobia, disfunción cerebral, ansiedad, confusión y agitación. Conforme avanza la enfermedad, la persona puede presentar delirios, comportamiento anormal, alucinaciones e insomnio. Es a menudo mortal a los pocos días por paro cardiorrespiratorio.

- La rabia paralítica, tiene un curso menos dramático y generalmente más prolongado que la forma furiosa. Existe parálisis muscular progresiva empezando por los más cercanos a la mordedura o arañazo. El paciente entra en coma lentamente, y también es mortal.

DIAGNÓSTICO

No existen pruebas de laboratorio confiables para diagnosticar la infección por rabia en los humanos antes de la aparición de los síntomas clínicos; pero una vez que aparecen los síntomas de la enfermedad y posmortem hay diferentes técnicas de cultivo o moleculares que permiten detectar el virus o sus antígenos, o anticuerpos específicos en muestras de líquido cefalorraquídeo orina o saliva.

En los animales, la rabia se diagnostica mediante la prueba de tinción directa de anticuerpos fluorescentes en la que se buscan antígenos virales de la rabia en el tejido cerebral.

La profilaxis posexposición (PPE) luego de la mordedura o arañazo de un animal con sospecha de rabia consiste en: tratamiento local de la herida, con agua y jabón, detergente o yodo povidona , aplicación de la vacuna antirrábica y administración de inmunoglobulina antirrábica. Este tratamiento si se lo aplica de manera inmediata puede prevenir la aparición de los síntomas y la muerte.

Las vacunas derivadas de cultivos celulares o de huevos embrionados son seguras y eficaces para prevenir la rabia y pueden utilizarse tanto con fines profilácticos como después de la exposición.

PREVENCIÓN

La estrategia más importante de prevención de la rabia humana es eliminar la rabia de los perros mediante la vacunación. . Las vacunas contra la rabia canina son seguras y eficaces .

En seres humanos se recomienda la vacunación preventiva en viajeros que pasen mucho tiempo al aire libre, personas que tienen ocupaciones de alto riesgo, como los trabajadores de laboratorio que trabajan con virus de la rabia o por razones profesionales están en contacto con murciélagos.

FAMILIA FILOVIRIDAE

VIRUS DE EBOLA

El virus del *Ébola o Ebolavirus* pertenece al género Filovirus de la familia Filoviridae. Esta familia comparte muchas características con las familias Paramyxoviridae y Rhabdoviridae. Son virus pleomórficos de formas filamentosas El genoma del virus consiste en una molécula única de ARN monocatenario lineal de polaridad negativa que tiene la información codificada para siete proteínas estructurales que forman el virión. El virión está constituido por un nucleoide proteico con forma tubular rodeado por una cápside helicoidal, recubierta por una membrana espiculada, su envoltura viral, estructuralmente integrada por una única glicoproteína viral. Está constituido por dos tipos de proteínas: la proteína NP, cuya función es estructural, y la proteína L, una ARN polimerasa.

Es el causante de la enfermedad del Ébola. El nombre lo adquirió por el río Ébola, ubicado en la República Democrática del Congo (antiguo Zaire), donde fue identificado por primera vez en 1976 durante una epidemia con alta mortalidad.

La enfermedad por *el virus del Ebola (EVE)*, antes llamada fiebre hemorrágica del Ebola, es una enfermedad grave con una tasa de letalidad que puede llegar al 90%. Los brotes de EVE se producen principalmente en África central y Occidental, cerca de la selva tropical. Se considera que los huéspedes naturales del virus son los murciélagos.

TRANSMISIÓN

El virus del Ebola infecta a los seres humanos por contacto estrecho con órganos, sangre, secreciones u otros líquidos corporales de animales infectados. En África los casos de infección se han asociado a la manipulación de chimpancés, gorilas, murciélagos frugívoros, monos, antílopes y puercoespines infectados que se habían encontrado muertos o enfermos en la selva, y luego se propaga en las poblaciones humanas por transmisión de persona a persona por contacto directo a través de las membranas mucosas o de soluciones de continuidad de la piel, órganos, sangre, secreciones, u otros líquidos corporales o por contacto indirecto con materiales contaminados por dichos líquidos.

PATOGENIA:

El periodo de incubación es entre 2 y 21 días y se caracteriza por la aparición súbita de fiebre, debilidad intensa, mialgias, cefalea y odinofagia, luego de lo cual aparecen vómitos, diarrea, erupciones cutáneas, hemorragias internas y externas y finalmente la causa de muerte es por fallo renal y hepático. Los pacientes son contagiosos mientras el virus esté presente en la sangre y las secreciones. Las personas que sobreviven a la enfermedad quedan inmunes al virus durante 10 años o más y ya no lo pueden propagar.

DIAGNÓSTICO:

El diagnóstico del Ebola además de la epidemiología, clínica y sobretodo la zona de procedencia del paciente se confirma mediante distintas pruebas de laboratorio que detectan antígenos y/o anticuerpos por ELISA o PCR. También es posible cultivar el virus. En todos los casos por el enorme peligro biológico las pruebas tienen que realizarse en condiciones de máxima contención biológica.

De manera indirecta, los estudios han demostrado en todos los pacientes disminución del número de leucocitos y plaquetas y elevación de las enzimas hepáticas.

TRATAMIENTO:

No hay tratamiento específico ni vacunas – se hallan en estudio pero ninguna está aún disponible para uso clínico - para las personas ni los animales.

FAMILIA RETROVIRIDAE

El virus linfotrópico T humano tipo I (HTLV-I)

El virus linfotrópico T humano tipo I (HTLV-I) se ubica en la familia de los Retroviridae por la estructura del genoma y la secuencia nucleotídica, y en la subfamilia de Oncoviridae por su patogenicidad. El genoma proviral tiene los genes gag, pol y env; in vitro tiene gran tropismo por células T pero no tiene efecto citopático. Se descubrieron además genes reguladores tax y rex. La infección por virus HTLV-I es endémica en zonas geográficas bien definidas como: Japón, Caribe, África y América del Sur, más prevalente en mujeres. Al momento actual se calcula más 20 millones de infectados en el mundo y de estos entre 3 y 5% han desarrollado alguna enfermedad relacionada con el virus.

TRANSMISIÓN

El HTLV-I tiene como célula principal a infectar los linfocitos TCD4+; y el HTLV-II, los linfocitos TCD8+. El HTLV, una vez que ha infectado a la célula, puede permanecer en estado latente integrado en forma de provirus o comenzar a replicarse. Se cree que el principal mecanismo de trasmisión de la infección por HTLV es a partir de mitosis de las células que infecta. Esta expansión clonal da lugar a lo que se denomina carga proviral. El HTLV necesita el contacto entre células para producir la infección. La trasmisión del virus se da por diferentes vías: transmisión vertical principalmente por leche materna, por sangre y hemoderivados que contengan elementos celulares, la transmisión sexual es poco frecuente en general por ser un virus adosado a células, por esta razón es hasta cien veces más eficiente su transmisión de hombre a mujer que a la inversa, y eventualmente transmisión por compartir jeringas en personas drogadictas.

La transfusión sanguínea en varios países parece ser el mecanismo de transmisión más importante: en Chile, Santiago (Hospital Del Salvador) es de 0,3%; en Los Ángeles (Estados Unidos): 0,06%; En Japón: del 0 a 20% y en Jamaica: 6%.

PATOGENIA:

El virus HTLV-I se asocia a varias patologías siendo las más relevantes la paraparesia espástica y la leucemia/linfoma de células T del adulto.

- Leucemia subaguda muy agresiva que se caracteriza por presentar células pleomórficas de estirpe T madura, con hipercalcemia, crecimiento de órganos como bazo e hígado (hepato-esplenomegalia) y lesiones cutáneas.

- Linfoma sin evidencia de cuadro leucémico.

- Leucemia /linfoma de células T del adulto: se desarrolla en cerca del 5% de los infectados y con una latencia de alrededor de 30 años desde a la infección viral. Se asocia un cuadro de inmunodeficiencia celular con infecciones oportunistas como infecciones respiratorias por *Pneumocystis jiroveci*, meningitis por *Cryptococcus sp* o estrongiloidosis.

- Paraparesia espástica o paraparesia espástica tropical (TSP) o mielopatía asociada al HTLV-I (HAM): enfermedad crónica desmielinizante que afecta la médula espinal y la sustancia blanca del sistema nervioso central (SNC), con paretoespástico de extremidades inferiores y compromiso autonómico. El tiempo que transcurre desde la transfusión sanguínea hasta el compromiso neurológico es de 3 a 4 años.

La coexistencia de cuadro leucémico y neurológico es infrecuente.

No se conocen los mecanismos patogénicos de estas enfermedades pero se ha investigado sobre el gen tax que transformaría las células T inhibiendo la apoptosis y promovería la proliferación celular. El mecanismo de enfermedad neurológica sería producido por estímulo en la producción de IL-15 y factor de necrosis tumoral (FNT) que causaría un efecto desmielinizante y citotoxicidad.

DIAGNÓSTICO:

La infección se diagnostica mediante la detección de anticuerpos específicos por enzimoinmunoanálisis o quimioinmunoanálisis y se confirma con inmunoelectrotransferencia (western blot).

TRATAMIENTO:

El tratamiento específico para las patologías asociadas al virus HTLV-I no ha sido efectivo hasta el momento. En la paraparesia espástica los beneficios del uso de corticosteroides no han sido concluyentes y el uso de antiretrovirales (zidovudina y lamivudina) habrían sido ineficientes por la resistencia que mostraría el virus a estos fármacos.Lla quimioterapia no ha demostrado eficacia alguna y el transplante alogénico de médula se muestra promisorio, pero faltan estudios que confirmen su eficacia.

PREVENCIÓN:

Al no existir tratamiento específico efectivo ni vacunas, la prevención es fundamental y consiste esencialmente en el cuidado en los Bancos de Sangre de detectar donantes seropositivos, usar preservativos en las relaciones sexuales y evaluar el estudio rutinario previo a efectuar trasplantes de órganos, en zonas de prevalencia de la enfermedad.

VIRUS DE LA INMUNODEFICIENCIA HUMANA (VIH)

El virus de la inmunodeficiencia humana (VIH) es ARN virus envuelto con doble cápside y tiene como genoma dos copias de ARN de cadena positiva, además posee varias enzimas, entre las más importantes son transcriptasa reversa y una proteasa. Habitualmente, el ADN es una fuente de material genético a partir de la cual se producirá una copia simple de ARN, pero en el caso del VIH, éste logra invertir el sentido de la información, y producir ADN a partir de su copia simple de ARN (transcripción inversa). El virus luego inserta su información genética gracias a la acción de la enzima llamada transcriptasa inversa.

Pertenece a la Familia Retroviridae y al género lentivirus. El virus es el causante del síndrome de inmunodeficiencia adquirida (sida), conjunto de enfermedades de muy diversas presentaciones de tipo infeccioso o tumoral. Según la OMS y el ONUSIDA,   …. "a finales de 2014 había en el mundo unos 36,9 millones de personas infectadas por el VIH. Ese mismo año, contrajeron la infección unos 2 millones de personas, y unos 1,2 millones murieron por causas relacionadas con el sida." Sin embargo, se discute sobre el papel del virus en el sida y algunos autores sostienen que, el sida no es una enfermedad causada por el virus de inmunodeficiencia humana y que el VIH sólo es el agente etiológico de algunos procesos patológicos como la demencia asociado al sida. En sentido estricto de la enfermedad se considera que el sida es la expresión de una inmunosupresión que aumenta las probabilidades de que el portador del virus VIH desarrolle infecciones que, en personas con inmunocompetencia no se presentarían. El sida desde el punto de vista clínico se considera cuando un paciente HIV positivo presenta enfermedades que se consideran definitorias del síndrome y/o tiene un conteo de linfocitos T CD4 inferior a 200 células por milímetro cúbico de sangre.

El sida empezó oficialmente el 5 de junio de 1981, cuando el Centro para el Control y Prevención de Enfermedades de Estados Unidos (CDC) anunció oficialmente que se describieron cinco casos de neumonía por *Pneumocystis carinii* en Los Ángeles. Las primeras constataciones de estos casos fueron realizadas por el Dr. Michael Gottlieb.

CLASIFICACIÓN:

Se han identificado dos tipos diferentes del virus de inmunodeficiencia humana: el VIH-1 y el VIH-2, los cuales comparten propiedades epidemiológicas, pero desde el punto de vista serológico y geográfico son relativamente diferentes. Al parecer la patogenicidad del VIH-2 es menor a la del VIH-1.

TRANSMISIÓN:

La infección por VIH se adquiere a través de fluidos como la sangre, el semen, secreciones vaginales y por la mucosa anal. Las lágrimas y la saliva contienen el virus, pero cantidades mínimas y la probabilidad de adquirir el VIH a través de ellos es prácticamente nula.

De tal manera que las formas más frecuentes de contraer el VIH son: las relaciones sexuales, el uso de jeringas y otros instrumentos punzocortantes infectados, la transfusión de sangre o de productos derivados de la sangre contaminados con el virus y la transmisión por vía perinatal de una madre a su hijo durante el parto o la lactancia. Aproximadamente entre cinco y diez años después del ingreso del virus, la persona desarrollará el sida.

Una vez que el VIH ha logrado entrar al organismo, se producen los siguientes eventos coordinados y secuenciales:

1.- La glicoproteína (gp) 120 de la envoltura viral se une a la molécula CD4 en la membrana de los linfocitos T CD4+, macrófagos, células dendríticas, monocitos o a cualquier célula que exprese en su superficie al receptor CD4.

2.- La envoltura viral se fusiona con la membrana celular permitiendo la entrada de la cápside viral. Dentro de la célula las proteínas de la cápside permanecen asociadas al RNA viral (RNAv) mientras se copia a una cadena de DNA por medio de la DNA polimerasa dependiente de RNA/DNA y de la transcriptasa reversa.

3.- El RNA es degradado por la ribonucleasa H y se sintetiza la cadena complementaria de DNA para generar DNA de doble cadena (provirus), el que se integra al genoma celular mediante la enzima integrasa.

4.- El provirus ya integrado puede permanecer en estado latente por tiempo indefinido o puede "obligar" a la celula a producir RNAv, para la producción de proteínas virales, las que con el genoma del virus ensamblan nuevos viriones.

5.- Las células infectadas se lisan- eventualmente- y finalmente los nuevos viriones se liberan. Cuando las nuevas copias del virus salen de las células a la sangre, buscan a otras células y repiten el proceso.

El deterior y posterior disminución del número de células inmunitarias permite el desarrollo de infecciones oportunistas por bacterias, hongos, parásitos y virus.

PATOGENIA:

Luego de varias semanas del ingreso del HIV se presenta una enfermedad leve caracterizada por fiebre, faringoamigdalitis, malestar general y linfadenopatía cervical, que persisten durante una o dos semanas. Estos síntomas pueden ser confundidos con la mononucleosis. Después de este tiempo, y sin tratamiento alguno, los síntomas desaparecen por completo y las personas permanecen asintomáticas durante 5-10 años, y en casos extremos hasta 15 años. Luego se presentan síntomas inespecíficos y son frecuentes las enfermedades oportunistas: citomegalovirus, herpes zóster, candidiasis orofaríngea, etc. Finalmente y con el deterioro del sistema inmune aparecen diarreas crónica, tuberculosis pulmonar y extrapulmonar, sarcoma de Kaposi o el linfoma de Burkitt, y encefalopatía por VIH.

Los pacientes se pueden clasificar en tres categorías clínicas en base en sus niveles de CD4 y las manifestaciones clínicas asociadas:

o   La categoría A: seropositivos asintomáticos

o La categoría B: seropositivos con infecciones oportunistas relacionadas con el VIH: candidiasis vulvo-vaginal, o candidiasis oral resistente al tratamiento, displasia de cérvix uterino o carcinoma de cérvix no invasivo, fiebre menor a 38,5 °C o diarrea de más de un mes de duración, *Herpes zóster* con más de un episodio, o un episodio con afección de más de un dermatoma, neuropatía periférica, púrpura trombocitopénica idiopática (PTI), entre las más comunes.

o La categoría C: casos de SIDA: septicemia por Salmonella recurrente (diferente a Salmonella typhy), tuberculosis, infección por el complejo *Mycobacterium avium* (MAI), infecciones por micobacterias atípicas, infección por citomegalovirus, infección por el virus del herpes simple (VHS tipos 1 y 2), crónica o en forma de bronquitis, neumonitis o esofagitis, aspergilosis, candidiasis, tanto diseminada como del esófago, tráquea o pulmones, coccidiodomicosis extra pulmonar o diseminada, criptococosis extra pulmonar, histoplasmosis diseminada o extra pulmonar, neumonía por *Pneumocystis jiroveci,* toxoplasmosis neurológica, criptosporidiosis intestinal crónica, demencia relacionada con el VI), sarcoma de Kaposi, Linfoma de Burkitt, otros linfomas no-Hodgkin, carcinoma invasivo de cérvix, entre los principales.

DIAGNÓSTICO:

El Laboratorio es imprescindible en el diagnóstico, pronóstico y seguimiento del HIV. Los anticuerpos contra el VIH se producen en las primeras semanas siguientes al contacto y persisten durante toda la vida del paciente. Después de la infección la detección de anticuerpos se produce entre 6 y 12 semanas, antes de este tiempo no es posible detectar anticuerpos, y se conoce como "periodo de ventana". Existen varias pruebas que se realizan:

Las pruebas presuntivas o de tamizaje, mediante técnicas inmunoenzimáticas (ELISA), quimioluminiscentes (QL), aglutinaciones, inmunocromatografías, etc. tienen una alta sensibilidad y buena especificidad y se utilizan como primera opción en individuos en los que se sospecha de infección por el VIH. Todas las pruebas de tamizaje deben ser confirmadas.

Las pruebas confirmatorias tienen una buena sensibilidad y una excelente especificidad, la más utilizada de todas es la inmunoelectrotransferencia (western blot), la inmunofluorescencia y la radioinmunoprecipitación por costo y complejidad son menos utilizadas.

Para pronosticar la progresión de la enfermedad y valorar el estado inmune del paciente se utilizan mediante técnicas moleculares la cuantificación de linfocitos CD4 y la carga viral.

TRATAMIENTO:

El sida y la infección por VIH son incurables, sin embargo existen tratamientos antirretrovirales que han logrado aumentar la esperanza de vida de las personas portadoras del virus y reducir la probabilidad de que desarrollen infecciones oportunistas.

Los fármacos antirretrovirales s e agrupan en cuatro clases: análogos de nucleósidos y nucleótidos, inhibidores de proteasa e inhibidores de la fusión.

Los antirretrovirales, inhiben enzimas esenciales, la transcriptasa inversa, retrotranscriptasa o la proteasa, con lo que reducen la replicación del VIH. La combinación de distintas drogas antiretrovilares, reemplazaron a las terapias tradicionales de una sola droga que sólo se mantienen en el caso de las embarazadas VIH positivas. Las drogas buscan impedir la multiplicación del virus y, hacer más lento el proceso de deterioro del sistema inmunitario. La ventaja de la combinación reside en el ataque al virus en diferentes fases de su replicación: los inhibidores de la transcriptasa inversa introducen una información genética equivocada e incompleta que dificulta la multiplicación del virus y determina su muerte, los inhibidores de las proteasas actúan en las células ya infectadas impidiendo el «ensamblaje» de las proteínas necesarias para la formación de nuevas partículas virales. Habitualmente se utilizan dos drogas inhibidoras de la transcriptasa inversa y un inhibidor de otras enzimas las proteasas.

El fármaco Atripla combina tres de los antirretrovirales más usuales en una única pastilla. Los principios activos son el efavirenz, la emtricitabina y el disoproxilo de tenofovir. El medicamento está indicado para el tratamiento del virus-1 en adultos.

Además del tratamiento antirretroviral, los pacientes deben recibir tratamiento específico para las infecciones oportunistas.

PREVENCIÓN:

Las medidas preventivas incluyen la educación sexual, el uso de condón, los exámenes previos a una transfusión en donantes, la aplicación de normas de seguridad en tatuajes y piercings, etc.

Desde 2007, la OMS y el ONUSIDA han recomendado la circuncisión médica voluntaria como una estrategia suplementaria importante para prevenir la infección por el VIH en lugares donde esta tiene gran prevalencia y la circuncisión masculina es poco frecuente. La circuncisión masculina reduce en un 60% el riesgo de transmisión sexual de las mujeres a los hombres, pero siempre ha de considerarse como parte de un conjunto completo de medidas preventivas y nunca debe remplazar a otros métodos conocidos, como el uso del condón femenino o masculino.

FAMILIA TOGAVIRIDAE
VIRUS DE LA RUBEOLA

El virus de la rubeola pertenece al género Rubivirus de la Familia Togaviridae. Es un virus ARN en una sola cadena genómica. La rubéola por lo general es leve en los niños, pero tiene consecuencias graves en las embarazadas, ya que puede causar muerte fetal o defectos congénitos en la forma del síndrome de rubéola congénita. Se calcula que cada año nacen en el mundo aproximadamente 110.000 niños con síndrome de rubéola congénita. La enfermedad no tiene un tratamiento específico pero es prevenible con vacunas.

La transmisión es a través de gotas de saliva de la persona infectada mediante estornudos, tos o el contacto con superficies contaminadas. Si una persona no vacunada o no haya sufrido antes la enfermedad recibe el virus por estas vías tiene altas posibilidades de contraer la rubeola.

El periodo de incubación varía entre dos y tres semanas. En los niños, generalmente la enfermedad es leve, con síntomas como la erupción cutánea, fiebre menor de 39 °C, y conjuntivitis leve. El exantema característico habitualmente comienza en la cara y el cuello y se expande posteriormente hacia los pies, y permanece de 1 a 3 días. El exantema tiene la apariencia de manchas rosadas debajo de la piel, estas manchas desaparecen al cabo de unos días, sin dejar daños permanentes. La adenopatía de los ganglios linfáticos cervicales (en la parte posterior de las orejas y el cuello) es la característica clínica más importante en la definición de la enfermedad. Los adultos infectados, además de los síntomas anteriores pueden padecer artritis y artralgias temporales, por lo general de 3 a 10 días.

El periodo de mayor contagio es de 1 a 5 días después de la aparición del exantema, pero puede transmitir la enfermedad dos días antes de que los síntomas se muestren. Una vez que se padece la enfermedad, el paciente adquiere inmunidad permanente.

Si una mujer en las primeras etapas del embarazo se contagia con el virus y no está protegida por vacunación o enfermedad previa, la probabilidad de que la mujer transmita el virus al feto es del 90%. Esto puede provocar aborto espontáneo o defectos congénitos graves en la forma del síndrome de rubéola congénita. Los lactantes con el síndrome de rubéola congénita pueden excretar el virus durante un año o más.

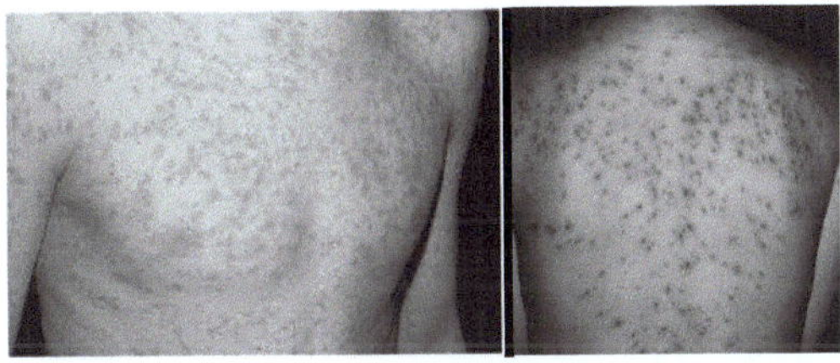

<u>Síndrome de rubéola congénita (SRC):</u>

El síndrome de rubéola congénita (SRC) se caracteriza por una serie anomalías que puede presentar un recién nacido como resultado de la infección materna y posterior transmisión al feto del virus de la rubéola. Los principales trastornos causados por la infección de rubéola congénita son la sordera neurosensorial que puede progresar después del nacimiento, cataratas, trastornos cardiovasculares, daños cerebrales cuando la infección tiene lugar entre la 3ª y la 16ª semanas de gestación con déficit intelectual de leve a grave, microcefalia, nacimiento prematuro y bajo peso al nacer. Las manifestaciones clínicas en el recién nacido tienen estrecha relación con el período de gestación en el que se adquiere el virus, así tenemos:

> Durante las ocho primeras semanas de embarazo el síndrome de rubéola congénita completa es frecuente.

> Desde la semana 8 hasta las 12 semanas de gestación, la afectación es de aproximadamente el 80 % de los fetos expuestos.

> Entre las 12 y las 16 semanas, la afectación ocurre en el 50% de los casos. La sordera es la anomalía más frecuente durante este último período de gestación.

> Posterior a las 16 semanas de gestación son poco comunes los trastornos y alteraciones del feto.

Los recién nacidos con SRC pueden transmitir la rubeola directamente a quienes no son inmunes a la enfermedad a través de sus descargas de garganta, de nariz y la orina por hasta 1 año después del nacimiento.

RUBÉOLA CONGÊNITA

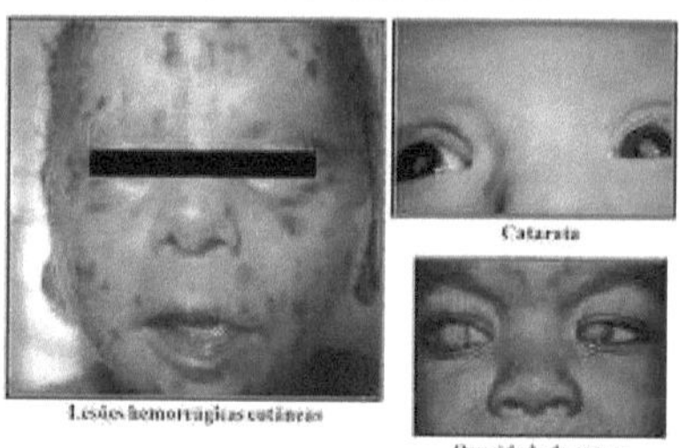

Tomado de lookfordiagnosis.com

DIAGNÓSTICO:

El diagnóstico clínico de la rubeola en niños y adultos puede ser difícil ya que el exantema suele ser poco intenso y de escasa duración. Se confirma el diagnóstico mediante la detección de anticuerpos contra el virus tipo IgM; pero si la persona ya ha padecido la enfermedad o ha sido vacunada y por tanto es inmune, tendrá anticuerpos tipo IgG cuantificables durante toda la vida y se interpreta como inmune a la enfermedad.

En la mujer embarazada un reporte de IgM positiva se interpreta como infección actual y sus títulos permanecen positivos entre 6 semanas y 6 meses, por lo que requiere una correcta interpretación si la enfermedad fue adquirida durante el embarazo o ésta fue adquirida antes del embarazo. Una ayuda diagnóstica se consigue repitiendo la determinación de IgM con el mismo método y comparando los títulos con la determinación primera: si los títulos tienden a subir se considera infección aguda, mientras si los títulos se mantienen estables o con tendencia a la baja, se podría establecer que la trasmisión fue hace algunos meses, -hasta seis meses- que se mantienen positivos los mismos. La otra alternativa es realizar avidez IgG , si la avidez de IgG, es escasa, se considera adquirida recientemente.

INTERPRETACION DE RESULTADOS DE LABORATORIO EN MADRE Y RECIEN NACIDO (RN)

MADRE	MADRE	NIÑO	NIÑO	
IgM	IgG	IgM	IgG	INTERPRETACION
-	-	-	-	No infección aguda ni anterior en la madre. RN sano
+	+	+	+	Infección aguda en la madre, probable SRC
+	+	-	-	Falsos positivos en la madre o falsos negativos en RN
-	+	-	+	Infección anterior o vacunación en madre. Ag protectores en RN
-	-	+	+	Falsos positivos en RN

Falsos positivos en madre: Infección por parvovirus

Falsos negativos en RN: Infección congénita tardía o NO infección. Repetir en 14 días

Falsos positivos en RN: Hiperganmaglobulinemia o Factor reumatoide elevado

La identificación de IgM en la sangre fetal sólo se puede realizar a partir de las 22 semanas de gestación. También se puede realizar identificación mediante amplificación génica del genoma vírico en el líquido amniótico, el cual tiene alta especificidad, pero por costo y complejidad no se realiza en la rutina diagnóstica.

TRATAMIENTO:

No existe un tratamiento específico para la rubeola. Se recomienda reposo y el aislamiento del paciente si éste es niño o adulto. No hay tratamientos disponibles para la rubeola congénita.

La vacunación prácticamente ha eliminado la rubéola y el síndrome de rubéola congénita en muchos Países, en especial desarrollados. En América y de acuerdo a la Organización Mundial de la Salud (OMS) no se notifican casos endémicos de rubéola transmitida naturalmente desde 2009.

La vacuna contra la rubeola contiene una cepa de virus vivo atenuado requiere de una sola dosis para conferir un nivel de inmunidad a largo plazo superior al 95%, que es similar al que genera la infección natural. Las vacunas contra la rubeola están disponibleen preparaciones monovalentes o en combinación con otras vacunas, como las vacunas combinadas contra el sarampión y la rubéola, contra el sarampión, la parotiditis y la rubéola o contra la rubéola, el sarampión, la parotiditis y la varicela. La vacuna triple vírica (MMR), que protege frente a la rubeola, el sarampión y las paperas, es la más utilizada en nuestro País y se muestra eficaz y segura.

FAMILIA FLAVIVIRIDAE
Fiebre amarilla

El virus causante de la Fiebre amarilla (por la ictericia que presentan algunos pacientes), es un virus ARN monocatenario positivo de la Familia Flaviviridae, género Flavivirus. La fiebre amarilla, conocida también como mal de Siam o fiebre de Barbados, es una enfermedad infecciosa aguda que se transmite por la picadura de mosquitos. De gravedad variable, una vez padecida la enfermedad se adquiere la inmunidad de por vida. Se manifiesta en forma de brotes epidémicos de alta mortalidad en África, América Central y del Sur. Aproximadamente cada año se producen en el mundo 200. 000 casos de fiebre amarilla y una mortalidad de 30. 000. El 90% de los casos se presentan en África.

TRANSMISIÓN:

El vector principal son los mosquitos Aedes y Haemogogus que transmiten el virus de un huésped a otro, principalmente entre los monos, pero también del mono al hombre y de una persona a otra. Los mosquitos pueden ser domésticos, salvajes o semidomésticos, dependiendo su hábitat, y por esta razón hay tres tipos de ciclos de transmisión:

Fiebre amarilla urbana: cuando Los mosquitos infectados transmiten el virus de una persona a otra en zonas con gran densidad de población no inmunes y se producen grandes epidemias.

Fiebre amarilla selvática: afecta a los monos de selvas tropicales que son infectados por los mosquitos salvajes. Los monos transmiten el virus a otros mosquitos que se alimentan de su sangre, y los mosquitos infectados pueden infectar a las personas que entren en la selva produciendo casos ocasionales de fiebre amarilla.

Fiebre amarilla intermedia: los mosquitos semidomésticos son aquellos que se crían en la selva y cerca de las casas e infectan tanto a los monos como al hombre.

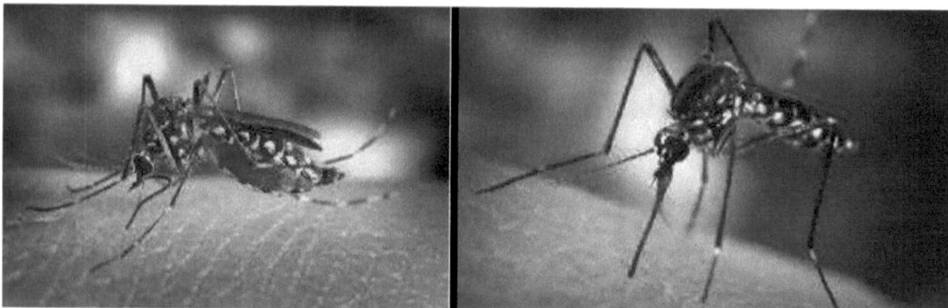

PATOGENIA:

El virus se contrae por la picadura de los mosquitos infectados y el periodo de incubación es de 3 a 6 días. La enfermedad puede cursar en una o dos fases:

 La fase aguda o leve: se manifiesta por fiebre, mialgias, predominantemente de músculos de la espalda, cefaleas, escalofríos, anorexia y náuseas o vómitos. La mayoría de los pacientes mejoran aún sin tratamiento y los síntomas desaparecen en 3 o 4 días.

La fase grave o tóxica: se da a las 24 horas de la remisión de los síntomas iniciales y es característica la fiebre elevada, ictericia, dolor abdominal y vómitos. Se presentan en la mayoría de casos hemorragias sistémicas: orales, nasales, oculares o gástricas, con hematemesis de sangre negra y coagulada (vómito negro). Un signo clínico clásico es la bradicardia relativa con fiebre elevada (signo de Faget). El paciente puede entrar en insuficiencia renal y hasta el 50% de los pacientes en esta fase muere.

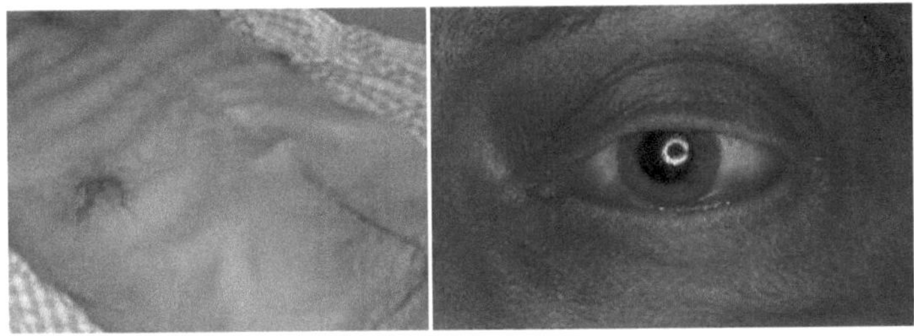

DIAGNÓSTICO:

El diagnóstico de la fiebre amarilla en fases tempranas es difícil, y es necesario realizar diagnóstico diferencial con paludismo por *P. falciparum*, dengue hemorrágico, leptospirosis, hepatitis viral B y D fulminantes. El laboratorio aporta con técnicas para detectar anticuerpos específicos frente al virus. La confirmación del diagnóstico requiere la demostración de un ascenso al cuádruple en el título de anticuerpos en el lapso de 14 días o menos, en un paciente sin historia reciente de vacunación frente a la fiebre amarilla. De manera indirecta se presentan ciertos datos que ayudan en el diagnóstico clínico: al inicio de la enfermedad hay leucopenia con neutropenia, marcadores hepáticos y renales alterados y alteraciones iónicas y del equilibrio acido básico, en caso de deshidratación.

TRATAMIENTO:

No hay tratamiento específico para la fiebre amarilla, y solo es sintomático, buscando corregir los fallos multiorgánico que se presentan en los casos graves.

PREVENCIÓN:

La vacunación es la medida preventiva más importante contra la fiebre amarilla. La vacuna es segura y muy eficaz, en una sola dosis confiere inmunidad y protección de por vida en un plazo de 10 a 30 días.

Combinada con la vacunación, la fumigación con insecticidas para matar los mosquitos adultos puede reducir o detener la transmisión de la fiebre amarilla, excepto en zonas selváticas en donde no es factible esta medida para prevenir la transmisión de la fiebre amarilla selvática.

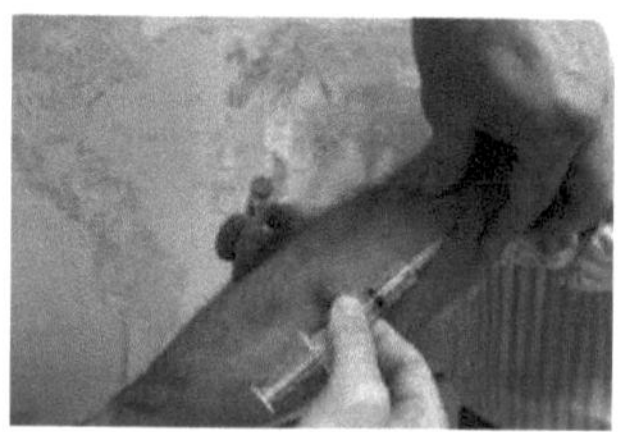

Virus del Dengue

El virus del dengue pertenece al género Flavivirus de la familia Flaviviridae, tiene una cápside icosaédrica rodeada por una membrana lipídica o envoltura. En su interior contiene como genoma una molécula de RNA de cadena sencilla y polaridad positiva. El dengue es una enfermedad causada por el virus que se transmite a través de la picadura de un mosquito perteneciente al género Aedes, principalmente el Aedes aegypti, vector de la enfermedad. El mosquito vive habitualmente en espacios peridomiciliarios, por lo que la transmisión es predominantemente doméstica. El dengue es un importante problema para la Salud Pública mundial, incluyendo el Ecuador que registra miles de casos cada año, debido entre otras causas al cambio climático, el aumento de la población, falta de agua potable que obliga a su almacenamiento en recipientes caseros, la inadecuada recolección de residuos y la recolección innecesaria de recipientes descartables y neumáticos desechados que sirven como criaderos de mosquitos. En el Ecuador y de acuerdo a datos del Ministerio de Salud Pública del Ecuador: ...."La transmisión del dengue se mantiene de manera endémica durante todo el año y los ciclos epidémicos generalmente coinciden con la temporada de lluvias, donde se dan las condiciones propicias para la explosiva reproducción del Aedes aegypti vector de la enfermedad en una serie de recipientes que se encuentran en las viviendas.". De acuerdo a datos oficiales en el año 2015 y hasta Agosto se habían registrado 40.132 casos.

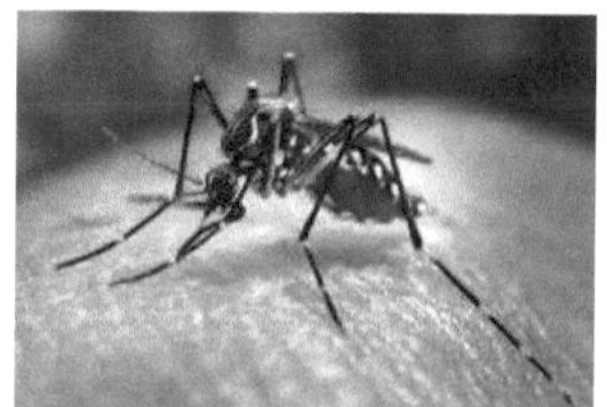

CLASIFICACIÓN:

Existen cuatro serotipos del virus del dengue, los serotipos 1, 2, 3 y 4. En teoría, una persona podría padecer dengue hasta cuatro veces a lo largo de su vida, es decir una por cada serotipo, ya que la inmunidad es serotipo-específica, lo que significa que la infección con un serotipo determinado confiere inmunidad permanente contra ese serotipo (inmunidad homóloga), y sólo inmunidad temporal, por unos meses, contra el resto de los serotipos (inmunidad heteróloga). También en teoría cualquier serotipo puede producir formas graves de la enfermedad, aunque los serotipos 2 y 3 han en la práctica sido asociados a la mayor cantidad de casos graves y fallecidos.

El vector trasmisor del virus son los mosquitos Aedes aegypti y Aedes albopictus, el primero prevalece en el Continente Americano y algunos estudios lo consideran como el único trasmisor en nuestro Continente.

TRANSMISIÓN:

Los mosquitos pueden picar a cualquier hora del día pero habitualmente lo hacen en las primeras horas de la mañana y en las últimas horas de la tarde. Luego de un período de incubación de 5 a 7 días, con una variación de 3 a 14 días. La infección por dengue puede ser clínicamente inaparente o puede causar una enfermedad de variada intensidad. Las infecciones sintomáticas varían desde formas leves de la enfermedad, que solo se manifiestan con un cuadro febril agudo, de duración limitada (2 a 7 días), en algunos casos la fiebre se asocia a intenso malestar general, cefalea, dolor retro ocular, mialgias y artralgias. En la mitad de los casos estos síntomas pueden acompañarse de un exantema pruriginoso.

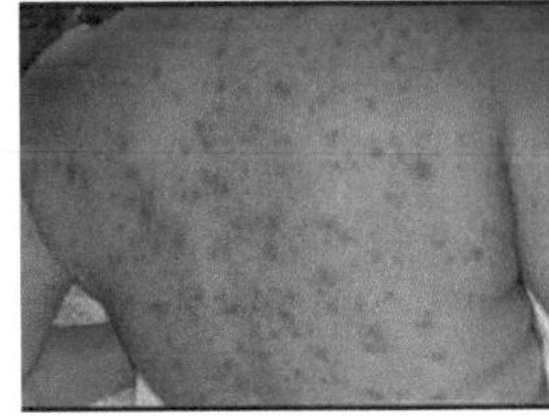

En ocasiones, el dengue pueden evolucionar a formas graves, llamado hoy dengue grave- antes dengue hemorrágico- con manifestaciones hemorrágicas, pérdida de plasma por permeabilidad vascular, derrame pleural, ascitis y derrame pericárdico, lo que puede conducir a shock hipovolémico (piel fría, pulso débil, taquicardia, hipotensión). Debido a la extravasación de plasma el hematocrito sube, lo que constituye un método confiable para el monitoreo de la fuga de plasma. El shock puede durar algunas horas o ser prolongado o recurrente y evolucionar a un cuadro de distrés respiratorio, hemorragias masivas, falla multiorgánica y coagulación intravascular diseminada (CID).

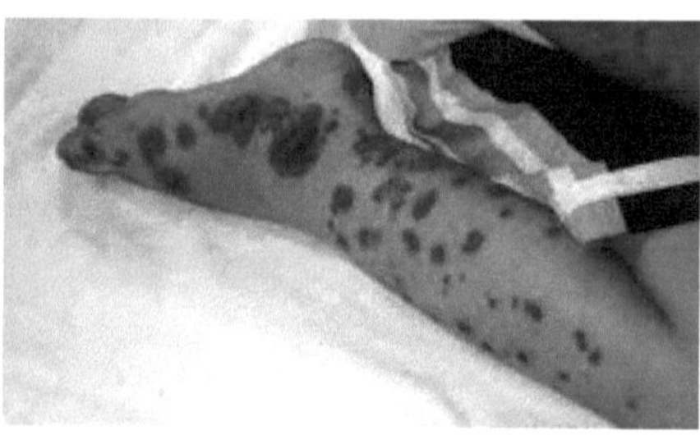

Los signos de alarma son que permiten predecir dengue grave en un paciente son: dolor abdominal intenso y sostenido, vómitos persistentes, derrames serosos, hemorragias de mucosas, cambio de estado mental y hepatomegalia. El laboratorio también puede detectar cambios: incremento brusco del hematocrito con rápida disminución del recuento de plaquetas. La trombocitopenia en el dengue no se debe un déficit de producción sino a la destrucción masiva periférica, por anticuerpos antivirales con reacción cruzada contra las plaquetas, esta acción es transitoria, de tal manera que cuando las plaquetas comienzan a elevarse, es indicativo de mejoría del paciente.

Los casos de dengue grave se presentan con mayor frecuencia en pacientes que ya padecieron dengue por un serotipo (infección primaria) y se infectan nuevamente (infección secundaria) con un serotipo diferente, incluso hasta muchos años después de ocurrida la infección primaria; pero no toda infección secundaria implica que necesariamente termine en un cuadro de dengue grave, pero también la infección primaria puede asociarse a dengue grave, en relación a virulencia de la cepa o a otros factores del huésped. Los estudios recientes confirman que la fisiopatogenia del dengue grave es multifactorial, donde intervienen la respuesta inmune innata, factores intrínsecos, genotipo del virus y grado de competencia inmunológica del huésped.

Algunos de los mecanismos fisiopatológicos del dengue grave son:

- ✓ Daño celular por acción directa del virus, que induce apoptosis, y necrosis del hepatocito, células endoteliales y neuronas.

- ✓ La activación de linfocitos T citotóxicos, citocinas (factor de necrosis tumoral, interferón gamma e interleucina I) provocan alteración en la permeabilidad vascular que desemboca en extravasación de líquido.

- ✓ Activación del complemento con liberación de anafilotoxinas y aumento de la permeabilidad vascular.

- ✓ Formación de anticuerpos antivíricos inducida por la invasión previa de un serotipo heterólogo del virus del dengue, pero desprovistos de un papel protector contra el serotipo invasor actual; estos anticuerpos se unen e interactúan con el virus: dirigiendo a los viriones hacia las células blanco originando una infección potenciada.

- ✓ Anticuerpos contra proteínas no estructurales del virus del dengue con reacción cruzada contra proteínas de la coagulación como el fibrinógeno y proteínas de las células endoteliales.

Otras formas clínicas de dengue menos frecuentes, se caracterizan por la afectación intensa de un solo órgano o sistema: encefalitis, miocarditis, afectación hepática o renal.

DIAGNÓSTICO:

Es importante el diagnóstico clínico de la enfermedad ya que la confirmación serológica no es posible hasta el quinto día del inicio de la fiebre. Algunos datos de laboratorio ayudan en el diagnóstico: al inicio de la etapa febril, existe leucopenia con linfocitosis relativa, trombocitopenia e incremento de las aminotransferasas. En dengue grave hay prolongación del tiempo de protombina y niveles bajos de la fracción de C3 del complemento, así incremento de niveles de hematocrito.

La prueba auxiliar más importante para el diagnóstico es la determinación de anticuerpos IgM e
IgG. La presencia de anticuerpos IgM indica infección actual o reciente y son detectables a partir
del quinto día, con un pico máximo al sexto día. En el periodo de convalecencia los títulos de IgG
son cuatro veces mayores que los de IgM. Otra alternativa menos utilizada por el tiempo que
llevaría el diagnóstico es la neutralización positiva en sueros pareados con 10 a 15 días de
diferencia.

El aislamiento del virus en suero, por cultivo, también es posible solo a partir del quinto día en
el suero del paciente al igual que la reacción en cadena de polimerasa (PCR), que puede ser más
temprana, pero es un estudio no rutinario.

En una zona que ya se ha confirmado un brote de dengue, el diagnóstico de laboratorio se realiza
para la vigilancia epidemiológica, monitorear la duración del brote en el tiempo y vigilar la
potencial introducción de nuevos serotipos en el área.

TRATAMIENTO:

No existe tratamiento específico ni vacunas para los diferentes tipos de dengue. El tratamiento es
sintomático. Se administra para aliviar los síntomas generales (mialgias, artralgias, cefalea, etc.) y
controlar la fiebre: acetaminofén. Los antiinflamatorios no esteroideos (AINES) y los salicilatos
(Aspirina) están contraindicados en pacientes con dengue, así como no se debe utilizar ningún
medicamento por vía intramuscular.

La fiebre chikungunya

El virus causal del chikungunya es del tipo alphavirus , es un ARN. Este virus ya fue descrito
por primera vez en Tanzania en 1953 por uno de los colaboradores del equipo del epidemiólogo
Marion Robinson. El virus del chikungunya se relaciona estrechamente con el virus
o'nyong'nyong. Chikungunya significa 'enfermedad del hombre retorcido' ; sin embargo se han
dado otras interpretaciones lingüísticas, así tenemos que de acuerdo a Lumsden 1955 acerca de la
epidemiología de la enfermedad, el término chikunguña deriva de la raíz verbal kunguniala del

idioma makonde, del sur de Tanzania y norte de Mozambique, significa 'secarse' o 'retorcerse' o "doblarse por el dolor". El chikungunya no se transmite de persona a persona y el virus necesita obligatoriamente de un vector, que es el mosquito.

Según datos del Organización Panamericana de la Salud (OPS), se han registrado miles de casos confirmados y más de 1 millón de sospechosos en Américas desde el 2004 con epidemias sostenidas en Asia y África. El Ecuador al estar en zona tropical y contar con los mosquitos trasmisores de la enfermedad también ha sumado casos de el chikungunya desde el año anterior, siendo el primer caso importado en octubre de 2014 en Loja, y el primer caso autóctono en diciembre, en Manabí. Hasta Agosto 2015 de acuerdo a datos oficiales se habían registrado 32. 141 casos en el Ecuador.

La enfermedad se produce por la picadura de los mosquitos Aedes aegypti y Aedes albopictus , los que a su vez obtienen el virus ingiriendo sangre de un humano infectado. No se ha establecido hasta el momento si el mosquito es inmediatamente contagioso luego de obtener el virus de una persona o si existe una fase de evolución en su tubo digestivo o glándulas salivares antes de volverse viable y patógeno para otros seres humanos. El virus se encuentra en especies animales salvajes y también en animales domésticos.

El mosquito Aedes aegypti también puede transmitir el dengue y la fiebre amarilla, y se encuentra habitualmente en las zonas tropicales y subtropicales de América.

El ciclo se inicia cuando los mosquitos Aedes pican a una persona con chikungunya en los días que tiene fiebre, luego el virus se multiplicará en las glándulas salivales de los mosquitos y estará listo para transmitir la enfermedad cuando pican a personas sanas.

El período de incubación-desde la picadura hasta el inicio de síntomas- es de 3 a 7 días. La enfermedad empieza con fiebre que puede superar los 40 °C, que dura 3 días, luego se presentan eritemas y fuertes dolores articulares que pueden permanecer hasta por cinco días o reaparecer hasta varios meses después de la primera crisis.

Las madres con chikungunya durante el embarazo no transmiten el virus a sus niños in útero, sin embargo, no se descarta la transmisión materna al recién nacido el momento del parto, si la mujer adquiere la enfermedad en la última semana de embarazo, sin que la cesárea pueda evitar la transmisión. El chikungunya no se trasmite a través de la leche materna.

Se ha demostrado hasta el momento que el chikungunya da solo una vez y después se desarrollan anticuerpos que protegen con una inmunidad de por vida.

El chikungunya y el dengue son parecidas, pero la fiebre es más alta y el dolor de las articulaciones es más intenso en el chikungunya, que puede incluso incapacitar ("doblar") en la práctica a las personas hasta para caminar.

Se considera que esta enfermedad a diferencia del dengue puede tener una transmisión rápida en la actualidad porque: se trata de un nuevo virus y por ende toda la población es susceptible de adquirir el chikungunya porque aún no tiene defensas y el mosquito Aedes está ampliamente distribuido en los países tropicales y subtropicales.

La enfermedad es auto limitante y rara vez puede causar la muerte, pero el dolor en las articulaciones puede durar meses e incluso años en algunas personas. Las complicaciones se presentan con mayor frecuencia en niños menores de 1 año y en mayores de 65 años con patologías concomitantes.

Los signos de alarma en caso de fiebre chikungunya son los siguientes:

- Si la fiebre persiste por más de cinco días
- Si el dolor articular intenso e incapacitante dura más de cinco días;
- Si aparece dolor abdominal intenso y continuo
- Si el vómito es persistente
- Presencia de petequias, hemorragias subcutáneas o sangrado de mucosas
- Hay alteración del estado de conciencia
- Si disminuye la cantidad de orina
- Sangrados masivos gingivales, urinarios, abdominales, etc.

DIAGNÓSTICO:

El diagnóstico es fundamentalmente clínico, partiendo de datos como la procedencia y su relación con personas con chikungunya, de la definición del caso sospechoso y contacto familiar, comunitario o laboral. Se debe realizar diagnóstico diferencial, en especial con dengue porque: son virus transmitidos por el mismo vector y las manifestaciones clínicas son similares. La presencia de anticuerpos IgM e IgG contra el virus chikungunya es diagnóstica. Las mayores concentraciones de IgM se registran entre 3 y 5 semanas después de la aparición de la enfermedad, y persisten unos 2 meses. La seroconversión (ELISA IgM/IgG) o aumento en el título de anticuerpos por neutralización en muestras pareadas, también son de ayuda diagnóstica.

Otras pruebas no específicas, como la biometría hemática, permite establecer algunas diferencias importantes con el dengue de acuerdo al cuadro siguiente:

	Chikungunya	Dengue
Leucopenia	++	+++
Linfopenia	++	+++
Neutropenia	+	+++
Trombocitopenia	+	+++

TRATAMIENTO:

El tratamiento de la enfermedad solo es sintomático ya que no hay tratamiento antiviral específico.

PREVENCIÓN:

No existe en la actualidad vacuna disponible. Las medidas preventivas, tanto para el dengue como el chikungunya son:

•Evite conservar el agua en recipientes que se hallen en el exterior del domicilio: macetas, botellas, tubos de llantas, etc.

•Tape los tanques o depósitos de agua de uso doméstico

•No acumule basura y tirarla en bolsas plásticas cerradas.

•Destape los desagües que pueden dejar el agua estancada.

•Utilice mosquiteros en ventanas y puertas

•Cubra la piel expuesta con camisas de manga larga, pantalones y sombreros

•Use repelente permanentemente

•Duerma en lugares que estén protegidos con mosquiteros

FAMILIA HEPACI-VIRUS

Virus de la Hepatitis C

La hepatitis C (originalmente «hepatitis no A no B») es una enfermedad infecciosa que afecta principalmente al hígado y es causada por el virus de la hepatitis C (VHC). La infección aguda es habitualmente asintomática, mientras que la infección crónica podría causar serias lesiones en el hígado e incluso originar cirrosis y cáncer de hígado. De acuerdo a la OMS, "en todo el mundo hay entre 130 y 150 millones de personas infectadas con el virus de la hepatitis C y un número considerable de esas personas con infección crónica desarrollarán cirrosis o cáncer de hígado. Aproximadamente 500.000 personas mueren anualmente por enfermedades hepáticas relacionadas con la hepatitis C".

La hepatitis C se contrae por el contacto con sangre contaminada con el virus, especialmente por el uso de drogas por vía intravenosa, transfusiones de sangre no seguras, instrumental médico no esterilizado. En la actualidad una práctica de riesgo constituye los tatuajes y piercing porque pueden dejar una herida abierta por tiempo prolongado, por lo cual el virus penetra o si el instrumento estaba contaminado las posibilidades de infección aumentan notablemente. Habitualmente no es una infección de transmisión sexual, ya que no se transmite a través del semen, la trasmisión vertical tampoco es muy común. La hepatitis C no se transmite a través de la leche materna, los alimentos o el agua, ni abrazos o besos.

El período de incubación puede variar de dos semanas a seis meses. La hepatitis C presenta síntomas agudos con poca frecuencia (alrededor del 15% de los casos) y la mayoría de ellos presentan sintomatología leve e inespecífica: anorexia, cansancio, náusea, mialgias y artralgias y pérdida de peso. La ictericia se manifiesta muy ocasionalmente. La infección cura espontáneamente, en la mayoría de los casos.

Entre el 80%- 85% de las personas contraen una infección crónica, que igual es poco o nada sintomática durante aproximadamente 20-30 años. Después de este tiempo, la hepatitis C se convierte en la causa principal de cirrosis y cáncer de hígado, en especial si están infectadas además con hepatitis B o con VIH, sin son individuos alcohólicos y prevalece más en varones que en mujeres. La hepatitis C es la causa del 27 por ciento de los casos de cirrosis y del 25 por ciento de los casos de cáncer de hígado.

Algunos estudios han relacionado, de manera muy ocasional, con el síndrome de Sjögren trombocitopenia autoinmune, liquen plano, y hasta la diabetes mellitus.

DIAGNÓSTICO:

La hepatitis C al desarrollarse en la mayoría de casos de forma asintomática, la mayoría de los casos se diagnostican de manera casual por análisis sanguíneos realizados previos a una donación de sangre o antes de una intervención quirúrgica. La presencia de anticuerpos específicos anti-VHC en sangre indica infección. Para establecer si la hepatitis C crónica provocó daño hepático puede hacerse por biopsia hepática u otras pruebas no invasivas: determinación de ARN viral en suero por PCR, su presencia permite confirmar el diagnóstico, y determinar la carga viral presente.

Antes de iniciar el tratamiento- si hubiera daño hepático- se debería realizar pruebas para identificar el genotipo de la cepa de hepatitis C. Hay seis genotipos del VHC que responden de manera diferente al tratamiento.

TRATAMIENTO:

La hepatitis C no siempre requiere tratamiento, ya que en la mayoría de personas infectadas la respuesta inmunitaria eliminará la infección espontáneamente y algunas personas con infección crónica no llegan a presentar daño hepático. La tasa de curación con drogas contra la hepatitis C depende de la cepa del virus. El tratamiento con interferón y ribavirina cura aproximadamente a la mitad de los pacientes, pero provoca reacciones adversas frecuentes y muy tóxicas.

En la actualidad existen nuevos fármacos para el tratamiento de la hepatitis C: telaprevir y boceprevir, que combinados con interferón pegilado y ribavirina consiguen aumentar la tasa de curación. En enero de 2014 la Agencia Europea del Medicamento aprueba el uso de sofosbuvir para el tratamiento de la hepatitis C, en asociación a interferón y ribavirina, reduciendo el tiempo de tratamiento a 12 o 24 semanas.

La eficacia del tratamiento decíamos está en relación a la cepa viral: el virus genotipo 1b es el más difícil de curar y requiere tratamiento de un año. La respuesta es aproximadamente 50 por ciento para el genotipo 1 y 80 por ciento para los genotipos 2 y 3.

El trasplante de hígado, solo está indicado cuando existe cirrosis con complicaciones como ascitis, coagulopatía, encefalopatía e ictericia, y sobretodo exista la infraestructura y los medios para realizar esta complicada cirugía.

PREVENCIÓN:

No hay vacunas para prevenir la infección con el VHC, y por lo tanto la prevención consiste en reducir el riesgo de exposición al virus en los grupos de población de alto riesgo: personas que consumen drogas inyectables, promiscuos sexuales y personas que se realizan tatuaje, o perforaciones de piel por pendientes, piercings, aretes, etc. en sitios sin instrumentos esterilizados o de mala higiene ambiental. Inmunización con las vacunas contra las hepatitis A y B para prevenir la coinfección de esos virus de hepatitis y proteger el hígado.

FAMILIA REOVIRIDAE

ROTAVIRUS

Los rotavirus (del lat. rota: rueda) de la familia Reoviridae, son virus no envueltos, en su cápside se observan 3 capas (externa, media e interna). El genoma está compuesto de 11 segmentos de ARN de doble-hebra, que codifican por seis proteínas estructurales y seis no estructurales. Tienen una apariencia característica similar a una rueda. El virus es estable en el medio ambiente. El rotavirus es el virus principal que causa diarrea en niños menores de 5 años. Hasta los 5 años, la mayoría de los niños han sido infectados por el rotavirus al menos una vez, y con cada nueva infección, el sistema inmunitario se refuerza y la infección cada vez es más leve; en adultos es muy poco común. Se estima que en los países en vía de desarrollo se infectan cada año 100 millones de niños menores de 2 años por rotavirus y de 600.000 a 1 millón mueren a causa de la gastroenteritis por Rotavirus.

CLASIFICACIÓN:

Hay cinco especies, denominadas: A, B, C, D y E. El rotavirus A, es el más común y causa más del 90% de las infecciones en humanos.

TRANSMISIÓN:

El virus se transmite principalmente por vía fecal-oral. El rotavirus también se puede transmitir a través de las manos, superficies y objetos contaminados y excepcionalmente se puede transmitir a través del sistema respiratorio.

PATOGENESIS:

El periodo de incubación de la enfermedad por rotavirus es de aproximadamente 2 días. La diarrea se explica en la infección por Rotavirus por dos mecanismos:

- ✓ Lesiones de la mucosa intestinal por destrucción selectiva de las puntas de las vellosidades intestinales porque los rotavirus se adhieren y luego se replican en los enterocitos maduros sobre las vellosidades intestinales. Las lesiones en la mucosa y el reemplazo de las células destruidas constituyen el mecanismo principal de inducción de la diarrea con disminución de la absorción de sal, glucosa y agua. La duración de los síntomas será proporcional a la severidad de las lesiones.

✓ La presencia de una glicoproteína no estructural del rotavirus (NSP4) que actúa como una enterotoxina viral que conduciría a elevaciones de niveles de calcio y diarrea secretora, similar a las infecciones intestinales bacterianos, como shigellosis y cólera.

La gastroenteritis causada por rotavirus se caracteriza por vómitos y diarrea acuosa durante 3 a 8 días. Se acompaña con frecuencia de fiebre leve, dolor abdominal y anorexia. La deshidratación es más común en la infección por rotavirus que en la mayoría de las infecciones causadas por bacterias patógenas y es la principal causa de fallecimientos relacionada con la infección por rotavirus.

La primera infección por rotavirus generalmente son sintomáticas y van de leves a graves pero las infecciones posteriores suelen ser generalmente leves o asintomáticas, porque el sistema inmunitario le da una protección, que si bien es cierto no es total, al menos disminuye en gran parte los síntomas de la enfermedad. Las infecciones en recién nacidos son comunes, pero suelen ser leves o asintomáticas. Los síntomas más graves se producen en niños de seis meses a dos años de edad, ancianos y personas inmunodeprimidas.

A pesar de la vacuna, los niños pueden contraer la enfermedad por rotavirus ya que ni la vacuna ni la infección adquirida de manera natural proporcionan una inmunidad total contra futuras infecciones.

DIAGNÓSTICO:

El diagnóstico de laboratorio específico para la infección por rotavirus A se realiza buscando el virus en las heces por ELISA u otros métodos de inmunoensayo , que son los más utilizados por su seguridad, sensibilidad y especificidad.

La visualización del virus en el microscopio electrónico y la reacción en cadena de la polimerasa (PCR) son técnicas utilizadas exclusivamente en los laboratorios de investigación.

TRATAMIENTO:

No existe tratamiento específico para el rotavirus y lo más importante, es mantener la hidratación.

PREVENCIÓN:

Las vacunas creadas a base de virus vivos atenuados o con virus recombinantes humanos y bovinos, son seguras y han mostrado eficiencia. Se administran por vía oral, entre los dos meses y seis meses en dos o tres dosis bimensuales.

BIBLIOGRAFIA:

- Bailey & Scott. Diagnostico Microbiologico (11ª ed.): Betty A. Forbes; Daniel f. Sahm; Alice S. Weissfeld , Ed. Panamericana, 2004.

- Murray P, Baron E. Jorgensen J, Landry M, Pfaller M, editors. Manual of Clinical Microbiology, 9th edition. Washington DC: ASM Press: 2007.

- Jawetz, Melnick y Adelberg . Microbiología Médica, 25va Edición –Editorial: Mc.Graw.-.Hill

- Edición: 25ª Año: 2010

- Washington C. Winn / Stephen D. Allen / William M. Janda / Elmer W. Koneman / Gary W. Procop / Paul C. Schrenckenberger / Gail L. Woods Koneman. Diagnóstico microbiológico Médica Panamericana; Edición: 6ª. 2008

- H.G. Schlegel. Microbiología General 7a Ed.- 1997.   Ediciones Omega

- B. C. MIMS. Microbiología Médica. 2ª Edición. 2002. Mosby (Elsevier Science).

- Romero Cabello. Microbiología y Parasitología Humana. Editorial Panamericana, 3º Ed. 2007

- Soc. Esp. de Enf. Infec. y Microbiol. Clín. Tratado SEIMC de Enfermedades Infecciosas y Microbiología Clínica. 2006

- Tortora, Funke, y Case. Microbiología. Editorial Panamericana, 9ª Ed. 2007.

- Jaramillo C. El laboratorio de virología como auxiliar del clínico y de las autoridades de la salud. En Vélez A, Borrero J, Restrepo J, Rojas W (eds.). Fundamentos de medicina: Enfermedades infecciosas. 5ª ed. Medellín: CIB, 1996

- Rey G, Rojas MC. Toma, conservación y transporte de muestras para el diagnóstico virológico. Informe Quincenal Epidemiológico Nacional 1997

- Aronson MD, Auwaerter PG. Infectious mononucleosis in adults and adolescents. Last updated: Feb 26, 2013. Literature review current through:Mar 2014

- Pariente M, Bartolome J, Lorente S, Crespo MD. Distribución por edad de los patrones serológico de infección por el virus de Epstein-Barr: Revisión de resultados de un laboratorio de diagnóstico. Enferm Infecc Microbiol Clin 2007

- Oumade O, Kristin A, Hogguist H,Balfour A. Progress and problems in understanding and managing primary Epstein-barr virus infections. Clin. Microbiol.Rev. Jan 2011

- Paschale M, Clerici P. Serological diagnosis of Epstein-Barr virus infection: Problems and solutions. World J Virol 2012

- Aguado JM, Gil Vernet S. Profilaxis de la infección por citomegalovirus en el trasplante renal. Enferm Infecc Microbiol Clin. 2011

- Cordero Matía E, Len O. Esquemas de prevención de la infección por citomegalovirus: terapia anticipada frente a profilaxis universal. Enferm Infecc Microbiol Clin. 2011

- Ho M. The history of cytomegalovirus and its diseases. Med Microbiol Immunol.

- 2008

- Renzette N, Bhattacharjee B, Jensen JD, Gibson L, Kowalik TF. Extensive genomewide

- variability of human cytomegalovirus in congenitally infected infants. Plos Pathog. 2011

- Griffiths PD. Burden of disease associated with human cytomegalovirus and prospects for elimination by universal immunisation. Lancet Infect Dis. 2012

- Gkrania-Klotsas E, Langenberg C, Sharp SJ, Luben R, Khaw K-T, Wareham NJ. Seropositivity and higher immunoglobulin g antibody levels against cytomegalovirus are associated with mortality in the population-based European prospective investigation of cancer-norfolk cohort. Clin Infect Dis. 2013

- Alarcón Allen A, Baquero-Artigao F. Revisión y recomendaciones sobre la prevención, diagnóstico y tratamiento de la infección posnatal por citomegalovirus. An Pediatr (Barc). 2011

- Bosch FX, Diaz M, De Sanjosé S, et al. Epidemiología de las infecciones por el virus del papiloma humano (HPV): riesgo de carcinoma cérvico-uterino y otros tumores ano-genitales. Nuevas opciones preventivas. En: De Sanjosé S, García AM. 4ª Monografía de la Sociedad Española de Epidemiología. Virus del Papiloma Humano y Cáncer: epidemiología y prevención. Madrid: EMISA, 2006

- Zsengeller Z, Otake K, Hossain SA et al . Internalization of adenovirus by alveolar macrophages initiates early proinflammatory signaling during acute respiratory tract infection. Journal of irology 2000

- De Sanjosé S. La investigación sobre la infección por virus del papiloma humano (VPH) y el cáncer de cuello uterino en España. En: De Sanjosé S, García AM. 4ª Monografía de la Sociedad Española de Epidemiología. Virus del Papiloma Humano y Cáncer: epidemiología y prevención. Madrid: EMISA, 2006

- Del Almo J, González C, Losana J. La infección por virus del papiloma humano en poblaciones a alto riesgo de cáncer de cuello uterino en España. En: De Sanjosé S, García AM. 4ª Monografía de la Sociedad Española de Epidemiología. Virus del Papiloma Humano y Cáncer: epidemiología y prevención. Madrid: EMISA, 2006

- De Palo. Colposcopia y patología del tracto genital inferior. 2da ed. Editorial panamericana,. Febrero 2000

- Jastreboff A, Cymet T: Role of human papilloma virus in the development of cervical intraepithelial neoplasia and malignancy. Rev Postgrad Med J 2002

- Weinstein S, Ziegler R, Frongillo E, Colman N: Low serum and red blood cell folate are moderately, but nonsignificantly associated with increased risk of invasive cervical cancer in US women. J Nutr 2001

- Castellsagué X, Bosch F, Muñoz N, Meijer C, Shah K, Sanjosé S, Eluf-Neto J, Ngelangel C: Male circumcision, penile human papillomavirus infection, and cervical cancer in female partners. N Engl J Med 2002

- Ferreccio C, Prado RB, Luzoro AV, et al. Population-based prevalence and age distribution of human papillomavirus among women in Santiago,Chile. Cancer Epidemiol Biomarkers Prev 2004

- Castellsague X, Díaz M, De San José S, et al. The worldwide human papillomavirus etiology of cervical adenocarcinoma and its cofactors:implications for screening and prevention. J Natl Cancer Inst 2006

- Frazer IH, Cox JT, Mayeaux EJ, et al. Advances in Prevention of Cevical Cancer and Other Human Papillomavirus-Related Diseases. Pediatrics Infect Dis J 2006

- Giannini SL, Hanon E, Moris P, et al. Enhanced humoral and memory B cellular inmunity using HPV 16/18 L1 VLP vaccine formulated with the MPL/aluminium salt combination (AS04) compared to aluminium salt only. Vaccine 2006

- Harper DM, Franco EL, Wheeler CM, et al. Sustained efficacy up to 4.5 years of a bivalent L1 virus-like particle vaccine against human papillomavirus types 16 and 18: follow-up from a randomised control trial. Lancet 2006

- Villa LL, Ault KA, Giuliano AR, et al. Immunologic responses following administration of a vaccine targeting human papillomavirus types 6, 11, 16 and 18. Vaccine 2006

- Brinkman JA, Caffrey AS, Muderspach LI, Roman LD, Kast WM. The impact of anti HPV vaccination on cervical cancer incidence and HPV induced cervical lesions: consequences for clinical management. Eur J Gynaecol Oncol 2005

- De Villa VH, Chen YS, Chen CL. Hepatitis B core antibody-positive grafts: recipient's risk. Transplantation 2003

CAPITULO 14

DIAGNÓSTICO MICROBIOLÓGICO

DIAGNÓSTICO MICROBIOLÓGICO DE INFECCIONES DE TRACTO RESPIRATORIO SUPERIOR

El tracto respiratorio superior (TRS) está conformado por: fosas nasales, boca, nasofaringe, orofaringe, senos paranasales y oído medio. Las infecciones del TRS son: sinusitis, faringoamigdalitis, absceso periamigdalino, otitis media aguda, otitis media crónica, otitis externa y mastoiditis.

SINUSITIS: los senos paranasales son estériles, sin embargo en ocasiones pueden contener algunas bacterias procedentes de la mucosa nasal y faríngea por su cercanía, pero estas son eliminadas de manera natural por el aparato mucociliar.

En condiciones especiales las bacterias pueden permanecer en senos paranasales y causar una sinusitis que es la infección de uno o más senos paranasales con variada sintomatología: en adultos y adolescentes los síntomas suelen ser dolor en cara, cefalea, fiebre y obstrucción nasal; en niños la sintomatología no es tan específica y puede confundirse con un cuadro de resfrío común.

El diagnóstico de sinusitis es esencialmente clínico y el laboratorio poco aporta; sin embargo si se requiere de la identificación microbiológica del germen causal la toma de muestra debe ser realizada por el Médico Especialista mediante punción y aspiración del seno afectado, lo que supone un proceso invasivo, doloroso y por lo tanto no es un examen de rutina, en especial en niños. La rinoscopia es una alternativa para la toma de muestra, que también debe hacerla el Especialista, cuidando de que no exista contaminación con la flora nasal.

Una vez recibida la muestra por el Laboratorio se debe proceder con coloración Gram para identificación de formas bacterianas y contaje de leucocitos y cultivos bacterianos en Agar sangre y Agar chocolate; sin embargo la sensibilidad de los cultivos es baja y solo se recupera al agente causal en menos del 60% de los casos, en cuyo caso se debe interpretar como sinusitis de origen viral o por bacterias de difícil crecimiento como *Clamydia pneumoniae* o *Micoplasma pneumoniae*.

Para el diagnóstico de sinusitis no son válidos los cultivos faringoamigdalinos, nasofaríngeos o hisopados nasales porque no existe correlación alguna entre los gérmenes causales de la infección y los hallados en los cultivos.

El aporte microbiológico a la sinusitis puede ser la epidemiología microbiana anotando que en la sinusitis aguda los gérmenes más frecuentes en adultos son los *Streptococcus pneumoniae, Haemophylus influenzae* y anaerobios, en ese orden; en niños la *Moraxella catarrhalis* es el más frecuente y cada vez menos *H. influenzae* por la vacunación previa de los niños. En la sinusitis crónica los gérmenes involucrados son: bacilos gramnegativos, Anaerobios y Hongos del tipo Aspergillus.

FARINGOAMIGDALITIS: es una infección aguda que se manifiesta por disfagia, eritema y exudado faríngeo y amigdalino, además de fiebre y malestar general.

Los agentes microbianos más frecuentes causales de faringoamigdalitos son los virus: adenovirus, herpes simple, Epstein Barr, rinovirus, citomegalovirus.

Entre las bacterias la más común y más importantes es el *Streptococcus pyogenes* o *Streptococcus beta hemolíico del grupo A* (EBHGA) y ocasionalmente otros estreptococos betahemolíticos de los grupos B, C y G. Otras bacterias como *Neisseria gonorrhoeae, Mycoplasma pneumoniae* y *Corynebacterium diphteriae* son extremadamente raros como causales de faringitis. El hallazgo de enterobacterias en cultivos faríngeos no es causa de infección y se consideran como colonizadores.

Frecuentemente se asilan de cultivos faríngeos *Haemophylis infuenzae, Streptococcus pneumoniae* y *Sthapylocccus aureus* y ninguno de ellos son patógenos a este nivel y deben ser considerados como parte de la flora normal oro faríngea.

CONDICIONES PREANALITICAS PARA TOMA DE MUESTRAS FARINGEA

Para la toma de muestras de secreción faríngea, el paciente debe acudir al laboratorio con aseo bucal con agua y pasta dental, pero NO antisépticos orales. No requiere otras condiciones preanalíticas

La técnica de toma de muestras consiste en llegar directamente con un hisopo de algodón, dacrón o alginato de calcio a las amígdalas o pilares evitando topar la lengua o las mucosas orales. La muestra debe sembrarse inmediatamente en agar sangre e incubada a 37°C por 24-48 horas. Si no es posible la siembra inmediata introducir el hisopo en medio de transporte_ Stuar o tioglicolato- y conservarlo en refrigeración.

Coloración Gram de hisopado faríngeo: la coloración Gram solo es útil como ayuda diagnóstica de Angina de Vincent, difteria y micosis oral.

La angina de Vincent también llamada "boca de trinchera" por el intenso mal olor bucal, es causada por una asociación de bacterias anaerobias: fusiformes, bacteroides y cocos grampositivos, los que son observados en el microscopio y no crecen en medios comunes ya que son anaerobios. Cabe recalcar que una pequeña parte de la población sana tiene en mucosas orales estas bacterias sin presentar sintomatología por lo que su hallazgo debe unirse al cuadro clínico para llegar a un diagnóstico de certeza.

El hallazgo en Gram de bacilos grampositivos pequeños agrupados formando ángulos rectos o agrupación "en letras chinas", sugiere presencia de Corynebacterium diphteriae causante de la difteria y ameritaría si existe cuadro clínico compatible confirmar diagnóstico con coloración de Albert y cultivo en medio de Loeffler.

El hallazgo de formas micóticas compatibles con Cándida solo tiene importancia en lactantes e inmunodeprimidos con sintomatología de candidiasis oral.

Cultivo de hisopado faríngeo: el frotis obtenido se siembra en agar sangre de cordero y luego de 18-24 horas de incubación a 37°C se busca el EBHGA y se confirma su presencia mediante la prueba de bacitracina. No se requiere antibiograma porque no se ha evidenciado hasta la actualidad resistencia de esta bacteria a la penicilina. Solo en caso de pacientes alérgicos a la penicilina se debe probar la sensibilidad a macrólidos y tetraciclinas.

Las pruebas rápidas para detectar antígeno del EBHGA- aglutinación en latex o inmunocromatografía- tienen una alta especificidad y mediana sensibilidad, por lo que una prueba negativa debe ser confirmada su negatividad por cultivo.

ABSCESO PERIAMIGDALINO: son complicaciones raras de amigdalitis causadas por EBHGA o ser causadas por otros gérmenes anaerobios como *Fusobacterium, Bacteroides y Peptoestreptococcus*. El diagnóstico es esencialmente clínico, pero si se requiere ayuda laboratorial la muestra a analizar es el material purulento del absceso que debe ser extraído por el

Médico Especialista mediante pinchazo y enviado de manera inmediata al laboratorio en condiciones de anaerobiosis.

En cuanto llegue dicho material al laboratorio debe ser coloreado con el método de Gram y sembrado en anaerobiosis en agar sangre. De no haberse respetado condiciones de anaerobiosis en la toma y transporte, la muestra se sembrará en condiciones aeróbicas y la ausencia de crecimiento bacteriano con cuadro clínico compatible sugiere por descarte absceso periamigdalino.

OTITIS MEDIA AGUDA (OMA): Por razones anatómicas-tamaño y dirección de las Trompas de Eustaquio- es una entidad frecuente entre los seis y veinticuatro meses de edad, muy rara en adolescentes y excepcional en adultos.

La toma de muestras para el diagnóstico microbiológico de OMA lo realiza el Médico Especialista por timpanocentesis, siempre y cuando se detecte previamente presencia de material purulento en oído medio. No son útiles las tomas de muestras por hisopado ya que arrastra gérmenes de la flora normal de oído externo y no llega al sitio de infección si la membrana está intacta.

La muestra debe ser inmediatamente enviada al laboratorio para ser analizada por coloración gram y cultivo en agar sangre y agar chocolate. La muestra debe ser mantenida a temperatura ambiente en la misma jeringa o tubo de drenaje en que fue obtenida.

El diagnóstico generalmente es clínico y se basa el manejo antibacteriano en la epidemiología local. En nuestro medio las bacterias causales más frecuentes de OMA son: *Streptococcus pneumoniae* y *Moraxella catharralis. Haemophylus influenzae* ha disminuido en frecuencia por la vacunación. En neonatos la OMA puede ser causada por *Stahpulococcus aureus* y Bacilos gramnegativos.

OTITIS MEDIA CRONICA: se presenta con el mismo cuadro pero con persistencia del exudado en oído medio mayor de tres semanas y episodios de reagudización. La toma de muestras es igual que para la OMA y mayoritariamente el diagnóstico es clínico, pero hay que considerar que los gérmenes causales de otitis crónica son diferentes que en la aguda, aquí prevalecen las enterobacterias, *Pseudomona aueroginosa, Staphylococcus aureus*, anaerobios y habitualmente hay una asociación de dos o más de ellos.

OTITIS EXTERNA: se la clasifica de acuerdo a su extensión en localizada y difusa y por su evolución en crónica o maligna. Esta última se presenta en inmunocomprometidos, oncológicos o diabéticos.

La toma de muestra solo se realiza de material purulento de pústulas o abscesos o secreción ótica externa.

La muestra obtenida -por punción o hisopado- dependiendo si es absceso o secreción debe ser coloreada con Gram e inmediatamente sembrada en Agar sangre. En otitis externa maligna puede ayudar el hemocultivo para la identificación bacteriana.

Las otitis externa suele ser causadas por los mismos gérmenes de piel y tejidos blandos: *Staphylococcus aureus, Streptococcus pyogenes, Pseudomona aeuroginosa* y bacilos gramnegativos

DIAGNÓSTICO MICROBIOLÓGICO DE INFECCIONES DE TRACTO RESPIRATORIO INFERIOR

Para el diagnóstico microbiológico de infección del tracto respiratorio inferior se consideran para el análisis las siguientes muestras:

No invasivas: esputo

Invasivas: lavado bronquial, lavado broncoalveolar, cepillado bronquial, líquido pleural y biopsia pulmonar

ESPUTO: la recolección de la muestra de esputo no conlleva riesgo alguno para el paciente, pero tiene un alto grado de contaminación con flora normal del tracto respiratorio superior y si el transporte es inadecuado o tardío permite la proliferación de bacterias dificultando su correcta interpretación. Además el paciente puede tener dificultades en recolectar una muestra adecuada de esputo y enviar al laboratorio saliva o moco nasal causando aún mayor confusión diagnóstica.

Se determina si una muestra corresponde a esputo si tiene al menos 25 polimorfonucleares por campo y menos de 10 células epiteliales visualizados con un aumento de 100x.

Recolección de la muestra de esputo: la muestra puede ser recolectada de manera espontánea luego de un esfuerzo de tos, y luego de aseo bucal de rutina con agua y pasta dental- no utilizar antiséptico oral-, en una cantidad no menor a 3 ml (cantidades menores a 1ml no permiten realizar todas las técnicas de coloración y siembra)en recipiente estéril.

Si la recolección no puede ser espontánea se puede recurrir a técnicas de inducción: fisioterapia respiratoria, drenaje postural, percusión torácica, inducción con aerosoles de cloruro de sodio y glicerina que provocan reflejo tusígeno intenso. La muestra de esputo no se utiliza como ayuda diagnóstica en pacientes con ventilación mecánica.

Transporte de la muestra: en el menor tiempo posible en envase estéril, transparente y de plástico rígido.

Procesamiento: Utilizando guantes y mascarilla abra la tapa del recipiente que contiene la muestra de esputo, homogenice mediante movimientos circulares del recipiente y escoja la parte más purulenta y allí tome con aplicador de madera roto una pequeña muestra y realice:

Coloración gram

Coloración Ziehl (si fue solicitado)

Cultivo en Agar sangre para aislar bacterias mediante la técnica de "agotamiento de asa en placa" (ver gráfico A)

Reporte de resultados: Se reporta el número de polimorfonucleares/campo y células epiteliales/campo en la placa de Gram. Si la cantidad de polimorfonucleares es superior a 25xc. y menos de 10 células xc. y si en el cultivo en agar sangre el germen identificado es único y la cantidad es igual o superior a 10^5 ufc/ml el paciente tiene alta probabilidad de neumonía por el germen identificado y se procede a realizar antibiograma

EL ANTIBIOGRAMA:

Una vez que se han aislado colonias de un organismo que ha sido identificado como probable patógeno prepare el inóculo, esto es seleccione las colonias más apropiadas (frescas, puras y bien aisladas) en un número entre 3 a 5 dependiendo del tamaño de la colonia

Prepare una suspensión de inóculo en caldo

Mida en un turbidímetro la turbidez del inóculo que debe estar a 0,5 de McFarland. Esta suspensión debe utilizarse para el antibiograma dentro de los 15 minutos siguientes.

Inocular la placa: hay dos alternativas válidas para la inoculación:

a) vierta el contenido del caldo inoculado sobre la placa de Muller Hinton y realice movimientos continuos "en 8" hasta conseguir impregnar todo la placa con la solución. Descarte el resto del contenido líquido en una solución de hipoclorito al 10% para su eliminación

b) Empezando en la parte superior de la placa inocule la superficie con un hisopo. Cubra toda la placa frotando de ida y vuelta de un borde al otro. Rote la placa aproximadamente 60° y repita el procedimiento de frotado. Rote otra vez la placa 60° y frote la placa por tercera vez.

Este procedimiento se utiliza cuando el germen identificado es un estreptococo y el antibiograma se realiza en Agar sangre.

Colocar discos de antimicrobiano de acuerdo al germen aislado, edad del paciente y servicio médico de donde proviene. No aplique más de 7 discos en una misma caja.

DISCOS A UTILIZAR EN CASO DE AISLAMIEMTO DE ENTEROBACTERIAS

Ampicilina

Piperacilina Tazobactam

Cefalosporina de 1era. Generación

Cefalosporina de 2da. Generación

Cefalosporina de 3era. Generación

Cefalosporina de 4ta. Generación

Carbapenémicos

Tetraciclinas

Cloranfenicol

Aminoglucósidos

Quinolonas

DISCOS A UTILIZAR EN AISLAMIENTOS DE COCOS GRAMPOSITIVOS

Staphylococcus	Streptococcus	Enterococcus
Tetraciclina	Penicilina G	Ampicilina
Oxacilina	Imipenem	Gentamicina
Gentamicina	Clindamicina	Vancomicina
Eritrocmicina	Eritrocmicina	Ciprofloxacina
Clindamicina	Vancomicina	Eritromicina
Cloranfenicol	Tetraciclina	Penicilina
Ciprofloxacina	Ciprofloxacina	Tetraciclina

El reporte de resultados dependerá del sitio de procedencia y edad del paciente.

LAVADO BRONCO ALVEOLAR: Se realiza esta técnica en las siguientes circunstancias:

Pacientes con asistencia respiratoria mecánica
Cuando el paciente no logra expectorar aún con métodos de inducción
Confirmar o validar un germen encontrado en esputo

El lavado bronquial también puede contener flora contaminante pero en menos grado que el esputo. La muestra la toma el Médico en sala de hospitalización a través de un tubo endotraqueal o de una traqueostomía previa instilación de una pequeña cantidad de suero fisiológico estéril en el árbol bronquial.

Se recolecta y traslada la muestra de manera inmediata al laboratorio en un recipiente conocido como trampa o sifón de Lukens

Reporte de resultados: se reporta el germen encontrado en ufc/c. Se considera de importancia diagnóstica si el contaje es igual o superior a 104 ufc/ml

CEPILLADO BRONQUIAL: la muestra se la obtiene en pacientes hospitalizados a través de un cepillo bronquial protegido por un catéter durante el examen broncoscópico. Esta técnica se la considera la más adecuada para estudios microbiológicos por su escasa o nula contaminación con gérmenes del tracto superior.

Reporte de resultados: igual que los anteriores el reporte del germen es en ufc/ml y tiene importancia si el germen está en cantidades iguales o mayores a 103 ufc/ml

BIOPSIA PULMONAR: es la técnica más invasiva y se la realiza a cielo abierto por cirujanos o por aspiración pulmonar percutánea o pulmonar transbronquial. Solo está indicada para el diagnóstico de infecciones virales graves como neumonía por Herpes simple o parásitos como Pneumocystis carinii u otras neumonías de difícil diagnóstico o con alta mortalidad.

Reporte de resultados: el germen identificado-si lo hubiera- no requiere ser cuantificado. Cualquier cantidad de gérmenes debe ser interpretada como causa de infección.

LÍQUIDO PLEURAL: este líquido se lo toma mediante una toracocentesis y permite no solo el diagnóstico de enfermedades infecciosas sino también diferenciar trasudados y exudados acompañado de otros estudios bioquímicos y de recuento hematológico.

El procedimiento de la toracocentesis es realizada por el Médico Especialista y para el estudio microbiológico la muestra debe ser tomada en el momento de la colocación del tubo, las muestras tomadas posteriormente podrían estar contaminadas por colonización bacteriana y causar confusión diagnóstica. Para evitar la coagulación del líquido podría colocarlo en un tubo que contenga heparina (tubo tapa verde), no coloque la muestra en tubo tapa lila ni tubo tapa celeste porque contienen anticoagulantes como EDTA y oxalato de calcio respectivamente y éstos son inhibidores de bacterias y pueden causar resultados falsos negativos. Para mejorar el diagnóstico microbiano es necesario enviar la mayor cantidad de líquido posible (al menos 20ml) para realizar todas las técnicas recomendadas.

La muestra debe ser transportada rápidamente al laboratorio y de no ser posible mantener en ambiente fresco, SIN REFRIGERAR.

El líquido pleural se lo colorea con los métodos de Gram y Ziehl Neelsen y cultivos en medios generales y específicos. A pesar de optimizar el líquido recibido e incluso enriquecérselo en medios como los frascos de hemocultivos, la sensibilidad sigue siendo baja para el diagnóstico laboratorial, así tenemos que la coloración Gram tiene una sensibilidad del 50-80%, Ziehl del 10 al 25% y los cultivos bacterianos no superan el 80%.

DIAGNÓSTICO MICROBIOLÓGICO DE INFECCIONES DEL TRACTO URINARIO (ITU)

La muestra de orina libremente emitida es adecuada para el estudio microbiológico si se prepara al paciente en forma adecuada. La muestra debe recogerse de la siguiente manera:

Aseo previo de las áreas periuretral y periné con agua y jabón o detergente suave y enjuague con agua estéril o solución salina. El enjuague debe ser riguroso porque si se usa detergente para el lavado, éste es bacteriostático y es causa de falsos negativos.

Una vez completada la higiene las mujeres deben retraer los labios vaginales y los hombres el glande del pene.

Recolección del chorro medio.

La muestra debe ser recolectada preferentemente en la mañana (primera micción) para permitir el desarrollo bacteriano nocturno

Si no es posible la primera micción, la muestra debe al menos tener cuatro horas en vejiga antes de ser recolectada. En cualquier caso el aseo previo es imprescindible.

No tomar abundantes líquidos antes de la toma de muestra para evitar la dilución de la orina y con ello la disminución de la carga bacteriana.

La toma de muestra es preferible hacerla antes de la instauración del tratamiento antibiótico.

La recolección con catéter solo se indica en mujeres que no pueden recoger la muestra del chorro medio y siempre debe reunir condiciones de asepsia estricta, descartando los primeros mililitros de orina para evitar gérmenes ubicados en la punta del catéter

Si la mujer ya tiene colocado un catéter vesical, la orina se la recoge por punción con aguja 28 y luego de la desinfección del área a pinchar.

La punta de la sonda Foley por estar siempre contaminada con gérmenes de la uretra, no sirve para estudio bacteriológico. No enviar punta de sonda Foley al laboratorio

Punción vesical: es el método de mayor sensibilidad y especificidad para la obtención de orina para urocultivo ya que evita la contaminación con flora uretral; sin embargo, se reserva para casos especiales por ser un procedimiento invasor.

PUNCION SUPRAPUBICA	
COMPLICACIONES POSIBLES	**CONTRAINDICACIONES ABSOLUTAS**
1.- Hematuria macroscópica	1.- Micción reciente (<1 hora)
2.- Perforación intestinal	2.- Niño con cuadro de deshidratación
3.- Hematomas de pared	3.- Distensión Abdominal
4.- Bacteriemia anaerobia	4.- Alteraciones en la coagulación
5.- Peritonitis	5.- Anomalías anatómicas del tracto urinario
6.- Ruptura de aguja en zona de punción	

Transporte de la muestra de orina

Si la muestra no va a ser transportada al laboratorio antes de las dos horas de emitida debe ser refrigerada a 4°C. Los recuentos bacterianos en orina refrigerada permanecen constantes hasta 24 horas luego de su obtención.

Reporte del examen de orina.

La coloración gram del sedimento urinario es importante por su costo, facilidad, oportunidad, sensibilidad (94%) y especificidad (90%), siempre y cuando el recuento bacteriano sea mayor a

105 ufc/ml, en cuyo caso se observará 1 o más microorganismos por campo con el lente de 100x. En contajes menores a las 100.000 ufc/ml la sensibilidad y especificidad es muy baja y puede llevar a interpretaciones erróneas. La coloración Gram de sedimento urinario solo está indicado en: a) sospecha de pielonefritis aguda; b) ITU invasiva y c) obtener información inmediata para iniciar tratamiento antibacteriano en pacientes inmunodeprimidos que pueden complicar su infección por su estado inmunitario

Si la orina se centrifuga -lo que ocurre habitualmente para estudiar el sedimento de orina-, la presencia de polimorfonucleares no es específica de ITU, ya que puede también observarse piuria en otras entidades como vaginitis.

Técnica de Gram:

Se realiza tomando directamente con el asa calibrada una muestra de la orina la cual se aplica en la lámina porta objetos, se la deja secar al ambiente y se realiza la tinción Gram.

CAUSAS QUE ALTEREN LA COLORACIÓN DE GRAM

Edad de la célula: cultivos viejos de bacterias grampositivas pueden perder capas de peptidoglicanos y teñirse como gram negativos

Errores del operador: al decolorar por un tiempo muy prolongado se corre el riesgo que bacterias gram positivas se tiñan como gram negativas.

Uso de antibióticos: el uso previo de antibacterianos puede hacer perder parcialmente la pared de grampositivos y hacerlos aparecer como gramnegativos

PROCEDIMIENTO CULTIVO DE ORINA

La muestra de orina sin centrifugar se siembra en caja bipetri Agar sangre/MacKonkey con un asa calibrada de 1ul, partiendo de una siembra principal central vertical de un extremo al otro de la caja de agar, seguidamente se hace una estriación en zigzag perpendicular a la estriación primaria a lo largo de todo el agar, lo que permitirá obtener una estimación semicuantitativa del desarrollo microbiano.

Se lleva a incubación a 37°C por y se procede a lectura a las 24h y 48 h. Los resultados del examen de orina se reportan como:

• Negativo: no se evidencia crecimiento de unidades formadoras de colonias bacterianas luego de 48 horas de incubación. Se refiere a las bacterias que producen ITU de manera absolutamente mayoritaria. Algunas bacterias no crecen nunca en medios de cultivo utilizados de rutina como: *Gardnerella vaginalis*, Mycobacterium tuberculosis, Leptospiras. Otros como *Corynebacterium urealyticum* requieren incubación de mayor tiempo.

• Crecimiento de dos gérmenes patógenos en orina: es posible en infección crónica, infección recurrente u obstrucción. Pero en la mayoría de casos responde a una contaminación al momento de recoger la muestra. Para aclarar esta duda se sugiere repetir la muestra en condiciones ideales.

• Crecimiento de dos gérmenes de la flora comensal urogenital o de piel: definitivamente contaminación

• Crecimiento de 10^3 ufc/ml o más de un solo patógeno en muestra tomada con catéter: infección o síndrome uretral agudo.

• Crecimiento de 10^4 o más ufc/ml de un solo tipo de germen: infección o bacteriuria asintomática (importante dato en mujer embarazada).

• Crecimiento solo de Staphylococcus aureus con cualquier recuento: infección

• Crecimiento de levaduras: debe ser interpretada por el médico tratante para correlacionar con cuadro clínico.

Urocultivos falsos negativos

Algunas de la razones para la incoherencia clínica-laboratorial: sospecha clínica de ITU y urocultivo negativo luego de 48 horas de incubación podrían ser:

Administración de antibacterianos en varias dosis previa a la toma de muestra

pH urinario inferior a 5 o superior a 8.

Orina con densidad menor a 1.005 por dilución.

Orina recogida sin haber permanecido al menos 4 horas en vejiga.

Envase en que se recogió la muestra con desinfectantes o antisépticos.

Obstrucción uretral completa distal a la infección.

Infección urinaria causada por gérmenes que no crecen en medios de cultivo rutinarios.

Infección causada por gérmenes anaerobios.

Insuficiente enjuague genital con agua luego del uso de desinfectantes para el aseo previo a la recolección de la muestra

ANTIBIOGRAMA

• Una vez que se han aislado colonias de un organismo que ha sido identificado como probable patógeno prepare el inóculo, esto es seleccione las colonias más apropiadas (frescas, puras y bien aisladas) en un número entre 3 a 5 dependiendo del tamaño de la colonia

• Prepare una suspensión de inóculo en caldo

• Mida en el turbidímetro la turbidez del inóculo que debe estar a 0,5 McFarland. Esta suspensión debe utilizarse para el antibiograma dentro de los 15 minutos siguientes.

• Inocular la placa: vierta el contenido del caldo inoculado sobre la placa de Muller Hinton y realice movimientos continuos "en 8" hasta conseguir impregnar todo la placa con la solución. Descarte el resto del contenido líquido en una solución de hipoclorito al 10% para su eliminación.

DISCOS A UTILIZAR EN AISLAMIENTOS URINARIOS

Gentamicina u otro Aminoglucósido de 1era. generación

Ampicilina o Amoxicilina

Cefalotina u otra cefalosporina de 1era. Generación

Cefuroxima u otra cefalosporina de 2da. generación

Nitrofurantoína

Norfloxacina u otra Quinolona

Acido Nalidíxico

Fosfomicina: en mujeres embarazadas y niños menores de 2 años

En caso de resistencia a estos antibacterianos en Kyrbi-Bauer se procede a realizar Concentración Mínima Inhibitoria (CIM).

COPROCULTIVO

La investigación de bacterias patógenas en heces se realiza exclusivamente en muestras diarreicas – excepto para la búsqueda de *Salmonella thypi*- , nunca en heces formadas en donde no se justifica el coprocultivo.

La diarrea se define como el proceso que va acompañado de eliminación frecuente de heces, disminución de su consistencia o ambas cosas.

MUESTRAS PARA COPROCULTIVO

Las heces fecales líquidas son recogidas en el domicilio del paciente ambulatorio o en las salas de hospitalización en internados y deben ser de evacuación espontánea. La manera de recoger es con una cuchara descartable de 10 a 20 ml. y colocadas sobre un envase limpio, boca ancha y tapa rosca (puede ser un envase para recolección de orina). Se recomienda el estudio seriado de dos muestras a día seguido o no en un lapso no mayor de 10 días para mejorar el diagnóstico de infección bacteriana.

El hisopado rectal solo está indicado en lactantes y debe asegurarse que el hisopo contenga heces. No se recomienda el cultivo de meconio o heces de recién nacido para

diagnóstico de infección neonatal.

El coprocultivo no es útil cuando la sospecha de diarrea es por *Sthapylococcus aureus, Clostridium perfringes* o *Bacillus cereus,* ya que en este caso la diarrea es producida por enterotoxinas ingeridas y por lo tanto no es posible identificar las bacterias.

TRANSPORTE DE LA MUESTRA

Las muestras de heces se procesarán para cultivo dentro de las 4- 6 horas de su emisión, si esto no es posible se debe introducir las heces en un medio de transporte: Cary Blair.

Para estudio de toxina Clostridium difficile es mejor congelar la muestra a -20º C hasta que se realice la prueba.

MUESTRAS INACEPTABLES PARA COPROCULTIVO

Envase inadecuado

Mezcladas con orina

Recolectadas directamente de inodoros

Contengan agua

Tengan purgantes de aceite, bario, supositorios de glicerina, substancias radioopacas

Muestras múltiples en el mismo día.

Emitidas luego de seis horas o más y no vengan en medio de transporte.

PROCEDIMIENTO

1. Examen directo. El examen microscópico directo de las heces persigue la observación de leucocitos fecales. El procedimiento es así:

Coloque una gota de heces líquidas o una pequeña porción de moco en un portaobjetos y coloree con Wright.

Observe con el lente de 40X y cuente el número de leucocitos x campo

Si no existe leucocitos, reporte como "NEGATIVO PARA LEUCOCITOS FECALES" y este resultado se interpretará como diarrea aguda secretoria causada por enterotoxinas-la bacteria no está presente- y no requiere coprocultivo. Se sugiere investigar virus o parásitos

Si existe leucocitos fecales identifique con el lente de 100X y diferencia entre polimorfonucleares y mononucleares y reporte en porcentaje. En este caso amerita realizar coprocultivo y también buscar parásitos causantes de diarrea aguda.

La investigación de leucocitos fecales no es determinante y puede tener limitaciones, en especial en diarrea causada por Clostridium difficile, en donde hay presencia de leucocitos fecales en menos del 50% de los casos.

2. Cultivo: se procederá a sembrar de manera obligatoria en los siguientes medios y mediante la técnica de agotamiento en asa:

Agar selenite
Agar SS
Agar Mckonkey

En caso de solicitud expresa del Médico- investigar Vibrio cholerae- se sembrará en Agar Sangre y TCBS.

En caso de heces bien formadas- exclusivamente para detectar Salmonella thypi en portadores crónicos- se preparará una emulsión de 1-2 g. de heces en 2 cc. de solución salina fisiológica y se procederá a inocular en los mismos medios anteriores.

REPORTE DE RESULTADOS

Luego de incubación por 24 y 48 horas a 37°C en la incubadora se procede al reporte de resultados así:

Si solo hay crecimiento de E. coli: "DESARROLLO DE COLIFORMES"
                                     NEGATIVO PARA SALMONELLA
                                     NEGATIVO PARA SHIGELLA

La presencia de E. coli no significa necesariamente que la bacteria sea enteropatógena, es necesario identificar las cepas por serotipificación para determinar su probable patogenicidad.

Si no existe desarrollo bacteriano de ninguna bacteria: "NO EXISTE DESARROLLO BACTERIANO EN 24 y 48 HORAS DE INCUBACIÓN". y esto será interpretado como una disbacteriosis intestinal y ameritará revisar si existe tratamiento antibacteriano previo u otro cuadro clínico compatible con ausencia bacteriana intestinal.

3. ANTIBIOGRAMA

Se realizará antibiograma en caso de crecimiento de gérmenes patógenos- Salmonella , Shigella o Campylobacter- y se utilizarán los siguientes discos de sensibilidad:

Gentamicina

Ampicilina

Ampicilina sulbactam

Ciprofloxacina

Cloranfenicol

HEMOCULTIVOS

El estudio e identificación de bacterias (bacteremia) u hongos (fungemia) en sangre es un proceso microbiológico de gran importancia y que se basa en un adecuado procedimiento de toma de muestra, el mismo que debe ser realizado por personal experto que cumpla todas las indicaciones para evitar falsos positivos por contaminación con la flora de la piel del paciente o la flora del operador.

Procedimiento de toma de muestra de sangre para hemocultivo:

1.- Una vez escogido el sitio de punción (generalmente venas del antebrazo) limpie la piel con alcohol etílico al 70% o alcohol isopropílico

2.- Añada al mismo punto povidona yodada y deje actuar durante 1 minuto o tintura de yodo al 2% y deje actuar durante 30 segundos.

3.- El flebotomista debe estar con las manos enguantadas con guante estéril y mascarilla y luego de esto inserte la aguja en la vena previamente seleccionada y automáticamente la sangre por el sistema de vacío ingresará al frasco de hemocultivo, el mismo que debe estar rotulado con los datos del paciente. NO ESCRIBIR SOBRE EL CODIGO DE BARRAS.

4.- sobre el sitio de punción colocar una torunda impregnada con alcohol, mantener presionada durante 2-3 minutos y colocar una vena adhesiva.

5.- Inmediatamente enviar los frascos al Laboratorio, si esto no es posible conservar el frasco a temperatura ambiente por un tiempo máximo de dos horas luego de lo cual la muestra ya no es viable para diagnóstico microbiológico. NO REFRIGERAR

La hora ideal para la toma de muestras sería entre 30 minutos y 120 minutos antes del pico febril, que es donde existe mayor concentración de bacterias en sangre, pero como esto, en la práctica no es posible determinar, se recomienda extraer la sangre cuando la temperatura supere los 38.5°C.

Con respecto al número de frascos a tomar se recomienda:

En sospecha de sepsis tres frascos con intervalo de 30 a 90 minutos utilizando vías diferentes

En sospecha de meningitis un set de dos hemocultivos con intervalo de 30 minutos

Si la sospecha es de endocarditis dos frascos simultáneos tomados de la misma vía; si luego de 24 horas siguen negativos, repetir un nuevo set de tres frascos simultáneos en la misma vía

Fiebre de origen a determinar: un frasco diario durante los tres primeros días de fiebre y luego un frasco pasando un día mientras persista la fiebre

Fiebre tifoidea: un set de tres frascos con intervalo de 8 horas y diferente vía

No es recomendable tomar un solo frasco por la dificultad de diferenciar contaminación de bacteremia ya que se sugiere interpretar así un resultado:

Si en un set de tres los tres son positivos la posibilidad de bacteremia es absoluta

Si en un set de tres, dos son positivos con el mismo germen la posibilidad de bacteremia es elevada.

Si en set de tres, uno es positivo la posibilidad de bacteremia es baja o nula. Más aún si el germen es parte de la flora de piel: Staphylococcus coagulasa negativa, Streptococcus viridans o Bacillus.

CATETERES INTRAVASCULARES el diagnóstico de infección causada por catéter intravascular es complejo y es necesario realizar algunas recomendaciones:

1.- Cuando el catéter ha sido removido: se envía en condiciones estériles el extremo distal del catéter para cultivo y establecer colonización externa del catéter. Se realiza el cultivo por rodamiento y se reporta como negativo cuando no ha habido desarrollo bacteriano luego de 48 horas de incubación y positivo con recuento del número de unidades formadoras de colonias (ufc). Se considera como punto de corte 15 ufc para el diagnóstico de colonización del catéter. Esta técnica es adecuada para catéteres de menos de 10 días de permanencia
 Para recuperar gérmenes de la luz del catéter se utiliza otra técnica que es pasar agua destilada estéril por el lumen y tiene significancia cuando el número de ufc/ml es mayor de 1.000.

2.- Cuando el catéter no ha sido removido por diversas circunstancias clínicas (requiere de métodos quirúrgicos, pacientes inmunocomprometidos, costo económico, etc.) y se sospecha de infección causada por catéter se utilizan varias alternativas diagnósticas:
Estudios cuantitativos en ufc/ml de sangre heparinizada por venopunción y al mismo tiempo sangre heparinizada a través del catéter. Si la relación catéter/sangre periférica es > 4:1 se considera indicativo de infección. Esta técnica es recomendada para infecciones asociadas a dispositivos implantables de larga duración.
Hisopado de piel en un área de 10 cm2 alrededor del sitio de inserción del catéter para siembra y detección de gérmenes. Es útil si el cultivo es negativo(alto valor predictivo negativo), pero puede causar confusión y error si es positivo y no se puede determinar si efectivamente el germen está en piel o en el catéter (bajo valor predictivo positivo)
Hemocultivos pareados: toma de muestra de sangre por venopunción y sangre obtenida a través del catéter. Si las dos son positivas en medios automatizados se toma en cuenta el tiempo de positivización, es indicativo de bacteremia relacionada a catéter si la diferencia de tiempo es mayor a 120 minutos a favor del hemocultivo central con respecto al periférico. Se utiliza en catéteres de larga duración.

En todos los casos es necesario acompañar el estudio de catéter con hemocultivos periféricos al menos de dos sitios diferentes de punción para mejorar la especificidad de la prueba.

LIQUIDO CEFALORAQUIDEO

La muestra más comúnmente utilizada para el diagnóstico de infecciones del SNC es el líquido cefalorraquídeo (LCR).

TOMA DE MUESTRA DE LCR

Para un diagnóstico etiológico idóneo es requisito indispensable una muestra adecuada; en el caso del LCR esta debe ser tomada exclusivamente por el médico en condiciones de rigurosa asepsia a fin de evitar daños en el paciente o contaminaciones de la muestra.

El LCR se obtiene por punción lumbar y debe ser enviado al laboratorio en tres tubos- preferentemente de plástico tapa blanca- separados y debidamente rotulados:

- El tubo No. 1 para recuentos celulares y coloraciones diferenciales
- El tubo No. 2 para estudios microbiológicos: coloraciones y cultivo y
- El tubo No 3 para estudios bioquímicos, inmunológicos o citológicos si así el médico lo requiere.

Si al laboratorio es enviado un tubo único, se debe priorizar el estudio microbiológico en condiciones asépticas a fin de evitar contaminaciones y luego proceder al resto de análisis.

La cantidad del LCR necesario para todas las investigaciones es un mínimo de 5ml.

TRANSPORTE DE LA MUESTRA

El LCR debe procesarse de manera inmediata. Si no es posible el procesamiento rápido, el líquido debe incubarse a 35°C. o a temperatura ambiente.

Exclusivamente la muestra debe refrigerarse hasta por un período no mayor a 72 horas si es para investigación de virus; si el procesamiento no se lo realiza dentro de este período la muestra debe conservarse a menos 70°C.

PROCESAMIENTO DE LA MUESTRA

Los estudios microbiológicos para la identificación directa o indirecta de los gérmenes causales
de infección del SNC incluyen un procesamiento inicial para estudios bacterianos, micológicos o
parasitológicos que se lo realiza en el sedimento de la muestra previamente centrifugada- en
citocentrífuga-durante un tiempo no menor de 15 minutos a 1.500 rpm. Los estudios obligatorios
en Microbiología en LCR son:

Tinción Gram

Permite identificar polimorfonucleares y morfología bacteriana si la hubiere y reportada así:

Diplococos gramnegativos	sugiere	NEISSERIA MENINGITIDIS
Diplococos grampositivos	sugiere	ESTREPTOCOCO PNEUMONIAE
Cocos grampositivos en acúmulos	sugiere	ESTAFILOCOCO
Cocos grampositivos en cadenas	sugiere	ESTREPTOCOCO AGALACTIAE
Cocobacilo gramnegativo	sugiere	HAEMOPHYLUS INFLUENZAE

Examen en fresco

Este estudio exclusivamente se lo realiza por pedido expreso del Médico Tratante en sospecha de
meningitis causada por amebas de vida libre.

Tinta china

Esta coloración permite visualizar *Cryptococcus neoformans*, siempre y cuando su cápsula
polisacárida sea evidente -las cepas de *C. neoformans* que infectan a los pacientes con SIDA
pueden no tener cápsula detectable por lo que la visualización con esta técnica no es posible-. Se
recomienda entonces que la investigación de este hongo sea complementada con cultivo y mejor
aún, con la prueba de aglutinación de partículas de látex para la detección del antígeno capsular,
prueba que es muy sensible y específica.

Tiras multireactivas

Las tiras multireactivas empleadas usualmente en la determinación de glucosa, proteínas y
leucocitos en orina podrían tener utilidad en la estimación de estos parámetros en LCR, llegando
a alcanzar una sensibilidad de hasta el 97% en muestras que demostraron luego por cultivo
meningitis bacteriana.

Detección directa del antígeno

La detección directa de antígenos en el LCR mediante la técnica de aglutinación con látex (AL) es
posible con ciertos microorganismos: *H. influenzae, N. meningitidis, S. pneumoniae, estreptococos
del grupo B* y *C. neoformans*.

Estas pruebas no son utilizadas rutinariamente porque se requeriría usar todas ellas si no se tiene claro el agente causal desde el punto de vista clínico y los estudios recientes han demostrado su pobre sensibilidad y especificidad (excepto en C. neoformans), debiendo reservarse esta técnica para casos especiales: neonatos con sospecha de meningitis por estreptococos del grupo B o para confirmar o diagnosticar criptococosis meníngea. En el resto de casos se ha demostrado que el recuento leucocitario es de mayor utilidad predictiva que la detección directa de antígeno.

CULTIVO DE MUESTRAS DE LCR

Toda muestra de LCR debe ser coloreada con el método de Gram y cultivada, independientemente si las pruebas hematológicas y bioquímicas no revelen alteraciones que hagan sospechar de meningitis, esto es debido a que en ciertos casos los procesos infecciosos del sistema nervioso central cursan con contajes leucocitarios normales o con predominio linfocitario en meningitis bacterianas agudas, en especial en prematuros y lactantes.

Muchos de los microorganismos causantes de meningitis son difíciles de recuperar en los cultivos por lo que es necesario utilizar medios enriquecidos como el agar chocolate y colocar el LCR en un frasco de hemocultivo con resinas adsorbedoras de antimicrobianos si el paciente ha recibido previamente antibacterianos lo que mejora notablemente la posibilidad de recuperar el germen.

Microorganismo	Disco a utilizar
Haemophilus influenzae tipo b	Ampicilina, Cefotaxima, Meropenem, Cloranfenicol
Neisseria meningitidis	Cefotaxima, Penicilina
Streptococcus pneumoniae	Penicilina, Cefotaxima, Vancomicina
Sthapylococcus epidermidis	Vancomicina, Oxacilina
Listeria monocytogenes	Ampicilina, Gentamicina
Streptococcus agalactiae	Penicilina, Ampicilina, Gentamicina
Enterobacterias	Gentamina, Amikacina, Cefotaxima, Ceftriaxone, Ciprofloxacina
Bacilos gramnegativos no fermentadores	Vancomicina, Ciprofloxacina, Amikacina, Gentamicina, Ceftazidima

MENINGITIS CRONICA

Los medios de cultivo y las técnicas laboratoriales deben ser diferentes en caso de meningitis crónica, en razón de que los gérmenes habitualmente encontrados son diferentes. El diagnóstico de meningitis crónica es clínico. Las meningitis crónicas son causadas mayoritariamente por M. tuberculosis u hongos. La investigación de meningitis tuberculosa requiere al menos 5 ml de LCR, y el sedimento debe sembrarse en medios como el Lowenstein Jensen, infusión de huevo o Middlebrook 7H11 o en una botella de equipo automatizado que acorta tiempos de incubación. Los hallazgos de hongos se los realiza sembrando 2 gotas de sedimento en Agar glucosa de Saboraud o cualquier otro medio sin sangre y una infusión de cerebro-corazón con 5% de sangre de oveja y requieren un período de incubación de 4 semanas.

ENCEFALITIS VIRAL

Los virus implicados en procesos infecciosos del sistema nervioso central son: enterovirus (virus *coxsackie A y B, echovirus*), arbovirus (*togavirus, bunyavirus*, virus de las encefalitis equina), virus de las paperas, del herpes simple.

En mucha menor proporción virus como los del sarampión, citomegalovirus, Epstein Barr, de la hepatitis, etc. El HIV siendo neurotropo, causa diversos síndromes neurológicos y debido a la inmunodepresión, el SNC se vuelve blanco de infecciones por otros gérmenes oportunistas, entre los que se incluyen otros virus.

A pesar de no ser una práctica común el diagnóstico laboratorial de infecciones virales, es necesario recordar algunas normas de toma y transporte de muestras; así tenemos que la muestra a analizar es obviamente el LCR, pero también es posible encontrar algunos virus en secreciones nasofaríngeas o buscar anticuerpos en sangre.

Las muestras faríngeas pueden obtenerse mediante raspados con hisopos de cualquier material (algodón, rayón y dacron) e inmediatamente emulsionadas en un medio de transporte viral. El LCR no requiere medio de transporte especial. Las dos muestras deben ser enviadas inmediatamente al laboratorio a una temperatura de 4°C en donde deben mantenerse hasta por 72 horas; si el procesamiento tardaría más de ese tiempo la muestra debe ser mantenida a menos de 70°C.

Las técnicas utilizadas para el diagnóstico viral incluyen: cultivos celulares y reacción en cadena de la polimerasa (PCR); ésta última se considera la más confiable para el diagnóstico de encefalitis viral por enterovirus.

ENCEFALITIS PARASITARIA

Algunos parásitos pueden ser causa de infecciones del SNC: amebas de vida libre (*Naegleria y Acanthamoeba*) *Toxoplasma gondii, Taenia solium* en su forma larvaria, *Entamoeba histolytica y Strongiloides stercolaris.*

La investigación de parásitos en LCR debe ser exclusivamente bajo pedido médico por sospecha clínica y no es parte de la rutina laboratorial. Las amebas pueden ser observadas mediante examen de LCR en fresco o con coloraciones especiales como las tricrómicas o hematoxilina-eosina; la ayuda diagnóstica en cisticercosis o toxoplasmosis se lo realiza por pruebas inmunológicas en sangre y LCR.

ABSCESO CEREBRAL

Los abscesos cerebrales son infecciones intracerebrales, localizadas con acúmulos de pus por la destrucción celular, en ocasiones producen cambios no característicos en el LCR. En caso de abscesos el cultivo de líquido cefaloraquideo es negativo, excepto cuando el absceso se rompe en el espacio subaracnoideo y produce una muy grave meningitis.

Los agentes causales de los abscesos cerebrales son a menudo bacterias anaerobias y en menor proporción *Streptoccocus viridans* y en pacientes inmunodeprimidos o diabéticos la etiología puede ser micótica.

La muestra a ser analizada en el laboratorio es el pus aspirado y enviado en condiciones de anaerobiosis. En el laboratorio esta muestra debe ser sometida a una serie de estudios que incluyen: coloración Gram, cultivos aerobios y anaerobios y cultivo para hongos.

INFECCIONES CAUSADAS POR VALVULAS DE DERIVACIÓN

Son causadas mayoritariamente por gérmenes de la flora normal de la piel: *S. epidermidis, S. aureus, S. viridans* y ocasionalmente Enterobacterias.

La muestra indicada para ser analizada por el laboratorio en estos casos es el LCR obtenido por punción del reservorio o la válvula. La interpretación del resultado debe ser analizado con cuidado debido a la posibilidad de falsos positivos por colonización del cateter, falsos negativos si la muestra es por punción lumbar, o ser una contaminación de bacterias de piel sin incidencia en el cuadro clínico.

OTRAS PRUEBAS DIAGNOSTICAS EN MENINGITIS

<u>Reacción en Cadena de la Polimerasa (PCR):</u>

La reacción en cadena de polimerasa permite amplificar el ADN de los patógenos meníngeos habituales. Pueden elegirse cebadores ("primers") correspondientes a regiones específicas de cada microorganismo (PCR específica) u otros que seleccionan regiones presentes en todas las especies de bacterias, como los genes 16S rARN y 23S Rarn (PCR de amplio espectro).

PCR aplicada al estudio del LCR de los pacientes con sospecha de meningitis supera ampliamente en sensibilidad y rapidez a los métodos bacteriológicos convencionales en la detección de patógenos bacterianos, aunque no sustituyen a los cultivos que son necesarios para estudiar la sensibilidad del germen. Las pruebas específicas permiten la identificación del microorganismo responsable, mientras que las de amplio espectro pueden excluir el diagnóstico de meningitis y eventualmente, influir en la toma de decisiones sobre iniciar o suspender el tratamiento antibiótico.

La aplicación de técnicas basadas en PCR -que no constituyen una rutina diagnóstica actual por su complejidad y costo- a muestras de LCR de pacientes con sospecha de meningitis, es una estrategia prometedora y en un futuro garantizará su utilidad en los casos en que la tinción de Gram resulte negativa.

<u>Niveles de lactato en LCR</u>

La cuantificación de lactato en LCR en un estudio realizado en 78 pacientes reveló que cifras superiores a 4,2 mmol/L obtuvieron una sensibilidad del 96 % y una especificidad del 100 % para el diagnóstico de meningitis bacteriana aguda. A pesar de ello, el análisis proporciona escasa información suplementaria y otros factores ajenos a la presencia de bacterias (isquemia/hipoxia cerebral, metabolismo leucocitario) pueden provocar asimismo elevación de los niveles de lactato.

Proteína c reactiva (PCR) en suero y LCR:

En pacientes con alteraciones del LCR compatibles con meningitis y tinción de Gram negativa en los que se está considerando suspender el tratamiento antibiótico, la determinación de PCR en suero y LCR resulta útil dado que niveles normales de este reactante se asocian a un alto valor predictivo negativo para el diagnóstico de meningitis. La elevación de la PCR en el suero obtuvo una sensibilidad entre el 69 y el 99 % y una especificidad entre el 28 y el 99 %. La sensibilidad de la elevación de PCR en el LCR varía entre el 18 y el 100 % y la especificidad entre el 75 y el 100 %.

Procalcitonina:

Las concentraciones séricas elevadas de Procalcitonina (PCT) también son útiles para diferenciar entre meningitis de causa bacteriana y viral. En un estudio de 59 niños con meningitis, la sensibilidad de un nivel de PCT > 0,5 ng/ml para el diagnóstico de meningitis fue del 94 % y la especificidad del 100 %, resultados confirmados en un trabajo posterior con una muestra más amplia.

INFECCIÓN DE SITIO QUIRURGICO (ISQ)

La infección de sitio quirúrgico (ISQ), anteriormente denominada infección de herida quirúrgica es la infección relacionada con la cirugía que ocurre en la incisión o cerca de ella durante los primeros 30 días o hasta un año si se dejó un implante.

Las ISQ se clasifican como:

1.- <u>Incisional superficial</u>: compromete únicamente la piel y tejidos blandos subcutáneos a la incisión y ocurre dentro de los 30 días después de cirugía y debe tener al menos uno de estos criterios: dolor, inflamación, eritema, calor; sin embargo en las heridas crónicas, las bacterias pueden causar retraso o detención de la cicatrización y no los signos clásicos de inflamación.

No se considera como incisión superficial a las siguientes circunstancias:

• Inflamación o secreción del sitio donde entra el punto.

• Infección en la episiotomía o en la circuncisión de un recién nacido.

• Infección de una quemadura.

• Si la incisión compromete planos más profundos, que se extienda a la fascia o al músculo.

2.- <u>Incisional profunda</u>: La cirugía envuelve tejidos blandos profundos (fascia y músculo). Debe reunir al menos uno de los siguientes criterios:

•   Drenaje purulento de esta zona

•   Dehiscencia de suturas profundas espontáneas

•   Fiebre (>38°c)

•   Dolor localizado

•   Irritabilidad a la palpación

•   Absceso u otra evidencia de infección durante una reintervención, por histopatología o imagen.

3.-Infección de órgano y espacio: La infección puede relacionarse con la cirugía y compromete cualquier órgano o espacio diferente a la incisión, que fue abierto o manipulado durante el procedimiento quirúrgico. Debe reunir mínimo una de las siguientes condiciones:

•   Drenaje purulento a través de un dren que es sacado de un órgano o espacio por la incisión.

•   Microorganismos aislados de un cultivo tomado en forma aséptica de un líquido o tejido relacionado con órgano y espacio.

•   Un absceso u otra evidencia de infección que envuelva el órgano o el espacio, que sea encontrado al examen directo durante reintervención, por histopatología o imagen.

DIAGNÓSTICO MICROBIOLÓGICO

Las técnicas para la obtención de muestras comprenden el frotis de la herida, la aspiración con aguja y la biopsia de la herida. El frotis de la herida debe realizarse de los bordes de la herida- no del centro de la herida ni de la porción purulenta- para evitar detectar microorganismos colonizadores de la superficie en lugar de los patógenos de ubicación más profunda y debe concentrarse en las zonas de la herida en peor situación clínica

La técnica de Levine es una alternativa válida para el diagnóstico microbiológico de ISQ y consiste en: se hace girar la torunda sobre una superficie de 1 cm2 de la herida ejerciendo una presión suficiente para extraer líquido del tejido de la herida.

La aspiración con aguja tiene una mayor sensibilidad que los dos anteriores   y se procede así: inyección de agua destilada estéril con aguja 18 en el borde de la herida e inmediatamente aspirar para obtener una muestra representativa de la herida. La desventaja de esta técnica además del dolor que produce en el paciente es la posibilidad de ingresar microorganismos a través de la aguja si no se procede en condiciones asépticas.

La biopsia si bien presenta una mayor sensibilidad es una técnica invasiva reservada para casos graves, sin hallazgo del germen causal por las técnicas anteriores y donde el paciente no responde al tratamiento antibacteriano.

 Cuando es necesaria una identificación muy rápida, como en caso de sepsis, la tinción de Gram y el reporte de las formas bacterianas encontradas permite orientar el tratamiento antibiótico precoz. El cultivo debe realizarse siempre con las muestras obtenidas por cualquier vía para la identificación bacteriana y el estudio de sensibilidad.

Las muestras para análisis deben ser tomadas por el Médico solicitante y debe acompañarse de una información clínica completa a fin de garantizar que las tinciones, los cultivos y los antibiogramas realizados sean los más adecuados y que el asesoramiento del laboratorio sea clínicamente apropiado. La recuperación microbiológica está directamente relacionada a la calidad de la muestra.

Se consideran muestras representativas para estudio microbiológico aquellas que:

Provienen de un sitio estéril

Son tomadas antes del uso de antisépticos.

Son transportados de manera adecuada (en medio de transporte) o analizadas inmediatamente de la toma.

Varias muestras (4 a 6) de diferentes sitios de la herida

MUESTRAS INACEPTABLES PARA IDENTIFICACION MICROBIANA DE ISQ

o   Enviadas en hisopos secos

o   Muestras de fístulas

o   Puntas de drenajes

o   Materiales de osteosíntesis (clavos, tornillos) etc.

o   Posterior al uso de antisépticos

En los pacientes que presentan signos de sepsis son fundamentales los hemocultivos y hay que considerar la obtención de cultivos de otros posibles focos de infección.

REPORTE DE RESULTADOS

El reporte de bacterias en una herida puede ser interpretado por el Médico como:

■ Contaminación: si las bacterias encontradas no aumentan de número ni causan problemas clínicos

■ Colonización: si las bacterias se multiplican activamente, pero no dañan los tejidos de la herida

■ Infección: si las bacterias se multiplican, la cicatrización se interrumpe o detiene y los tejidos de la herida se dañan (infección local), o causan problemas en la vecindad (infección difusa) o una enfermedad sistémica (infección generalizada).

En todo caso en una ISQ la valoración de la posible infección de las heridas incluye una evaluación completa del paciente y debe tener en cuenta su estado inmunitario, enfermedades concomitantes, el estado de la herida y otros factores que influirían en el riesgo y la gravedad como edad, diabetes, HIV positivo, etc

Siempre el diagnóstico de la infección de una herida se basa en el criterio clínico, las pruebas microbiológicas de las muestras de la herida solo respaldan y dirigen el tratamiento antibacteriano.

El Laboratorio independientemente de la interpretación clínica del hallazgo bacteriano procederá a realizar un antibiograma utilizando los discos de acuerdo a la bacteria, sitio de la infección, edad del paciente y procedencia.

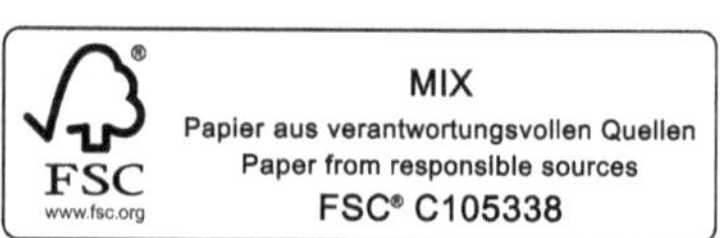

Printed by Books on Demand GmbH, Norderstedt / Germany